"十二五"职业教育国家规划教材
经全国职业教育教材审定委员会审定

复旦卓越·高等职业教育医学基础课教材

药理学

（第三版）

主　审　鲁映青
主　编　俞月萍　杨素荣
副主编　李睿明　张　琦　郑　志
编　者（以姓氏笔画为序）
　　　　杨素荣（复旦大学基础医学院）
　　　　李雪芹（江西九江学院医学院）
　　　　李睿明（湖州师范学院医学院）
　　　　张　琦（浙江医学高等专科学校）
　　　　陈　群（宁波卫生职业技术学院）
　　　　林益平（金华职业技术学院）
　　　　范军军（山西医科大学汾阳学院）
　　　　郑　志（复旦大学护理学院）
　　　　胡　珏（浙江医学高等专科学校）
　　　　保泽庆（肇庆医学高等专科学校）
　　　　俞月萍（浙江医学高等专科学校）
　　　　徐昕红（复旦大学基础医学院）
　　　　徐秋琴（杭州师范大学医学院）
　　　　曹　红（山东医学高等专科学校）
　　　　梁生林（井冈山大学医学院）

学术秘书　胡　珏

复旦大學出版社

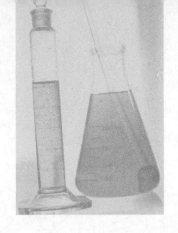

前　　言

医学高等职业教育教材《药理学》(第 1 版)于 2002 年出版,2007 年本教材入选教育部"十一五"规划教材,2008 年我们对教材进行了修订和再版。多年来,本教材在高职高专药理学教学中发挥了积极作用。但随着药理学研究以及治疗药物的快速发展,结合临床用药实际,许多内容需要更新和扩充。

本次修订我们根据临床医学及相关专业专科人才的培养目标,以"必需、够用"为度,侧重常用药物的作用、临床应用和不良反应等基础知识,简化药物作用机制,增加临床用药案例,新药、药物新类别及老药新用途,以及相应的实验内容。

本书共分为 7 篇,第 1 篇总论内容包括绪论、药物效应动力学、药物代谢动力学和影响药物效应的因素等内容。第 2 篇至第 7 篇分别是传出神经系统药物、中枢神经系统药物、心血管系统药物、内脏和血液系统药物、内分泌系统药物及化学治疗药物。各章均以代表药物为重点,着重介绍这些药物的药理作用、临床应用及不良反应等,简述其他同类药物的作用特点,注重药物作用的规律性及个性化,旨在让学生在掌握代表药物的基础上具有获取新药药理知识的能力。每章均附有与临床工作相关的用药案例,以激发学生的学习兴趣;每章后所附思考题,有助于学生带着问题预习或复习,以提高学习效率。

本书参编人员均为具有多年药理学教学经验、目前仍在教学第一线工作的教师。本书的修订得到了复旦大学上海医学院鲁映青教授的全力支持和指导,对此深表感谢。

由于编者水平有限,加之时间仓促,教材中难免存在不足之处,恳请各位读者随时提出宝贵意见,以便及时更正。

俞月萍　杨素荣
2014 年 6 月

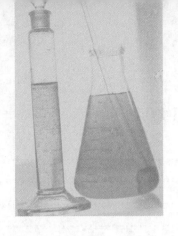

目　　录

第1篇　总　　论

第1章　绪论 ·· 3
　第1节　药理学的研究内容与任务 ··· 3
　第2节　药理学的研究方法 ·· 3
　第3节　药物与药理学发展史 ··· 4
　第4节　药理学在新药开发中的地位 ·· 5

第2章　药物效应动力学 ·· 8
　第1节　药物作用与药理效应 ··· 8
　第2节　治疗作用和不良反应 ··· 9
　第3节　量效关系和构效关系 ·· 10
　第4节　药物的作用机制 ··· 13

第3章　药物代谢动力学 ··· 17
　第1节　药物的体内过程 ··· 17
　第2节　血浆药物浓度的动态变化 ·· 23

第4章　影响药物效应的因素 ··· 31
　第1节　药物因素 ·· 31
　第2节　机体因素 ·· 34

实验项目 ·· 38
　实验1　药物剂量对药物作用的影响 ··· 38
　实验2　不同给药途径对药物作用的影响 ······································· 39

第 2 篇　传出神经系统药物

第 5 章　传出神经系统药理概论 ··· 43
第 1 节　乙酰胆碱 ·· 44
第 2 节　去甲肾上腺素 ·· 46
第 3 节　传出神经系统药物基本作用及分类 ································· 47

第 6 章　胆碱受体激动药 ··· 49
第 1 节　M 胆碱受体激动药 ·· 50
第 2 节　N 胆碱受体激动药 ··· 51

第 7 章　抗胆碱酯酶药与胆碱酯酶复活药 ·· 52
第 1 节　胆碱酯酶 ·· 52
第 2 节　抗胆碱酯酶药 ·· 53
第 3 节　胆碱酯酶复活药 ··· 57

第 8 章　胆碱受体阻断药 ··· 59
第 1 节　M 胆碱受体阻断药 ·· 59
第 2 节　N 胆碱受体阻断药 ··· 64

第 9 章　肾上腺素受体激动药 ··· 67
第 1 节　α、β 肾上腺素受体激动药 ··· 67
第 2 节　α 肾上腺素受体激动药 ·· 71
第 3 节　β 肾上腺素受体激动药 ·· 73

第 10 章　肾上腺素受体阻断药 ··· 75
第 1 节　α 肾上腺素受体阻断药 ·· 75
第 2 节　β 肾上腺素受体阻断药 ·· 78
第 3 节　α、β 肾上腺素受体阻断药 ··· 81

实验项目 ··· 83
实验 3　传出神经系统药物对瞳孔的影响 ·· 83
实验 4　药物对家兔动脉血压的作用 ·· 84
实验 5　传出神经系统药物对离体肠肌的作用 ································· 86
实验 6　有机磷酸酯类的中毒及解救 ·· 87
实验 7　药物对动物缺氧耐受性的影响 ··· 88

第3篇　中枢神经系统药物

第11章　麻醉药 … 93
第1节　全身麻醉药 … 93
第2节　局部麻醉药 … 96

第12章　镇静催眠药 … 99
第1节　苯二氮䓬类 … 99
第2节　巴比妥类 … 101
第3节　其他镇静催眠药 … 102

第13章　抗癫痫药和抗惊厥药 … 104
第1节　抗癫痫药 … 104
第2节　抗惊厥药 … 109

第14章　抗精神失常药 … 110
第1节　抗精神病药 … 110
第2节　抗躁狂症药 … 116
第3节　抗抑郁症药 … 116
第4节　抗焦虑药 … 119

第15章　治疗中枢神经系统退行性疾病药 … 121
第1节　抗帕金森病药 … 121
第2节　治疗阿尔茨海默病药 … 125

第16章　镇痛药 … 128
第1节　阿片受体激动药 … 129
第2节　阿片受体部分激动药 … 132
第3节　其他药物 … 133
第4节　阿片受体阻断药 … 134

第17章　解热镇痛抗炎药和抗痛风药 … 135
第1节　解热镇痛抗炎药的基本作用 … 135
第2节　非选择性环氧酶抑制药 … 137
第3节　选择性环氧酶-2抑制药 … 140
第4节　抗痛风药 … 141

第18章 中枢神经兴奋药 ········ 143
  第1节 主要兴奋大脑皮质的药物 ········ 143
  第2节 主要兴奋延髓呼吸中枢的药物 ········ 145

实验项目 ········ 147
  实验8 普鲁卡因的传导麻醉作用 ········ 147
  实验9 地西泮的抗惊厥作用 ········ 148
  实验10 镇痛药的镇痛作用 ········ 149
  实验11 尼可刹米对呼吸抑制的解救 ········ 151

第4篇 心血管系统药物

第19章 利尿药和脱水药 ········ 155
  第1节 利尿药 ········ 155
  第2节 脱水药 ········ 162

第20章 钙通道阻滞药 ········ 165
  第1节 概述 ········ 165
  第2节 钙通道阻滞药的药理作用与临床应用 ········ 167
  第3节 常用钙通道阻滞药 ········ 168

第21章 抗高血压药 ········ 171
  第1节 抗高血压药物的分类 ········ 172
  第2节 常用抗高血压药 ········ 172
  第3节 其他药物 ········ 178
  第4节 抗高血压药物的临床应用原则 ········ 180

第22章 抗心肌缺血药 ········ 182
  第1节 概述 ········ 182
  第2节 硝酸酯类 ········ 184
  第3节 β肾上腺素受体阻断药 ········ 186
  第4节 钙通道阻滞药 ········ 187

第23章 调血脂药和抗动脉粥样硬化药 ········ 189
  第1节 羟甲基戊二酸单酰辅酶A还原酶抑制剂 ········ 190
  第2节 苯氧酸类 ········ 190
  第3节 胆汁酸结合树脂 ········ 191

第 4 节　其他药物 ··· 192

第 24 章　抗心律失常药 ·· 194
   第 1 节　心律失常的电生理学基础 ·· 194
   第 2 节　抗心律失常药的分类及基本作用机制 ··························· 197
   第 3 节　常用抗心律失常药 ·· 198
   第 4 节　抗心律失常药的评价和治疗原则 ·································· 204

第 25 章　抗心力衰竭药 ·· 206
   第 1 节　心力衰竭的病理生理学及治疗药物分类 ······················· 207
   第 2 节　强心苷类 ··· 208
   第 3 节　肾素-血管紧张素-醛固酮系统抑制药 ··························· 211
   第 4 节　利尿药 ·· 213
   第 5 节　β 肾上腺素受体阻断药 ·· 213
   第 6 节　其他治疗心力衰竭药 ··· 214

实验项目 ··· 217
   实验 12　强心苷的强心作用 ·· 217
   实验 13　利多卡因对氯化钡诱发家兔心律失常的治疗作用 ·········· 218

第 5 篇　内脏和血液系统药物

第 26 章　作用于血液及造血系统的药物 ·································· 223
   第 1 节　抗血栓药 ··· 224
   第 2 节　促凝血药 ··· 229
   第 3 节　抗贫血药 ··· 231
   第 4 节　促白细胞增生药 ··· 235
   第 5 节　血容量扩充药 ·· 236

第 27 章　作用于消化系统的药物 ·· 238
   第 1 节　抗消化性溃疡药 ··· 238
   第 2 节　消化系统功能调节药 ··· 243
   第 3 节　泻药 ··· 246
   第 4 节　止泻药 ·· 247
   第 5 节　利胆药 ·· 248

第28章　作用于呼吸系统的药物 ………………………………………………… 250
第1节　平喘药 ……………………………………………………………… 250
第2节　镇咳药 ……………………………………………………………… 254
第3节　祛痰药 ……………………………………………………………… 256

第29章　作用于生殖系统的药物 ………………………………………………… 258
第1节　子宫平滑肌兴奋药 ………………………………………………… 258
第2节　子宫平滑肌抑制药 ………………………………………………… 260
第3节　治疗男性勃起功能障碍药 ………………………………………… 261

第30章　组胺和抗组胺药 ………………………………………………………… 262
第1节　H_1 受体阻断药 …………………………………………………… 263
第2节　H_2 受体阻断药 …………………………………………………… 264

实验项目 …………………………………………………………………………… 265
实验14　呋塞米对小鼠的利尿作用 ………………………………………… 265
实验15　硫酸镁急性中毒及钙剂的解救作用 ……………………………… 266

第6篇　内分泌系统药物

第31章　肾上腺皮质激素 ………………………………………………………… 269
第1节　糖皮质激素 ………………………………………………………… 269
第2节　盐皮质激素 ………………………………………………………… 275
第3节　促皮质素 …………………………………………………………… 275

第32章　甲状腺激素和抗甲状腺药 ……………………………………………… 276
第1节　甲状腺激素 ………………………………………………………… 276
第2节　抗甲状腺药 ………………………………………………………… 278

第33章　降血糖药 ………………………………………………………………… 281
第1节　胰岛素 ……………………………………………………………… 281
第2节　口服降血糖药 ……………………………………………………… 283

第34章　性激素类药和避孕药 …………………………………………………… 288
第1节　雄激素类药和同化激素类药 ……………………………………… 288
第2节　雌激素类药和抗雌激素类药 ……………………………………… 289
第3节　孕激素类药和抗孕激素类药 ……………………………………… 291

第 4 节　避孕药 ··· 292

第 7 篇　化学治疗药物

第 35 章　化学治疗药物概论 ·· 297

第 36 章　抗生素 ·· 304
- 第 1 节　β 内酰胺类抗生素 ·· 304
- 第 2 节　大环内酯类、林可霉素类及多肽类抗生素 ······························ 311
- 第 3 节　氨基糖苷类抗生素 ·· 315
- 第 4 节　四环素类及氯霉素类抗生素 ·· 320

第 37 章　人工合成抗菌药 ·· 325
- 第 1 节　喹诺酮类药物 ··· 325
- 第 2 节　磺胺类药物和甲氧苄啶 ·· 329
- 第 3 节　硝基呋喃类和硝基咪唑类药物 ··· 332

第 38 章　抗结核病药和抗麻风病药 ·· 333
- 第 1 节　抗结核病药 ·· 333
- 第 2 节　抗麻风病药 ·· 339

第 39 章　抗病毒药和抗真菌药 ·· 341
- 第 1 节　抗病毒药 ··· 341
- 第 2 节　抗真菌药 ··· 346

第 40 章　抗寄生虫药 ·· 351
- 第 1 节　抗疟药 ·· 351
- 第 2 节　抗阿米巴病药和抗滴虫病药 ·· 355
- 第 3 节　抗血吸虫病药和抗丝虫病药 ·· 358
- 第 4 节　抗肠蠕虫病药 ··· 359

第 41 章　抗恶性肿瘤药 ··· 363
- 第 1 节　抗恶性肿瘤药的分类和毒性反应 ·· 364
- 第 2 节　常用的抗恶性肿瘤药 ··· 366

第 42 章　消毒防腐药 ·· 376
- 第 1 节　概述 ··· 376

第 2 节　常用药物 ……………………………………………………………… 377

实验项目 …………………………………………………………………………… 383
　　实验 16　链霉素的毒性反应及钙剂的对抗作用 …………………………… 383

第1篇
总　　论

第1章 绪 论

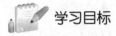
学习目标

1. 掌握药物、药理学、药效学及药代学的概念。
2. 熟悉药理学的研究内容、任务及研究方法。
3. 了解药理学发展史和药理学在新药开发中的地位。

第1节 药理学的研究内容与任务

药理学（pharmacology）是研究药物与机体（包括病原体）相互作用及作用规律的科学，是一门连接基础医学与临床医学、医学与药学的桥梁学科。它为临床合理用药防治疾病提供了基本理论知识和科学的思维方法。

药物（drug）是指能改变机体的生理功能和生化过程，用于诊断、预防、治疗疾病及计划生育的化学物质。药物根据来源不同可分为天然药物、合成药物、生物制品和基因工程药物。毒物（poison）是指在较小剂量即对机体产生毒害作用、损害机体健康的化学物质。药物与毒物之间并没有本质的区别，任何药物剂量过大或非正确使用均可出现毒性反应，甚至危及生命。

药理学的研究内容包括药物效应动力学（pharmacodynamics，简称药效学）和药物代谢动力学（pharmacokinetics，简称药代学）两方面。前者研究药物对机体的作用和作用机制，后者研究机体对药物的处置过程及血药浓度随时间变化的规律等。

药理学的研究任务：①在药效学和药代学研究基础上，阐明药物的作用及作用机制，指导临床合理用药，使药物能最大限度发挥其治疗作用并减少不良反应；②研究开发新药，发现老药的新用途；③通过药理学理论和实验的研究，为其他生命科学研究提供科学依据和研究方法，推动生命科学发展。

第2节 药理学的研究方法

药理学是一门实验性科学，通常采用多学科的研究方法。根据实验对象的不同，又可分为基础药理学方法和临床药理学方法。

基础药理学方法是以动物作为研究对象,研究药物与动物的相互作用规律。内容如下:①实验药理学方法,以清醒或麻醉的健康动物和正常器官、组织、细胞、亚细胞和受体分子为研究对象,研究药物在动物体内和体外的药理效应和毒性;②实验治疗学方法,以病理模型动物或组织器官为研究对象,观察药物对病理模型的影响,研究药物治疗疾病的效果及其毒性反应;③药代动力学方法,研究药物在动物体内的转运、转化和血药浓度随时间变化的规律。

临床药理学方法是以健康志愿者或病人为研究对象,研究药物与人体相互作用的规律(包括药效学和药代学),对药物的疗效和安全性进行评价,为临床合理用药提供依据,是药物治疗学的基础;临床药理学是新药研究的最后阶段,为药物的生产、使用和管理提供依据。

第3节 药物与药理学发展史

一、传统本草学

我国早在公元前就有用草药方剂治病的记录。秦汉时期(公元前 221～公元 220 年),出现了最早的有关药物学的书《神农本草经》,全书收载了 365 种中药,其中许多药物沿用至今,如人参、甘草、麻黄等。唐代的《新修本草》是我国第一部政府颁发的药典,收载药物 884 种。明朝伟大的医学家李时珍竭尽毕生精力,亲身实践,去伪存真,于公元 1590 年撰写成《本草纲目》这一传统医药的经典著作。《本草纲目》全书共 52 卷、约 190 万字,收载药物 1 892 种、插图 1 160 幅、方剂 11 096 条。该书不仅是国内研究中药的经典书籍,还先后被译成英、日、朝、德、法、俄及拉丁 7 种文本,传播到世界各地,对药物学的发展作出了巨大贡献。

二、现代药理学

现代药理学起源于欧洲。19 世纪初,随着化学(特别是有机化学)和实验生理学的发展,开始在整体动物中观察药物效应。1804 年,德国药剂师 Sertürner 从罂粟中分离出吗啡,证明其对犬有镇痛作用。随后开始对药物的作用部位进行研究,称为器官药理学。1878 年,英国生理学家 Langley 根据阿托品和毛果芸香碱对猫唾液分泌拮抗作用的研究,提出了受体(receptor)的概念,为受体学说的建立奠定了基础。药理学作为一门独立的学科是从德国人 Buchheim(1820～1879 年)开始,他创建了第一个药理实验室,写出了第一部《药理学》教科书,他也是第一位药理学教授。他和他的学生 Schmiedeberg(1838～1921 年)创立了实验药理学,即用动物实验的方法研究药物对机体的作用,分析药物的作用部位,对现代药理学的建立和发展作出了伟大贡献。

20 世纪初,德国微生物学家 Ehrlich(1909 年)从近千种有机砷化物中筛选出胂凡纳明能治疗梅毒,开始以化学合成药治疗传染病。1935年,德国科学家Domsgk发现磺胺可治疗细菌感染。1940年,英国Florey从青霉菌培养液中分离出青霉素,开辟了细菌和寄生虫感染的药物治疗时代,即化学治疗(chemotherapy,简称化疗)。20世纪中叶是化学药物发展的黄金时期,磺胺类药、合成的抗疟药、镇痛药、抗精神失常药、抗高血压药等纷纷问世,在治疗疾病、维护健康过程中发挥了重要作用。随着人们对核酸、蛋白质、酶等大分子化合物结构和功能的深入了解,在生理学、生物化学、细胞生物学等领域的研究进展,推动了药理学的发展,使药理学研究从原来的系统、器官水平深入细胞、亚细胞及分子水平。

分子生物学特别是DNA重组技术的迅猛发展对药理学的发展产生了巨大的影响。应用分子生物学的理论和研究手段,在深入研究药物分子和生物大分子之间的相互作用等方面得到发展。应用分子克隆技术成功地克隆了乙酰胆碱受体,阐明了α、β、γ、δ亚基的氨基酸序列,推动了整个受体蛋白质分子结构研究的进展。近20年来,应用DNA重组技术生产基因工程药物,国内重点研制开发的基因工程药物主要为多肽和蛋白质类药物及酶类基因工程药物,包括重组人胰岛素、干扰素、生长素、集落刺激因子、红细胞生成素、组织型纤溶酶原激活因子(tissue plasminogen activator,t-PA)等。20世纪90年代初启动的人类基因组计划研究结果粗略估计,人类约有4万个基因,其编码的许多蛋白质将是潜在的药物作用靶点。基因治疗是通过操作遗传物质来干预疾病的发生、发展和进程,迄今基因治疗临床试验主要在恶性肿瘤、心血管疾病等疾病中进行,靶向性是基因治疗的关键问题。

随着自然科学技术的飞速发展,人们对生命物质的结构与功能有了深入了解,由此推动了药理学迅速发展。药理学几乎渗透生命科学的所有领域,运用现代科学技术的各种手段,从不同深度、不同广度阐明药物和机体的相互作用及其规律,使药物更好地服务于人类健康。

第4节 药理学在新药开发中的地位

药品是指加工成为某一剂型,并规定有适应证、用法、用量及不良反应的药物。药品是特殊的商品,应用对象是人,用药的后果关系到用药者的健康甚至生命安全,因而各国均制定相应的法律法规,对药品的研制、审批、生产及销售等环节进行规范化管理。

新药是指化学结构、药品组分或药理作用不同于现有药品的药物。我国已经生产过的药品改变剂型、改变给药途径、增加新的适应证或研制成新的复方制剂,也属于新药范围。

新药开发是一个非常严格而复杂的系统工程,包括临床前研究、临床研究和售后调研3个方面。药理学在新药开发中的作用是评价药物的安全性和有效性。

一、新药的临床前药理研究

临床前研究是确定一个新的化合物是否具备进入临床试验的必要条件,主要由药物化学研究和药理学研究两部分组成。前者包括药物制备工艺、理化性质及质量控制标准等，后者包括以实验动物为研究对象的药效学、药代学和毒理学研究。临床前药理研究的目的是要明确新药的作用、作用机制及可能产生的毒性反应，即在动物身上对其药效学及安全性进行初步评价。

（一）药效学研究

包括主要药效学研究和一般药效学研究。主要药效学研究是新药研究的基础，要确定新药用于临床诊断、预防、治疗疾病中的预期药效，明确受试化合物的作用性质、强度和特点，与老药比较的优缺点，如有可能还应阐明其作用部位和机制。一般药效学是研究药物预期疗效以外的广泛药理作用，既是药效学的展开，又是毒性评价的基础，其结果有助于发现新的药理作用。

（二）药代学研究

药代学研究对指导新药设计、研究药物结构-活性关系、优选给药方案、改进剂型、提高药效以及降低毒性等方面有重要作用。

（三）毒理学研究

经药效学研究确认某一新药对某类疾病确有良好疗效，与已知药比较具有一定优点，值得临床推荐试用时，为了确保该药的安全性，必须在动物中进行系统的临床前毒理研究。通过研究，了解该药引起毒性反应的特点以及动物对该药的最大耐受剂量，并根据结果推荐首次临床用药剂量，提出该药在临床应用时可能产生的毒性反应，以供临床医师参考。临床前毒理学研究内容包括以下几个方面。①急性毒性试验：观察动物单次服药或在短时间（一般<24 h）数次服药后出现的毒性反应，求出半数致死量或最大耐受量；②长期毒性试验：观察多次给药后动物出现的毒性反应；③特殊毒性试验：包括致畸、致突变和致癌作用。在评价药物的致畸作用（teratogenicity）时，要观察药物对整个生殖过程的影响，包括对生育力和一般生殖活动的影响、致畸胎研究、围生期和产后研究3个方面。致突变作用（mutagenicity）是指 DNA 链发生改变而引起的遗传损伤。检测方法包括 Ames 试验、染色体畸变、微核试验、姐妹染色单体互换等。致癌作用（carcinogenicity）是长期用药后出现的毒性，由于此种毒性出现的潜伏期很长，在动物身上很难引起，故不易作出适当评价。

二、新药的临床药理研究

各国药品行政管理部门规定新药在进行临床药理研究前必须向药品行政管理部门提出申请并获得批准后才能进行。新药的临床药理研究主要内容为4期临床试验。我国规定，新药研制单位和临床研究单位进行新药临床研究时，均须符合国家《药品临床试验管理规范》(Good Clinical Practice，GCP)的规定。

1. Ⅰ期临床试验　初步的临床药理学及人体安全性评价试验。以健康志愿者为对象，对已通过临床前安全有效性评价的新药，从安全的初始剂量开始考察人体对受试药物的耐受程度，并进行低、中、高3个剂量单次给药的药代学研究和一个剂量多次给药的药代学研究,从而为Ⅱ期临床试验提供合理方案。Ⅰ期临床试验至少包括20~30例的正常成年志愿者。

2. Ⅱ期临床试验 治疗作用初步评价阶段,是新药临床评价中重要的环节。以医院内目标适应证患者为对象,由医务及临床管理人员共同负责和执行。其目的是评价新药的治疗作用和安全性,也包括为Ⅲ期临床试验研究设计和给药剂量方案的确定提供依据。此阶段研究设计可以根据具体的研究目的,采用多种形式,包括在试验中使用无药理活性的安慰剂或公认的有效药物(阳性对照药)作为对照,并注意随机化原则和双盲对照。Ⅱ期临床试验受试药组病例数不少于100例。

3. Ⅲ期临床试验 治疗作用验证阶段,是上市前新药扩大临床试验阶段。其目的是进一步验证药物对目标适应证患者的治疗作用和安全性,评价利益和风险关系,最终为药物注册申请获得批准提供充分的依据。Ⅲ期临床试验受试药组病例数不少于300例,试验中注意随机化原则、盲法试验和对照试验。

4. Ⅳ期临床试验(又称售后调研) 是新药上市后由申请人自主进行的应用研究阶段。目的是考察新药上市后广泛应用中的有效性和安全性,发现新的作用特点、与其他药物的相互作用、是否有新的偶见的重要不良反应及防治措施;评价在普通或者特殊人群中使用的利益和风险关系;改进给药剂量等。Ⅳ期临床试验受试药组病例数不少于2 000例。

思考题

1. 名词解释:药物、药理学、药效学、药代学。
2. 新药的临床前药理研究内容包括哪些?
3. 新药的临床药理试验包括哪几期?各期的主要任务是什么?

(杨素荣)

第2章 药物效应动力学

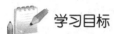 学习目标

1. 掌握药物的治疗作用与不良反应。
2. 掌握效能、效价强度、半数有效量、半数致死量、治疗指数、受体激动药与拮抗药的概念及其意义。
3. 熟悉药物的量效关系与构效关系。
4. 了解受体的调节及药物作用的非受体机制。

药物效应动力学(pharmacodynamics)是指研究药物对机体的作用及作用机制,即研究在药物影响下,机体的生理功能、生化反应和形态等方面的变化,以及产生这些变化的机制,从而指导临床合理用药。

第1节 药物作用与药理效应

药物作用(drug action)是指药物与机体细胞接触时引起的初始反应。药理效应(pharmacological effect)是指在药物作用下机体的组织细胞功能变化。药物作用是动因,药理效应是药物作用的结果,是机体反应的表现。由于两者意义接近,通常可相互通用。

药理效应是机体原有功能的改变,功能提高称为兴奋(excitation),功能降低称为抑制(inhibition)。如肾上腺素加快心率属兴奋,吗啡镇痛属抑制。对抑制性功能的抑制,结果产生兴奋,如阿托品阻断了迷走神经对心脏的抑制作用,表现为心率加快和房室传导加快。

药物作用机制的专一性称为特异性(specificity)。如沙丁胺醇特异性地激动 β_2 肾上腺素受体,松弛支气管平滑肌。药物的化学结构是药物作用特异性的物质基础。

药物的作用还具有选择性(selectivity),即在一定的剂量下,药物对不同的组织器官作用的差异性。选择性高的药物只影响某一种或少数几种功能;选择性低的药物可影响机体多种功能。特异性高的药物选择性不一定高,如阿托品阻断 M 胆碱受体具有很高的特异性,但可影响腺体、心脏、血管、平滑肌、中枢神经系统等的功能,选择性低。药物作用特异性强和(或)效应选择性高的药物应用时针对性较好;效应广泛(即选择性低)的药物

应用时不良反应较多。药物作用的选择性是药物分类的依据,选择性的高低是相对的。

第2节 治疗作用和不良反应

治疗作用和不良反应是由药物生物活性、作用机制决定的两重性作用。在临床用药时,应充分发挥药物的治疗作用,尽量降低药物不良反应的发生率。

一、治疗作用

治疗作用(therapeutic effect)又称治疗效果或疗效。凡符合用药目的,有利于预防和治疗疾病的作用称为治疗作用。根据治疗作用的效果,可将其分为以下几种。

1. 对因治疗(etiological treatment) 用药目的在于消除原发致病因子,彻底治愈疾病,称为对因治疗。如应用抗生素杀灭体内致病菌治疗感染性疾病。

2. 对症治疗(symptomatic treatment) 用药目的在于改善疾病症状,称为对症治疗,如高热时应用阿司匹林以退热。

对症治疗虽然未能去除病因,但在病因不明或暂时无法根治时,对症治疗是必不可少的。出现某些严重危及生命的症状,如惊厥、昏迷、心力衰竭、休克时,对症治疗比对因治疗更为重要,它可迅速控制症状,维持机体的重要生命指标,为对因治疗赢得时间。此外,某些症状可作为二级病因,使病情进一步恶化,如剧痛可引起休克,镇痛药虽不能消除疼痛的原因,但可缓解疼痛避免发生休克;高热可引起惊厥,解热镇痛药虽不能去除引起高热的原因,但可降低过高的体温避免发生惊厥。此时的对症治疗对休克或惊厥而言,又可看成是对因治疗。

临床上应根据患者的具体情况实施对因或对症治疗,采取"急则治其标(对症),缓则治其本(对因),标本兼治"的原则,做到合理用药。

3. 补充治疗(supplementary therapy) 又称替代治疗(replacement therapy),用药目的在于补充营养物质或内源性活性物质(如激素)的不足,称为补充治疗,如用铁剂治疗缺铁性贫血。

二、不良反应

凡是不符合用药目的,并给患者带来不适或痛苦的反应称为药物不良反应(adverse drug reaction)。多数不良反应是药物固有的效应,在一般情况下可以预知,但不一定能够避免。少数较严重的不良反应较难恢复,称为药源性疾病(drug-induced disease),如庆大霉素引起的神经性耳聋。不良反应可分为以下几类。

1. 副作用(side effect) 又称副反应,是指药物在治疗剂量时产生的与治疗目的无关的引起患者不适的反应。副作用产生的原因是药物作用选择性低,当其中某一效应作为治疗目的时,其他效应就成为副作用。副作用一般是较轻微的、可逆的功能性变化;是可以预知的;并随治疗目的而改变。如阿托品可抑制腺体分泌、解除平滑肌痉挛等,阿托品用于全身麻醉前给药时,其抑制腺体分泌作用为治疗作用,松弛平滑肌引起的腹气胀和尿潴留为副作用;当阿托品用于治疗胃肠绞痛时,其解除平滑肌痉挛为治疗作用,抑制腺体分泌引起的口干则为副作用。

2. **毒性反应(toxic reaction)** 由于用药剂量过大或用药时间过长,药物在体内蓄积过多而引起的危害性反应,称为毒性反应。有时用药剂量不大,但机体对药物过于敏感也能出现毒性反应。毒性反应在性质上和程度上都与副作用不同,可引起较严重的、不可逆的功能性变化或器质性损伤,甚至可危及生命。药物的毒性反应一般是可预知的,应该设法避免发生。

短期内用药剂量过大而发生的毒性称为急性毒性(acute toxicity);长期用药时由于药物在体内蓄积而逐渐发生的毒性称为慢性毒性(chronic toxicity)。药物的致癌(carcinogenesis)、致畸胎(teratogenesis)、致突变(mutagenesis)作用也属于慢性毒性范畴,又称三致反应。

3. **变态反应(allergic reaction)** 机体受药物刺激后所引起的异常免疫反应称变态反应,又称过敏反应。变态反应仅见于过敏体质的患者;反应的发生与药物剂量无明显关系;反应性质与药物原有效应无关,不易预知;反应的严重程度差异很大,从轻微的皮疹、发热至造血系统抑制、肝肾功能损害、休克等,可能只有一种症状,也可多种症状同时出现。停药后反应逐渐消失,再用此药可再次发生。药物本身、药物的代谢产物、制剂中的杂质或辅剂均可成为致敏原,小分子药物作为半抗原与体内蛋白结合形成全抗原;大分子多肽或蛋白质类药物直接具有抗原性。

4. **后遗效应(residual effect)** 停药后血药浓度已降至最低有效浓度以下所残存的药理效应称后遗效应。如服用巴比妥类催眠药后,次晨仍有困倦、乏力、嗜睡等现象。

5. **停药反应(withdrawal reaction)** 长期用药后突然停用,引起原有疾病症状的加剧称停药反应,又称反跳现象(rebound reaction)。如高血压病患者长期服用可乐定,突然停药,次日血压剧烈升高。因此,此类药物长期应用时不能突然停用,可逐渐减少剂量,缓慢停药。

6. **特异质反应(idiosyncrasy)** 少数患者由于先天遗传异常造成对某些药物反应特别敏感而出现的反应。反应性质与药物固有的药理作用基本一致,反应严重程度与剂量成比例,药理性拮抗剂救治可能有效。如先天性血浆胆碱酯酶缺乏患者对骨骼肌松弛药琥珀胆碱特别敏感,常规剂量即可引起骨骼肌瘫痪。

第3节 量效关系和构效关系

一、量效关系

在一定的剂量范围内,随着药物剂量的增加或浓度的增高药理效应也增强,这就是剂量-效应关系(dose-effect relationship),简称量效关系。以药物剂量(整体动物实验)或浓度（体外实验）为横坐标，以药理效应强度为纵坐标作图表示量效关系，可得到量效曲线（dose-effect curve）。

药物的效应可分为量反应和质反应两种情况。药物的效应强度随着剂量或浓度的增减呈连续性增减的变化，可用具体数量或最大反应百分率表示的称为量反应（graded response），如心率的快慢、血压的升降等，其研究的对象为单一的生物单位，其量效曲线为量反应量效曲线。另一种药物效应强度不是随着剂量或浓度的增减呈连续性量的改变，而表现为反应性质的变化，以阳性或阴性、全或无的方式表现的称为质反应（quantal response，all-or-no response），如死亡与生存、惊厥与不惊厥等，其研究的对象为一个群体，其量效曲线为质反应量效曲线。

（一）药物剂量

能引起效应的最小药量或最小药物浓度，称为最小有效量（minimal effective dose）或最低有效浓度（minimal effective concentration），又称阈剂量或阈浓度（threshold dose or concentration）。能引起50%最大反应强度（量反应）或50%实验对象出现阳性反应（质反应）时的药物剂量或浓度称为半数有效量（median effective dose，ED_{50}）或半数有效浓度（median effective concentration，EC_{50}）。能引起毒性反应的最小剂量称为最小中毒量（minimal toxic dose）。药物的常用量应比最小有效量大，但比最小中毒量小得多，是根据临床观察制定出来的。药典中对某些药物还规定了极量。极量虽然比常用量大，但比最小中毒量小，对大多数人并不引起毒性反应，对个别患者可能引起毒性。因此，除非在必要情况下，一般不用极量，更不能超过极量，否则就易中毒。

（二）量效曲线

1. 量反应量效曲线 以药物的算术剂量或浓度作为横坐标，以效应强度（用具体数值或最大反应的百分率表示）作为纵坐标作图可得到直方双曲线；如将药物剂量或浓度改为对数值作图则得到对称的"S"形曲线，这就是量反应的量效曲线（图1-2-1）。

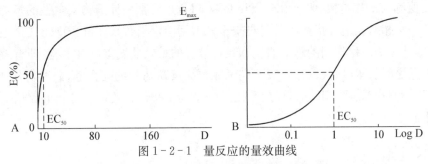

图1-2-1 量反应的量效曲线

A：横坐标为算术剂量（D），量效曲线呈直方双曲线；
B：横坐标为对数剂量（Log D），量效曲线呈对称"S"形；E：效应强度；D：药物浓度

随着剂量或浓度的增加，效应强度也随之增加。当效应达到一定程度时，继续增加剂量或浓度，效应不再增强，这一药理效应的极限值称为最大效应，又称为效能（efficacy）。效应性质相同的药物引起相等效应强度（一般采用50%效应）时的相对剂量或浓度称为效价强度（potency），其值越小则效价强度越大。药物的效能和效价强度有完全不同的临

床意义,两者并不一致。例如以每日排钠量为利尿药的效应指标进行比较,氢氯噻嗪的效价强度明显大于呋塞米;而呋塞米的效能明显大于氢氯噻嗪(图1-2-2),为高效利尿药。药物的最大效应值有较大的临床意义。不区分效能和效价强度,只讲某药比另一个药作用强是不妥当的。

2. 质反应量效曲线 将实验动物按用药剂量分组,以药物的剂量或浓度为横坐标、以阳性反应百分率为纵坐标作图,也可得到量效曲线。如果按照药物剂量或浓度的区段出现的阳性反应百分率作为纵坐标作图可得到呈常态分布的倒钟型曲线;如纵坐标改为按照剂量增加的累加阳性反应百分率,则得到对称的"S"形质反应量效曲线(图1-2-3)。

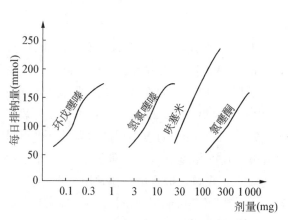

图1-2-2 4种利尿药的效能和效价强度比较

效能:呋塞米＞环戊噻嗪=氢氯噻嗪=氯噻酮
效价强度:环戊噻嗪＞氢氯噻嗪＞呋塞米＞氯噻酮

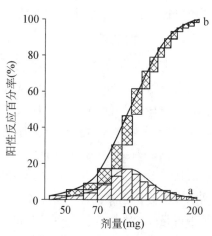

图1-2-3 质反应的量效曲线

曲线a为剂量区段阳性反应百分率量效曲线
曲线b为累加阳性反应百分率量效曲线
(曲线a中每个长方形的累加曲线)

引起一半实验动物出现阳性反应时的药物剂量称为半数有效量(ED_{50});引起一半实验动物死亡时的药物剂量称为半数致死量(median lethal dose,LD_{50})。通常将LD_{50}/ED_{50}的比值称为治疗指数(therapeutic index,TI),是用来估计药物安全性的指标。治疗指数大的药物相对比治疗指数小的药物安全。但用治疗指数来评价药物的安全性有时并不可靠,如某药物治疗作用的量效曲线和死亡效应的量效曲线首尾有重叠,即有效剂量与其致死剂量之间有重叠时,治疗指数不完全能严格反映药物的安全性,此时可用1%致死量(LD_1)与99%有效量(ED_{99})或5%致死量(LD_5)与95%有效量(ED_{95})的比值或距离来衡量药物的安全性。

二、构效关系

药物的药理效应或毒性与化学结构有密切关系,药物化学结构与药效之间的关系称为构效关系(structure activity relationship,SAR)。药物基本结构、侧链长短、立体异构等药物化学结构的改变均可改变药物的理化性质,从而影响药物的体内过程、药理效应甚至毒性。了解药物的构效关系不仅有利于深入认识药物的作用,指导临床合理用药,而且在定向设计药物、研制开发新药方面都有重要意义。

化学结构相近的药物常能与同一受体或酶结合，引起相似或相反的作用。如卡巴胆碱、乙酰胆碱、溴丙胺太林化学结构类似，前两者为胆碱受体激动药，而溴丙胺太林为胆碱受体阻断药。

化学结构完全相同的光学异构体，其作用不一定相同，可表现为量的差异；也可表现为质的差异。多数药物的左旋体有药理活性，如左旋多巴、氯霉素等。有的药物两种对映体的作用不同，如奎宁为左旋体有抗疟作用；奎尼丁为右旋体有抗心律失常作用。

借助分子的理化性质参数或结构参数，运用数学和统计学方法定量分析有机小分子和生物大分子相互作用，以及有机小分子在生物体内吸收、分布、代谢、排泄等性质的方法，称为定量构效关系（quantitative structure-activity relationship，QSAR）。近年来，随着多种生物大分子三维结构的准确测定，人们开始分析药物分子三维结构与受体作用的相互关系，深入揭示了药物与受体相互作用的机制。目前，这种基于分子结构的三维定量构效关系（three dimensional QSAR，3D-QSAR）已成为计算机辅助药物设计的基本手段与分析方法。

第4节　药物的作用机制

药物作用机制即药物作用原理。了解药物作用机制，有助于理解药理作用和不良反应的本质，为临床合理用药、安全用药提供理论依据。

一、药物与受体

（一）受体与配体

受体（receptor）是存在于细胞膜、细胞质或细胞核的特殊蛋白质，它们对生物活性物质（包括神经递质、激素、自体活性物质、药物等）具有识别能力并可与之选择性结合，通过一系列信息放大系统，触发后续的生理或药理效应。与受体具有选择性结合能力的生物活性物质称为配体（ligand）。配体可分为内源性和外源性两种。内源性配体有神经递质、激素、自体活性物质等；外源性配体有药物和毒物。

受体具有如下特性。①灵敏性（sensitivity）：受体和配体有高亲和力，只需与很低浓度的配体结合就能产生明显的效应。②特异性（specificity）：特定的受体只能和特定的配体结合，产生特定的效应。③饱和性（saturability）：受体的数量是有限的，因此配体与受体结合的剂量-反应曲线具有饱和性。作用于同一受体的配体之间存在竞争现象。④可逆性（reversibility）：配体与受体的结合是可逆的。配体-受体复合物解离得到的是原来的配体而非代谢产物；配体与受体的结合可被其他特异性配体置换。⑤区域分布性及多样性（multiple-variation）：通过放射自显影及组织免疫化学技术可研究受体在组织中的分布。不同组织及同一组织的不同部位受体的类型及其密度不同，产生的效应不同，受体的多样性是受体亚型分类的基础。

（二）受体的调节

受体并不是固定不变的,而是经常代谢转换处于动态平衡状态,受体的数目或亲和力(affinity)经常受到各种生理、病理及药理因素的影响。

1. 向下调节和向上调节　长期应用受体激动剂,可使受体数目减少或亲和力降低称为受体向下调节(down regulation)。受体向下调节与长期应用激动药后敏感性下降或产生耐受性有关,如长期用异丙肾上腺素治疗哮喘,使支气管平滑肌 β_2 受体下调,疗效逐渐降低。长期使用受体阻断药,可使受体数目增加或亲和力增高称为受体向上调节(up regulation)。受体向上调节与长期应用阻断药后敏感性增加或停药症状有关,如长期用普萘洛尔治疗高血压,引起 β 受体上调,突然停药可出现反跳现象,表现为血压升高甚至超过用药前水平。

2. 同种调节和异种调节　配体作用于特异性受体,使自身受体的数目或亲和力发生变化称为同种调节(homospecific regulation),如 β 肾上腺素受体、乙酰胆碱受体、血管紧张素Ⅱ受体都存在同种调节。配体作用于特异性受体,使另一配体的受体数目或亲和力发生变化称为异种调节(heterospecific regulation),如甲状腺素可调节 β 肾上腺素受体;苯二氮䓬类药物可调节 GABA 受体。

（三）受体与药物的相互作用

药物与受体相互作用遵循质量作用定律,药物占领受体的数量取决于受体周围药物的浓度以及单位容积内受体的总数。受体占领学说认为:受体只有与药物结合才能被激活并产生效应,被占领受体数目增加时,效应随之增加,当受体全部被占领时出现最大效应。药物与受体的相互作用可用下列公式表达:

$$D + R \underset{k_2}{\overset{k_1}{\rightleftharpoons}} DR \overset{\alpha}{\longrightarrow} E$$

式中 D、R 和 DR 分别表示药物、受体和药物-受体复合物;k_1、k_2 分别表示结合和解离速率常数;E 代表药理效应。

绝大多数药物和受体通过分子间的引力(范德华力)、离子键、氢键等形式结合;少数通过共价键结合。药物与受体结合能力的大小称为亲和力,可用平衡解离常数(K_D)或亲和力常数(pD_2)表示。K_D 代表结合型受体数量与总受体数量比为 50% 时所需的药物摩尔浓度,其值与药物和受体的亲和力成反比,即 K_D 值越小,药物与受体的亲和力越大。亲和力常数是解离常数的负对数($pD_2 = -\log K_D$),其值与药物和受体的亲和力成正比,即 pD_2 值越大,药物与受体的亲和力越大。药物与受体结合产生效应不仅要有亲和力,还且要有内在活性。药物与受体结合后产生效应的能力称为内在活性(intrinsic activity),用 α 表示,通常 $0 \leqslant \alpha \leqslant 1$。$\alpha = 1$ 表示内在活性最大,药物与受体结合后可产生最大效应;$\alpha = 0$ 表示没有内在活性,药物与受体结合不能产生效应。

（四）作用于受体的药物分类

根据药物与受体的亲和力及内在活性,可将作用于受体的药物分为以下两类。

1. 激动药(agonist) 对受体既有亲和力又具有内在活性的药物称为激动药,它们能与受体结合并产生效应。根据内在活性大小可分为完全激动药和部分激动药。前者对受体有很大的亲和力和内在活性($\alpha=1$),如吗啡是阿片受体的完全激动药;后者对受体有很大的亲和力但内在活性较小($0<\alpha<1$),单独使用时只能产生较弱的效应(即使浓度增加也不能达到完全激动药那样的最大效应);与完全激动药同时存在时,占据受体可拮抗完全激动药的部分效应。如喷他佐辛是阿片受体的部分激动药。

2. 拮抗药(antagonist) 对受体有很大的亲和力而无内在活性($\alpha=0$),它们与受体结合后非但不产生效应,相反因占据了受体使激动药不能与受体结合,从而对抗了激动药的作用,这些药物称为拮抗药。如纳洛酮是阿片受体的拮抗药。

根据它们与受体的结合是否可逆分为竞争性拮抗药(competitive antagonist)和非竞争性拮抗药(noncompetitive antagonist)。竞争性拮抗药与受体的结合是可逆的,能通过增加激动药的浓度来与拮抗药竞争受体,最终达到激动药原来的最大效应。当增加竞争性拮抗药浓度时,激动药的量效曲线逐渐平行右移,但最大效应不变(图1-2-4)。如酚妥拉明是竞争性α肾上腺素受体拮抗药。竞争性拮抗药作用强度用拮抗参数(pA_2)来表示,是指当有一定浓度的拮抗药存在时,应用2倍浓度的激动药才能产生原来未加入拮抗药时所引起的效应,此时所加入的拮抗药摩尔浓度的负对数。pA_2值越大说明竞争性拮抗药作用越强。

非竞争性拮抗药与受体的结合相对是不可逆的,或它能引起受体构型的改变,从而干扰了激动药与受体的正常结合,此时增加激动药的浓度也不能达到激动药单独应用时产生的最大效应。非竞争性拮抗药存在时,可使激动药的量效曲线右移,最大效应降低(图1-2-4)。如酚苄明是非竞争性α肾上腺素受体拮抗药。

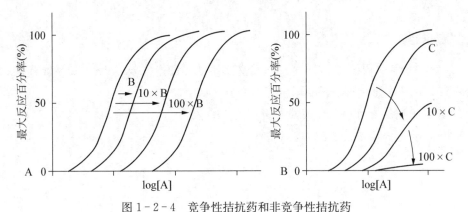

图1-2-4 竞争性拮抗药和非竞争性拮抗药
A:竞争性拮抗药B使激动药A的量效曲线平行右移,最大效应不变;
B:非竞争性拮抗药C使激动药A的量效曲线右移,最大效应降低

二、药物的其他作用机制

1. 非特异性药物作用机制 主要与改变理化环境有关,通过酸碱反应、渗透压改变、

络合作用等发挥疗效。如静脉注射甘露醇溶液,升高血浆渗透压和小管液渗透压,可产生脱水作用和渗透性利尿作用;依地酸钙钠在体内可与多数的二、三价金属离子络合,形成的络合物从尿排出,可用于铅、镉、锰、铬、铜等金属中毒。

2. 影响酶的活性 如奥美拉唑通过抑制胃黏膜壁细胞的 H^+-K^+ ATP 酶,抑制胃酸分泌;卡托普利抑制血管紧张素转换酶,减少血管紧张素Ⅱ的生成,降低血压;氯解磷定使被有机磷酸酯类抑制的胆碱酯酶复活,可用于有机磷酸酯类中毒的治疗。

3. 影响离子通道 药物可激活或关闭 Ca^{2+}、Na^+、K^+ 及 Cl^- 通道,改变细胞膜内外离子的转运,迅速改变细胞功能而产生药理效应。如硝苯地平可阻滞血管平滑肌细胞膜上 Ca^{2+} 通道,从而舒张小动脉,降低血压;局部麻醉药可阻滞神经细胞膜上的 Na^+ 通道,阻滞神经冲动的传导。

4. 影响转运体功能 转运体是存在于细胞膜上的蛋白质,是细胞内外物质转运的分子基础,无机离子、代谢物、神经递质、激素、营养物质(如葡萄糖、氨基酸等)及外来物质在体内转运均需要转运体参与,药物可通过干扰此过程而产生药理作用。如利尿药呋塞米通过抑制肾小管 $Na^+-K^+-2Cl^-$ 共同转运体,抑制 Na^+、K^+、Cl^- 的重吸收,产生利尿作用。

5. 影响核酸代谢 药物通过干扰细胞核酸(DNA、RNA)合成过程,控制细胞分裂及蛋白质合成,从而产生药理效应。喹诺酮类药物如环丙沙星通过抑制 DNA 回旋酶,使 DNA 复制受阻,产生杀菌作用;甲氨蝶呤、氟尿嘧啶等抗肿瘤药通过阻碍 DNA、RNA 的代谢过程而抑制肿瘤细胞生长。

6. 补充机体所缺乏的物质 通过补充机体缺乏的维生素、激素、多种元素等治疗相应缺乏症。如补充铁剂治疗缺铁性贫血;补充胰岛素治疗糖尿病。

思考题

1. 名词解释:对因治疗、对症治疗、受体激动药、受体拮抗药、效能、效价强度、常用量、极量、半数有效量、半数致死量、治疗指数。

2. 药物不良反应可分为哪几类?分别有何特点?

3. 简述受体的调节及其意义。

(杨素荣)

第3章 药物代谢动力学

 学习目标

1. 掌握首过消除、药酶诱导剂与抑制剂、半衰期、生物利用度、稳态血药浓度、一级消除动力学和零级消除动力学的概念及其意义。
2. 熟悉药物被动转运的特点，pH值对弱酸性和弱碱性药物解离度的影响及其意义。
3. 熟悉药物的吸收、分布、代谢和排泄的概念及其特点。
4. 了解其他药代学概念。

药物代谢动力学(pharmacokinetics)研究药物在体内的变化规律。主要研究内容包括两部分：一是药物的体内过程；二是体内的药量或血药浓度随时间变化的规律，并以数学公式和图表进行表示。

第1节　药物的体内过程

药物从给药部位进入机体产生药效，然后由机体排出，期间经历药物的吸收(absorption)、分布(distribution)、代谢(metabolism)和排泄(excretion)，这个过程称为药物的体内过程。吸收、分布和排泄过程中药物仅发生空间位置上的变化，称为药物转运(transportation of drug)；而代谢过程中药物发生化学结构上的改变，称为生物转化(biotransformation)。代谢和排泄是药物在体内逐渐消失的过程，称为消除(elimination)。

一、药物的跨膜转运

药物分子由用药部位(如胃肠道)到达它在体内的作用部位(如心脏、脑)而产生生物学效应或由体内排出体外都需要通过各种生物膜，这些生物膜包括细胞外表的质膜和细胞内的各种膜，如核膜、内质网膜、溶酶体膜、线粒体膜等。药物通过生物膜的过程称为药物跨膜转运或药物转运。

(一) 非载体转运

非载体转运(no-carrier transport)是指药物分子只能顺着生物膜两侧的浓度梯度，从浓度高的一侧向低的一侧扩散转运,又称被动转运(passive transport)或顺梯度转运。当生物膜两侧药物浓度达到平衡状态时,转运停止。其特点是不需要载体(或称为泵),不需要消耗能量,转运时无饱和现象,和不同药物同时转运时无竞争性抑制作用。非载体转运包括简单扩散和滤过。

1. **简单扩散(simple diffusion)** 是指脂溶性药物溶于细胞膜的脂质层的跨膜转运,又称脂溶性扩散。大多数药物以简单扩散方式进行转运,转运速率除了决定于生物膜的性质、面积及其膜两侧药物的浓度差外,还与药物分子大小、脂溶性和极性等因素有关。由于生物膜是以脂质双分子层为基架,所以脂溶性强的药物容易跨膜转运;又因为药物必须先溶于体液才能到达细胞膜,水溶性太低不利于通过细胞膜,所以药物在具备脂溶性的同时,还需要一定的水溶性才能迅速通过细胞膜。

多数药物是弱酸性或弱碱性有机化合物,在体液中可部分解离。解离型药物极性大,脂溶性小,不易通过细胞膜,而被限制在膜的一侧,称为离子障(ion trapping);非解离型药物极性小,脂溶性大,容易扩散。非解离型药物的多少取决于药物的pKa(弱酸性和弱碱性药物50%解离时所在溶液的pH)和体液的pH值。每个药物都有固定的pKa值。改变溶液的pH值可以明显影响弱酸性或弱碱性药物的解离度,pH值每增减1就可以使弱酸性或弱碱性药物的解离度改变10倍,影响其跨膜转运。弱酸性药物在酸性环境中不易解离,容易转运;在碱性环境中容易解离,难以转运。弱碱性药物则相反,在碱性环境中容易转运;在酸性环境中难以转运。

2. **滤过(filtration)** 是指有外力促进的扩散,是利用膜两侧的流体静压或渗透压差使直径小于膜孔的水溶性药物(极性或非极性药物)带到低压侧的过程。如肾小球滤过就是由于有血压(静水压力)的因素参与,使得药物或代谢物越过基底膜。

(二)载体转运

许多细胞膜上具有特殊的跨膜蛋白,控制着体内多种内源性物质(如葡萄糖、氨基酸、神经递质和金属离子)和药物进出细胞,这种跨膜蛋白称为转运体(transporter)。载体转运是指转运体在细胞膜的一侧与内源性物质或药物结合,然后发生构型改变,在细胞膜的另一侧将结合的物质释出。载体转运(carrier transport)的特点:①对转运的物质具有选择性;②载体转运具有饱和性;③结构相似的物质可竞争同一载体而发生竞争性抑制现象。载体转运包括主动转运和易化扩散。

1. **主动转运(active transport)** 是指药物分子能逆着生物膜两侧的浓度梯度,从浓度低的一侧向高的一侧转运。其特点是需要消耗能量。主动转运可以利用不同形式的能源。常用的是ATP的水解及离子转运ATP酶(ion-transporting ATPase)。光是某些主动转运的能源,如细菌视紫红质可将光能转化为化学能。属于主动转运的药物并不多,主要在神经元、肾小管及肝细胞中进行。如细胞内Na^+转运到细胞外,细胞外K^+转运到细胞内,血液中的碘向甲状腺腺泡内的转运,青霉素、普鲁卡因胺等弱酸性药物和弱碱性药物从近曲小管的分泌均为主动转运。

2. **易化扩散(facilitated diffusion)** 易化扩散和主动转运不同之处是不需要消耗能

量,但需要载体,有饱和现象和竞争性抑制作用。易化扩散的转运速率要比简单扩散快很多。如葡萄糖在小肠的吸收为易化扩散。

(三) 膜动转运

指大分子物质通过膜的运动而转运。

1. 胞饮(pinocytosis) 又称吞饮或入胞,是指大分子物质通过膜的内陷形成小泡而进入细胞内。

2. 胞吐(exocytosis) 又称出胞或胞裂外排,是指细胞质内的大分子物质以外泌囊泡的形式排出细胞外的过程。

二、吸收

药物的吸收(absorption)是指药物从用药部位进入血液循环的过程。除静脉给药外,其他血管外给药途径都存在吸收过程。药物吸收的多少和快慢常与给药途径、药物的理化性质等密切相关。

(一) 消化道给药

1. 口服给药 是最常用的给药途径。液体药物易于吸收;片剂、胶囊剂必须先在胃肠道崩解、溶解后才能被吸收。药物从胃肠道黏膜吸收主要通过简单扩散,分子量小、脂溶性大及非解离型药物容易吸收。很多因素影响胃肠道对药物的吸收,如服药时的饮水量、胃肠道的pH值、药物颗粒大小等。弱酸性药物可从胃中吸收,但由于胃内表面积小,加上药物在胃内滞留时间较短,所以药物在胃内的吸收有限。小肠是吸收的主要部位,由于肠壁血流量大、肠道蠕动较快以及肠黏膜表面积大等原因,对弱碱性和弱酸性药物均易吸收。药物吸收后通过门静脉进入肝脏。有些药物通过肠黏膜及肝脏时,部分可被代谢灭活,使进入体循环的药量减少,这一现象称为首过消除(first pass elimination)。当首过消除高时,生物利用度则低,机体可利用的有效药物量就少。

口服给药方便、有效、经济、安全,缺点是吸收较慢、欠完全,不适用于在胃肠道可被破坏的、对胃刺激性大的及首过消除明显的药物,也不适用于昏迷、呕吐等不能口服的患者。

2. 舌下给药 对于在胃肠道易被破坏或在肝中易被迅速代谢的药物可舌下给药。舌下黏膜渗透能力强,血液供应丰富,故吸收表面积虽然小,但药物吸收也较迅速。由于给药后不通过门静脉系统,直接进入体循环,故可避免首过消除。如舌下给予硝酸甘油,因其是非解离型,脂溶性高,吸收快。

3. 直肠给药 药物通过直肠黏膜吸收也较迅速。直肠中、下段毛细血管血液流入下痔静脉和中痔静脉,然后直接进入下腔静脉,不经过肝脏。但在直肠上段药物经吸收后经上痔静脉进入门静脉系统,因此直肠给药不能完全避免首过消除。当患者处于非清醒状态,尤其是儿童不宜口服时,可采用直肠给药。

(二) 注射给药

病情严重需紧急处理或不能口服给药的患者,可采用注射给药。

静脉注射和静脉滴注是将药物直接注入体循环,没有吸收过程,其作用发挥迅速。通过此种给药途径,药物以高浓度快速度的方式到达靶器官,故有一定的危险性。

皮下或肌内注射后,药物经毛细血管壁进入血液循环,毛细血管壁细胞间隙较大,一般药物均可顺利通过。皮下及肌内注射给药,药物吸收一般较口服快而完全,其吸收速率常与注射部位的血流量及药物的剂型有关。肌肉组织的血流量比皮下组织丰富,故肌内注射比皮下注射吸收快;周围循环衰竭时,皮下及肌内注射药物吸收速度大大减慢。水溶液药物吸收快;混悬剂、油剂或植入片吸收慢。

(三) 呼吸道给药

肺泡表面积大,血流量丰富,药物只要到达肺泡,吸收极其迅速。气体及挥发性药物(如吸入麻醉药)可直接进入肺泡吸收;气雾剂可将药液雾化为微粒,从肺泡迅速吸收。

(四) 皮肤、黏膜给药

多数药物不易穿透完整的皮肤,吸收差。可将药物和促皮吸收剂制成贴剂,称为经皮给药(transdermal)。药物吸收的程度取决于药物的脂溶性及其与皮肤的接触面积。有机磷酸酯类药物脂溶性高,可经皮肤吸收中毒。外用激素类药物治疗皮肤疾患,当病变面积大、用药时间长或小儿用药可因吸收量大而发生全身不良反应。经皮给药可使药物持续稳定地进入人体,主要用于治疗内科疾病,如临睡前应用硝酸甘油透皮贴片可预防夜间心绞痛的发作。

黏膜的吸收能力较皮肤强,口腔黏膜、支气管黏膜、鼻黏膜和阴道黏膜均可吸收药物。

三、分布

药物吸收后随血液循环转运到组织器官的过程称为分布(distribution)。大多数药物在体内的分布是不均匀的,影响分布的因素主要有血浆蛋白结合率、各器官的血流量、药物与组织细胞的亲和力、体液的 pH 值和药物的理化性质,以及体内屏障等。

(一) 血浆蛋白结合率

大多数药物在血浆中均可与血浆蛋白呈可逆性结合,结合型药物与游离型药物处于动态平衡中。仅游离型药物才能转运到作用部位而起效;结合型药物失去活性,由于药物分子变大,不能通过毛细血管壁,暂时贮存在血液中。药物与血浆蛋白结合的程度可用血浆蛋白结合率来表示,各种药物的血浆蛋白结合率不同,蛋白结合率高的药物在体内消除较慢,作用持续时间长。

药物与血浆蛋白结合具有饱和性,且特异性低。当血药浓度过高,血浆蛋白结合达饱和时,游离型药物突然增多,可使药效增强甚至产生不良反应。同时应用两种血浆蛋白结合率高的药物,因竞争血浆蛋白结合部位而发生竞争性置换的相互作用。如阿司匹林与甲苯磺丁脲合用,可竞争血浆蛋白结合部位,使游离型甲苯磺丁脲的浓度骤增,诱发低血糖。

(二) 器官血流量

药物吸收后,往往在血流量多的器官(如肝、肾、脑、心)迅速达到较高浓度,并达到动态平衡。虽然脂肪组织的血流量少,但容积大,是脂溶性药物的巨大贮存库。有些药物在体内还有再分布(redistribution)现象,如静脉注射硫喷妥钠后,因其脂溶性高,先分布到血流量多且富含类脂质的脑组织,迅速产生麻醉作用,然后药物再由脑向脂肪组织转移,形成再分布,麻醉作用迅速消失。

(三) 组织细胞亲和力

某些药物对某些组织有较高的亲和力,使药物的分布具有一定的选择性,此为药物作用部位具有选择性的重要原因。如碘主要集中在甲状腺组织,其碘化物浓度在正常时为血浆中的25倍;灰黄霉素与皮肤、毛发等组织亲和力高,用于治疗皮肤癣病。有的药物与组织发生不可逆结合而产生毒性反应,如四环素与钙形成络合物沉积于骨骼及牙齿中,从而抑制儿童生长及导致牙齿黄染或畸形。

(四) 体液的 pH 值和药物的理化性质

生理情况下细胞内液的 pH 为7.0,细胞外液的 pH 为7.4。弱酸性药物在细胞内液中解离较少,而在细胞外液中解离较多,容易从细胞内向细胞外转运,故细胞内的浓度略低于细胞外。弱碱性药物则相反,细胞内的浓度略高于细胞外。提高血液 pH 值,可使细胞内的弱酸性药物向细胞外转运。应用碳酸氢钠碱化血液和尿液,能促进巴比妥类(弱酸性药物)由脑组织向血浆中转运;并使肾小管重吸收减少,加速其从尿液排出,用于巴比妥类中毒的解救。

(五) 体内屏障

1. **血-脑屏障(blood-brain barrier)** 是指血液与脑细胞、血液与脑脊液、脑脊液与脑细胞之间的屏障。构成血-脑屏障的细胞间连接紧密,且比一般的毛细血管多一层胶质细胞,因此药物不易通过。分子量大、极性较高的药物不易通过血-脑屏障;脂溶性较高的药物能以被动转运方式通过血-脑屏障进入脑组织。脑膜炎症时,血-脑屏障的通透性增加,如脑膜炎时对青霉素 G 的通透性增加,在脑脊液中可达有效浓度。

2. **胎盘屏障(placental barrier)** 是将母体与胎儿血液分隔开的屏障,其通透性与一般的生物膜无明显的区别。许多药物能通过胎盘屏障进入胎儿体内,故孕妇及临产妇女用药要慎重,防止危及胎儿或新生儿。

3. **血-眼屏障(blood-eye barrier)** 通常情况下,药物经吸收进入房水、晶状体等组织的浓度远低于血液中的浓度,这是由血-眼屏障所致,故作用于眼的药物宜局部应用。脂溶性或小分子药物容易通过血-眼屏障。

四、代谢

药物在体内经酶或其他作用使药物的化学结构发生变化,这一过程称为代谢,又称生物转化(biotransformation)。代谢药物的器官主要是肝脏,其次是肠、肾、肺等组织。大多数药物经代谢后药理活性减弱或消失,称为灭活(inactivation);少数药物经代谢被活化(activation)而产生药理活性。大多数药物在体内经代谢后极性增强、水溶性增加,经肾小球滤过后在肾小管不易被重吸收而从肾脏排出。

(一) 药物代谢的过程

有的药物不经过代谢而以原形排泄；有的药物只经一种途径代谢；有的药物可经几种途径代谢，生成多个代谢产物。药物代谢一般分为两个时相：Ⅰ相反应包括氧化、还原、水解，主要由微粒体酶和其他非微粒体酶使药物分子结构中导入或暴露出极性基团，如产生羟基、羧基、巯基和氨基等，经Ⅰ相代谢后的产物多为无活性的，大部分不再产生药理作用。Ⅱ相反应为结合过程。多数Ⅰ相反应的代谢产物或有的药物本身可与体内的葡萄糖醛酸、甘氨酸、硫酸、乙酰基等内源性物质在相应基团转移酶的催化下进行结合反应，生成水溶性强、极性高的代谢产物，大多无活性，易经肾脏排泄。

(二) 药物代谢酶

药物的生物转化必须在酶的催化下才能进行，这些催化药物代谢的酶统称为药物代谢酶，简称药酶。体内能催化药物代谢的酶有专一性酶和非专一性酶两种。前者有胆碱酯酶、单胺氧化酶等；后者主要是指存在于肝微粒体的混合功能氧化酶系统（hepatic microsomal mixed-function oxidase system），简称肝药酶。该系统中主要的氧化酶系是细胞色素 P_{450}（简称 P_{450}）。此外，还有辅酶Ⅱ（NADPH）及黄素蛋白构成的电子传递系统，提供 P_{450} 恢复活性所需的电子。细胞色素 P_{450}（缩写成 CYP）能催化数百种药物代谢，主要存在于肝细胞的光面肌浆网上，肝外组织如肾上腺、肺、肾、胃肠黏膜等处也有分布。CYP 是一个超家族，依次分类为家族、亚家族和酶个体 3 级（分别用阿拉伯数字、大写英文字母、阿拉伯数字表示），如 CYP2D6、CYP3A4 等。肝药酶具有以下特点：①选择性低，同一种酶如 CYP2D6 能催化多种药物代谢；②变异性大，常因遗传、年龄、营养状态、疾病等影响产生明显的个体差异；③酶的活性易受外界因素的影响而增强或减弱。

(三) 药酶诱导剂和抑制剂

能加速肝药酶合成和（或）增加其活性的药物称为药酶诱导剂，如苯巴比妥、苯妥英钠、利福平等。药酶诱导作用可解释连续用药产生的耐受性、交叉耐受性、停药敏化现象和药物相互作用等。如苯巴比妥与抗凝血药双香豆素合用，可使双香豆素的代谢加快，血药浓度降低，抗凝作用减弱；突然停用苯巴比妥后，又可使双香豆素的血药浓度升高，抗凝作用增强。连续应用苯巴比妥，可加速其本身代谢而产生耐受性。

使肝药酶合成减少和（或）减弱肝药酶活性的药物称为药酶抑制剂，如氯霉素、西咪替丁等。药酶抑制剂与被肝药酶代谢的药物合用，使该药物的药理活性增加，如西咪替丁与双香豆素合用，可使后者血浓度升高，抗凝作用增强。

五、排泄

通过排泄器官或分泌器官将药物及其代谢物排出体外的过程称为排泄。药物主要通过肾脏排泄，其次通过胆汁排泄，某些药物也可从肺、乳汁、唾液等排出。

(一) 肾脏排泄

肾脏是药物排泄的重要器官，排泄过程主要包括肾小球滤过、肾小管分泌和肾小管重吸收。当肾功能受损时，排泄速度会减慢。

1. 肾小球滤过　除了与血浆蛋白结合的药物外，游离型药物及其代谢物可从肾小球滤过，其滤过速度受肾小球滤过率（肾功能）和分子大小的影响。

2. 肾小管分泌　有些弱酸性药物（如青霉素、丙磺舒、吲哚美辛等）和弱碱性药物（如普鲁卡因胺、奎宁等）可通过不同的载体从近曲小管主动分泌排出。通过同一种载体转运的药物间可能有竞争性抑制现象，如丙磺舒可抑制青霉素和吲哚美辛的分泌，提高后两个药的血浓度。

3. 肾小管重吸收　弱酸性药物和弱碱性药物在肾小管内可通过简单扩散而被重吸收。弱酸性药物在碱性尿中容易解离，重吸收少，排泄较快；在酸性尿中不易解离，容易重吸收，排泄较慢。弱碱性药物恰好相反。临床上可通过碱化或酸化尿液，改变肾小管内药物的解离度，加速或延缓药物的排泄。如苯巴比妥和水杨酸中毒时，可用碳酸氢钠碱化尿液，促进其排泄。

（二）消化道排泄

药物以简单扩散方式由胃肠道壁脂质膜从血浆内排入胃肠腔内，肠上皮细胞膜上的P-糖蛋白也可将药物及其代谢产物从血液排入肠道。当血液中含有大量碱性药物时，消化道排泄途径十分重要。如大量应用吗啡后，血液内部分药物进入胃内酸性环境后几乎完全解离，重吸收极少，洗胃可清除胃内药物。如果不洗胃将其清除，则药物进入肠道碱性环境后会再被吸收。

许多药物和代谢物可从肝细胞转运到胆汁，由胆汁流入十二指肠，然后随粪便排出体外。某些药物随胆汁排入十二指肠后经小肠上皮细胞重新吸收，经门静脉返回肝脏而进入血液循环，称为肝肠循环（enterohepatic cycle）。与葡萄糖醛酸或硫酸结合的药物或代谢物经胆汁排入肠腔后不能直接被吸收，只有经过肠道中的细菌或酶分解后，才被吸收。有肝肠循环的药物，作用持续时间延长。如洋地黄毒苷的肝肠循环率为26%。中断肝肠循环可使药物的半衰期和作用时间均缩短。

（三）乳汁排泄

由于乳汁偏酸性，故弱碱性药物（如麻醉性镇痛药吗啡、抗甲状腺药丙基硫氧嘧啶等）以被动转运方式进入乳汁，影响乳儿。哺乳期妇女应慎用，以免对乳儿产生不良反应。

（四）其他

除了上述排泄途径外，药物还可以通过汗液、唾液、泪液排泄。

第2节　血浆药物浓度的动态变化

一、血药浓度-时间曲线

用药后，由于药物的吸收、分布、代谢和排泄过程，体内药量或血药浓度随时间而发生变化，如以时间为横坐标，血药浓度为纵坐标可得到血药浓度-时间曲线（concentration-

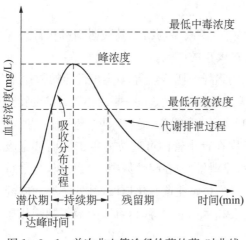

图 1-3-1 单次非血管途径给药的药-时曲线

time curve），简称药-时曲线。图 1-3-1 为单次非血管途径给药的药-时曲线。曲线的升段主要反映药物的吸收和分布过程；曲线的降段主要反映药物的消除（代谢和排泄）过程；曲线的峰值反映给药后达到的最高浓度，即峰浓度（peak concentration，C_{max}），此时药物的吸收速率与消除速率相等，峰浓度的高低与给药剂量呈正比。用药后达到最高浓度的时间称为达峰时间（peak time，T_{max}）。用药后达到最低有效浓度（开始出现疗效）的时间为潜伏期（latent period）；药物维持有效浓度的时间为持续期（persistent period），其长短与药物吸收和消除速率有关；体内药量已降到有效浓度以下，但又未完全从体内消除，这段时间为残留期（residual period），残留期的长短与消除速率有关。

同一药物经不同途径给药时，药-时曲线不同。当改变给药途径时，药-时曲线升段的斜率不同，吸收快时斜率大，通常肌内注射＞皮下注射＞口服给药。单次静脉注射给药的药-时曲线没有上升段，因为静脉给药没有吸收过程。不同给药途径的潜伏期、C_{max}、T_{max}、药效持续时间均有明显差别。

由坐标轴和药-时曲线围成的面积称为药-时曲线下面积，简称曲线下面积（area under the curve，AUC）。AUC 与吸收入体循环的药量呈正比，反映进入体循环药物的相对量，单位是 $g \cdot h \cdot L^{-1}$。

二、房室模型

药物应用后，其吸收、分布、代谢、排泄等过程是同时进行的，故药物在体内的量不断随时间而发生变化。房室模型（compartment model）的提出是为了使复杂的生物系统简化，从而能定量地分析药物在体内的动态过程。房室模型常把机体假设为一个系统，药物进入体内分布于其中，根据转运速率的快慢可区分为若干房室。房室被视为一个假设空间，只要体内某些部位药物的转运速率相同，均视为同一室。在多数情况下，药物可进、出房室，故称为开放性房室系统。

一室模型（one-compartment model）：将人体视为一个房室，药物进入血液循环后立即分布到全身体液和各组织器官中，并迅速达到动态平衡。图 1-3-2 中 D 为用药剂量，K_a 为吸收速率常数，C 为血药浓度，V_d 为表观分布容积，$C \cdot V_d$ 为体内药量，K_e 为消除速率常数，E 为消除药量。以一室模型分布的药物单次静脉注射时，药物呈单指数消除，如以时间为横坐标，血药浓度的对数值为纵坐标，其时量曲线是一条直线。

二室模型（two-compartment model）：将人体划分为两个房室，即中央室和周边室。药物进入体内后首先进入中央室，然后再缓慢地分布到周边室。中央室包括血液及血液供应丰富的组织，如心、肝、肾、脑等；周边室则为血液供应少、血流缓慢的组织，如脂肪、肌肉、骨骼等。药物在中央室和周边室之间的转运是可逆的，K_{12}表示药物由中央室转运至周边室的一级速率常数；K_{21}表示药物由周边室转运至中央室的一级速率常数。当达到动态平衡时，两室之间的转运速率相等。药物只能从中央室消除。以二室模型分布的药物单次静脉注射时，药物呈双指数消除，如以时间为横坐标，血药浓度的对数值为纵坐标，其时量曲线是一条曲线（图1-3-2）。如果转运到周边室的速率过程仍有较明显的快慢之分，就成为三室模型（three-compartment model）。

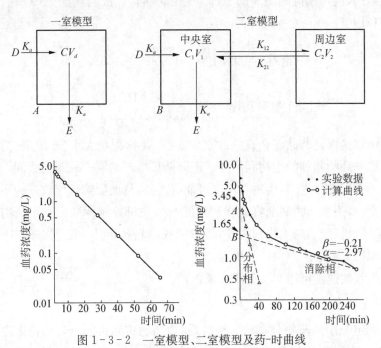

图1-3-2　一室模型、二室模型及药-时曲线

大多数药物在体内的转运和分布符合二室模型，在快速单次静脉注射后，药时曲线包括分布相（α相）和消除相（β相）。给药后血药浓度迅速下降，表示药物立即随血液进入中央室，然后分布到周边室，该时相主要与分布有关，称为分布相。α为分布速率常数。当分布逐渐达到平衡后，血药浓度的下降主要由于药物从中央室的消除，此时相称为消除相。β为消除速率常数。

需要指出的是，机体并无实际存在的房室解剖学空间，加上很多因素如采血时间的设定、药物浓度分析方法等影响房室的判定，故实际上多已采用非房室模型法（noncompartmental method）进行药代动力学计算和分析，如生理药物动力学模型（physiological pharmacokinetic model）、药动-药效组合模型（combined pharmacodynamic-pharmacokinetic model）及统计矩（statistical moment）等。

三、常用的药代动力学参数

（一）生物利用度

生物利用度（bioavailability）是指血管外给药后某制剂被吸收进入体循环的相对数量

和速度,可用 F 来表示。

$$F = \frac{A}{D} \times 100\%$$ （A 为进入体循环的药量,D 为用药剂量）

生物利用度的测定,一般可用血管外途径给予待测制剂后的 AUC 与相同剂量的标准制剂静脉注射(*iv*)后的 AUC 相比较,其比值称为绝对生物利用度。此外,当两种制剂经相同途径给药,也可用待测制剂的 AUC 与相同剂量标准制剂的 AUC 相比较,比值称为相对生物利用度。

$$绝对生物利用度 = \frac{AUC_{po}}{AUC_{iv}} \times 100\%$$

$$相对生物利用度 = \frac{待测制剂\ AUC_{po}}{标准制剂\ AUC_{po}} \times 100\%$$

生物利用度是保证药品安全有效的重要参数,药物颗粒大小、充填剂的紧密度、生产工艺等均会影响药物制剂的生物利用度。不同药厂生产的同一种制剂或同一厂家生产的同一种制剂的不同批号之间,生物利用度可能有差异,从而影响其疗效。为了保证用药的有效性和安全性,不少药物制剂将生物利用度列为质量控制标准。对于药物制剂的研究与开发,为了评价新制剂的生物利用度,可参照我国新药审评中心颁布的《人体生物利用度试验指导原则》。

药物被吸收的速度可用 C_{max} 和 T_{max} 来估计。

(二) 表观分布容积

当血浆和组织中的药物分布达平衡时,体内药物按测得的血浆药物浓度计算应占有的体液容积称为表观分布容积(apparent volume of distribution,Vd)。用 L 或 L/kg 表示。

$$Vd = A/C$$

式中 A 为体内药物总量(mg),C 为血浆和组织中药物达到平衡时的血浆药物浓度(mg/L)。由于药物在体内的分布并不是均匀的,因此 Vd 并非指药物在体内占有的真实体液容积,故称为"表观"分布容积。表观分布容积的意义在于表示药物在体内分布的广泛程度以及药物与组织结合的程度。一个体重 70 kg 的正常人,细胞内外液总量约为 42 L(占体重的 60%)。假设某种药物的 Vd=5 L,表示药物大部分分布在血浆中;Vd=10~20 L,表示药物大部分分布于细胞外液中;Vd=40 L,表示药物分布于全身体液中;Vd>40 L,表示药物分布到组织器官中;Vd>100 L,则表示药物集中分布至某个器官或大范围组织内。一般来说,分布容积小的药物排泄较快,在体内存留时间较短;分布容积大的药物排泄较慢,在体内存留时间较长。每个药物都有固定的 Vd 值。我们利用 Vd 值,可计算如要达到某一有效浓度所需要的给药量;也可从测得的血药浓度来推算体内的药量。

许多弱酸性药物与血浆蛋白的结合率高,分布到细胞间液及细胞内液较少,其 Vd 值小。弱碱性药物因易被组织摄取,血浆中药物浓度低,故 Vd 大。

(三) 消除半衰期

体内药物分布平衡后,血浆药物浓度下降一半所需要的时间称为消除半衰期(elimination half time, $t_{1/2}$)。单位是 h。$t_{1/2}$ 是反映药物消除速度的重要参数,与给药间隔有密切联系。$t_{1/2}$ 短,给药时间间隔短,反之则给药时间间隔长。通常给药间隔时间约为一个 $t_{1/2}$。

按一级动力学消除的药物经过一个 $t_{1/2}$ 后,体内剩余 50%,经过 2 个 $t_{1/2}$ 后,剩余 25%,经过 5 个 $t_{1/2}$ 后,药物可从体内基本消除,大约消除 97%。按零级动力学消除的药物,$t_{1/2}$ 和血浆药物初始浓度成正比,即给药剂量越大,$t_{1/2}$ 越长。测定 $t_{1/2}$ 的意义在于:①可确切了解药物在体内停留时间、蓄积程度,$t_{1/2}$ 长表示药物在体内消除慢,滞留时间长;②参考 $t_{1/2}$ 可制订用药间隔时间;③当肝、肾功能不良时,药物消除减慢,大多数药物 $t_{1/2}$ 明显延长。为防止药物在体内蓄积中毒,可通过测定患者的肝肾功能及药物 $t_{1/2}$,调整用药剂量或用药间隔。

(四) 清除率

单位时间内机体能将多少容积血浆中所含的药物清除干净,称为血浆清除率(plasma clearance, CL)。单位是 $L \cdot h^{-1}$ 或 $L \cdot kg^{-1} \cdot h^{-1}$。血浆清除率是肝清除率($CL_h$)、肾清除率($CL_r$)和其他所有消除器官清除率的总和。每个药物有固定的 CL 值,不随剂量大小而改变。CL 是表示机体对药物消除能力的一个重要参数,它不是药物的实际排泄量,可反映肝和(或)肾功能。在肝和(或)肾功能受损时 CL 值会降低。在一级动力学消除时,单位时间内消除恒定百分率的药物,此时清除率是一个恒定值。当体内药物消除能力达到饱和而按零级动力学方式消除时,每单位时间内清除的药物量恒定不变,此时清除率是可变的。

四、药物消除类型

(一) 一级消除动力学

一级消除动力学(first-order elimination kinetics)又称恒比消除,是指单位时间内药物按恒定的比例(百分比)进行消除。即血药浓度高,药物消除快,单位时间内消除的药量多。随血药浓度的降低,药物消除量也按比例下降。其药-时曲线在常规坐标图上作图时呈曲线,在半对数坐标图上呈直线,又称线性动力学过程(图 1-3-3)。描述一级动力学消除的方程式是:

$$dC/dt = -kC$$

式中 C 是血药浓度;t 是指时间;k 为消除速率常数,单位是 h^{-1}。

按一级动力学消除的药物 $t_{1/2}$ 的计算公式为:

$$t_{1/2} = 0.693/k$$

当机体消除功能正常,用药量又未超过机体的最大消除能力时,绝大多数药物都按一级动力学消除。具有以下特点：①$t_{1/2}$与药物浓度的高低无关，是个恒定值；②一次用药后约经5个$t_{1/2}$后，体内药量已消除96%以上；③恒速给药或恒量定时多次给药，经5个$t_{1/2}$后血药浓度达到稳态浓度(Css)(表1-3-1)。

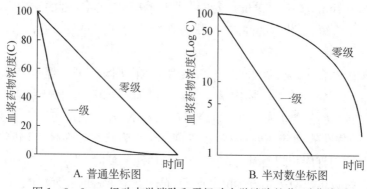

图1-3-3 一级动力学消除和零级动力学消除的药-时曲线

表1-3-1 按一级动力学消除药物消除量及累积量与$t_{1/2}$的关系

$t_{1/2}$数	单次给药后体内药物剩余量	单次给药后体内药物消除总量(%)	以$t_{1/2}$为间隔恒量多次给药后体内药物累积量(%)
1	100%×(1/2)¹=50%	50	50
2	100%×(1/2)²=25%	75	75
3	100%×(1/2)³=12.5%	87.5	87.5
4	100%×(1/2)⁴=6.25%	93.8	93.8
5	100%×(1/2)⁵=3.12%	96.9	96.9
6	100%×(1/2)⁶=1.56%	98.4	98.4
7	100%×(1/2)⁷=0.78%	99.2	99.2

（二）零级消除动力学

零级消除动力学(zero-order elimination kinetics)又称恒量消除，是指单位时间内药物按恒定的数量进行消除，即不论血浆药物浓度高低，单位时间内消除的药物量不变。如饮酒后体内乙醇按10 ml/h消除，其药-时曲线在半对数坐标图上呈曲线，故又称非线性动力学过程(见图1-3-3)。描述零级消除动力学的公式是：

$$dC/dt = -K_0$$

式中C是血药浓度；t是时间；K_0为药物消除的最大速率，单位为mg/h。
按零级动力学消除药物消除半衰期的计算公式是：

$$t_{1/2} = C_0/2k_0$$

多数情况下，零级动力学消除是体内药量过大，超过机体最大消除能力所致。如阿司匹林、苯妥英钠血药浓度过高时，机体按零级动力学消除。具有以下特点：①$t_{1/2}$不是恒定值，随血药浓度下降而缩短；②当机体对药物的消除能力远远大于药物浓度时，则转为一级动力学消除。

五、连续恒速用药

临床用药大多采用连续给药,以达到有效血药浓度,并使其维持一段时间。按一级动力学消除的药物,相同剂量恒定间隔时间给药(这是临床最常用的给药方法)或恒速静脉滴注,经 4~5 个 $t_{1/2}$ 后,药物进入体内的速度与消除速度相等,此时血药浓度稳定在一定范围内,称为稳态血药浓度(steady state concentration, C_{ss}),又称坪值(plateau)。若调整剂量,再经 5 个 $t_{1/2}$ 达到新的 C_{ss}。

剂量与稳态浓度呈正比,增加每次给药剂量而不改变给药间隔时,稳态浓度水平提高;达到稳态浓度的时间取决于药物的 $t_{1/2}$。恒速静脉滴注时,血药浓度可平稳地达到 C_{ss};相同剂量的药物分次给予,平均血药浓度的上升与静脉滴注时相同。在 C_{ss} 时血药浓度是可以上下波动的,给药间隔时间越长波动越大(图 1-3-4)。

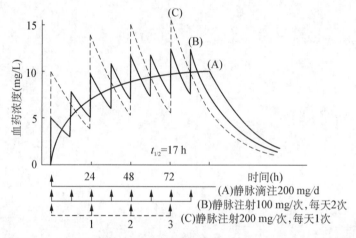

图 1-3-4 恒速静脉滴注(A)和多次静脉注射(B、C)后的时-量曲线

在病情危重需要立即达到有效血药浓度时,可于开始用药时给予负荷剂量(loading dose)。如每隔 1 个 $t_{1/2}$ 给药一次,采用首次剂量加倍,可使血药浓度在一个 $t_{1/2}$ 内迅速达到 C_{ss}。对于治疗范围很窄的药物,需要评估其剂量范围,从而推断可能产生的最大和最小的稳态药物浓度。

临床用药可根据药代动力学参数计算用药剂量及设计给药方案,以达到并维持有效血药浓度。除少数 $t_{1/2}$ 特别长或特别短的药物或按零级动力学消除的药物外,一般可采用每个 $t_{1/2}$ 给予半个有效量,并将首次剂量加倍,这是一种有效、快速、安全的给药方法。由于每个患者的病情和体质各不相同,因此在确定给药剂量、给药途径、给药速度和给药间隔时应该采用个体化药物治疗方案(individualization of drug therapy),这种治疗可以尽可能做到安全、有效、用药合理,使患者获得最好的疗效而减少不良反应的发生。

思考题

1. 名词解释：首过消除、药酶诱导剂、药酶抑制剂、肝肠循环、稳态血药浓度。
2. 体液 pH 值改变如何影响药物的转运？有何临床意义？
3. 一级动力学消除和零级动力学消除的定义及特点是什么？
4. 请分别说明生物利用度和半衰期（$t_{1/2}$）的定义和临床意义。

（杨素荣）

第 4 章　影响药物效应的因素

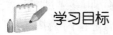**学习目标**

1. 熟悉长期用药引起的机体反应性变化。
2. 熟悉联合用药对药物作用的影响。
3. 了解其他影响药物效应的因素。

药物在机体内产生的药理效应是药物与机体相互作用的结果,受药物本身的因素和机体方面因素的影响。这些因素可以导致药物代谢动力学的差异和(或)药物效应动力学的差异。这种个体差异在大多数情况下表现为量的差异,即药物效应的强弱或作用时间长短的不同;有时也会出现质的差异,即产生不同性质的效应。临床用药时,应了解各种因素对药物作用的影响,根据个体的情况,选择合适的药物和剂量,使患者获得最佳疗效的同时减少不良反应。

第 1 节　药 物 因 素

一、药物的化学结构与理化性质

药物作用的特异性与其特异的化学结构有密切关系,称为构效关系。一般来说,结构类似的药物能与同一受体或酶结合,产生相似的作用或相反的作用。如吗啡、可待因结构相似均具有镇痛作用;烯丙吗啡虽与吗啡结构相似,但为吗啡拮抗剂。化学结构完全相同的光学异构体,多数药物的左旋体比右旋体作用强。有的药物左旋体和右旋体的作用可能完全不同,如奎宁为左旋体,有抗疟作用,而其右旋体的奎尼丁则有抗心律失常作用。

药物的理化性质如分子量、溶解度、解离度、脂溶性等均可影响药物的体内过程,对药物起效快慢、作用强弱和维持时间的长短产生影响。每种药物都有保质期,过期的药物发生性质改变而失效,故应用前务必注意药物的保质期。

二、药物制剂

同一药物可有多种剂型,以满足不同给药途径的需要。相同给药途径给予不同剂型的同种药物,由于药物崩解、溶解速率不同,生物利用度有明显差异,因而药物起效快慢、作用强弱、维持时间长短也有显著差别。常用口服剂型的生物利用度一般顺序为溶液剂＞混悬剂＞散剂＞胶囊剂＞片剂＞包衣片剂。注射剂中水剂、乳剂、油剂在注射部位释放速率不同,吸收速度不同,一般顺序为水剂＞乳剂＞油剂。同种药物以相同的剂型和剂量采用同一途径给药,由于制备工艺和原辅料的不同,药物的释放特征及其吸收情况也可能有很大不同,从而造成治疗效果和不良反应的显著差别。因此,为了保证药物吸收和药效发挥的一致性,需要评价其生物等效性(bioequivalence),即同种药物的不同制剂能达到相同血药浓度的剂量比。

随着生物制剂技术的发展,近年来为临床提供了一些新的制剂,如缓释剂(slow release preparation)、控释剂(controlled release preparation)等。缓释剂是指药物按一级速率缓慢释放,可较长时间维持有效血药浓度产生持久药效。有的缓释剂以缓慢释放为主,称为延迟释放剂(extended release formulation);有的缓释剂将不同释放速率的药物组合在一起,达到迅速起效和较长时间维持药效的效果,称为持续释放剂(sustained release formulation)。控释剂是指药物按零级速率释放,使血药浓度稳定在有效浓度水平,使作用更为持久和温和,透皮贴剂(transdermal patch)属于控释剂。靶向药物制剂(如脂质体制剂、微球制剂、纳米粒)给药后,药物可在某些器官或组织中以较高浓度分布。如亮丙瑞林(leuprorelin)微球缓释注射剂皮下注射一次,对子宫内膜的抑制作用可维持1个月以上。

三、给药途径

给药途径不同,药物起效快慢、作用强弱、作用持续时间长短均有明显的差异,甚至出现作用性质不同。不同给药途径药物的吸收速度和程度不同,一般规律是:静脉注射＞吸入＞肌内注射＞皮下注射＞口服＞经皮。

口服吸收较慢且不规则,易受胃肠内容物的影响。对于首过消除强的药物以及易被消化液破坏的药物,不宜口服给药。皮下注射时药物吸收较均匀缓慢,药效较持久。肌内注射时药物吸收较皮下注射快,起效较快。静脉注射或静脉滴注使药物立即入血,起效迅速,用于急重症的治疗。直肠给药药物经肠黏膜,但不能完全避免首过消除。舌下给药经口腔黏膜吸收,无首过消除。

四、联合用药对药物作用的影响

联合用药是指为了达到治疗目的而采用两种或两种以上的药物同时或先后应用。在联合用药时,必须考虑这些药物在体内是否会发生相互作用。药物相互作用的结果表现为两方面:一是药理作用的增强称为协同作用(synergism);二是药理作用的减弱甚至消失称为拮抗作用(antagonism)。药物相互作用一般发生于体内,少数发生于体外。在合用两种以上药物时,应力求做到提高疗效、减少不良反应。

(一) 药效学方面的相互作用

这类药物相互作用的结果是直接改变药物的药理作用。

1. **受体水平的协同与拮抗**　M受体阻断药、H_1受体阻断药、吩噻嗪类药物、三环类抗抑郁药都有M受体阻断作用,合用时抗胆碱作用增强。β受体阻断药与肾上腺素合用,因β受体被阻断,使肾上腺素的升压作用增强,导致高血压危象。氯丙嗪和肾上腺素合用,因氯丙嗪有α受体阻断作用,使肾上腺素的升压作用变为降压作用。

2. **干扰神经递质的转运及其代谢**　三环类抗抑郁药可抑制儿茶酚胺的再摄取,增强去甲肾上腺素、肾上腺素、去氧肾上腺素的升压反应。三环类抗抑郁药和单胺氧化酶(monoamine oxidase,MAO)抑制药合用,由于前者抑制NA的再摄取;后者抑制NA的代谢,可引起血压升高、高热、惊厥等严重的中枢神经系统毒性。

3. **通过不同的细胞机制产生药物的相互作用**　抗凝血药华法林与抗血小板药阿司匹林合用,前者抑制凝血因子合成;后者抑制血小板聚集,可能导致出血。青霉素与氨基糖苷类抗生素合用时,由于前者可破坏细胞壁的完整性,有利于后者渗入菌体,产生协同作用。

4. **改变细胞内外环境**　呋塞米和氢氯噻嗪等排钾利尿药、肾上腺皮质激素等药物可引起低血钾,使地高辛对心脏的毒性增加,引起心律失常。

5. **通过抑制体内某些灭活酶而影响另一种药物的作用**　卡比多巴与左旋多巴合用,因前者可抑制外周芳香酸脱羧酶,使后者在外周的代谢减少,进入中枢神经系统量增加,从而使左旋多巴的疗效增加,不良反应减少。

(二) **药代学方面的相互作用**

两种或两种以上的药物同时或先后应用,通过改变药物的吸收、分布、代谢及其排泄过程,影响血药浓度,最终影响药物的药理效应。

1. **吸收过程中的相互作用**　通常可产生下列影响:①改变胃肠道的pH值可改变药物的溶解度、解离度,影响药物的吸收。如抗酸药使胃肠道pH值升高,使弱酸性药物的解离度增加而减少吸收。②药物在胃肠道相互结合或络合影响药物的吸收。如含有钙、镁、铁等离子的药物与四环素同服,形成不能吸收的络合物,影响吸收。③影响胃肠蠕动和排空,影响吸收。阿托品等M受体阻断药可抑制胃肠蠕动、延缓胃排空,使吸收减慢。

2. **分布过程中的相互作用**　主要通过影响药物与血浆蛋白的结合,影响药物的作用。同时应用两种以上药物时,可在血浆蛋白结合部位发生竞争性置换作用,改变游离药物的血浓度,从而影响药理作用,可使那些与血浆蛋白结合率高、分布容积小、排泄慢的弱酸性药物的作用增强或产生毒性。如双香豆素类口服抗凝药和磺酰脲类口服降糖药可被阿司匹林等解热镇痛药置换,使游离型药物浓度增加,作用增强,甚至产生出血和低血糖反应。

3. **代谢过程中的相互作用**　许多药物可通过诱导和抑制肝药酶的活性而影响其他药物的代谢,从而影响药物的作用。如苯巴比妥可诱导肝药酶使双香豆素的代谢加快,血药浓度降低,抗凝作用减弱;西咪替丁可抑制肝药酶使双香豆素的血浓度升高,抗凝作用增强。

4. **排泄过程中的相互作用**　通过同一种载体转运的药物间可能有竞争性抑制现象,

如丙磺舒可抑制青霉素和吲哚美辛的分泌,使后两个药的血浓度提高,作用增强。此外,可通过影响尿液的pH值而改变尿中药物的解离度,影响肾小管对药物的重吸收,从而影响药物的排泄。如碳酸氢钠可碱化尿液,从而加速弱酸性药物(如苯巴比妥、水杨酸钠)的排泄。

(三) 药物在体外的相互作用

是指两种或两种以上的药物混合在一起发生的物理或化学反应,通常称为配伍禁忌(incompatibility)。本类相互作用可改变药物的理化性质,使药理活性减弱或消失,从而降低疗效或产生不良反应。多发生于液体制剂,可在注射器内发生,尤其容易发生在几种药物混合于静脉输液中。如β内酰胺类抗生素和氨基糖苷类抗生素不能混合放在同一个注射器内或同一瓶静脉输液内,因为内酰胺环可使氨基糖苷类抗生素失去活性。目前临床采用的"药物配伍禁忌表"可作为配伍用药时的参考,避免产生配伍禁忌。

第2节 机体因素

一、年龄

不同年龄的个体体内水和脂肪所占比例不同,肝脏代谢药物和肾脏排泄药物的能力也不一样,因而影响药物的效应。

1. 儿童 特别是婴幼儿的各种组织器官尚未发育完善,对药物的吸收、分布、代谢、排泄方面与成年人有很大差异,对药物的处理能力差而敏感性高,使用不当会造成组织器官发育障碍,甚至产生严重不良反应。主要表现有:①儿童的血-脑屏障和脑组织发育不完善,对中枢抑制药和中枢兴奋药特别敏感,用吗啡、哌替啶极易出现呼吸抑制;用麻黄碱、氨茶碱易出现中枢兴奋而致惊厥。②儿童的肝、肾功能发育不全,对药物的代谢和排泄能力较低。氯霉素主要在肝脏代谢,新生儿肝脏代谢能力低,使用不当可能造成灰婴综合征;氨基糖苷类抗生素主要以原形经肾脏排出,儿童肾脏排泄速度较慢,在等效剂量时,儿童的血药浓度明显高于成年人,易产生耳毒性。③儿童的体液占体重比例较大,对水盐代谢的调节能力又差,解热药使用不当易造成脱水。④儿童的骨骼、牙齿易受到药物的影响,如四环素、氟喹诺酮类抗菌药物均可影响儿童的骨骼和牙齿的生长发育。

2. 老年人 老年人随年龄增长,组织器官的功能逐渐衰退,对药效学和药代学产生影响,药物不良反应发生率增多。主要表现有:①肝、肾功能随年龄增长而逐渐衰退,药物代谢与排泄速率相应减慢,故老年人用药量约为成年人的3/4;②老年人对心血管药、利尿药、中枢神经系统药物的敏感性高,易出现血压升高、心律失常、低血糖、低血钾、抑郁症等,应慎用。

二、性别

除性激素外,性别对药物的反应无明显差别,但女性在月经、妊娠、分娩、哺乳期等特殊生理阶段的用药需特别慎重。在月经期应避免使用强效泻药和抗凝血药,以免引起月经过多、痛经等。妊娠期尤其是妊娠前3个月，应避免使用引起畸胎或流产的药物，如抗甲状腺药、抗肿瘤药等。在分娩期用药要注意其对产妇和胎儿或新生儿的双重影响。哺乳期妇女应注意药物可通过乳汁进入乳儿体内引起不良反应，如吗啡、氨茶碱等在乳汁中含量高，可致乳儿中毒。此外，许多育龄妇女经常应用各种口服避孕药，必须考虑它们与其他药物的相互作用。

三、遗传因素

遗传是药物代谢和效应的决定因素。不同种族、个体之间对药物的反应存在明显的差异。

遗传因素的变异对药物的代谢具有极大的影响，并由此引起药物效应的明显改变。细胞色素 P_{450} 酶系统（CYP2D6、CYP2C19、CYP3A3/4）、结合代谢酶（N-乙酰转移酶、UDP-葡萄糖醛酸转移酶等）及人血清中水解酶等的多态性，造成了不同个体和种族对药物的氧化、结合和水解能力具有明显差异。由于基因突变，可造成药物代谢酶数量不足。一方面使某些药物在体内不能代谢或代谢低下，使血药浓度明显增高，药物效应明显增强，甚至产生不良反应；另一方面由于药酶功能低下使前体药物不能代谢生成具有活性的代谢产物，影响疗效。

在遗传因素的影响下使某些个体对药物作用特别敏感或耐受，从质和量上改变了机体对药物的反应。如葡萄糖-6-磷酸脱氢酶遗传缺陷时用磺胺类药物、抗疟药（如伯氨喹）和某些解热镇痛药（如阿司匹林）可发生溶血反应。

四、心理因素

患者的精神状态和心理活动与药物的效应有十分密切的关系。如精神振奋和情绪激动时可影响降压药、镇静催眠药的效果。焦虑、恐惧和悲观失望的消极情绪，可使病情加重，使药物难以发挥应有的治疗作用。

药物治疗效果并非完全由药物本身单一因素引起，而是由多种因素引起，包括药理学效应、非特异性药物效应、非特异性医疗效应和疾病的自然康复等。非特异性药物效应和非特异性医疗效应，加上疾病的自然康复，是安慰剂效应，它是导致药物产生治疗效果的重要影响因素之一。

安慰剂效应主要是由患者的心理因素引起，它来自患者对药物和医生的信赖，患者经医生给予药物后，会发生一系列的精神和生理上的变化，这些变化不仅包括患者的主观感觉，还包括许多客观指标。

安慰剂（placebo）一般是指本身没有药理活性的物质如乳糖、淀粉等制成的外形似药的制剂。安慰剂产生的效应称为安慰剂效应。目前，新药临床试验研究常采用安慰剂对照试验法，以排除心理因素对药物效应的影响。

五、疾病状态

疾病会导致药物的药效学和药代学产生一系列变化，使药理效应增强或减弱，甚至出现多种不良反应。如胰岛功能完全丧失的糖尿病患者，用磺酰脲类药物无降血糖作用；有机磷酸酯类严重中毒患者对阿托品的耐受性增强，阿托品用量可超过极量。肝、肾功能不全者，一些经肝脏代谢或经肾脏排泄的药物消除减慢，$t_{1/2}$延长，影响药物的效应。如严重肝功能不良者不宜使用可的松或泼尼松，因它们需在肝脏转化成氢化可的松或泼尼松龙方能生效；肾功能不全患者，应用氨基糖苷类抗生素若不调整剂量或给药间隔时间，将会造成药物在体内蓄积，导致第8对脑神经的损害，引起听力减退，甚至可致药源性耳聋。

六、机体对药物反应的变化

某些个体对药物反应非常敏感，低于常用量的药量就可出现药物效应，称为高敏性(hypersensitivity)；而某些个体需用高于常用量的药量才能出现药物效应，称为耐受性(tolerance)。耐受性有先天性和后天获得性两种，前者在初次给药时即可出现，常与遗传有关；后者是多次反复用药后机体对药物反应性降低所致。在反复应用某些药物后，患者为了感受它的精神效应，产生对用药的渴求，要求连续或定期使用该药，称为习惯性(habituation)或精神依赖性(psychological dependence)。在反复应用某些药物后，中枢神经系统产生了一种适应状态，此时如突然停药可出现严重的生理功能紊乱即"戒断症状"，称为成瘾性(addiction)或躯体依赖性(physical dependence)。成瘾性和习惯性的区别在于撤药后有无明显的戒断症状。

某些过敏体质的人在应用某些药物后可发生变态反应(allergic reaction)，又称过敏反应(anaphylaxis)。还有一类特异体质的人对某些药物可发生特异质反应(idiosyncrasy)。

在化学治疗中，某些病原体或肿瘤细胞对药物的敏感性降低，称为耐药性(resistance)，主要由病原体通过基因变异产生。

七、时间因素

时间因素是指机体内生物节律变化对药物作用的影响。研究生物体时间节律对药物作用和体内过程的影响及药物对生物节律影响的学科称为时间药理学(chomphannacology)。人体内任何活动都有很强的时间节律性，人体的生理生化活动存在规律性变化，血压、激素水平等的变化都与时间有着密切关系。如肾上腺皮质分泌氢化可的松具有昼夜节律性，即分泌高峰在早晨8：00左右，谷值在午夜12：00。若清晨一次服用全日量，此时正与生理性负反馈一致，对肾上腺皮质功能的抑制较小，对需要长期服药的患者，可采用隔日疗法，即将1日或2日的总量隔日上午8：00一次服用。

给药时间不同，不仅可影响药物的疗效，而且还可影响药物的不良反应。如催眠药应在睡前服用；助消化药需在饭前或饭时服用；对胃刺激性强的药物宜饭后服用；胰岛素及磺酰脲类降血糖药宜饭前用药。

为提高药物疗效和降低毒副作用，不同药物应选择各自不同的用药时间，若能按药物作用的昼夜节律性设计给药方案将具有非常重要的临床意义。

思考题

1. 名词解释：配伍禁忌、耐受性、耐药性、习惯性、成瘾性。
2. 给药途径、年龄、疾病、遗传因素如何影响药物的作用？
3. 药物的相互作用有哪些方式？如何预防发生药物的相互作用？请举例说明。

（杨素荣）

实验项目

实验1　药物剂量对药物作用的影响

【实验目的】
1. 观察不同给药剂量对药物作用的影响。
2. 练习小鼠的捉拿法和腹腔注射法。

【实验动物】
小鼠,体重20~25 g,雌雄兼用。

【实验药品】
2%水合氯醛溶液。

【器材】
大烧杯、电子秤、鼠笼、注射器(1 ml)。

【实验方法】
取性别相同的小鼠3只,称重编号,观察小鼠的正常活动和翻正反射。分别腹腔注射2%水合氯醛0.05 ml/10 g、0.15 ml/10 g、0.5 ml/10 g,观察其活动有何变化。将出现的症状及其时间记录于下表中,比较3只小鼠有何不同。

小鼠编号	体重(g)	药物	剂量	用药后反应	发生反应的时间
甲		2%水合氯醛溶液			
乙		2%水合氯醛溶液			
丙		2%水合氯醛溶液			

【注意事项】
1. 3只小鼠体重相近,以减少实验误差。给药顺序应从少至多,即0.05 ml/10 g、0.15 ml/10 g、0.5 ml/10 g,避免差错。
2. 翻正反射。正常小鼠轻轻用手将其侧卧或仰卧,小鼠会立即恢复正常姿势即为翻正反射。如小鼠侧卧或仰卧>1 min不能恢复正常姿势即为翻正反射消失,是小鼠产生睡眠的客观指标。

3. 成年小鼠的呼吸频率为每分钟 140~210 次,注意观察小鼠胸部两侧皮毛活动。

思考题

1. 何谓药物的治疗量、极量、安全范围? 有何临床意义?
2. 以水合氯醛为例说明药物剂量对药物作用的影响,并简述其对临床用药的指导意义。

(林益平　胡　珏)

实验 2　不同给药途径对药物作用的影响

【实验目的】
1. 观察不同给药途径对药物作用的影响。
2. 练习小鼠的捉拿法、灌胃法、肌内注射法、皮下注射法和腹腔注射法。

【实验动物】
小鼠,体重 20~25 g,雌雄兼用。

【实验药品】
10% 硫酸镁溶液、2% 尼可刹米溶液。

【器材】
大烧杯、电子秤、鼠笼、注射器(1 ml)、小鼠灌胃针头。

(一) 硫酸镁实验

【实验方法】
取性别相同、体重相近的小鼠 2 只,称重编号,观察小鼠的正常活动情况。分别给予 10% 硫酸镁溶液 0.2 ml/10 g,甲鼠灌胃,乙鼠肌内注射。给药后观察两鼠的活动和呼吸变化,并与给药前比较。将实验结果记录于下表中。

小鼠编号	体重(g)	给药前情况	药物及剂量	给药途径	给药后反应	
					活动	呼吸
甲				灌胃		
乙				肌注		

(二) 尼可刹米实验

【实验方法】
取性别相同、体重相近的小鼠 3 只,称重编号,观察小鼠正常活动情况。分别给予 2% 尼可刹米溶液 0.2 ml/10 g,甲鼠灌胃,乙鼠皮下注射,丙鼠腹腔注射。给药后立即记录时间,并记录小鼠首次出现跳跃的时间,从给药到首次跳跃的这段时间为药物作用的潜伏期。观察3只小鼠是否出现兴奋、惊厥或死亡,将实验结果记录于下表中。

小鼠编号	体重(g)	给药前情况	药物及剂量	给药途径	药物作用潜伏期	给药后反应		
						兴奋	惊厥	死亡
甲				灌胃				
乙				皮下注射				
丙				腹腔注射				

【注意事项】

1. 灌胃给药时,一定要掌握要领,注意不要刺破食管和胃壁,不要误入气管。

2. 注射尼可刹米后作用发生较快,应密切观察小鼠反应,立即记录时间。小鼠兴奋主要表现为:鼠尾上翘、活动增强、跳跃等。小鼠惊厥主要表现为:骨骼肌阵挛性或强直性抽搐,常为全身性、对称性。

 思考题

1. 硫酸镁灌胃和肌内注射的效应有哪些不同?为什么?

2. 给药途径不同,药物作用为什么会出现差异?本实验结果对临床用药有何指导意义?

(林益平　胡　珏)

第 2 篇
传出神经系统药物

第5章　传出神经系统药理概论

学习目标

1. 掌握传出神经按神经递质的分类、传出神经系统受体的分类及各型受体激动时的主要效应。
2. 熟悉传出神经系统药物的分类及作用机制。
3. 了解去甲肾上腺素和乙酰胆碱的生物合成与代谢。

传出神经系统包括自主神经系统（autonomic nervous system）及运动神经系统（somatic motor nervous system）。根据神经末梢释放的递质不同，传出神经可分为胆碱能神经和去甲肾上腺素能神经，前者以释放乙酰胆碱为主，后者则以释放去甲肾上腺素为主。绝大部分交感神经节后纤维属于去甲肾上腺素能神经，而全部交感神经和副交感神经的节前纤维、全部副交感神经节后纤维、运动神经及极少数交感神经节后纤维（支配汗腺分泌和骨骼肌血管舒张神经）属于胆碱能神经（图2-5-1）。作用于传出神经系统的药物通常是拟似或拮抗神经递质的作用，因此了解神经递质的合成、储存、释放、代谢等环节及其与受体结合而产生的生物效应是掌握本类药物作用的基础。

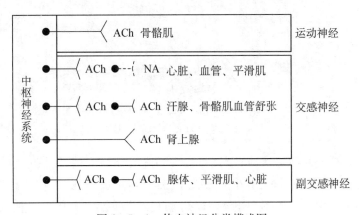

图2-5-1　传出神经分类模式图
ACh：乙酰胆碱；NA：去甲肾上腺素；
实线：胆碱能神经；虚线：去甲肾上腺素能神经

第1节 乙酰胆碱

一、乙酰胆碱的生物合成与代谢

1. 合成与储存 乙酰胆碱(acetylcholine,ACh)主要在胆碱能神经末梢合成。血液中的胆碱经钠依赖性转运体(图2-5-2,转运体A)进入胆碱能神经末梢,与乙酰辅酶A由胆碱乙酰化酶催化生成ACh。ACh合成后,依靠囊泡乙酰胆碱转运体(图2-5-2,转运体B)进入囊泡,与ATP和蛋白多糖结合而储存。

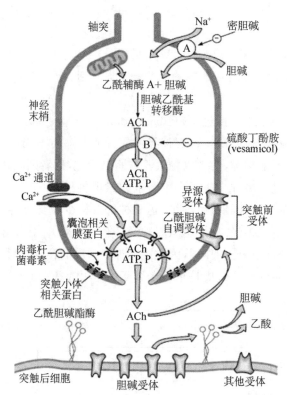

图2-5-2 胆碱神经末梢递质合成、储存、释放和代谢示意图
ACh:乙酰胆碱;ATP:三磷酸腺苷;P:多肽

2. 释放 当神经冲动到达神经末梢时,Ca^{2+}进入神经末梢,促使囊泡膜与突触前膜融合,随即囊泡相关膜蛋白和突触小体相关蛋白融合,形成裂孔,通过裂孔将囊泡内容物一并排出至突触间隙,即"胞裂外排"。以运动神经为例,一次释放可使几百个囊泡的ACh进入突触间隙。

3. 作用终止 ACh释放后,可与突触前、后膜上的胆碱受体结合,使之激动而产生效应。ACh随即被乙酰胆碱酯酶(acetylcholinesterase,AChE)水解为胆碱和乙酸,胆碱可被神经末梢摄取重新利用。

二、胆碱受体及其生理效应

能与 ACh 结合的受体称为乙酰胆碱受体或胆碱受体(acetylcholine receptors)。对以毒蕈碱(muscarine)为代表的拟胆碱药较为敏感的受体称毒蕈碱型(M)受体,对以烟碱(nicotine)为代表的拟胆碱药较为敏感的受体称烟碱型(N)受体。

1. **M受体** 随着分子生物学的发展,运用分子克隆技术,阐明了 5 种 M 受体的亚型,分别为 M_1、M_2、M_3、M_4、M_5。M_1 主要位于中枢神经系统、外周神经元和胃壁细胞;M_2 主要位于心脏和突触前末梢;M_3 主要位于腺体、平滑肌;M_4 和 M_5 主要位于中枢神经系统。

2. **N受体** 分为 N_N 和 N_M 胆碱受体。前者主要位于自主神经的神经节细胞膜,后者位于骨骼肌细胞膜上。

胆碱能神经兴奋,释放 ACh,激动 M 受体,引起心脏抑制、血管扩张、内脏平滑肌收缩、腺体分泌、瞳孔缩小等;激动 N 受体,引起神经节兴奋和骨骼肌收缩(表 2-5-1)。

表 2-5-1 传出神经系统各型受体激动时的主要效应

效应器		去甲肾上腺素能神经兴奋		胆碱能神经兴奋	
		受体	效应	受体	效应
眼	瞳孔括约肌			M_3	收缩
	瞳孔开大肌	α_1	收缩		
	睫状肌	β	舒张	M_3	收缩
心脏	心肌	β_1、β_2	收缩增强	M_2	收缩减弱(心房)
	窦房结	β_1、β_2	心率加快	M_2	心率减慢*
	异位起搏点	β_1、β_2	传导加快		
血管	皮肤、黏膜	α	收缩		
	腹腔内脏	α	收缩		
	骨骼肌	α、β_2	(收缩)、舒张	M	舒张
内皮				M_3	释放 EDRF
呼吸道	支气管平滑肌	β_2	舒张	M_3	收缩
胃肠道	胃肠壁	β_2	舒张	M_3	收缩
	括约肌	α_1	收缩	M_3	舒张
	分泌			M_3	分泌增加
	肠肌丛			M_1	激活
泌尿生殖道	膀胱壁	β_2	舒张	M_3	收缩
	括约肌	α_1	收缩	M_3	舒张
	子宫(妊娠)	α、β_2	收缩、舒张	M_3	收缩
	阴茎,精囊	α	射精	M	勃起
皮肤	竖毛肌	α	收缩		
汗腺	体温调节			M	增加
	大汗腺	α	分泌增加		
代谢	脂肪细胞	β_3	脂肪分解		
	肝脏	β_2、α	糖异生		
	肝脏	β_2、α	糖原分解		
	肾脏	β_1	肾素释放		
骨骼肌				N_M	收缩

*:表示占优势,括号内为弱势反应。

第 2 节 去甲肾上腺素

一、去甲肾上腺素的生物合成与代谢

1. 合成与储存　去甲肾上腺素(noradrenaline,NA)主要在肾上腺素能神经末梢胞质合成。血液中的酪氨酸经钠依赖性转运体(图 2-5-3,转运体 A)进入肾上腺素能神经末梢,经酪氨酸羟化酶催化生成多巴,再经多巴脱羧酶脱羧后生成多巴胺,后者通过囊泡壁上对 NA 等儿茶酚胺类物质具有高亲和力的转运体(图 2-5-3,转运体 B)进入囊泡,并由多巴胺 β-羟化酶的催化生成 NA,然后与 ATP、嗜铬颗粒蛋白结合共存于囊泡内。

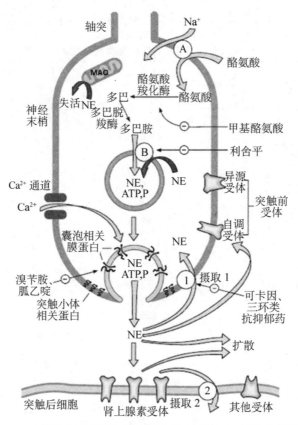

图 2-5-3　去甲肾上腺素能神经末梢递质合成、储存、释放和代谢示意图
NA:去甲肾上腺素;ATP:三磷酸腺苷;P:多肽

2. 释放　释放过程类似胆碱能神经。胞裂外排时,除主要递质 NA 外,囊泡内其余共存的物质(ATP、多巴胺、神经多肽 Y 等)随之倾囊而出。

3. 作用终止　①去甲肾上腺素能神经末梢有很强的摄取 NA 的能力,几乎释放量的 75%～90% 被摄取回末梢内,此称摄取 1(uptake 1)。回到末梢内的 NA 大多数再被囊泡摄取并贮存,少量被线粒体膜上的单胺氧化酶(monoamine oxidase,MAO)代谢。神经末梢摄取或囊泡摄取均需主动转运系统来完成,现已克隆出多种特异性较高的突触前膜单胺转运蛋白。②突触间隙的小部分 NA 被非神经组织如心肌、血管平滑肌等所摄取,称摄取 2(uptake 2)。被摄取 2 摄入的 NA 并不储存而是很快被 MAO 和儿茶酚氧位甲基转移酶(catechol-O-methyltransferase,COMT)代谢。③另尚有少量 NA 从突触间隙扩散入血液,最终被肝、肾等组织中的 MAO 和 COMT 所代谢。

二、肾上腺素受体及其生理效应

能与 NA 或肾上腺素结合的受体称为肾上腺素受体(adrenoceptors)。根据肾上腺素受体对拟肾上腺素类药物和阻断药敏感性的不同,可分为肾上腺素 α 受体和肾上腺素 β 受体。α 受体进一步又可分为 $α_1$ 和 $α_2$ 受体两种亚型,其已被克隆出 6 种亚型基因,即 $α_{1A}$、$α_{1B}$、$α_{1C}$ 和 $α_{2A}$、$α_{2B}$、$α_{2C}$。$α_1$ 受体主要分布在血管平滑肌,尿道平滑肌,肝、肠平滑肌,心脏;$α_2$ 主要分布在胰岛 β 细胞、血小板、神经末梢及血管平滑肌。β 受体也可进一步分为 $β_1$、$β_2$ 和 $β_3$ 3 种亚型。$β_1$ 受体主要分布在心脏;$β_2$ 受体主要在血管、支气管、胃肠道、尿道等平滑肌,骨骼肌,肝脏;$β_3$ 受体主要分布在脂肪组织。

去甲肾上腺素能神经兴奋,释放 NA,激动相应受体,产生心肌兴奋、血管收缩、血压上升、内脏平滑肌抑制、瞳孔扩大等(见表 2-5-1)。

第 3 节 传出神经系统药物基本作用及分类

一、传出神经系统药物基本作用

1. 直接作用于受体 绝大多数传出神经系统药物通过直接与受体结合而发挥药理作用。如结合后所产生效应与神经末梢释放的递质效应相似,称为激动药;如结合后不产生或较少产生拟似递质的作用,则称为拮抗药。

2. 影响递质 药物通过影响神经系统递质的合成、储存、释放或代谢,可产生拟似或拮抗递质的作用。

(1) 影响递质的生物合成 如密胆碱通过与胆碱竞争神经末梢上钠依赖性转运体,阻断胆碱转运入末梢,从而抑制 ACh 的生物合成。NA 合成过程所需的酶都有相应的抑制剂,如 α-甲基多巴抑制酪氨酸羟化酶、α-氟甲基多巴抑制多巴脱羧酶以及双硫醛抑制多巴胺羟化酶。

(2) 影响递质的储存和释放 ①肉毒杆菌毒素阻止 ACh 的释放,胍乙啶抑制 NA 的释放,可分别产生抗胆碱或抗肾上腺素作用;②麻黄碱促进 NA 释放而发挥拟肾上腺素作用;③三环类抗抑郁药和可卡因抑制神经末梢膜对 NA 的摄取,利舍平抑制囊泡膜对 NA 的摄取,均可产生抗肾上腺素的作用。

(3) 影响递质的代谢 ①抗 AChE 药通过抑制 AChE,妨碍 ACh 水解,使 ACh 堆积而产生拟胆碱作用;反之,胆碱酯酶复活药则恢复 AChE 的活性,而产生抗胆碱作用;②单胺氧化酶抑制剂(MAOI)或儿茶酚氧位甲基转移酶抑制剂(COMTI)均可产生拟似肾上腺素的作用。

二、传出神经系统药物分类

传出神经系统的药物可按其作用性质及对不同受体的选择性进行分类,见表 2-5-2。

表 2-5-2　传出神经系统药物分类及代表药物

拟 似 药	拮 抗 药
胆碱受体激动药 　M、N 受体激动药(卡巴胆碱) 　M 受体激动药(毛果芸香碱) 　N 受体激动药(烟碱)	胆碱受体阻断药 　M 受体阻断药(阿托品) 　N_N 受体阻断药(美卡拉明) 　N_M 受体阻断药(筒箭毒碱)
胆碱酯酶抑制药(新斯的明)	胆碱酯酶复活药(解磷定)
肾上腺素受体激动药 　α、β 受体激动药(肾上腺素) 　α 受体激动药(去甲肾上腺素) 　$α_1$ 受体激动药(去氧肾上腺素) 　$α_2$ 受体激动药(可乐定) 　β 受体激动药(异丙肾上腺素) 　$β_1$ 受体激动药(多巴酚丁胺) 　$β_2$ 受体激动药(沙丁胺醇)	肾上腺素受体阻断药 　α 受体阻断药(酚妥拉明、酚苄明) 　$α_1$ 受体阻断药(哌唑嗪) 　$α_2$ 受体阻断药(育亨宾) 　β 受体阻断药 　$β_1$、$β_2$ 受体阻断药(普萘洛尔) 　$β_1$ 受体阻断药(阿替洛尔) 　$β_2$ 受体阻断药(布他沙明) 　α、β 受体阻断药(拉贝洛尔)

思考题

1. 按递质分类,支配汗腺分泌的神经属于哪种神经?传出神经系统还有哪些神经属于这类神经?

2. 请比较乙酰胆碱与去甲肾上腺素作用中止方式的不同。

3. 请结合药物的基本作用将传出神经系统药物进行分类,并列举代表药物。

(徐昕红)

第6章　胆碱受体激动药

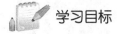 学习目标

1. 掌握毛果芸香碱的药理作用、临床应用及不良反应。
2. 熟悉乙酰胆碱的作用。
3. 了解烟碱的作用。

案例

患者,女性,56岁。2个月前开始感到左眼疼痛,视物模糊,视灯周围有红晕,偶伴有轻度同侧头痛,但症状轻微,常自行缓解。3天前突然感觉左侧剧烈头痛、眼球胀痛,视力极度下降。

检查:左眼视力0.6,右眼视力1.4。左眼睫状充血(++)。瞳孔约2 mm大小,对光反射较弱。眼压:左眼26 mmHg,右眼16 mmHg。前房角镜检:左眼狭窄Ⅲ度,右眼基本正常。

诊断:左眼急性闭角型青光眼。

问题:1. 该患者可首选何药进行治疗?说明该药物的作用机制。
      2. 使用该药应注意什么问题?

胆碱受体激动药(cholinoceptor agonists),又称直接作用的拟胆碱药(direct-acting cholinomimetic drugs)。其直接激动胆碱受体,对效应器产生与乙酰胆碱类似的作用,可分为M胆碱受体激动药和N胆碱受体激动药。

乙酰胆碱(acetylcholine, ACh)

乙酰胆碱(ACh)性质不稳定,极易被体内AChE水解;且ACh作用广泛,对M、N受体选择性差,故无临床实用价值。但因ACh药理作用研究资料较多,具有重要的参考价值,常在研究中作为工具药使用。熟悉该递质的作用,也将有益于学习拟或抗胆碱药。

ACh激动M胆碱受体,产生与节后胆碱能神经纤维兴奋时相似的效应。如减慢心率,减慢房室结和浦肯野纤维传导,减弱心肌收缩力;胃肠道、泌尿道及支气管平滑肌兴奋;瞳孔括约肌和睫状肌收缩;泪腺、气管和支气管腺体、唾液腺、消化道腺体和汗腺分泌

增加。值得一提的是 ACh 可引起许多血管扩张,其扩血管作用主要由于激动血管内皮细胞 M_3 胆碱受体,导致内皮依赖性舒张因子(endothelium-derived relaxing factor,EDRF)即一氧化氮(nitric oxide,NO)释放,从而引起邻近平滑肌细胞松弛。

ACh 尚可作用于自主神经节和骨骼肌神经肌肉接头的 N 胆碱受体,引起交感、副交感神经节兴奋及骨骼肌收缩。

第1节　M胆碱受体激动药

毛果芸香碱(pilocarpine)

毛果芸香碱又名匹鲁卡品,是从毛果芸香属植物中提出的生物碱。现临床所用为人工合成品。

【药理作用】

毛果芸香碱能直接激动 M 胆碱受体,全身用药作用广泛,对眼和腺体作用较明显。临床主要以滴眼剂局部应用,滴眼后可引起缩瞳、降低眼内压和调节痉挛等作用(图 2-6-1)。

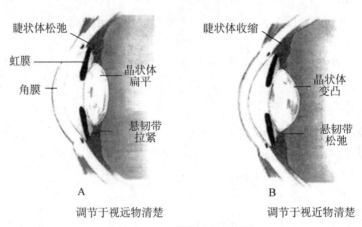

图 2-6-1　药物对眼的调节
A：M胆碱受体阻断药的作用；B：M胆碱受体激动药的作用

1. 缩瞳　虹膜内有两种平滑肌,一种为动眼神经(胆碱能神经)支配瞳孔括约肌,兴奋时瞳孔括约肌向中心收缩,使瞳孔缩小;另一种为去甲肾上腺素能神经支配的瞳孔开大肌,兴奋时瞳孔开大肌向外周收缩,使瞳孔扩大。毛果芸香碱激动瞳孔括约肌的 M 胆碱受体,表现为瞳孔缩小。

2. 降低眼内压　睫状体上皮细胞分泌及血管渗出产生房水,经瞳孔流入前房,到达前房角间隙,再经滤帘流入巩膜静脉窦,即进入血液循环。此循环维持了恒定的眼内压。一旦此循环因病理因素而受阻,即可引起眼内压升高。毛果芸香碱收缩瞳孔括约肌使虹膜向中心拉动,虹膜根部变薄,从而使前房角间隙扩大,房水易于经滤帘进入巩膜静脉窦,使眼内压下降。

3. **调节痉挛** 眼的视觉调节通过晶状体聚焦，使物体成像于视网膜上，从而看清物体。晶状体富有弹性，有略成球形的倾向，但受悬韧带的外向牵拉而维持在扁平状态。悬韧带的紧张度又受睫状肌控制，睫状肌由环状和辐射状两种平滑肌纤维组成。毛果芸香碱激动环状肌 M 受体，使环状肌向瞳孔中心方向收缩，造成悬韧带放松，晶状体由于本身弹性变凸，屈光度增加，此时只适合于视近物，而难以看清远物。该作用称为调节痉挛。

【临床应用】

1. **青光眼** 为临床常见的眼科疾病，分为闭角型（急性或慢性充血性青光眼）和开角型（单纯性青光眼）两种类型。前者因前房角间隙狭窄，后者因滤帘和巩膜静脉窦变性或硬化，最终均因房水循环障碍而造成眼内压升高。患者以眼内压升高、头痛、视力减退为主要特征，严重者可致失明。低浓度的毛果芸香碱（2%以下）可使患者瞳孔缩小，前房角间隙扩大，眼内压下降，用于治疗闭角型青光眼。对开角型青光眼的早期有一定疗效，但机制未明，可能通过扩张病变部位的血管，而使滤帘结构发生改变。

2. **虹膜睫状体炎** 与扩瞳药交替使用，以防止虹膜与晶状体粘连。

【不良反应】

滴眼时应压迫内眦的鼻泪管开口，避免药液吸收产生不良反应。过量吸收可出现 M 胆碱受体过度兴奋症状，可用阿托品（M 胆碱受体阻断药，详见第 8 章）对症处理。

第 2 节　N 胆碱受体激动药

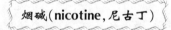

烟碱（nicotine，尼古丁）

烟碱由烟草中提取，可兴奋自主神经节和神经肌肉接头的 N 胆碱受体。其 N 胆碱受体作用表现为先短暂兴奋，随后即持续抑制。由于烟碱作用广泛、复杂，故无临床实用价值，仅具有毒理学意义。

烟草中含有烟碱成分，长期吸烟与许多疾病如癌症、冠心病、溃疡病、中枢神经系统疾患和呼吸系统疾病的发生关系密切。另外，吸烟者的烟雾中也含有烟碱和其他致病物质，亦有害于被动吸烟者，故应大力提倡戒烟。

 思考题

1. 为什么使用毛果芸香碱会导致看远物模糊？
2. 试述毛果芸香碱治疗青光眼和虹膜睫状体炎的药理作用基础。

（徐昕红）

第7章 抗胆碱酯酶药与胆碱酯酶复活药

 学习目标

1. 掌握新斯的明、毒扁豆碱和胆碱酯酶复活药的药理作用、临床应用及不良反应。
2. 熟悉有机磷酸酯类中毒表现及防治。
3. 了解胆碱酯酶和其他抗胆碱酯酶药的作用特点。

> **案例**
>
> 患者,男性,24岁。因全身抽搐伴恶心、呕吐20 min入院。现场可闻及大蒜味,大小便失禁,大汗和流涎。
>
> 检查:患者嗜睡状,大汗淋漓,全身皮肤湿冷,无肌肉震颤。双侧瞳孔直径2~3 mm,对光反射存在。
>
> 诊断:有机磷农药中毒。
>
> 处理:入院后,用2%碳酸氢钠水反复洗胃,静脉注射阿托品每次10 mg,共3次。同时静脉注射山莨菪碱10 mg、碘解磷定1 g,治疗后瞳孔直径为5~6 mm,心率72次/分钟,律齐,皮肤干燥,颜面微红。不久痊愈出院。
>
> 问题:1. 该患者为什么在使用阿托品的同时,又给予碘解磷定治疗?
> 2. 有机磷农药中毒时使用阿托品要注意哪些问题?

第1节 胆碱酯酶

胆碱酯酶(cholinesterase,ChE)分为乙酰胆碱酯酶(acetylcholinesterase,AChE,又称真性胆碱酯酶)和丁酰胆碱酯酶(butyrylcholinesterase,BChE,又称假性胆碱酯酶)。AChE主要存在于胆碱能神经末梢突触间隙,特别是运动神经终板突触后膜的皱褶中聚集较多。AChE特异性较高,可在胆碱能神经末梢、效应器接头或突触间隙等部位终止

ACh作用。AChE活性极高,一个酶分子可在1 min内水解$6×10^5$分子的ACh。BChE主要存在于血浆中,可水解其他胆碱酯类如琥珀胆碱,而对ACh的特异性较低,故对终止体内ACh的作用并不重要。因此,本文所提及的胆碱酯酶主要指AChE。

AChE蛋白分子表面活性中心有两个能与ACh结合的部位,即带负电荷的阴离子部位和酯解部位。前者含有一个谷氨酸残基,后者含有一个由丝氨酸的羟基构成的酸性作用点和一个组氨酸咪唑环构成的碱性作用点,它们通过氢键结合,增强了丝氨酸羟基的亲核性,使之较易与ACh结合。

AChE通过下列3个步骤水解ACh。①结合成复合物:ACh分子中带正电荷的季铵阳离子头,以静电引力与AChE的阴离子部位相结合,同时ACh分子中的羰基碳与AChE酯解部位的丝氨酸的羟基以共价键结合,形成ACh与AChE的复合物;②复合物裂解:ACh的酯键断裂,乙酰基转移到AChE的丝氨酸羟基上,使丝氨酸乙酰化,从而生成乙酰化AChE,并释放出胆碱;③水解:乙酰化AChE迅速水解,分离出乙酸,并使AChE游离,酶的活性恢复(图2-7-1)。

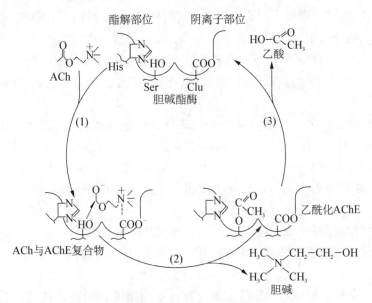

图2-7-1 胆碱酯酶水解乙酰胆碱过程示意图
Glu:谷氨酸;Ser:丝氨酸;His:组氨酸

第2节 抗胆碱酯酶药

抗胆碱酯酶药(anticholinesterase agents)又称间接作用的拟胆碱药(indirect-acting cholinomimetics)。与ACh一样,本类药物也能与AChE结合,但结合较牢固,水解较慢,使AChE活性受抑,导致胆碱能神经末梢释放的ACh堆积,产生拟胆碱作用。抗AChE药分为易逆性抗AChE药和难逆性抗AChE药。后者主要为有机磷酸酯类,具有毒理学意义。

一、易逆性抗胆碱酯酶药

新斯的明（neostigmine）

【药代动力学】

新斯的明口服生物利用度很低，故口服剂量明显大于注射剂量。不易透过血-脑屏障和角膜，对中枢神经系统和眼的作用弱。新斯的明也可被血浆酯酶水解，其注射给药 $t_{1/2}$ 为 1～2 h，以原形和代谢产物形式经尿排泄。

【药理作用】

抑制 AChE 活性而发挥完全拟胆碱作用，可兴奋 M、N 胆碱受体。对骨骼肌兴奋作用最强，对胃肠平滑肌兴奋作用较强，对腺体、眼、心血管及支气管平滑肌作用较弱。

1. **骨骼肌**　新斯的明主要是抑制神经肌肉接头的 AChE 而发挥完全拟胆碱作用，但亦有一定的直接兴奋 N_M 受体和促进运动神经末梢释放 ACh 的作用。

2. **胃肠道、膀胱平滑肌**　新斯的明可拮抗阿托品所致的胃张力下降及增强吗啡对胃的兴奋作用，并促进小肠、大肠（尤其是结肠）的活动，促进肠内容物排出。

3. **腺体、眼、心血管及支气管平滑肌**　新斯的明过量时可导致进行性流涎、大汗、瞳孔缩小、睫状肌痉挛、心动过缓和心律失常，以及支气管平滑肌痉挛引起的呼吸困难。

【临床应用】

1. **重症肌无力**　为神经肌肉接头传递障碍所致的慢性疾病，是一种自身免疫性疾病。主要是机体对自身突触后运动终板的 N_M 受体产生免疫反应，在患者血清中可见抗 N_M 受体的抗体，从而导致 N_M 受体数目减少。表现为眼睑下垂、肢体无力、咀嚼和吞咽困难，严重者可发生呼吸困难。口服、皮下或肌内注射新斯的明可提高患者的肌力，仅属于对症治疗。

2. **腹胀气和尿潴留**　多用于手术后的腹胀气及尿潴留。

3. **阵发性室上性心动过速**　在压迫眼球或颈动脉窦等兴奋迷走神经无效时，作为可选药物之一。

4. **解毒**　新斯的明可用于解救竞争性神经肌肉阻滞药筒箭毒碱等引起的神经肌肉阻滞，也可用于 M 胆碱受体阻断剂如阿托品类药物中毒，新斯的明可缓解外周症状。

【不良反应】

主要与胆碱能神经过度兴奋有关，如可出现的恶心、呕吐、腹痛、腹泻；还可产生肌肉震颤，甚至肌无力加重等。禁用于机械性肠道梗阻或泌尿道梗阻和支气管哮喘患者。本品静脉注射给药时有一定危险性。大剂量或静脉给药应注意出现"胆碱能危象"，表现为呕吐、腹痛、腹泻、瞳孔缩小、多汗、流涎、气管分泌物增多、心率变慢、肌肉震颤、痉挛和紧缩感等。一旦出现上述症状，应立即静脉注射阿托品或山莨菪碱。

毒扁豆碱（physostigmine，依色林）

毒扁豆碱是从西非毒扁豆的种子中提取的一种生物碱，为叔胺类化合物，现已人工合成。毒扁豆碱易由胃肠道、皮下及黏膜吸收，能透过血-脑屏障进入中枢神经系统。尿中排泄极少。眼内应用时，其作用类似于毛果芸香碱，但较强而持久，表现为瞳孔缩小、眼内压下降及调节痉挛等，可维持1～2天。吸收后外周作用与新斯的明相似，表现为M、N胆碱受体兴奋作用，进入中枢神经系统后亦可抑制中枢AChE活性而产生作用（小剂量兴奋、大剂量抑制）。临床主要局部用于治疗青光眼，常用0.05%溶液滴眼。本品刺激性较强，长期给药时，患者不易耐受，可先用本品滴眼数次，后改用毛果芸香碱维持疗效。本药全身毒性反应较新斯的明严重，大剂量中毒时可致呼吸麻痹。

毒扁豆碱水溶液不稳定，滴眼剂应以pH为4～5的缓冲液配制。见光易氧化成红色，疗效减弱，刺激性加大，应保存在棕色瓶内。

加兰他敏（galanthamine）

加兰他敏是一种从石蒜科植物中提取的生物碱，其作用与新斯的明类似，但较弱。可用于脊髓前角灰白质炎（小儿麻痹症）后遗症等治疗，以帮助恢复瘫痪肢体；对重症肌无力的作用不如新斯的明；也可用于治疗竞争性神经肌肉阻滞药过量中毒；近年也有用于治疗阿尔茨海默病（Alzheimer's disease）。禁用于癫痫、支气管哮喘、心绞痛等患者。

他克林（tacrine）

他克林作用特点为主要抑制中枢AChE活性。口服后可经胃肠道迅速吸收，但首过消除作用明显。能较长时间滞留在中枢神经系统，主要用于阿尔茨海默病的治疗，可显著改善患者的认知能力，亦能改善定向能力。有报道证明本药对轻、中度阿尔茨海默病患者疗效较好。本药最常见和主要的不良反应是肝脏毒性，约有30%接受本药治疗的患者可见转氨酶升高，尤其在治疗开始的3个月内。如转氨酶升高幅度大，或出现严重黄疸，应立即停药。

二、难逆性抗胆碱酯酶药

有机磷酸酯类（organophosphates）可与AChE呈难逆性结合而产生毒性作用。主要作为农业和环境卫生杀虫剂，如敌百虫、乐果、马拉硫磷、敌敌畏、内吸磷和对硫磷等。有些则用作战争毒气，如沙林、塔崩和梭曼等。极少数作为缩瞳药治疗青光眼，如碘依可酯（diethion）和异氟磷（isoflurophate）。

【中毒机制】

本类药物主要经皮肤、呼吸道、消化道3种途径进入机体，与AChE的酯解部位以共价键结合，形成磷酰化胆碱酯酶，使AChE失去活性，导致体内ACh不能被水解而堆积，激动M、N胆碱受体引起一系列胆碱能神经功能亢进的中毒症状。如未及时使用胆碱酯酶复活药抢救，酶可在数分钟或数小时内发生"老化"。"老化"是指磷酰化胆碱酯酶的磷酰化基团上的一个烷氧基断裂，生成更稳定的单烷氧基磷酰化胆碱酯酶。此时使用AChE复活药也不能恢复AChE的活性，需等新生的AChE出现，才能恢复水解ACh的能力。因此，一旦中毒应迅速抢救。

【中毒症状】

1. **急性中毒** 症状复杂多样。轻度中毒者以M样症状为主;中度中毒者可同时出现M样和N样症状;严重中毒者除M样和N样症状外,还可出现明显的中枢神经系统症状。

(1) M样症状:激动M受体引起:①瞳孔缩小、视力模糊、眼痛;②流涎、流泪、流涕、汗多、呼吸道分泌物多,肺部有湿性啰音;③胸闷、气短、呼吸困难;④恶心、呕吐、腹痛、腹泻、大小便失禁;⑤心率减慢、血压下降。同时如有N样作用,也可出现心率加快、血压升高。

(2) N样症状:激动N_M受体引起肌肉震颤、抽搐、肌无力或麻痹;激动N_N受体则引起心动过速、血压升高。

(3) 中枢神经系统症状:脑内ACh过多,表现为先兴奋后抑制,可见烦躁不安、头痛、头晕、昏迷、呼吸抑制、血压下降。

2. **慢性中毒** 多发生于长期接触的从业人员中,如生产有机磷酸酯类车间的工人。其突出表现为血液AChE活性持续下降,而临床症状不明显。主要表现为头痛、头晕、视力模糊、思想不集中、记忆力减退、多汗、失眠、易倦、乏力等,类似于神经衰弱综合征。偶有肌束颤动和瞳孔缩小。

3. **迟发性神经损害** 部分有机磷酸酯类中毒严重的患者,在急性中毒症状消失数周后,出现进行性上肢或下肢麻痹,称为迟发性神经损害。此种症状与抗胆碱酯酶作用无关,而与神经轴突脱髓鞘变性有关,可能是有机磷酸酯类抑制神经病靶酯酶活性的结果。

【急性中毒的解救原则】

1. **清除毒物** 经皮肤吸收者,应用温水或肥皂水清洗染毒皮肤,切勿使用热水,以免皮肤血管扩张,加速毒物吸收;对经口中毒者,应首先抽出胃内容物,并用2%碳酸氢钠或1‰盐水反复洗胃,直至洗出液中不含农药味,然后再用硫酸镁导泻。美曲膦酯口服中毒时,不能用碱性溶液洗胃,因美曲膦酯在碱性环境中可转变成毒性更强的敌敌畏;对硫磷口服中毒忌用高锰酸钾洗胃,否则可氧化成对氧磷而使毒性增强。眼部染毒,可用2%碳酸氢钠或0.9%盐水冲洗数分钟。

2. **对症治疗** 除采取吸氧、人工呼吸、补液等处理外,需反复注射M胆碱受体阻断药(如阿托品,详见第8章),主要缓解M样中毒症状。

3. **应用AChE复活药** 应及时、足量使用AChE复活药(详见本章第3节)以恢复AChE的活性,主要缓解N样中毒症状。

【急性中毒的用药原则】

1. **联合用药** M胆碱受体阻断药如阿托品使堆积的ACh不能作用于M受体,从而迅速缓解有机磷酸酯类中毒的M样症状。大剂量可阻断N_N受体,对中枢神经系统症状也有一定疗效,但对N_M受体无作用,故对肌震颤、肌无力等无效。AChE复活药不但能恢复AChE的活性,而且能直接与有机磷酸酯结合,迅速改善N样中毒症状,对中枢神经系统症状也有一定的疗效,故两者合用能取得较好的疗效。

2. **早期用药** 磷酰化胆碱酯酶易"老化",故给药越早疗效越好。

3. 足量用药 给足药量以保证快速和高效。M胆碱受体阻断药足量的指标是：用药后M样中毒症状迅速消失或出现阿托品化。但需注意避免阿托品中毒。AChE复活药足量的指标是：用药后N样中毒症状消失，全血或红细胞中AChE活性分别恢复到50%～60%或＞30%。

4. 重复用药 中、重度中毒或毒物尚不能从吸收部位彻底清除时，应重复给药，以巩固疗效。

第3节 胆碱酯酶复活药

AChE复活药是一类使已被有机磷酸酯类抑制的AChE恢复活性的药物。目前常用的有氯解磷定、碘解磷定、双复磷等。

氯解磷定（pralidoxime chloride）

【药理作用】

解毒作用机制：①酶的复活作用，氯解磷定与磷酰化胆碱酯酶中的磷酰基结合，形成氯解磷定-磷酰化胆碱酯酶复合物再裂解，形成磷酰化氯解磷定，同时游离出AChE，使其水解ACh的活性恢复；②直接与体内游离的有机磷酸酯结合，形成无毒的磷酰化氯解磷定由尿排出，从而保护AChE免受有机磷酸酯类的抑制。

【临床应用】

用于各种急性有机磷酸酯类中毒。能迅速解除N、M样症状，消除肌束颤动；对中枢神经系统症状也有一定的疗效。因不能直接对抗M样症状，故需与阿托品同时应用。氯解磷定应尽早给药、首剂足量、重复给药、疗程长至各种中毒症状消失，病情稳定48 h后停药。可肌内注射或静脉给药。

【不良反应】

肌内注射时局部有轻微疼痛，静脉注射过快（＞500 mg/min）可出现头痛、乏力、眩晕、视力模糊、复视、恶心及心动过速。用药量过大（＞8 g/24 h）也可抑制AChE，导致神经肌肉传导阻滞，严重者呈癫痫样发作、抽搐、呼吸抑制。

碘解磷定（pyraloxime iodide）

碘解磷定对不同有机磷酸酯类中毒的疗效不同，如对内吸磷、马拉硫磷和对硫磷中毒的疗效好，对美曲膦酯虫、敌敌畏中毒疗效差，对乐果中毒无效。只作静脉给药，不能肌内注射。

思考题

1. 比较毒扁豆碱与毛果芸香碱对眼作用的异同点？

2. 新斯的明对骨骼肌的作用是什么？该作用有哪些临床应用？新斯的明还有哪些作用？分别用于治疗哪些疾病？

3. 有机磷酸酯类中毒用哪两类药物解救，其作用机制分别是什么？

（徐昕红）

第8章 胆碱受体阻断药

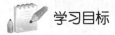 **学习目标**

1. 掌握阿托品的药理作用、临床应用及不良反应。
2. 熟悉东莨菪碱、山莨菪碱、后马托品、溴丙胺太林、贝那替秦和哌仑西平的作用特点和临床应用。
3. 了解琥珀胆碱、筒箭毒碱的作用特点和临床应用。

案例

患者,男性,70岁。发病前有食用不洁腐败变质食物史。发病后,剧烈腹痛,频繁腹泻,水样便。体温38℃,主诉头痛、头晕。

查体:上腹及脐周有压痛,无肌紧张,肠鸣音亢进。

诊断:急性胃肠炎。

处理:采用阿托品和诺氟沙星口服治疗。

问题:该患者使用阿托品是否合理?为什么?

胆碱受体阻断药(cholinoceptor blocking drugs)能与胆碱受体结合而不产生或产生微弱拟胆碱作用,却能妨碍ACh或胆碱受体激动药与胆碱受体结合,从而拮抗拟胆碱作用。按其受体选择性不同,可分为M胆碱受体阻断药和N胆碱受体阻断药,后者包括神经节阻滞药(ganglionic blockers)和神经肌肉阻滞药(neuromuscular blockers)。

第1节 M胆碱受体阻断药

一、阿托品和阿托品类生物碱

本类药物是从颠茄属植物(如颠茄、曼陀罗、洋金花及莨菪)中分离得到的生物碱,包括阿托品、东莨菪碱和山莨菪碱等。

阿托品(atropine)

阿托品选择性阻断 M 胆碱受体,但对 M 胆碱受体各亚型无选择性,大剂量也能阻断 N_N 胆碱受体。

【药代动力学】

口服吸收迅速,生物利用度为 50%。阿托品亦可经黏膜吸收,但皮肤吸收差。吸收后可广泛分布于全身组织,可透过血-脑屏障及胎盘屏障。肌内注射后 12 h 内有 85%~88% 药物经尿排出,其中原形药物约占 1/3,其余为水解物和与葡萄糖醛酸结合的代谢产物。半衰期为 4 h。其拮抗副交感神经功能的作用可维持 3~4 h,但对眼的作用可持续 72 h 或更久。

【药理作用】

1. 腺体 阿托品通过阻断 M 胆碱受体,使腺体分泌减少。对不同分泌腺体的抑制作用强度不同,涎腺与汗腺对其最敏感。在治疗量(0.5 mg)时,即可见涎腺及汗腺分泌减少;剂量增大,抑制作用更为显著。泪腺及呼吸道腺体分泌也明显减少。较大剂量也可减少胃液分泌,但对胃酸的浓度影响较小。因为胃酸的分泌尚受到组胺、促胃液素等的影响,且阿托品可同时抑制胃中 HCO_3^- 的分泌。

2. 眼 阿托品阻断 M 胆碱受体,使瞳孔括约肌和睫状肌松弛,出现扩瞳、眼内压升高和调节麻痹。上述作用在局部给药和全身用药时均可出现(见图 2-6-1)。

(1) 扩瞳:阿托品松弛瞳孔括约肌,故使肾上腺素能神经支配的瞳孔扩大肌功能占优势,使瞳孔扩大。

(2) 眼内压升高:由于瞳孔扩大,使虹膜退向四周外缘,因而前房角间隙变窄,阻碍房水回流入巩膜静脉窦,造成眼内压升高。

(3) 调节麻痹:阿托品能使睫状肌松弛而退向外缘,从而使悬韧带拉紧,晶状体变为扁平,看远物清楚、近物模糊,称为调节麻痹。

3. 内脏平滑肌 阿托品对多种内脏平滑肌具有松弛作用,尤其对过度活动或痉挛的平滑肌作用更为显著。它可解除胃肠道平滑肌痉挛,降低蠕动收缩的幅度和频率,缓解胃肠绞痛。对胃肠括约肌作用取决于括约肌的功能状态,作用常较弱或不恒定。阿托品也可降低尿道和膀胱逼尿肌的张力和收缩幅度,但对胆管、输尿管、子宫平滑肌和支气管平滑肌的解痉作用较弱。

4. 心脏

(1) 心率:治疗量阿托品阻断副交感神经节前纤维突触前膜的 M_1 受体,减少了 ACh 对自身释放的负反馈抑制,使 ACh 释放增加。在部分患者可见心率短暂性轻度减慢,一般每分钟减少 4~8 次,但这种心率减慢并不伴随血压与心排出量的变化。较大剂量的阿托品阻断窦房结 M_2 受体,解除迷走神经对心脏的抑制作用,可引起心率加快。心率加快的程度取决于迷走神经张力,在迷走神经张力高的青壮年,心率加快明显。

(2) 房室传导:阿托品可拮抗迷走神经过度兴奋所致的心房和房室交界区的传导阻滞,促进心房及房室传导,显著缩短 P-R 间期。

5. 血管 治疗量阿托品对血管与血压无显著影响,主要原因是许多血管床缺乏胆碱能神经的支配。大剂量的阿托品可引起血管舒张,特别是对处于痉挛状态的微血管有明显的解痉作用。舒血管机制未明,但与其抗 M 胆碱受体作用无关,可能是阿托品直接舒张血管的结果。

6. 中枢神经系统 较大剂量(1~2 mg)可轻度兴奋延脑和大脑,大剂量(5 mg)时中枢兴奋明显加强,中毒剂量(>10 mg)可见明显中枢神经系统中毒症状。严重中毒时可由兴奋转为抑制,出现昏迷、呼吸麻痹而死亡。

【临床应用】

1. 平滑肌痉挛性疼痛 适用于各种内脏绞痛,对胃肠绞痛,膀胱刺激症状如尿频、尿急等疗效较好,但对胆绞痛或肾绞痛疗效较差,常需与阿片类镇痛药(如哌替啶,详见第 16 章)合用。

2. 腺体分泌过量 用于全身麻醉前给药,以减少呼吸道腺体及涎腺分泌,防止分泌物阻塞呼吸道及吸入性肺炎的发生。也可用于严重的盗汗及流涎症。

3. 眼科用药

(1) 虹膜睫状体炎:0.5%~1%阿托品溶液滴眼,可松弛瞳孔括约肌和睫状肌,使之充分休息,有助于炎症消退。与缩瞳药交替使用,还可预防虹膜与晶状体粘连引起的瞳孔闭锁。

(2) 验光、检查眼底:眼内滴用阿托品可使睫状肌松弛,具有调节麻痹作用,此时由于晶状体固定,可准确测定晶状体的屈光度。亦可利用其扩瞳作用以利于眼底检查。但阿托品作用持续时间较长,其调节麻痹作用可维持 2~3 天,致使视力恢复较慢,现常被合成的短效 M 受体阻断药后马托品等所替代。但儿童验光时仍用,因儿童睫状肌调节功能较强,须用阿托品发挥其充分的调节麻痹作用。

4. 缓慢型心律失常 用于治疗迷走神经过度兴奋所致缓慢型心律失常,如窦房和房室传导阻滞等。在急性心肌梗死的早期,常有窦性或房室结性心动过缓,严重时可由于低血压及迷走神经张力过高,导致房室传导阻滞。阿托品可恢复心率以维持正常的心脏功能,从而改善患者的临床症状。

5. 感染性休克 大剂量阿托品可用于暴发型流行性脑脊髓膜炎、中毒性菌痢、中毒性肺炎等所致的感染性休克患者的治疗,能解除外周血管痉挛,改善微循环。对休克伴有高热或心率过快者,不可用阿托品。

6. 解救有机磷酸酯类中毒 阿托品能迅速解除有机磷酸酯类中毒时 M 样症状,如腺体分泌、胃肠道症状、支气管痉挛等。大剂量阿托品还可阻断 N_N 受体,拮抗中毒所致的神经节兴奋。但对肌束颤动无效,故应与胆碱酯酶复活药合用。

【不良反应】

阿托品不良反应与剂量密切相关。小剂量有口干、心率加快、瞳孔轻度扩大等。随着剂量增加,可依次出现心悸、明显口干、瞳孔扩大、视近物模糊、皮肤干燥和发热、小便困难、肠蠕动减少等。剂量再大,则可出现中枢神经系统症状。

阿托品中毒解救主要为对症治疗。如属口服中毒,应立即洗胃、导泻,以促进毒物排出,并用毒扁豆碱缓慢静脉注射,可迅速对抗阿托品中毒症状(包括谵妄和昏迷)。中枢神经系统作用明显时,可用地西泮对抗,但剂量不宜过大,以避免与阿托品的中枢神经系统抑制作用产生协同效应。应用本品时不可使用吩噻嗪类药物,因这类药物具有 M 受体阻断作用而加重阿托品中毒症状。患者出现呼吸抑制应行人工呼吸。此外,还可用冰袋及乙醇擦浴,以降低患者的体温,这对儿童中毒者更为重要。

青光眼及前列腺肥大者禁用阿托品。

东莨菪碱(scopolamine)

【药理作用】

东莨菪碱在治疗剂量时即可抑制中枢神经系统,外周作用与阿托品相似,仅在作用强度上略有差异,其中抑制腺体分泌作用较阿托品强,扩瞳及调节麻痹作用较阿托品稍弱,而对心血管系统作用较弱。

【临床应用】

1. **麻醉前给药** 因其抑制腺体分泌作用强,而且能抑制中枢神经系统,因此疗效优于阿托品。

2. **晕动病** 作用机制可能与其抑制前庭神经内耳功能或大脑皮质功能及胃肠道蠕动有关,与苯海拉明合用可增加疗效。本药以预防给药效果较好,如已出现晕动病的症状如恶心、呕吐等再用药则疗效差。也可用于妊娠呕吐及放射病呕吐。

3. **帕金森病** 东莨菪碱还有中枢抗胆碱作用,对帕金森病有一定疗效,可缓解帕金森病患者的流涎、震颤和肌肉强直等症状。

4. **麻醉** 我国中药麻醉的主药洋金花,其主要成分即为东莨菪碱,因此可用东莨菪碱来代替洋金花进行中药麻醉。

近几年,东莨菪碱的应用范围有所扩大,其新用途主要包括治疗肺咯血、重度新生儿窒息、小儿重症肺炎、肺性脑病和流行性乙型脑炎等。另外,临床实践表明东莨菪碱对减轻纳洛酮所激发的戒断症状有显著疗效。

东莨菪碱禁忌证同阿托品。

山莨菪碱(anisodamine)

山莨菪碱是我国学者从茄科植物唐古特莨菪中提取的生物碱,现已人工合成,简称654-2。具有与阿托品类似的药理作用,其抑制唾液分泌和扩瞳作用仅为阿托品的1/20~1/10,因不易透过血-脑屏障进入中枢神经系统,故其中枢神经系统兴奋作用很小。山莨菪碱解除平滑肌痉挛和抑制心血管作用与阿托品相似而稍弱,特点是对平滑肌的解痉作用选择性相对较高,大剂量可解除血管痉挛,改善微循环。主要用于治疗感染性休克和缓解内脏平滑肌绞痛。不良反应和禁忌证与阿托品相似,但其毒性较低。

二、阿托品的合成代用品

阿托品用于眼科疾病时,作用时间过久,影响患者正常视力的恢复;用于内科疾病时,选择性低,副作用较多。为克服阿托品的这些缺点,人们通过改变其化学结构,合成了不少代用品,其中包括扩瞳药、解痉药和选择性 M 受体阻断药。

(一) 合成扩瞳药

目前,临床主要用于扩瞳的药物有后马托品(homatropine)、托吡卡胺(tropicamide)、环喷托酯(cyclopentolate)等,这些药物与阿托品比较,其扩瞳作用维持时间明显缩短,故适合于一般的眼科检查。各药对眼的作用比较见表 2-8-1。

表 2-8-1　合成扩瞳药与阿托品对眼作用的比较

药物	浓度(%)	扩瞳作用		调节麻痹作用	
		高峰(min)	消退(d)	高峰(h)	消退(d)
阿托品	1.0	30~40	7~10	1~3	7~12
后马托品	1.0~2.0	40~60	1~2	0.5~1	1~2
托吡卡胺	0.5~1.0	20~40	0.25	0.5	<0.25
环喷托酯	0.5	30~50	1	1	0.25~1

(二) 合成解痉药

1. 季铵类解痉药

溴丙胺太林(propantheline bromide,普鲁本辛)

溴丙胺太林是一种临床常用的合成解痉药。口服吸收不完全,食物可妨碍其吸收,故宜在饭前 0.5~1 h 服用。作用维持时间约为 6 h。本药对胃肠道 M 胆碱受体的选择性较高,治疗量即可明显抑制胃肠平滑肌,解痉作用强而持久,并能不同程度地减少胃液分泌。

用于治疗胃、十二指肠溃疡、胃肠痉挛和泌尿道痉挛,也可用于治疗遗尿症、多汗症及妊娠呕吐。

不良反应类似于阿托品,中毒量可因神经肌肉接头传递阻断而引起呼吸麻痹。

2. 叔胺类解痉药

贝那替秦(benactyzine)

贝那替秦又名胃复康。口服较易吸收,作用迅速,服药后 5~15 min 起效,维持 1~1.5 h。具有解除平滑肌痉挛、抑制胃液分泌及中枢安定作用。适用于兼有焦虑症的溃疡患者,亦可用于肠蠕动亢进及膀胱刺激症患者。不良反应有口干、头晕及嗜睡等。

(三) 选择性 M 受体阻断药

阿托品及其合成或半合成的类似物,绝大多数对 M 胆碱受体亚型缺乏选择性,因此不良反应较多。选择性 M 受体阻断药对受体的特异性较高,从而使副作用明显减少,有广阔的临床应用前景。

哌仑西平(pirenzepine)

哌仑西平为选择性 M_1 受体阻断药的代表药,化学结构属三环类。该药可抑制胃酸及胃蛋白酶的分泌,临床用于消化性溃疡的治疗(详见第27章)。哌仑西平在治疗剂量时较少出现口干和视力模糊等反应。因其脂溶性低而不易进入中枢,故无阿托品样中枢兴奋作用。

Tripitamine 和达非那新(darifenacin)

Tripitamine 和达非那新分别为选择性的 M_2 和 M_3 胆碱受体阻断药,它们可用于对抗胆碱能性的心动过缓(M_2)和平滑肌活性过高或上皮细胞分泌增加(M_3)。目前,达非那新缓释片已被 FDA 批准用于治疗尿失禁、尿频和尿急等膀胱活动过度症。

第2节 N胆碱受体阻断药

一、神经节阻滞药

神经节阻滞药能选择性地与 N_N 胆碱受体结合,竞争性地拮抗 ACh 对神经节后细胞 N_N 受体的兴奋作用,从而阻断神经冲动在神经节中的传递。

这类药物对交感神经节和副交感神经节都有阻滞作用,因此其综合效应常视两类神经对该器官支配以何者占优势而定。如交感神经对血管支配占优势,故用药后对血管主要为扩张作用,尤其对小动脉和静脉,使血管床血流量增加,回心血量减少及心输出量降低,使血压明显下降,尤其以坐位或立位时血压下降显著。又如在胃肠道、眼、膀胱等平滑肌和腺体则以副交感神经占优势,因此,用药后常出现便秘、扩瞳、口干、尿潴留及胃肠道分泌减少等。

曾用于高血压病的急症治疗,但不良反应较多,反复应用易产生耐受性,现在已被其他降压药取代。目前,仅用于其他药无效的急进型高血压、高血压脑病以及高血压危象时的紧急降压,也可用于神经外科手术中控制血压,以减少手术区出血。除美卡拉明(mecamylamine,美加明)和樟磺咪芬(trimetaphan camsilate)外,其他药物已基本不用。

二、神经肌肉阻滞药

神经肌肉阻滞药选择性拮抗神经肌肉接头处 ACh 对 N_M 胆碱受体的激动作用,阻断神经冲动向骨骼肌的传递,使骨骼肌松弛。神经肌肉阻滞药用作全身麻醉的辅助药。按其作用机制不同,可将其分为两类,即除极化型神经肌肉阻滞药(depolarizing neuromuscular blockers)和非除极化型神经肌肉阻滞药(nondepolarizing neuromuscular blockers)。

(一)除极化型神经肌肉阻滞药

这类药物分子结构与 ACh 相似,与神经肌肉接头后膜的 N_M 胆碱受体有较强亲和力,且在神经肌肉接头处不易被胆碱酯酶分解,因而产生与 ACh 相似但较持久的除极化作用,使神经肌肉接头的 N_M 受体不能对 ACh 起反应。此时神经肌肉的阻滞方式已由除极化转变为非除极化,前者为Ⅰ相阻断,后者为Ⅱ相阻断,从而使骨骼肌松弛。其特点为:

①最初可出现短时肌束颤动,与药物对不同部位的骨骼肌除极化出现的时间先后不同有关;②连续用药可产生快速耐受性;③抗胆碱酯酶药不仅不能拮抗其肌松作用,反能加强之;④治疗剂量无神经节阻滞作用。

琥珀胆碱(suxamethonium, succinylcholine)

琥珀胆碱又称司可林(scoline),由琥珀酸和两分子的胆碱组成。

【药代动力学】

琥珀胆碱进入体内后即可被血液和肝脏中的假性胆碱酯酶(丁酰胆碱酯酶)迅速水解,中间代谢产物琥珀酰单胆碱的肌松作用明显弱于琥珀胆碱,然后可进一步水解为琥珀酸和胆碱,肌松作用消失。约2%药物以原形经肾脏排泄,其余以代谢产物的形式从尿液中排出。

【药理作用】

静脉注射琥珀胆碱后,即可见短暂的肌束颤动,尤以胸腹部肌肉明显。1 min后即转为松弛,2 min时作用达到高峰,5 min内作用消失。肌松作用从颈部肌肉开始,逐渐波及肩胛、腹部和四肢。肌松部位以颈部和四肢肌肉最明显,面、舌、咽喉和咀嚼肌次之,而对呼吸肌麻痹作用不明显。

【临床应用】

本品肌松作用出现快,维持时间短,易于控制。临床静脉注射给药用于气管内插管、气管镜、食管镜检查等短时操作。静脉滴注可维持较长时间的肌松作用,便于在浅麻醉下进行外科手术,以减少麻醉药用量,保证手术安全。由于该药个体差异较大,故需按反应调节滴速,以获满意效果。

【不良反应】

1. **窒息**　过量可致呼吸肌麻痹,严重窒息可见于遗传性胆碱酯酶活性低下者,长时间使用时需备有人工呼吸机。

2. **眼内压升高**　琥珀胆碱能使眼外肌短暂收缩,脉络膜血管扩张,导致眼内压升高,故青光眼和白内障晶状体摘除术患者禁用。

3. **肌束颤动**　琥珀胆碱产生肌松作用前有短暂的肌束颤动,有25%~50%患者出现术后肩胛部、胸腹部肌肉疼痛,一般3~5天可自愈。

4. **血钾升高**　由于肌肉持久除极化,大量K^+释放入血,可使血钾升高。患者同时有大面积组织损伤,如烧伤、恶性肿瘤、肾功能损害及脑血管意外等疾患存在,血钾可升高20%~30%,应禁用本药,以免引起高血钾性心脏骤停,威胁生命安全。

5. **心血管反应**　琥珀胆碱可兴奋自主神经系统的所有胆碱受体,引发各种心律失常,如心动过缓、心脏骤停以及室性节律障碍。

6. **恶性发热**　为常染色体异常的遗传性疾病,当琥珀胆碱与氟烷合用时可诱发该病,为麻醉的主要死因之一。一旦发生,需迅速降低体温,吸入100%氧气,纠正酸中毒,并给予丹曲林(dantrolene)治疗。

7. **其他**　尚有增加腺体分泌,促进组胺释放等作用。

（二）非除极化型神经肌肉阻滞药

又称竞争性神经肌肉阻滞药（competitive neuromuscular blockers）。这类药物能与ACh竞争神经肌肉接头的N_M胆碱受体，竞争性阻断ACh的除极化作用，使骨骼肌松弛。因这类神经肌肉阻滞药起效慢，持续时间长，主要用于大手术麻醉的辅助药。抗胆碱酯酶药可拮抗其肌松作用。

本类药物多为天然生物碱及其类似物，化学上属于苄基异喹啉，主要有筒箭毒碱（d-tubocurarine）、阿曲库铵（atracurium）、多库铵（doxacurium）和米库铵（mivacurium）等药物；类固醇铵类主要包括泮库铵（pancuronium）、哌库铵（pipecuronium）、罗库铵（rocuronium）和维库铵（vecuronium）等药物。其中，筒箭毒碱为经典药物，但不良反应多，目前已基本被其他药物所取代。

筒箭毒碱（d-tubocurarine）

箭毒（curare）是南美印地安人用数种植物制成的植物浸膏，涂于箭头，动物中箭则四肢肌肉松弛，便于捕捉。筒箭毒碱系箭毒中提取的生物碱，右旋体具有活性。

【药代动力学】

口服难吸收，静脉注射后4~6 min起效，可维持80~120 min。约2/3药量以原形从肾脏排泄，5%~20%随胆汁排出，仅有少量经肝脏代谢。

【药理作用与临床应用】

静脉注射筒箭毒碱后3~4 min产生肌松作用，5 min即达高峰，维持20~40 min。眼部肌肉首先松弛，然后可见四肢、颈部和躯干肌肉松弛，继之肋间肌松弛，出现腹式呼吸。如剂量加大，可致膈肌麻痹，呼吸停止。肌肉松弛恢复时，其次序与肌松时相反，即膈肌恢复最快。可作为麻醉辅助药，用于胸腹手术和气管插管等。但由于其作用时间较长，用药后作用不易逆转，不良反应多，目前临床已少用。

【不良反应】

筒箭毒碱常用量可阻滞神经节、促进组胺释放，致血压下降、支气管痉挛和唾液分泌过多等不良反应。过量可致呼吸肌麻痹，应及时进行人工呼吸，并静脉注射新斯的明2~3 mg和阿托品0.5~1 mg解救，新斯的明总量不应>5 mg。禁用于重症肌无力、支气管哮喘、严重休克患者。有过敏史患者慎用。

思考题

1. 哪些药物常用于缓解各种内脏平滑肌绞痛？简述其共同的药理作用。
2. 比较东莨菪碱、山莨菪碱与阿托品作用的异同点，并阐述其临床应用。
3. 阿托品的合成代用品有哪些？各药的临床应用是什么？
4. 试比较两类神经肌肉阻滞药的作用机制和作用特点。

（徐昕红）

第9章 肾上腺素受体激动药

学习目标

1. 掌握肾上腺素、去甲肾上腺素和多巴胺的药理作用、临床应用及不良反应。
2. 熟悉异丙肾上腺素、间羟胺、麻黄碱的药理作用、临床应用及主要不良反应。
3. 了解其他肾上腺素受体激动药的作用特点与临床应用。

案例

患者,男性,30岁。因高热、寒战、胸痛、咳嗽、痰呈铁锈色来院急诊。白细胞 $20 \times 10^9/L$,中性粒细胞 0.85,X 线检查显示双侧肺纹理增粗,诊断为肺炎。青霉素过敏试验(一)。注射青霉素后,患者出现胸部憋闷、呼吸困难、面色青紫、出冷汗,血压 50/30 mmHg,诊断为青霉素过敏性休克。立刻给予肾上腺素、地塞米松、吸氧等措施进行抢救。30 min 后,患者病情稳定。

问题:抢救青霉素过敏性休克为什么选用肾上腺素?应用肾上腺素时的注意事项有哪些?

肾上腺素受体激动药(adrenoceptor agonists)是一类药理作用和化学结构与肾上腺素或去甲肾上腺素相似的药物,与肾上腺素受体结合后可激动受体,产生肾上腺素样作用,又称拟肾上腺素药(adrenomimetic drugs)。该类药物通过直接或间接激动肾上腺素受体,产生与交感神经兴奋相似的效应。根据药物对肾上腺素受体选择性结合的不同,可分为三大类:①α、β肾上腺素受体激动药(α、β-adrenoceptor agonists,简称 α、β 受体激动药);②α 肾上腺素受体激动药(α-adrenoceptor agonists,简称 α 受体激动药);③β 肾上腺素受体激动药(β-adrenoceptor agonists,简称 β 受体激动药)。

第1节 α、β肾上腺素受体激动药

肾上腺素(adrenaline,AD)

肾上腺素是肾上腺髓质分泌的主要激素,药用肾上腺素可从家畜肾上腺中提取或人工合成。

【药代动力学】

肾上腺素口服可被碱性肠液破坏,部分在肠黏膜和肝脏中迅速灭活,不能达到有效的血药浓度,故口服无效。肌内注射因舒张骨骼肌血管而吸收较快,但作用维持时间短(仅10~30 min);皮下注射因收缩皮肤血管而延缓吸收,作用可维持约 1 h,故一般以皮下注射为宜。肾上腺素在体内可被去甲肾上腺素能神经末梢摄取或被组织中的 COMT 及 MAO 代谢灭活,其代谢产物或少量原形经肾脏排出。

【药理作用】

肾上腺素主要激动 α 和 β 受体,其作用特点是起效快、作用强、维持时间短。

1. 心血管系统

(1) 心脏:激动心肌、传导系统和窦房结的 $β_1$ 和 $β_2$ 受体,引起心肌收缩力加强,传导加速,心率加快,心输出量增加,提高心肌的兴奋性。通过激动冠状血管上的 $β_2$ 受体而舒张冠状血管,改善心肌的血液供应,且作用迅速。由于提高了心肌代谢,使心肌耗氧量增加,加之心肌兴奋性提高,若剂量过大或静脉注射过快,可引起心律失常,出现期前收缩(早搏)、心动过速,甚至引起心室纤颤。

(2) 血管:激动血管平滑肌上的 α 受体使血管收缩;激动血管平滑肌上的 $β_2$ 受体使血管舒张。在体内各个部位血管的肾上腺素受体的种类和密度不同,肾上腺素对血管的作用取决于各个器官中血管平滑肌上 α 和 $β_2$ 受体的分布密度以及给药剂量的大小。对小动脉及毛细血管前括约肌收缩作用明显,对静脉及大动脉收缩作用较弱。通过激动 α 受体,使 α 受体分布占优势的皮肤、黏膜血管和部分内脏血管(如肾血管)显著收缩;对脑和肺血管影响微弱,有时由于血压升高而被动地舒张;激动 $β_2$ 受体,使 $β_2$ 受体分布占优势的骨骼肌血管和冠状血管舒张,冠状血管的扩张还与心肌代谢产物腺苷(可直接扩张血管)的增加有关。

(3) 血压:对血压的影响与药物剂量密切相关。皮下注射治疗量的肾上腺素(0.5~1.0 mg)或低浓度静脉滴注(每分钟滴入 10 μg)时,由于心脏兴奋,心输出量增加,收缩压升高;由于血管平滑肌上的 $β_2$ 受体比 α 受体对低浓度肾上腺素的敏感性高,故骨骼肌血管舒张对血压的影响抵消或超过皮肤黏膜血管收缩作用的影响,舒张压不变或下降(图 2-9-1),此时脉压差增大,身体各部分血液重新分布,有利于紧急状态下,机体供能的需要。较大剂量时,血管平滑肌的 α 受体兴奋占优势,使皮肤、黏膜以及内脏的血管强烈收缩,收缩压和舒张压均升高,同时本药还可激动肾小球旁器细胞的 $β_1$ 受体,引起肾素释放而影响血压。故当静脉注射较大剂量的肾上腺素时典型的血压变化呈双相反应,即给药后迅速出现明显的升压作用,待血压恢复至正常后,继而出现较弱的降压反应。若事先给予具有 α 受体阻断作用的药物(如酚妥拉明),再给予肾上腺素,此时由于 α 受体被阻断,取消了肾上腺素收缩血管的作用,只保留 $β_2$ 受体舒张血管作用,使原来的升压作用转为降压,称为"肾上腺素升压作用的翻转"(图 2-9-2)。

2. 支气管 可激动支气管平滑肌上的 $β_2$ 受体而使支气管平滑肌舒张,当气管处于痉挛状态时,作用更明显;且能激动肥大细胞上的 $β_2$ 受体,抑制过敏介质(如组胺)的释放;并能激动 α 受体,使支气管黏膜血管收缩,降低了毛细血管的通透性,有利于消除支气管黏膜水肿。

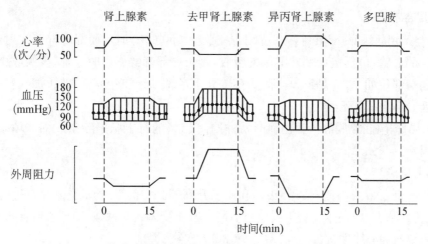

图 2-9-1　静脉注射肾上腺素受体激动药对心血管系统的作用比较

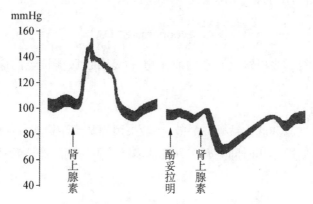

图 2-9-2　静脉注射肾上腺素及应用酚妥拉明后再注射
肾上腺素对血压的影响

3. 代谢　激动 α 受体和 $β_2$ 受体可促使脂肪、肝糖原和肌糖原分解,使血中游离脂肪酸、血糖升高。总之,肾上腺素可使机体的代谢增强。在治疗剂量下,可使组织的耗氧量增加 20%～30%。

【临床应用】

1. 心脏停搏　对溺水、麻醉、手术意外、药物中毒、传染病和心脏传导阻滞等引起的心脏停搏,在采取心脏按压、人工呼吸、纠正酸中毒等措施的同时,应用肾上腺素做心室内注射。对电击引起的心脏停搏,应配合使用除颤器或利多卡因等除颤。

2. 过敏性休克　药物或输液等引起的过敏性休克,表现为心脏抑制和小血管扩张、毛细血管通透性增加,循环血量降低,导致血压下降;同时由于支气管痉挛,可出现呼吸困难等症状。肾上腺素激动 α 受体,收缩小动脉和毛细血管前括约肌,降低毛细血管通透性;激动 $β_1$ 受体,改善心功能;还可激动 $β_2$ 受体,缓解支气管痉挛和减少过敏介质释放,迅速缓解过敏性休克的临床症状,为治疗过敏性休克的首选药。

3. 支气管哮喘　控制支气管哮喘的急性发作,皮下或肌内注射后数分钟内起效。因不良反应严重,仅用于急性发作者。

4. 局部应用

（1）与局部麻醉药配伍：将微量肾上腺素（1：250 000）加入局部麻醉药注射液中，通过收缩局部血管，可延缓局部麻醉药的吸收，延长局部麻醉作用时间，减少吸收中毒。但在肢体远端部位如手指、足趾、耳部、阴茎等处手术时，局部麻醉药中禁止加入肾上腺素，以免引起局部组织坏死。

（2）局部止血：黏膜和齿龈出血时，将浸有0.1%的肾上腺素纱条或棉球填塞局部起止血作用。

【不良反应】

一般不良反应为心悸、烦躁、头痛和血压升高等。大剂量时，α受体兴奋过强使血压剧升，有诱发脑出血的危险，老年人应当慎用。当$β_1$受体兴奋过强，可使心肌耗氧量增加，引起心肌缺血和心律失常，甚至心室纤颤，故应严格掌握剂量。

高血压、器质性心脏病、脑动脉硬化、糖尿病和甲状腺功能亢进症等患者禁用。

多巴胺（dopamine，DA）

多巴胺是机体合成去甲肾上腺素的前体物，也是多巴胺能神经的递质。药用的多巴胺是人工合成品。

【药代动力学】

多巴胺口服易在肠和肝中被破坏失效，一般采用静脉滴注给药。在体内迅速被MAO和COMT代谢灭活，故作用时间短暂。外源性多巴胺不易透过血-脑屏障，故几乎无中枢神经系统作用。

【药理作用】

主要激动外周的多巴胺受体和激动α、β受体。

1. 心血管系统

（1）心脏：激动心脏$β_1$受体，并能促进去甲肾上腺素能神经末梢释放去甲肾上腺素，使心肌收缩力加强，心输出量增加。但作用较肾上腺素弱，不易诱发心律失常。

（2）血管和血压：小剂量时通过激动心脏$β_1$受体，使心肌收缩力加强，心排出量增加，收缩压升高。通过激动皮肤、黏膜等部位血管的α受体，使血管收缩；激动肾、肠系膜血管和冠状血管上的多巴胺受体（D_1），使血管舒张，但对$β_2$受体作用微弱。由于缩血管与舒血管作用的相互抵消，最终对总外周阻力影响不大，故舒张压变化不明显，脉压差增大（见2-9-1）。大剂量时α受体激动占优势，使皮肤、黏膜、内脏血管收缩，外周阻力加大，收缩压和舒张压都明显上升。

2. 肾脏 治疗量的多巴胺激动肾脏D_1受体，舒张肾血管，使肾血流量和肾小球滤过率增加，所以尿量增多。同时还能直接抑制肾小管对钠的重吸收，排钠利尿，从而改善了肾功能。大剂量时，多巴胺激动肾血管α受体，使肾血管明显收缩，反使肾血流量减少，尿量减少，加重肾衰竭。

【临床应用】

1. 休克 多巴胺是目前临床常用的抗休克药物。治疗量即可加强心肌收缩力，使血压回升；还能舒张内脏血管，改善重要脏器的血液供应，使尿量增加。适用于各种休克，如心源性、感染性、出血性休克等，尤其适用于伴有心肌收缩力减弱、尿量减少而血容量已补足的休克。多巴胺作用时间短，需静脉滴注，最初滴注速度为每分钟 $2\sim5\,\mu g/kg$，可根据需要逐渐增加剂量。在滴注给药时必须正确评估血容量并纠正酸中毒，还应检测心功能改变。

2. **急性肾衰竭** 与利尿药合用，可增加尿量，改善肾功能。

3. **急性心功能不全** 通过增强心肌收缩力，增加内脏供血，具有改善血流动力学作用，但应注意用量。

【不良反应】

一般较轻，偶见恶心、呕吐。剂量过大或滴注过快，可出现心动过速、心律失常和肾血管收缩引致肾功能下降等。一旦出现，应减慢滴速或停药。高血压、器质性心脏病者慎用。

麻黄碱（ephedrine）

麻黄碱是从中药麻黄中提取的生物碱，两千年前的《神农本草经》即有麻黄能"止咳逆上气"的记载，现已人工合成。

【药代动力学】

麻黄碱性质稳定，口服易吸收，可通过血-脑屏障。小部分在体内经脱胺氧化而被代谢，大部分以原形经肾脏排泄，消除缓慢，故作用较肾上腺素持久。一次给药作用可维持 $3\sim6\,h$。

【药理作用】

麻黄碱可直接激动 α、β 受体，还可促进去甲肾上腺素能神经末梢释放去甲肾上腺素而发挥间接作用。与肾上腺素比较，麻黄碱具有下列特点：①性质稳定，口服有效；②起效缓慢，兴奋心脏、升高血压、扩张支气管作用弱而持久；③有明显的中枢神经系统兴奋作用；④连续应用易产生快速耐受性。

【临床应用】

预防支气管哮喘发作和轻症的治疗，对于重症急性发作疗效较差。消除鼻黏膜充血所引起的鼻塞，常用 $0.5\%\sim1.0\%$ 溶液滴鼻，可明显改善黏膜肿胀。防治某些低血压状态，如用于防治硬膜外和蛛网膜下隙麻醉所引起的低血压。缓解荨麻疹和血管神经性水肿的皮肤、黏膜症状。

【不良反应】

有时出现中枢神经系统兴奋所致的不安、失眠等，夜间用药宜加服镇静催眠药以防止失眠。

第2节　α肾上腺素受体激动药

去甲肾上腺素（noradrenaline，NA）

去甲肾上腺素是去甲肾上腺素能神经末梢释放的主要神经递质，也可由肾上腺髓质少量分泌。药用的去甲肾上腺素为人工合成品。

【药代动力学】

去甲肾上腺素口服易被碱性肠液破坏失效；皮下或肌内注射因局部血管强烈收缩，吸收少且易发生局部组织缺血坏死，故禁用。静脉注射后，由于很快被去甲肾上腺素能神经末梢摄取或被 COMT 和 MAO 代谢灭活，作用短暂，故一般采用静脉滴注给药，以维持有效血药浓度。

【药理作用】

对 α 受体具有强大激动作用，对 $β_1$ 受体作用较肾上腺素弱，对 $β_2$ 受体几无影响。

1. **心脏** 激动心脏的 $β_1$ 受体，使心肌收缩力加强，心率加快，心输出量增加。在整体情况下，血压的急剧升高，反射性地使心率减慢；同时，由于血管收缩，外周阻力升高，增加了心脏的射血阻力，心输出量不变或稍降。大剂量使用去甲肾上腺素也可诱发心律失常，但较肾上腺素少见。

2. **血管** 激动血管的 $α_1$ 受体，产生强大的收缩血管作用，主要是使小动脉和小静脉收缩。其中皮肤、黏膜血管收缩最明显，其次是肾、脑、肝、肠系膜和骨骼肌的血管。血管收缩，外周阻力增加，可使局部组织血流量减少。但冠状血管舒张，这是由于兴奋心脏使心肌代谢产物腺苷增加所致；同时，因血压升高，提高了冠状血管的灌注压，故冠脉流量增加。

3. **血压** 小剂量时血管收缩作用尚不十分剧烈，由于心脏兴奋，收缩压升高，舒张压略升，脉压差增大；较大剂量时，因血管剧烈收缩使外周阻力明显增加，收缩压、舒张压均明显升高，脉压差变小（见图 2-9-1）。

【临床应用】

1. **休克** 主要用于补足血容量后血压仍不能回升，或外周阻力明显降低及心输出量明显减少的休克。如在神经性休克早期血压骤降时，用小剂量去甲肾上腺素短时间静脉滴注，以保证心、脑等主要器官的血液供应。若长期或大剂量应用，由于强烈的收缩血管作用，外周阻力增大，心输出量下降反而加重微循环障碍，故本药在休克的治疗中已不占主要地位。

2. **药物中毒性低血压** 氯丙嗪中毒引起的低血压，静脉滴注去甲肾上腺素，可使血压回升，维持在正常水平。

3. **上消化道出血** 将本药 1～3 mg 适当稀释后口服，使食管或胃黏膜血管收缩，产生局部止血效果。

【不良反应】

1. **局部组织缺血坏死** 静脉滴注浓度过大、时间过长或药液漏出血管，可因强烈的收缩血管作用，引起局部组织缺血坏死。如发现药液外漏或滴注部位苍白，应立即更换滴注部位，并对原滴注部位进行热敷，还可用普鲁卡因或 α 受体阻断药酚妥拉明做局部浸润注射，以对抗其缩血管作用。

2. **急性肾衰竭** 用药时间过长或剂量过大，可因肾脏血管强烈收缩，产生少尿、无尿和肾实质损伤，故用药期间保持每小时尿量＞25 ml。

禁用于高血压、动脉硬化、器质性心脏病、少尿及肾功能不良、甲状腺功能亢进症患者。

间羟胺(metaraminol,阿拉明)

间羟胺可直接激动α和β₁受体,还可促进去甲肾上腺素能神经末梢释放去甲肾上腺素而间接发挥作用。本药以激动α受体为主,对β₁受体作用较去甲肾上腺素还弱。收缩血管、升高血压作用温和而持久;轻度增加心肌收缩力,可使休克患者的心输出量增加;对心率影响不明显,较少引起心律失常;对肾血管收缩较弱,较少发生尿少和尿闭;性质稳定,可静脉滴注也可肌内注射。临床上作为去甲肾上腺素的替代品,用于各种休克的早期及防治低血压。不良反应少,但连续应用可产生快速耐受性。

去氧肾上腺素(phenylephrine,苯肾上腺素)

去氧肾上腺素作用机制与去甲肾上腺素相似,可直接和间接地兴奋 α₁ 受体,作用强度较去甲肾上腺素弱,可使血管收缩、血压升高,并可反射性引起心率减慢,减少肾血流量,较去甲肾上腺素更为明显,故一般不用于抗休克,临床主要用于阵发性室上性心动过速、麻醉或药物引起的低血压。去氧肾上腺素还能激动瞳孔扩大肌上的 α₁ 受体而产生扩瞳作用,可用于眼底检查,与阿托品相比,具有作用弱、维持时间短、不引起眼压升高和调节麻痹等特点。

第3节 β肾上腺素受体激动药

异丙肾上腺素(isoprenaline, ISO)

【药代动力学】

异丙肾上腺素口服后易在肠道被破坏而失效;气雾剂吸入或注射给药,吸收较快;也可静脉滴注或舌下给药。作用维持时间较肾上腺素略长。不易透过血-脑屏障,治疗量对中枢神经系统无明显影响。

【药理作用】

对 β₁ 和 β₂ 受体均有较强的激动作用,对 α 受体几乎无作用。

1. 心血管系统

(1) 心脏:有较肾上腺素更强大的心脏 β₁ 受体激动作用,可使心肌收缩力增强、心率加快和传导加速,心输出量增加。与肾上腺素比较,对正位起搏点的作用要比异位的作用强,故较少诱发心室纤颤等心律失常。

(2) 血管和血压:激动 β₁ 受体,使心脏兴奋,收缩压升高;激动 β₂ 受体,主要使骨骼肌血管、冠状血管舒张,肾和肠系膜血管舒张较弱,外周总阻力降低,舒张压下降,脉压差加大(见图 2-9-1),可增加组织器官及冠脉的血液灌流量。但如果静脉注射剂量过大,则可引起舒张压显著下降,降低了冠状血管的灌注压,冠脉有效血流量不增加。

2. **支气管平滑肌** 激动支气管平滑肌的 β_2 受体,使支气管平滑肌舒张,效果略强于肾上腺素,尤其是当平滑肌处于痉挛状态时舒张作用更明显。还能抑制组胺等过敏性物质的释放,但对支气管黏膜血管无收缩作用,故消除黏膜水肿的作用不如肾上腺素。

3. **其他** 通过激动 β 受体,促进糖原和脂肪的分解,升高血糖及血中游离脂肪酸含量,组织耗氧量增加。

【临床应用】

1. **支气管哮喘** 用于控制支气管哮喘急性发作,舌下或喷雾给药作用快而强,但长期反复应用,可产生耐受性。

2. **房室传导阻滞** 舌下给药或静脉滴注给药,治疗Ⅱ、Ⅲ度房室传导阻滞。

3. **心脏停搏** 适用于心室自身节律缓慢、高度房室传导阻滞或窦房结功能衰竭而并发的心脏停搏,常与去甲肾上腺素或间羟胺合用做心室内注射。

4. **抗休克** 在补足血容量的基础上,通过其兴奋心脏、增加心输出量及扩张血管作用,治疗中心静脉压高、心输出量低的感染性休克。但由于本品对内脏血管的舒张作用较弱,而且兴奋心脏时使心肌耗氧量增加,对休克患者不利,故目前已少用。

【不良反应】

常见心悸、头晕。用药过程应注意控制心率。气雾剂治疗支气管哮喘时,如患者已存在缺氧,如不正确掌握剂量而吸入过量,则可增加心肌耗氧量,易诱发心律失常,甚至引发心动过速及心室纤颤而猝死。禁用于冠心病、心肌炎和甲状腺功能亢进症患者。

多巴酚丁胺(dobutamine)

多巴酚丁胺为人工合成品。口服无效,一般采用静脉滴注给药。本药选择性激动 β_1 受体,使心肌收缩力加强,心输出量增加,对心率影响不大。临床用于治疗心脏手术后心输出量低的休克或心肌梗死并发心力衰竭,其改善左心室衰竭的作用优于多巴胺;治疗休克时较异丙肾上腺素安全有效。连续用药可产生快速耐受性。偶致室性心律失常。禁用于心房纤颤患者。

β 受体激动药还包括选择性激动 β_2 受体的药物,临床上主要用于哮喘的治疗。

思考题

1. 抢救过敏性休克首选何药?为什么?
2. 多巴胺常用于各种休克的治疗,为什么?
3. 比较肾上腺素、去甲肾上腺素、异丙肾上腺素的作用和用途的异同。
4. 间羟胺常作为去甲肾上腺素的代用品治疗休克,为什么?

(保泽庆)

第10章 肾上腺素受体阻断药

学习目标

1. 掌握β受体阻断药的药理作用、临床应用和不良反应。
2. 熟悉α受体阻断药的药理作用、临床应用和不良反应。
3. 了解α、β受体阻断药的药理作用特点及临床应用。

> **案例**
>
> 患者,男性,50岁。患高血压病多年,既往有支气管哮喘病史。近日,因劳累过度出现头晕、头痛等症状,伴心悸、胸闷。在私人诊所诊断为高血压病Ⅰ级、心动过速。给予普萘洛尔口服,服药后上述症状明显好转,但却出现呼吸困难、面色发绀等症状。家人将患者急送入医院。医生检查后,嘱咐停服普萘洛尔,并给予沙丁胺醇雾化治疗,呼吸困难等症状即缓解。
>
> 问题:1. 该患者服用普萘洛尔为什么会出现上述症状?
> 2. 普萘洛尔的用药注意事项有哪些?

肾上腺素受体阻断药(adrenoceptor blocking drugs)又称抗肾上腺素药(antiadrenergic drugs)。该类药物能阻断肾上腺素受体从而拮抗去甲肾上腺素能神经递质或肾上腺素受体激动药的作用。根据药物对α和β肾上腺素受体选择性的不同,可分为三大类:①α肾上腺素受体阻断药;②β肾上腺素受体阻断药;③α和β肾上腺素受体阻断药。

第1节 α肾上腺素受体阻断药

α肾上腺素受体阻断药能选择性地与α受体结合,阻断去甲肾上腺素能神经递质或肾上腺素受体激动药与α受体的结合,产生抗肾上腺素作用。它们能翻转激动α和β受体的肾上腺素的升压作用(详见第9章第1节);但对主要作用于α受体的去甲肾上腺素,仅能取消或减弱其升压作用而无"翻转作用";而对主要作用于β受体的异丙肾上腺素的降压效应则无影响(图 2-10-1)。

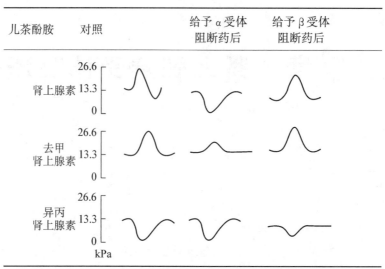

图 2-10-1 给肾上腺素受体阻断药前后,肾上腺素受体激动药对犬血压的作用

根据 α 受体阻断药对 $α_1$、$α_2$ 受体的选择性不同可分为:①非选择性 α 肾上腺素受体阻断药;②选择性 $α_1$ 肾上腺素受体阻断药;③选择性 $α_2$ 肾上腺素受体阻断药三大类。

一、非选择性 α 肾上腺素受体阻断药

(一) 短效 α 受体阻断药

本类药与 α 受体结合力弱,容易解离,所以作用温和,维持时间短暂,因与激动药之间有竞争性,又称为竞争性 α 受体阻断药。

酚妥拉明(phentolamine,立其丁)

【药代动力学】

口服生物利用度低,效果仅为注射给药的 20%。常做肌内或静脉注射,肌内注射约 20 min 血药浓度达到高峰,在体内迅速代谢,作用维持 30～45 min,多数以无活性的代谢物从尿中排泄。

【药理作用】

1. **心血管系统** 阻断血管平滑肌的 $α_1$ 受体以及直接舒张血管平滑肌的作用,使血管扩张,外周阻力和肺动脉压降低,血压下降。使心肌收缩力增强,心率加快,心输出量增加。这一作用部分是由于血管扩张、血压下降、反射性兴奋交感神经引起;部分是其阻断了去甲肾上腺素能神经末梢突触前膜 $α_2$ 受体,从而促进去甲肾上腺素释放引起心脏兴奋的结果。

一般剂量的酚妥拉明对正常人心率和血压影响较小,在较大剂量或患者心血管系统

处于交感神经紧张状态时,则可出现明显的血压下降及心率加快,甚至心律失常。

2. **其他** 有拟胆碱作用,使胃肠平滑肌张力增加;有拟组胺样作用,使胃酸分泌增加,皮肤潮红等。

【临床应用】

1. **治疗外周血管痉挛性疾病** 如肢端动脉痉挛性疾病(雷诺病,Raynaud's disease)及血栓闭塞性脉管炎。

2. **防止组织坏死** 当静脉滴注去甲肾上腺素发生外漏时,可用酚妥拉明 10 mg 溶于 10~20 ml 生理盐水中,做局部浸润注射,拮抗去甲肾上腺素的缩血管作用,防止组织坏死。

3. **抗休克** 由于扩张血管,降低外周阻力,兴奋心脏,增加心输出量,可改善休克时的内脏血液灌注,解除微循环障碍,并能降低肺循环阻力,防止肺水肿的发生。适用于感染性、心源性和神经源性休克,但用药前必须补足血容量,防止血压过低。也可同时使用去甲肾上腺素,其目的是拮抗去甲肾上腺素强大的 α 受体的缩血管作用,保留其激动 $β_1$ 受体的作用,加强心肌收缩力,增加心输出量。

4. **治疗顽固性充血性心力衰竭** 酚妥拉明能解除心力衰竭时小动脉和小静脉的反射性收缩,使外周血管阻力减小,降低心脏前、后负荷,左心室舒张末期压力和肺动脉压也随之降低,从而减轻肺水肿,增加心输出量,使心力衰竭得以改善。

5. **诊治肾上腺嗜铬细胞瘤** 用于嗜铬细胞瘤的手术前准备,以及手术过程中由于大量肾上腺素释放而骤发的高血压危象。也可用于该病的鉴别诊断。因曾有猝死的报道,使用时应慎重。

【不良反应】

1. **胃肠道反应** 可出现腹痛、腹泻、呕吐等,其组胺样作用可引起胃酸过多,故溃疡病患者慎用。

2. **心血管反应** 常见直立性低血压;静脉给药过快可引起心率加快、心律失常等,冠心病患者慎用。静脉注射后应让患者平卧 30 min,以防发生直立性低血压。一旦出现,可注射去甲肾上腺素升压,禁用肾上腺素。

(二) **长效 α 受体阻断药**

本类药与 α 受体结合牢固,不易解离,所以作用强大而持久,大剂量的儿茶酚胺也难以与之竞争,属于非竞争性 α 受体阻断药。

酚苄明(phenoxybenzamine)

酚苄明局部刺激性大,不做肌内注射或皮下注射,主要以口服或静脉注射给药。起效慢,静脉注射需 1 h 后达最大效应,但作用强大而持久,一次用药可维持 3~4 天。其基本作用和临床应用与酚妥拉明相似,扩张血管和降压作用与血管功能状态有关。当交感神经张力高、血容量减少或直立体位时,其扩张血管和降压作用明显。临床用于外周血管痉挛性疾病、休克、嗜铬细胞瘤所致的高血压治疗;也可用于良性前列腺增生,可减轻排尿困难症状。常见的不良反应有直立性低血压、反射性心动过速、心律失常及鼻塞；口服可引起恶心、呕吐，偶有嗜睡、疲乏等。

二、选择性 α_1 肾上腺素受体阻断药

选择性 α_1 肾上腺素受体阻断药对小动脉、小静脉的 α_1 受体有较高的选择性阻断作用，对去甲肾上腺素能神经末梢突触前膜上的 α_2 受体无明显作用，因此在拮抗去甲肾上腺素和肾上腺素的升压作用同时，并不促进神经末梢释放去甲肾上腺素，故无明显加快心率的作用。

此类药包括哌唑嗪（prazosin）、特拉唑嗪（terazosin）、多沙唑嗪（doxazosin）等，临床上主要用于治疗高血压病和良性前列腺增生（见第 21 章）。

三、选择性 α_2 肾上腺素受体阻断药

育亨宾（yohimbine）为选择性 α_2 受体阻断药，可促进神经末梢释放去甲肾上腺素，导致血压升高、心率加快。因不良反应较多，无临床使用价值，仅作为实验研究药。

第 2 节　β 肾上腺素受体阻断药

β 肾上腺素受体阻断药是一类能选择性地与 β 受体结合，竞争性阻断去甲肾上腺素能神经递质或肾上腺素受体激动药与 β 受体结合，从而拮抗 β 受体效应的药物。根据其对 β 肾上腺素受体选择性的不同，可将药物分为三大类：①非选择性 β 肾上腺素受体阻断药；②选择性 β_1 肾上腺素受体阻断药；③α、β 肾上腺素受体阻断药（表 2-10-1）。

表 2-10-1　常用 β 受体阻断药的分类及作用比较

药物名称	内在拟交感神经活性	膜稳定作用	口服生物利用度（%）	血浆半衰期（h）	主要消除途径
非选择性 β 受体阻断药					
普萘洛尔（propranolol）	−	++	～25	3～5	肝
噻吗洛尔（timolol）	−	−	～50	3～5	肝
吲哚洛尔（pindolol）	++	±	～75	3～4	肝、肾
选择性 β 受体阻断药					
美托洛尔（metoprolol）	−	−	～40	3～4	肝
比索洛尔（bisoprolol）	−	−	～90	10～12	肝、肾
阿替洛尔（atenolol）	−	−	～50	5～8	肾
α、β 受体阻断药					
拉贝洛尔（labetalol）	±	±	～20	4～6	肝
卡维地洛（carvedilol）	−	+	～30	7～10	肝

【药理作用】
1. **β受体阻断作用**

（1）心血管系统：①阻断心脏 $β_1$ 受体，可使心肌收缩力减弱，心率和传导减慢，心输出量减少，心肌耗氧量下降，血压略降。对正常人休息状态时的心脏抑制作用较弱，但当心脏交感神经张力增高时（如运动或病理情况），则对心脏的抑制作用明显；②非选择性β肾上腺素受体阻断药，如普萘洛尔还能阻断血管 $β_2$ 受体，加上心脏功能受到抑制，心输出量减少，反射性兴奋交感神经，都可引起血管收缩和外周阻力增加，肝、肾和骨骼肌等血流量减少，冠状血管的血流量也减少。

（2）支气管平滑肌：阻断支气管平滑肌上的 $β_2$ 受体，使支气管平滑肌收缩，呼吸道阻力增加。这种作用对正常人表现较弱，而对支气管哮喘患者，有时可诱发或加重哮喘的急性发作。

（3）肾素：阻断肾小球旁器细胞的 $β_1$ 受体，抑制肾素的释放，血管紧张素生成减少，血压下降。

（4）代谢：可抑制糖原和脂肪分解，对正常人的血糖无影响，但能延缓使用胰岛素后血糖水平的恢复，β受体阻断药往往会掩盖低血糖症状如心悸等，从而延误了低血糖的及时观察。对于甲状腺功能亢进症患者，β受体阻断药不仅降低机体对儿茶酚胺的敏感性，还能抑制甲状腺素（T_4）转变为三碘甲状腺原氨酸（T_3）的过程，有效控制甲状腺功能亢进的症状。

2. **内在拟交感活性** 有些β肾上腺素受体阻断药如吲哚洛尔，在与β受体结合后除能阻断受体外，还对β受体具有部分激动作用，这种现象称为内在拟交感活性（intrinsic sympathomimetic activity，ISA）。由于这种作用较弱，常被其β受体阻断作用所掩盖而不易表现出来。当临床应用 ISA 较强的药物时，其对心脏的抑制作用和对支气管的收缩作用一般较不具 ISA 的药物弱。

3. **膜稳定作用** 有些β受体阻断药在高浓度时具有降低细胞膜对离子的通透性的作用，称为膜稳定作用。但由于所需浓度要高于β受体阻断药临床有效血药浓度几十倍，因此认为这一作用在常用量时与其治疗作用的关系不大。

4. **其他** 普萘洛尔还具有抗血小板聚集作用；噻吗洛尔尚有降低眼内压作用。

【临床应用】
1. **心律失常** 对多种原因引起的快速型心律失常有效，尤其对交感神经过度兴奋、甲状腺功能亢进及嗜铬细胞瘤等引起的窦性心动过速效果良好。

2. **心绞痛和心肌梗死** 对心绞痛有良好的疗效。对心肌梗死患者长期应用可降低复发率和猝死率，用量比抗心律失常的剂量要大。

3. **高血压** 对高肾素型高血压和心输出量偏高的高血压病患者有良好的疗效，可使血压下降，心率减慢，且不易发生直立性低血压。

4. **充血性心力衰竭** 在心肌状况严重恶化前早期应用，对某些充血性心力衰竭能缓解症状，改善预后。

5. **甲状腺功能亢进** 用于甲状腺功能亢进及甲状腺危象时的激动不安、心动过速和心律失常等,并能降低基础代谢率。

【不良反应】

一般的不良反应有恶心、呕吐和轻度腹泻等消化道症状,停药后迅速消失。偶见过敏、皮疹和血小板减少。应用不当可出现严重不良反应。

1. **心血管反应** 由于阻断心脏 $β_1$ 受体,可引起心脏抑制、血压下降,甚至诱发或加重心功能不全。而具有 ISA 的 β 受体阻断药则较少引起心功能抑制。对血管平滑肌 $β_2$ 受体阻断作用,可使外周血管收缩甚至痉挛,导致四肢发冷,出现雷诺症状或间歇跛行,严重者甚至出现脚趾溃烂和坏死。

2. **诱发和加重支气管哮喘** 由于非选择性 β 受体阻断药阻断支气管平滑肌上的 $β_2$ 受体,使支气管痉挛,呼吸道阻力增加,可诱发或加重支气管哮喘。而选择性 $β_1$ 受体阻断药及具有 ISA 的药物,一般不引起上述不良反应,但对哮喘的患者仍应慎用。

3. **反跳现象** 长期应用 β 受体阻断药可使受体向上调节,如突然停药,可引起原病情加重,长期用药者应逐渐减量直至停药。

4. **其他** 偶见眼-皮肤黏膜综合征、幻觉、失眠和抑郁症状。

禁用于严重左心室功能不全、窦性心动过缓、重度房室传导阻滞和支气管哮喘的患者。肝功能不良及心肌梗死患者慎用。

一、非选择性 β 受体阻断药

普萘洛尔(propranolol,心得安)

【药代动力学】

因普萘洛尔具有较高的脂溶性,故其药代学有下列特点:①口服易吸收;②肝代谢率高,首关消除明显,口服生物利用度较低(30%),当长期或大剂量给药时,肝代谢功能饱和,其生物利用度可提高;③血浆蛋白结合率高达 90%;④体内分布广,易于透过血-脑屏障和胎盘屏障,也可分泌到乳汁中;⑤主要从肾脏排泄,半衰期较短;⑥个体差异大,口服相同剂量的普萘洛尔,血药浓度相差可达 20 倍之多,因此临床用药剂量必须根据个体需要而定。

【药理作用】

具有较强的 β 受体阻断作用,对 $β_1$ 和 $β_2$ 受体的选择性很低,没有内在拟交感神经活性。用药后使心率减慢,心肌收缩力和心输出量降低,冠脉血流量下降,心肌耗氧量明显减少,支气管平滑肌收缩。

【临床应用】

普萘洛尔是最早出现的经典 β 受体阻断药,其药理作用与临床应用广泛,但个体差异大,不良反应也较多。近年在临床治疗心血管疾病方面,已逐渐被选择性 $β_1$ 受体阻断药所取代,目前临床上主要用于治疗甲状腺功能亢进,也可用于心律失常、高血压病、心绞痛等的治疗。

吲哚洛尔(pindolol,心得静)

吲哚洛尔与普萘洛尔相比有以下不同：①生物利用度较高(85％)；②阻断β受体作用强,是普萘洛尔的6~15倍；③有显著的内在拟交感活性,对心脏的抑制作用弱。临床应用与普萘洛尔相同。但心功能不全、窦性心动过缓、重度房室传导阻滞和支气管哮喘的患者仍应慎用本药。

噻吗洛尔(timolol,噻吗心安)

噻吗洛尔是已知作用最强的β受体阻断药,无内在拟交感活性和膜稳定作用。临床用滴眼剂能减少房水的生成,从而降低眼内压,可用于青光眼的治疗,无缩瞳和调节痉挛等不良反应,疗效与毛果芸香碱相近或较优。

二、选择性 $β_1$ 受体阻断药

比索洛尔(bisoprolol)和美托洛尔(metoprolol,美多心安)

本类药物对 $β_1$ 受体有较强的选择性阻断作用,对 $β_2$ 受体阻断作用较弱,所以心脏抑制作用明显,而增加呼吸道阻力作用较轻,较少影响 $β_2$ 受体调节的代谢效应,但对哮喘患者使用仍需谨慎。常用药物比索洛尔和美托洛尔既无内在拟交感活性,也无膜稳定作用；口服吸收率高,临床试验证明：比索洛尔每日 10 mg 的治疗效果与 100 mg 的美托洛尔或 160 mg 的普萘洛尔相当。临床多用于治疗高血压、心绞痛、心律失常、甲状腺功能亢进等,近年来也用于充血性心力衰竭的治疗。

第3节　α、β肾上腺素受体阻断药

本类药物对α和β受体阻断作用选择性不高,对β受体的阻断作用比对α受体的阻断作用强。常用药物主要包括拉贝洛尔(labetalol)、卡维地洛(carvedilol)、布新洛尔(bucindolol)、阿罗洛尔(arotinolol)等。

拉贝洛尔(labetalol)

拉贝洛尔口服个体差异大,容易受胃肠道内容物的影响。对α、β受体都具有明显的阻断作用,并具有较弱的内在拟交感作用和膜稳定作用。对β受体的阻断作用约为普萘洛尔的2/5,对α受体的阻断作用是酚妥拉明的1/10~1/6。另外,对β受体的阻断作用强于对α受体的阻断作用,为5~10倍。主要治疗中、重度高血压和心绞痛,静脉注射可用于高血压危象。不良反应有眩晕、乏力、恶心、直立性低血压等,采用分次给药可减少发生。心功能不全及支气管哮喘患者禁用。

卡维地洛(carvedilol)

卡维地洛是近年研制开发的一种肾上腺素受体阻断药,本药除阻断β受体,拮抗交感神经对心脏的作用,抑制肾素-血管紧张素-醛固酮系统,逆转心室重构外,尚有较强的α受体的阻断作用,所以具有明显的舒张血管作用,可使外周阻力降低,产生降压作用,减轻心脏后负荷,增加心输血量。此外本品兼有抗氧化、保护心肌作用,治疗充血性心力衰竭可降低住院率和病死率。还用于治疗高血压、心绞痛。不良反应有头晕、疲劳和乏力等,首次用药偶可出现直立性低血压。

 思考题

1. 静脉注射酚妥拉明常见的不良反应是什么?如何防治?为什么?
2. 简述β受体阻断药的分类,列举各类有哪些药物?
3. β受体阻断药临床上可治疗哪些疾病?为什么?
4. 比较普萘洛尔、美托洛尔和卡维地洛作用特点、临床应用的异同。

(保泽庆)

实验项目

实验3 传出神经系统药物对瞳孔的影响

【实验目的】

1. 观察拟胆碱药、抗胆碱药及拟肾上腺素药对瞳孔的作用,并分析作用机制。
2. 练习家兔的捉拿、滴眼及量瞳方法。

【实验动物】

家兔,体重2~3 kg,雌、雄兼用。

【实验药品】

1%硫酸阿托品溶液、1%硝酸毛果芸香碱溶液、1%盐酸苯肾上腺素溶液、0.5%水杨酸毒扁豆碱溶液。

【器材】

兔固定箱、手电筒、剪刀、测瞳尺、滴管、注射器(1 ml)。

【实验方法】

1. 取健康无眼疾家兔2只,标记后放入兔固定箱内,剪去眼睫毛,在自然光线下测量并记录两侧正常瞳孔直径(mm)。再用手电筒灯光观察对光反射,即突然从侧面照射兔眼,如瞳孔随光照而缩小,则为对光反射阳性,否则为阴性。

2. 按下表中的顺序给药(每只眼2滴)。

兔号	左眼	右眼
甲	1%硫酸阿托品溶液	1%硝酸毛果芸香碱溶液
乙	1%盐酸去氧肾上腺素溶液	0.5%水杨酸毒扁豆碱溶液

滴药时将下眼睑拉成杯状,并用手指按住鼻泪管,使其在眼睑内保留1 min,然后将手轻轻放开,任其自然溢出。

3. 滴药15 min后,在同样强度的光线下,再分别测量并记录各眼瞳孔大小和对光反射。如甲兔右眼和乙兔右眼的瞳孔已明显缩小,则在甲兔右眼再滴阿托品,在乙兔右眼再滴苯肾上腺素,15 min后再观测瞳孔大小和对光反射。将结果记录于下表中。

兔号	眼睛	药物	瞳孔直径(mm)		对光反射	
			用药前	用药后	用药前	用药后
甲	左	阿托品				
	右	硝酸毛果芸香碱				
		15 min 后再滴硫酸阿托品				
乙	左	苯肾上腺素				
	右	水杨酸毒扁豆碱				
		15 min 后再滴去氧肾上腺素				

【注意事项】

1. 测量瞳孔勿刺激角膜,否则会影响瞳孔大小。
2. 滴药时应按压内眦部的鼻泪管,以防药液进入鼻腔,经鼻黏膜吸收。
3. 各眼滴药量要准确,在眼内停留时间要一致,以确保药液充分作用。
4. 测量瞳孔条件给药前后要一致,如光线的强度、光源的角度等。
5. 实验动物应为一周内未用过眼药者。

思考题

1. 根据实验结果,分析阿托品和去氧肾上腺素扩瞳作用的不同点。
2. 通过本次实验结果能否证明毛果芸香碱和毒扁豆碱缩瞳作用机制的不同?为什么?

(徐秋琴　张　琦)

实验 4　药物对家兔动脉血压的作用

【实验目的】

1. 观察肾上腺素、去甲肾上腺素、异丙肾上腺素、乙酰胆碱等药物对家兔血压的作用。
2. 以酚妥拉明、阿托品等受体阻断药为工具,分析肾上腺素、去甲肾上腺素、异丙肾上腺素、乙酰胆碱等药物对受体的作用。

【实验对象】

家兔,体重 2~3 kg,雌雄兼用。

【实验药品】

20%氨基甲酸乙酯溶液(乌拉坦)、1 000 U/ml 肝素钠、生理盐水、1∶50 000 肾上腺素溶液、1∶50 000 重酒石酸去甲肾上腺素溶液、1∶50 000 异丙肾上腺素溶液、1∶10 万氯化乙酰胆碱溶液、1%甲磺酸酚妥拉明溶液、0.1%阿托品溶液。

【器材】
哺乳类动物手术器械一套(包括手术刀、粗剪、手术剪、眼科剪、止血钳)、兔手术台、注射器(1 ml 和 10 ml)、气管套管、动脉套管、动脉夹、压力换能器、橡皮管、9号针头、头皮针(连接硅胶管)、MedLab 生物学信号采集处理系统、婴儿秤。

【实验方法】

1. 家兔的麻醉和手术

(1) 麻醉固定：家兔称重后，耳静脉缓慢注射 20% 氨基甲酸乙酯溶液 4~5 ml/kg(头皮针留置)，用胶布固定针头。静脉注射 1 000U/ml 肝素 1 ml/kg(全身肝素化)。待家兔麻醉后，仰卧固定于兔手术台上。

(2) 手术操作：正中切开颈部皮肤，分离气管，行气管插管术。分离左侧颈总动脉，在其下穿 2 根线，一根结扎远心端，另一根备用。用动脉夹钳夹近心端，用眼科剪在颈总动脉上(靠近远心端线扎部位)剪一"V"形小口，将连接压力换能器并充满肝素(1 000U/ml)的动脉套管插入颈总动脉，用线结扎并固定。将连接硅胶管的头皮针的另一端，接上 9 号针头连接到 10 ml 注射器上，用生理盐水充满，以供注射药物用。

2. 实验装置　将压力换能器固定于铁支架上，其位置应与心脏在同一平面，并将换能器的输出端与 MedLab 系统的输入通道连接。通道放大倍数 200，直流耦合(下限频率 DC)、上限频率 30Hz，采样间隔 1 ms。

3. 观察项目　除去动脉夹，打开三通管，可见血液由动脉冲入动脉套管，记录家兔正常血压曲线。依次由耳缘静脉给予下列 3 组药物。每次给药后均注入生理盐水 1 ml，以冲洗头皮针管内残留药物。每次用药后待血压恢复原水平或平稳后再给予下一个药物。

(1) 观察肾上腺素等药物对血压的作用：依次静脉注射 1∶50 000 肾上腺素溶液 0.1 ml/kg、1∶50 000 重酒石酸去甲肾上腺素溶液 0.1 ml/kg、1∶50 000 硫酸异丙肾上腺素溶液 0.1 ml/kg，观察每次给药前后家兔血压的变化。

(2) 观察 α 受体阻断剂酚妥拉明对肾上腺素等药物对血压作用的影响：静脉注射 1% 甲磺酸酚妥拉明 0.1 ml/kg(缓慢注入)。2 min 后依次静脉注射 1∶50 000 盐酸肾上腺素溶液 0.1 ml/kg、1∶50 000 重酒石酸去甲肾上腺素溶液 0.1 ml/kg、1∶50 000 异丙肾上腺素溶液 0.1 ml/kg，观察每次给药前后家兔血压的变化。

(3) 观察大剂量 M 受体阻断药阿托品对乙酰胆碱对血压作用的影响：静脉注射 1∶10 万氯化乙酰胆碱溶液 0.1 ml/kg，观察给药后家兔血压的变化。然后，静脉注射 0.1% 阿托品溶液 0.1 ml/kg，再次静脉注射 1∶10 万氯化乙酰胆碱溶液 0.1 ml/kg。比较两次静脉注射氯化乙酰胆碱溶液后，家兔血压变化情况。

4. 以曲线表示各药物对家兔血压的作用　根据实验结果分析肾上腺素、去甲肾上腺素、异丙肾上腺素、乙酰胆碱等药物对血压的作用，进一步分析各药物的作用机制。

【注意事项】

1. 肾上腺素等药物静脉注射时，容积小速度要快，而受体阻断药则须缓慢注入。
2. 每次给药后应推注生理盐水 1 ml，使硅胶管内药物全部进入体内。
3. 待血压恢复到基线或基本稳定后，再给予下一个药物。

思考题

1. 简述肾上腺素、去甲肾上腺素、异丙肾上腺素对家兔动脉血压的作用和作用机制。
2. 给予酚妥拉明后,肾上腺素、去甲肾上腺素、异丙肾上腺素对家兔动脉血压有何影响?试分析其原因。
3. 两次静脉注射乙酰胆碱后,家兔血压变化有何不同?为什么?

(徐秋琴 张 琦)

实验 5 传出神经系统药物对离体肠肌的作用

【实验目的】
1. 观察乙酰胆碱、毛果芸香碱及阿托品对肠平滑肌的作用并分析其作用机制。
2. 学习离体十二指肠或上段空肠的制备方法。

【实验动物】
家兔,体重 2~3 kg,雌雄兼用。

【实验药品】
0.01%氯化乙酰胆碱溶液、1%硝酸毛果芸香碱溶液、0.1%硫酸阿托品溶液、台氏液。

【器材】
麦氏浴槽、超级恒温器、张力换能器、MedLab 生物信号采集处理系统、手术剪、镊子、缝针、滴管、球胆或加氧泵、注射器(1 ml)、烧杯或培养皿、"L"形玻璃钩(中空)、铁支架、双凹夹、丝线。

【实验方法】
取家兔 1 只,击头致死,剖腹剪取接近十二指肠的空肠一段。将空肠置于盛有台氏液的烧杯或培养皿内,将肠内容物洗净,剪成数小段(每小段约 2 cm)备用。装好实验装置(图 2-10-2),调节温度并恒定于 38℃ 后,取小肠一段,下端用线系于和球胆或加氧泵相连的"L"形玻璃钩上,置于盛有台氏液的麦氏浴槽内,使与球胆或加氧泵相通的管道均匀地放出气泡,供给氧气;上端连接张力换能器,通过 MedLab 屏幕上显示肠肌活动曲线。

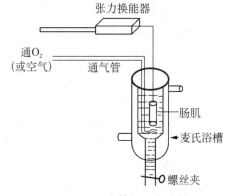

图 2-10-2 离体肠肌实验装置

1. 描记一段正常肠肌活动曲线。
2. 加入 0.01%氯化乙酰胆碱溶液 0.5 ml,当作用(使曲线上升)明显时随即加入 0.1%阿托品溶液 0.5 ml,观察结果如何?
3. 再加入与前同量的氯化乙酰胆碱溶液,比较与上次加入该药时有何不同?
4. 换液,用 38℃ 的台氏液冲洗肠段 3 次或者更换新的肠段后,再加入 1%硝酸毛果芸香碱溶液0.3 ml。当作用显著时,立即加入0.1%硫酸阿托品溶液0.5 ml,观察结果如何?

【结果记录】
描绘肠肌活动曲线图,分析肠肌活动的变化原因。

【注意事项】
1. 实验动物在实验前24 h禁食,但不禁水,以使肠腔无粪便。
2. 制作标本时,动作应轻柔,尽量避免过多牵拉肠管,以防功能受损。离体肠肌勿在空气中暴露过久。肠管穿线时要对角单壁缝合,勿将肠管封闭。肠管悬吊不宜过松或过紧,亦不可与管壁贴住。
3. 洗涤所用台氏液应保持在37~38℃,以使标本活动稳定。
4. 水浴温度、肠肌张力及输入空气速度均可影响实验结果,应注意调节至最佳状态。

思考题

试用受体理论分析阿托品拮抗毛果芸香碱对肠肌收缩效应的原理。

(胡 珏 林益平)

实验6 有机磷酸酯类的中毒及解救

【实验目的】
1. 了解有机磷酸酯类中毒的症状及其机制。
2. 观察阿托品和氯解磷定对有机磷酸酯类中毒的解救作用。

【实验动物】
家兔,体重2~3 kg,雌雄兼用。

【实验药品】
10%敌敌畏溶液、10%硫酸阿托品溶液、25%氯解磷定溶液。

【器材】
婴儿秤、注射器(1 ml和5 ml)、直尺、棉球。

【实验方法】
取家兔2只,称重编号,观察并记录下列指标:呼吸频率与幅度、瞳孔大小、唾液分泌、大小便、肌张力及肌震颤等。将2只家兔分别肌内注射10%敌敌畏溶液0.1 ml/kg(20 min后如无中毒症状,可再注射0.05 ml/kg),观察上述指标变化情况。待瞳孔缩小、呼吸困难、唾液外流、骨骼肌震颤等中毒症状明显时,甲兔由耳缘静脉注射10%阿托品溶液1 ml/kg,乙兔由耳缘静脉注射25%氯解磷定溶液0.08 ml/kg,分别观察并记录上述指标变化情况。然后,甲兔由耳缘静脉注射25%氯解磷定溶液0.08 ml/kg,乙兔由耳缘静脉注射10%阿托品1 ml/kg,再观察两兔的变化情况。将实验结果记录于下表中。

兔号	体重(kg)	观察阶段	活动情况	呼吸情况	瞳孔直径(mm)	唾液分泌	肌张力及震颤	大小便
甲		用药前						
		给予敌敌畏后						
		给予阿托品后						
		给予氯解磷定后						
乙		用药前						
		给予敌敌畏后						
		给予氯解磷定后						
		给予阿托品后						

【注意事项】

1. 解救药物需事先准备好，待中毒症状明显后立即解救。阿托品要快速注入，以缓解危急的中毒症状；但氯解磷定注射速度要慢。

2. 敌敌畏如不慎污染皮肤，可用自来水冲洗。

思考题

1. 有机磷酸酯类中毒的机制和临床表现是什么？
2. 阿托品和氯解磷定解救有机磷酸酯类中毒的作用机制和特点有何不同？

（林益平　胡　珏）

实验 7　药物对动物缺氧耐受性的影响

【实验目的】

1. 观察药物对动物缺氧耐受性的影响，分析其作用机制。

【实验对象】

小鼠，体重 20～25 g，雌雄兼用。

【实验药品】

0.5％硫酸异丙肾上腺素溶液、0.1％盐酸普萘洛尔溶液、生理盐水、钠石灰。

【器材】

250 ml 广口瓶、缺氧瓶装置（图 2-10-3）、注射器（1 ml）、电子秤、纱布、棉绳。

【实验方法】

取体重相近的小鼠 3 只，称重、编号，观察正常活动。随机分配为甲、乙、丙 3 组，给药途径、剂量、时间见下表，存活时

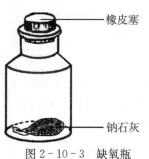

图 2-10-3　缺氧瓶装置图

间记录于表中。

小鼠编号	第 1 次给药 (0.2 ml/10 g)	15 min 后第 2 次给药 (0.2 ml/10 g)	3 min 后分别放入 100 ml 缺氧瓶中观察存活时间 T(min)
甲	生理盐水 sc	生理盐水 ip	
乙	0.5%异丙肾上腺素溶液 sc	生理盐水 ip	
丙	0.5%异丙肾上腺素溶液 sc	0.1%普萘洛尔溶液 ip	

注:sc 为皮下注射;ip 为腹腔注射。

在教师指导下,收集全班各组的原始数据,列表进行统计处理,求出甲、乙、丙 3 组存活时间 T 的均数($\bar{x}$)及标准差(S),并对 3 组存活时间(T)的差异作显著性检测(t 检验)。

【注意事项】

1. 缺氧瓶内的钠石灰重约 10 g,并用纱布包好。缺氧瓶必须完全密闭不漏气,可在瓶口涂抹凡士林。

2. 小鼠腹腔注射部位应稍靠左下腹,勿损及肝脏,还应避免将药液注入肠腔或膀胱。

3. 小鼠在缺氧瓶中时不可随意晃动,以免加重缺氧;必须等 3 只小鼠全部缺氧死亡后才能打开瓶塞。

4. 医用钠石灰为氧化钙与氢氧化钠的混合物(粉红色颗粒),含有变色指示剂。吸水及二氧化碳后,变灰白色,应及时更换。

5. 本实验简单易行,已知抗心肌缺血药多能获得阳性结果,可作为抗心肌缺血药的初筛方法,但中枢抑制药可造成假阳性结果。

思考题

1. 异丙肾上腺素和普萘洛尔对小鼠存活时间的影响有何不同?为什么?
2. 试讨论本筛选方法的设计原理与优缺点。

(张 琦 徐秋琴)

第3篇
中枢神经系统药物

第 11 章 麻 醉 药

学习目标

1. 掌握局部麻醉药的药理作用、临床应用、不良反应及常用药物普鲁卡因、利多卡因、丁卡因及丁哌卡因的作用特点及应用。
2. 熟悉常用吸入性麻醉药和静脉麻醉药的作用特点及主要不良反应。
3. 了解常用复合麻醉方法、常用药物及用药目的。

案例

患者,男性,32岁。因右下腹剧烈疼痛3h入院。

检查:发现右下腹有压痛及反跳痛,B超提示阑尾回声增强,周围有渗液。白细胞总数及分类增高。

诊断:急性化脓性阑尾炎。需采用硬膜外麻醉进行急诊手术。选用1.6%利多卡因+0.16%丁卡因+1:20万肾上腺素溶液进行麻醉。

问题:说明利多卡因和丁卡因联合使用的原因。为何加入微量肾上腺素?

麻醉药是指作用于中枢或外周神经系统,产生全身或局部麻醉作用的药物。按作用部位及作用特点分为全身麻醉药和局部麻醉药两类。

第1节 全身麻醉药

全身麻醉药(general anesthetics)简称全麻药,是一类作用于中枢神经系统,能可逆性地引起不同程度的感觉和意识丧失,从而有利于实施外科手术的药物。根据给药途径可分为吸入性麻醉药和静脉麻醉药两类。

一、吸入性麻醉药

吸入性麻醉药(inhalational anesthetics)是指经气道吸入而产生全身麻醉的药物。是一类具有挥发性的液体或气体,前者如乙醚、氟烷、异氟烷、恩氟烷等,后者如氧化亚氮。

吸入性麻醉药通过吸入经肺泡进入血液,再透过血-脑屏障进入中枢神经系统,阻断脑神经细胞的突触传递,使意识和感觉消失而达到麻醉效果。吸入性麻醉药先抑制大脑皮质,后是延髓。麻醉逐渐加深时,依次出现中枢神经功能受抑制的症状。此外,其对呼吸系统和循环系统等也有不同程度的抑制作用。

乙醚(ether)

乙醚为无色澄明易挥发液体,有特殊臭味,易燃易爆。遇光、热、空气易氧化成毒性强的过氧化物及乙醛。麻醉浓度的乙醚对呼吸功能和血压几无影响,对心、肝、肾的毒性也小。有箭毒样作用,故肌松作用较强。但此药诱导期和苏醒期较长,易发生意外,现已少用。

氟烷(halothane)

氟烷为无色透明液体,不燃不爆,无臭味,但化学性质不稳定。诱导期短,苏醒快,但肌松作用和镇痛作用较弱。能扩张脑血管,升高颅内压,诱发心律失常,不宜与去甲肾上腺素、肾上腺素、多巴胺等合用,禁用于难产和剖宫产患者。

恩氟烷(enflurane)和异氟烷(isoflurane)

恩氟烷和异氟烷是同分异构体,化学性质非常稳定,不燃不爆。和氟烷相比较,麻醉诱导平稳、迅速、苏醒快、麻醉深度较易调节且肌肉松弛良好,不增加心肌对儿茶酚胺的敏感性,反复应用对肝功能影响轻微,偶有恶心呕吐、流涎、喉痉挛等,恩氟烷可轻度抑制肾功能,但多在停药后2h迅速恢复,两者是目前应用最广的吸入麻醉药。

氧化亚氮(nitrous oxide)

氧化亚氮又名笑气,为无色、味甜、无刺激性的液态气体,性质稳定,不燃不爆,诱导和苏醒快,镇痛作用强,肌肉松弛作用差,对呼吸和肝、肾功能无不良影响,但对心肌略有抑制作用。主要用于诱导麻醉或与其他全麻药配伍使用。

二、静脉麻醉药

静脉麻醉药(intravenous anaesthetics)是指经静脉途径给药产生全身麻醉作用的药物,有硫喷妥钠和氯胺酮等。静脉麻醉药与吸入性麻醉药相比,具有下列优点:①使用方便,无需特殊设备;②不刺激呼吸道,患者乐于接受;③无燃烧、爆炸的危险,不污染手术室空气。其主要缺点是:①麻醉作用不完善,除氯胺酮外无明显镇痛作用;②在体内代谢,故其可控性不如吸入性麻醉药,且用药量个体差异很大,耐受性不一,作用出现时间受循环时间的影响。本类药目前主要用于麻醉诱导,如用于麻醉维持,通常需配伍其他麻醉药物,组成静脉复合全麻或静吸复合全麻。

硫喷妥钠(pentothal sodium)

【药理作用与临床应用】

硫喷妥钠是超短效巴比妥类药物,脂溶性高,静脉注射后数秒钟即可进入脑组织,故麻醉作用迅速,无兴奋期,麻醉维持时间短,仅数分钟,其主要原因是脑组织中的药物很快随血流重新分布到肌肉和脂肪等组织。其镇痛效果差,肌肉松弛不完全。临床主要用于诱导麻醉、基础麻醉和短时小手术。

【不良反应】

1. **呼吸抑制** 静脉注射过快、剂量过大、浓度过高,对呼吸中枢有明显的抑制作用。
2. **喉和支气管痉挛** 浅麻醉时易诱发喉和支气管痉挛。
3. **局部组织坏死** 碱性较强,对组织有强烈刺激性,静脉注射如漏出血管外,可致局部组织坏死。
4. **血压下降** 大剂量对心肌和血管运动中枢有抑制作用,可引起严重低血压。

氯胺酮(ketamine)

氯胺酮一方面选择性地阻断痛觉冲动向丘脑和皮质传导,另一方面兴奋脑干网状结构和大脑边缘系统,这种抑制与兴奋并存的麻醉状态称为分离麻醉。氯胺酮静脉注射可使患者较快地进入分离麻醉状态,引起意识模糊、短暂性记忆缺失及满意的镇痛效应,但意识并未完全消失,常伴有梦幻、肌张力增加、血压上升。本药是唯一具有显著镇痛作用的静脉麻醉药,对呼吸抑制较轻,对心血管几乎无抑制作用。麻醉时对体表镇痛明显,内脏镇痛作用差,但诱导迅速。用于短时的体表小手术,如烧伤后的清创、切痂、植皮等。

丙泊酚(propofol)

丙泊酚又名异丙酚。为快速、短效的静脉麻醉药,起效快速(30 s),维持时间短,恢复迅速,诱导麻醉时比较平稳,极少出现刺激症状。镇痛和肌松作用较弱,可引起暂时性呼吸停止、血压降低。适用于各种手术的诱导麻醉和维持麻醉,尤其适用于短小手术。

三、复合麻醉

复合麻醉(combined anaesthesia)是指同时或先后应用两种以上麻醉药或其他辅助药物,以达到较为满意的麻醉效果。目前各种麻醉药单独应用都不够理想,为克服其不足,常将两种或更多的麻醉药与其他辅助用药联合使用,以便达到更满意的麻醉效果。常用的复合麻醉见表3-11-1。

表3-11-1 复合麻醉常用药物及作用

麻醉方法	常用药物	用药目的
麻醉前给药	巴比妥类	镇静、消除紧张、短暂性记忆缺失
	阿托品或东莨菪碱	减少呼吸道分泌、防止术后肺炎
基础麻醉	巴比妥类	消除精神紧张
诱导麻醉	硫喷妥钠或氧化亚氮	缩短诱导期,减少不良反应
合用肌松药	琥珀胆碱或筒箭毒碱	肌肉松弛有利于手术进行
控制性降压	硝普钠或钙拮抗剂	减少出血
低温麻醉	冬眠合剂+物理降温	减少代谢,保护心、脑、肾等脏器

第2节 局部麻醉药

局部麻醉药(local anesthetics)简称局麻药,是一类局部应用于神经末梢或神经干周围,能可逆地阻滞神经冲动的发生和传导,在意识清醒的条件下引起局部感觉(尤其是痛觉)暂时丧失的药物。

【药理作用】

局麻药作用于神经,能使神经纤维兴奋阈升高、传导速度减慢、动作电位幅度降低,直至完全丧失产生动作电位的能力,从而阻滞神经冲动的产生和传导,产生局麻作用。低浓度局麻药可阻断感觉神经冲动的发生和传导,较高浓度时对神经系统的任何部分和各类神经纤维都有阻断作用。一般情况下,神经突触和神经纤维末梢对局麻药最为敏感,细而无髓鞘的神经纤维比粗而有髓鞘的神经纤维敏感。在局麻药作用下,痛觉首先消失,其次是冷觉、温觉、触觉和压觉消失,最后是运动麻痹。神经冲动传导的恢复则按相反的顺序进行。

局麻药的作用机制与阻滞神经细胞膜 Na^+ 通道有关。在正常情况下,神经冲动的产生和传导有赖于 Na^+ 内流而产生的细胞膜除极化作用。局麻药通过与电压门控的 Na^+ 通道内侧受体结合,改变 Na^+ 通道蛋白构象,使 Na^+ 通道关闭,阻滞 Na^+ 内流,使细胞膜不能除极化,从而阻止神经动作电位的产生和冲动的传导,产生局麻作用。

【临床应用】

1. **表面麻醉** 将穿透性较强的局麻药涂于黏膜表面,使黏膜下神经末梢麻醉,适用于鼻、口腔、喉、气管、支气管、食管、生殖泌尿道等黏膜部位的浅表手术。由于局麻药黏膜吸收的速度不亚于静脉注射,因此用药过程要强调分次给药,用量不得超过常用量。常用药物丁卡因。

2. **浸润麻醉** 将局麻药注入皮下或手术切口部位,使局部的神经末梢麻醉。适用于较为浅表的小手术。浸润麻醉效果较好,但用量较大,麻醉范围较小,在做较大手术时,因所需药量较大而易产生全身毒性反应。常用药物利多卡因、普鲁卡因。

3. **传导麻醉** 将局麻药注射到外周神经干附近,阻断神经冲动传导,使该神经分布的区域麻醉。常用于四肢和口腔科手术。阻断神经干所需的局麻药浓度较麻醉神经末梢所需的浓度为高,但用量较少,麻醉区域较大。常用药物普鲁卡因、利多卡因和布比卡因。

4. **蛛网膜下隙麻醉** 将局麻药注入腰椎蛛网膜下隙,麻醉该部位的脊神经根,又称脊髓麻醉或腰麻。首先被阻断的是交感神经纤维,其次是感觉纤维,最后被麻醉的是运动纤维。常用于下腹部和下肢手术。蛛网膜下隙麻醉时,由于交感神经被阻滞,失去神经支配的静脉显著扩张,常可引起血压下降。可取轻度的头低位(10°~15°)或预先应用麻黄碱预防。注射部位不可过高,否则易引起呼吸肌麻痹。常用药物利多卡因、丁卡因、普鲁卡因。

5. **硬膜外麻醉** 将局麻药注入硬膜外腔,阻滞其附近脊神经根的传导,使该处发出神经分布的区域麻醉。其麻醉范围广,常用于胸腹部手术。硬膜外阻滞所用局麻药的剂量较蛛网膜下隙大5~10倍,如将药物误注入蛛网膜下隙,可引起全脊髓麻醉,导致呼吸、心跳停止,故应谨慎应用。

【不良反应】

1. **毒性反应** 多数因局麻药剂量过大或直接注入血管引起。常见对中枢神经系统和心血管系统的毒性反应,表现为先兴奋(不安、惊厥等)后抑制(呼吸抑制、昏迷等),并可致血压下降、房室传导阻滞,甚至心脏停搏。

2. **变态反应** 较为少见,在少量用药后立即发生类似过量中毒的症状,出现荨麻疹、支气管痉挛及喉头水肿等症状,严重者可发生过敏性休克,如普鲁卡因。

3. **其他** 蛛网膜下隙麻醉时可阻滞交感神经节,故常伴有血压下降;蛛网膜下隙或硬膜外麻醉的位置如过高可导致呼吸肌麻痹。

【常用局麻药】

常用的局麻药都有一个亲脂性芳香基团和一个亲水性胺基团,两者通过酯键或酰胺键连接,由此将局麻药分为酯类局麻药(如普鲁卡因、丁卡因)和酰胺类局麻药(如利多卡因、布比卡因)。

1. **普鲁卡因(procaine,奴佛卡因)** 为短效局麻药。因其对黏膜的穿透力弱,需注射给药方可产生局麻作用,一般不适用于表面麻醉。临床主要用于浸润麻醉、传导麻醉、蛛网膜下隙麻醉和硬膜外麻醉。注药后在1~3 min内起效,作用维持30~45 min,溶液中加入少量肾上腺素能使局麻作用延长至1~2 h。普鲁卡因在血浆中被酯酶水解为对氨基苯甲酸和二乙氨基乙醇,前者能对抗磺胺类药物的抗菌作用,故应避免与磺胺类药物同时应用。用药过量能引起中枢神经系统及心血管反应,还可出现变态反应。

2. **利多卡因(lidocaine,赛罗卡因)** 为中效局麻药。与普鲁卡因相比,利多卡因穿透力较强,起效快,作用强而持久。局麻时效与药液浓度有关,一般维持1.5 h左右。本药对组织无刺激性,局部血管扩张作用不明显,加入血管收缩药如肾上腺素,可延缓吸收,延长其作用时间。本药安全范围较大,能穿透黏膜,可用于各种局麻方法,有全能局麻药之称,主要用于传导麻醉和硬膜外麻醉,还可用于抗心律失常。对酯类局麻药过敏者可改用此药。

3. **丁卡因(tetracaine,地卡因)** 为长效局麻药,麻醉强度为普鲁卡因的10倍,毒性也比普鲁卡因大。其脂溶性高,穿透性强,与神经组织结合快而牢固,且作用迅速,1~3 min显效,持续2 h以上。常用于表面麻醉,也可用于传导麻醉、蛛网膜下隙麻醉和硬膜外麻醉。因毒性大,一般不用于浸润麻醉。

4. **布比卡因(bupivacaine,麻卡因)** 为长效局麻药。化学结构与利多卡因相似,局麻作用强而持久,比利多卡因强3~4倍,持续时间5~10 h。用于浸润麻醉、传导麻醉和硬膜外麻醉。

5. **依替卡因(etidocaine)** 为利多卡因的衍生物,起效迅速,作用时间比布比卡因长,对运动神经阻滞较感觉神经更为显著,适用于浸润麻醉、神经阻滞和硬膜外麻醉(表3-11-2)。

表 3-11-2 常用局麻药的作用特点比较

药名	作用特点	持续时间(h)	穿透性	麻醉强度	毒性	临床应用
普鲁卡因	快、弱	0.5~1	弱	弱	小	除表面麻醉外的各种局麻
利多卡因	快、中	1~2	强	较强	中	各种局部麻醉
丁卡因	快、强	2~3	强	强	大	除浸润麻醉外的各种局麻
布比卡因	强	4~6	弱	强	较大	除表面麻醉外的各种局麻

思考题

1. 常用的局麻药有哪些？各适用于哪些局部麻醉方法？
2. 局麻药液中加入微量肾上腺素有何益处？为什么在手指、足趾等末梢部位局麻时，禁止加用肾上腺素？
3. 一阑尾炎患者，术前准备用普鲁卡因进行腰麻，请问在用药时应注意哪些问题？
4. 为患者进行诱导麻醉时静脉注射硫喷妥钠，有哪些注意事项？

(李雪芹)

第12章 镇静催眠药

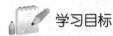 学习目标

1. 掌握常用苯二氮䓬类药物的药理作用、临床应用及不良反应。
2. 熟悉巴比妥类药物的药理作用、临床应用及不良反应。
3. 了解水合氯醛、扎来普隆、唑吡坦、佐匹克隆等药物的作用特点与临床应用。

案例

患者,女性,43岁。近3个月睡眠不佳,表现为入睡困难,夜里易醒,一夜醒来3~5次,有时很难再入睡,并伴有多梦。脑电图检查未见异常。

诊断:失眠症。

问题:该患者可否首选巴比妥类药物治疗?为什么?

镇静催眠药是一类通过抑制中枢神经系统而引起镇静和近似生理性睡眠的药物。该类药物对中枢神经系统的抑制程度随剂量增加而加深,小剂量引起安静或嗜睡状态,随着剂量的增加,依次出现催眠、抗惊厥和麻醉作用。

第1节 苯二氮䓬类

苯二氮䓬类(benzodiazepines,BZ)是20世纪50年代开始合成并应用于临床的一类药物,其为1,4-苯并二氮䓬的衍生物,目前临床常用的有20余种。虽然它们的结构相似,但不同衍生物之间的作用却各有侧重(表3-12-1)。地西泮是本类药物的代表。

表3-12-1 其他常用苯二氮䓬类药物的特点比较

类别	药物	主要特点
长效类	氟西泮	催眠作用强而持久,不易产生耐受性,主要用于各种失眠
	氯氮䓬	作用与地西泮相似而较弱,用于焦虑症、失眠与癫痫

(续表)

类别	药物	主要特点
中效类	硝西泮	作用与地西泮相似但较持久,主要用于失眠症和癫痫等
	劳拉西泮	作用为地西泮的5～10倍,常用作麻醉前给药
	艾司唑仑	抗焦虑、镇静催眠、抗癫痫作用强,且不良反应较少
短效类	三唑仑	为强效短效催眠药,不易在体内蓄积,用于失眠和焦虑症

地西泮（diazepam,安定）

【药代动力学】

地西泮口服吸收迅速而完全,口服后1h血药浓度达高峰。肌内注射吸收缓慢而不规则,血药浓度低于口服浓度。静脉注射迅速进入脑组织,随后又较快地分布到其他组织,使脑内浓度迅速下降,故静脉注射的作用出现快而短暂。血浆蛋白结合率为96%,可分布到全身大多数组织,能透过胎盘屏障影响胎儿,也可从乳汁分泌使乳儿嗜睡。主要在肝内代谢,其代谢产物仍有药理作用,最后与葡萄糖醛酸结合而失活。$t_{1/2}$长,为30～60h,原形药物及代谢产物经肾脏排泄,长期用药可致蓄积。

【药理作用与临床应用】

苯二氮䓬类药物的作用机制与增强γ-氨基丁酸(GABA)的抑制作用有关。苯二氮䓬类与突触后膜上的苯二氮䓬受体结合,发挥激动效应,促进GABA与$GABA_A$受体的结合而使Cl^-通道开放的频率增加,Cl^-内流增多,使细胞膜超极化,从而增强GABA的中枢抑制效应。

1. 抗焦虑　小于镇静剂量即有明显抗焦虑作用,可显著改善患者的紧张不安、焦虑、恐惧及失眠等症状,对各种原因引起的焦虑均有显著疗效。

2. 镇静催眠　随着剂量的增加,可呈现镇静催眠效应,能明显缩短入睡时间,延长睡眠持续时间,减少觉醒次数。由于其对快动眼睡眠时相影响小,停药后反跳现象较轻,不引起全身麻醉,安全范围大,目前已取代巴比妥类,广泛用于各种原因引起的失眠。

3. 抗惊厥和抗癫痫　地西泮具有强大的抗惊厥作用,可用于破伤风、子痫、小儿高热和药物中毒所致的惊厥。地西泮还可抑制癫痫灶异常放电的扩散,常用于癫痫大发作的治疗,静脉注射地西泮是治疗癫痫持续状态的首选药。

4. 中枢性肌肉松弛　地西泮可使骨骼肌张力降低,但不影响其正常活动,可缓解动物的去大脑僵直和人类大脑损伤所致的肌肉僵直。临床用于脑血管意外、脊髓损伤引起的中枢性肌强直,也可缓解局部关节病变、腰肌劳损所致的肌肉痉挛。

【不良反应】

1. 神经系统反应　治疗量连续用药可出现嗜睡、头晕、乏力等后遗效应,大剂量可致共济失调和思维紊乱,故用药期间不宜从事高空作业、驾驶汽车、操作机器等工作。过量可致急性中毒,表现为意识障碍、语言不清,甚至昏迷及呼吸抑制。静脉注射速度应缓慢。如出现中毒现象,可用苯二氮䓬类受体阻断药氟马西尼救治。

2. 耐受性和依赖性　长期应用可产生耐受性和依赖性。久用骤停可出现反跳和戒断症状(如失眠、焦虑、噩梦、震颤等),故不宜长期应用。与巴比妥类相比,地西泮的戒断症状发生较迟、较轻。

3. 过敏反应　极少数患者可发生皮疹、白细胞减少、肝功能异常甚至黄疸等。长期用药应定期检查血象和肝功能。

因可通过胎盘屏障和随乳汁分泌,故妊娠和哺乳期妇女禁用。

第2节 巴比妥类

巴比妥类(barbiturates)为巴比妥酸的衍生物,是最早的镇静催眠药物。临床上根据巴比妥类药物起效快慢和作用维持时间长短分为长效、中效、短效和超短效4大类(表3-12-2)。

表3-12-2　巴比妥类药物的分类与作用特点比较

类别	药物	脂溶性	显效时间(h)	维持时间(h)	消除方式	临床应用
长效类	苯巴比妥	低	0.5~1	6~8	30%经肾排泄,部分肝内代谢	抗惊厥、抗癫痫
中效类	异戊巴比妥	稍高	0.25~0.5	3~6	肝内代谢	镇静催眠
短效类	司可巴比妥	较高	0.25	2~3	肝内代谢	抗惊厥,镇静催眠
超短效类	硫喷妥钠	最高	静脉注射立即显效	0.25	肝内代谢	静脉麻醉

【药理作用与临床应用】

巴比妥类主要抑制中枢神经系统,随剂量加大可依次产生镇静、催眠、抗惊厥和全身麻醉作用,过量则抑制延髓呼吸中枢和心血管系统,甚至导致死亡。巴比妥类药物的中枢作用机制可能与激活 $GABA_A$ 受体有关。与苯二氮䓬类药物增加 Cl^- 通道的开放频率不同,其主要延长 Cl^- 通道的开放时间,使 Cl^- 内流增加,引起膜超极化,呈现拟 GABA 作用,出现中枢抑制。即使无 GABA 存在也能增加 Cl^- 内流。

1. 镇静催眠　小剂量可引起安静,缓解焦虑、烦躁不安状态;中等剂量可催眠,即入睡时间缩短、觉醒次数减少和睡眠时间延长。巴比妥类药物可缩短快动眼睡眠时相,改变正常睡眠模式,引起非生理性睡眠。久用停药后,快动眼睡眠时相可"反跳性"显著延长,伴有多梦和睡眠障碍,易造成患者不愿停药,以致连续服药而易产生耐受性和成瘾性。另外,其安全范围小,误服过量易造成中毒。因此,巴比妥类已不作为镇静催眠药常规使用。

2. 抗惊厥、抗癫痫　主要用于小儿高热、子痫、破伤风以及药物中毒引起的惊厥。常用苯巴比妥钠肌内注射,对危急病例可用异戊巴比妥钠静脉注射。此外,苯巴比妥还具有抗癫痫作用,常用于治疗癫痫大发作和癫痫持续状态。

3. 麻醉及麻醉前给药　短效及超短效巴比妥类(如硫喷妥钠)静脉注射可产生短暂的麻醉作用。长效及中效巴比妥类(如苯巴比妥)可作为麻醉前给药,以消除患者手术前的紧张状态,但效果不及苯二氮䓬类。

【不良反应】

1. 后遗效应　服用催眠剂量的巴比妥类后,次晨可出现头晕、困倦、嗜睡、精神萎靡不振及定向障碍等症状。

2. 耐受性与成瘾性　由于本类药物诱导肝药酶加速自身代谢以及中枢神经系统对巴比妥类产生适应性,长期连续应用易产生耐受性,使患者产生精神依赖性和身体依赖性。此时如突然停药,易发生反跳现象和戒断症状。

3. 变态反应　常见的症状有眼睑、面颊、唇部发生红斑性皮炎,偶见剥脱性皮炎。

4. 急性中毒　用量过大或静脉注射速度过快可致呼吸中枢抑制,表现为昏睡、呼吸减慢、发绀、体温和血压下降以及反射消失等,严重者可出现呼吸中枢麻痹致死。急性中毒抢救时,可用1∶5 000～1∶2 000高锰酸钾溶液或温生理盐水洗胃,减少吸收;静脉滴注碳酸氢钠或乳酸钠,以碱化血液和尿液,加速巴比妥类药的排出;也可静脉滴注葡萄糖注射液或合用利尿药、甘露醇以加速药物的排泄。并采用人工呼吸、给氧或用呼吸兴奋药和升压药等支持疗法和对症治疗。

第3节　其他镇静催眠药

水合氯醛(chloral hydrate)

水合氯醛口服或灌肠均易吸收,治疗量催眠作用强而可靠,用药后15 min起效,可维持6～8 h,因不缩短快动眼睡眠时相,故停药后无后遗效应。大剂量可用于抗惊厥。久服可产生耐受性和依赖性。刺激性大,口服易引起胃肠道刺激症状,故须稀释后口服。常用10%口服液,也可直肠给药,减少刺激性。

佐匹克隆(zopiclone)

佐匹克隆为环吡咯酮类第3代催眠药,其作用迅速,维持时间长,能减少梦境,且无明显的耐受性和依耐性。与苯二氮䓬类相比具有高效、低毒、成瘾性小的特点。临床可用于各种原因引起的失眠。此外还有抗焦虑、抗惊厥和肌肉松弛作用。不良反应有嗜睡、头晕、口苦、口干、肌肉无力、健忘等。长期应用后突然停药可出现戒断症状。

唑吡坦(zolpidem)

唑吡坦为咪唑吡啶类镇静催眠药。药理作用类似苯二氮䓬类,具有较强的镇静催眠作用,但抗焦虑、抗惊厥和中枢性肌肉松弛作用较弱,可缩短入睡时间、减少觉醒次数、延长睡眠持续时间。用于偶发性、暂时性或慢性失眠的短期治疗。安全范围大,后遗效应、耐受性、依赖性和戒断症状轻微。

扎来普隆（zaleplon）

扎来普隆可选择性结合苯二氮䓬类受体，具有镇静催眠、肌肉松弛、抗焦虑和抗惊厥作用。本药经肝脏细胞色素 P_{450} 酶系代谢，去甲基代谢物虽然有活性但浓度很低，主要用于成年人及老年人失眠的短效治疗。主要不良反应为头痛、嗜睡、眩晕。其成瘾性比巴比妥类药物弱，但仍然应予以注意。

此外，甲丙氨酯（meprobamate，眠尔通）、格鲁米特（glutethimide）和甲喹酮（methaqualone）也都有镇静催眠作用，但久服都可成瘾。

思考题

1. 地西泮可用于治疗哪些疾病？为什么？

2. 苯二氮䓬类和巴比妥类的作用有何不同？为什么地西泮作为镇静催眠药可取代巴比妥类药物？

3. 临床使用巴比妥类药物治疗时发生急性中毒，医护人员应立即采取哪些抢救措施？

（李雪芹）

第13章 抗癫痫药和抗惊厥药

学习目标

1. 掌握苯妥英钠、卡马西平、乙琥胺、地西泮和丙戊酸钠的抗癫痫作用特点、临床应用及不良反应。
2. 熟悉奥卡西平、托吡酯和拉莫三嗪的作用特点与临床应用。
3. 了解硫酸镁抗惊厥的作用与作用机制、给药途径、中毒及其解救。

> **案例**
>
> 患者,男性,38岁。有脑外伤史10余年。近5年经常出现突发意识丧失,神志不清,四肢抽搐,口吐白沫。脑电图检查中度异常。
> 诊断:癫痫强直阵挛性发作(大发作)。
> 问题:该患者可选用哪些抗癫痫药进行治疗?为什么?

第1节 抗癫痫药

癫痫是一种反复发作的神经系统疾病,是不同病因引起大脑局部病灶神经元兴奋性过高产生阵发性异常高频放电,并向周围扩散,从而出现大脑功能短暂失调的一种综合征。具有突然性、短暂性和反复性三大特点。根据发作时临床症状和脑电图的表现,可分为多种类型:①单纯部分性发作(局灶性癫痫);②复杂部分性发作(精神运动性发作);③强直阵挛性发作(大发作);④失神性发作(小发作);⑤肌阵挛性发作;⑥癫痫持续状态。

抗癫痫药发展较慢,自1912年发现苯巴比妥后,1938年又发现了苯妥英钠,1964年研制了丙戊酸钠,近20年才开始合成了许多疗效好、不良反应小、抗癫痫谱广的药物,如奥卡西平、拉莫三嗪、托吡酯等。目前,对于癫痫的治疗仍以药物为主,目的在于预防和缓解发作,但不能根治,患者需要长期甚至终生用药。

一、常用抗癫痫药

苯妥英钠(phenytoin sodium,大仑丁)

【药代动力学】

苯妥英钠口服吸收缓慢而不规则,经 3~12 h 血药浓度达高峰,连续服药每日 0.3~0.6 g,需 6~10 天才能达到稳态血药浓度(10~20 μg/ml)。不同制剂的生物利用度相差很大,且有明显的个体差异。由于本药呈强碱性(pH=10.4),刺激性大,不宜肌内注射,癫痫持续状态可给予静脉注射。血浆蛋白结合率约为 90%,容易分布于脑组织。主要在肝内代谢失活,少部分以原形经肾脏排出。消除速率与血浆浓度密切相关,当血药浓度<10 μg/ml 时,按恒比消除,$t_{1/2}$ 为 6~24 h;超过此浓度时,按恒量消除,$t_{1/2}$ 可明显延长,且血药浓度与剂量不成比例地迅速升高,当血药浓度为 20 μg/ml 时可出现毒性反应。

【药理作用与临床应用】

1. **抗癫痫** 治疗量的苯妥英钠有明显的抗癫痫作用,而无镇静催眠作用,为治疗强直阵挛性发作的首选药,对复杂部分性发作和单纯部分性发作也有较好的疗效,但对失神性发作无效。作用机制与膜稳定作用即降低细胞膜对 Na^+ 和 Ca^{2+} 的通透性,抑制 Na^+ 和 Ca^{2+} 的内流,从而降低了细胞膜的兴奋性,使动作电位不易产生及增强中枢抑制性递质 GABA 的功能有关。

2. **外周神经痛** 主要用于三叉神经痛,对舌咽神经痛及坐骨神经痛也有一定疗效。此作用可能与稳定神经细胞膜电位有关。

3. **抗心律失常** 主要用于室性心律失常,对强心苷中毒引起的室性心律失常更为有效(详见第 25 章)。

苯妥英钠具有广泛的生物学活性和药理作用,近年研究还发现,苯妥英钠还可促进伤口愈合,治疗心脑血管疾病,如急性脑梗死、偏头痛、眩晕症、动脉粥样硬化及心肌梗死等。

【不良反应】

1. **局部刺激** 本药为强碱性,局部刺激性较大,口服可引起恶心、呕吐、胃痛及食欲减退等,宜饭后服用,静脉注射可致静脉炎。长期应用可引起牙龈增生,发生率约 20%,多发生于儿童及青少年,可能是由于部分苯妥英钠自唾液中分泌,刺激胶原组织增生所致。注意口腔卫生,经常按摩牙龈或合用维生素 C 及钙剂可减轻此不良反应。一般停药后 3~6 个月,上述症状可自行消失。

2. **神经系统反应** 发生率高达 30% 以上,可引起小脑-前庭系统功能失调,表现为复视、眼球震颤和共济失调等,其中眼球震颤是苯妥英钠中毒的最早和最客观的体征;严重者可出现语言不清、精神异常,甚至昏迷。

3. **造血系统反应** 发生率高达 30% 以上,可引起巨幼红细胞性贫血、粒细胞缺乏、血小板减少及再生障碍性贫血等,其中以巨幼红细胞性贫血最为常见,因苯妥英钠可影响叶酸的吸收和代谢,抑制二氢叶酸还原酶,造成叶酸缺乏,可用亚叶酸钙(甲酰四氢叶酸)治疗。

4. **变态反应** 常见皮疹伴高热,偶见肝坏死及剥脱性皮炎。长期用药应定期检查肝功能。

5. 骨骼系统反应 本药能诱导肝药酶，可加速维生素 D 的代谢，长期应用可致低血钙症，儿童可发生佝偻病样病变，少数成年患者可出现骨软化症。必要时应用维生素 D 预防。

6. 其他反应 偶见女性多毛症及男性乳房增大。妊娠早期用药可致畸胎，故孕妇慎用。久用骤停可使癫痫发作加剧，甚至诱发癫痫持续状态。静脉注射速度过快可致心律失常，血压下降。

苯巴比妥（phenobarbital，鲁米那）

苯巴比妥除镇静催眠作用外，还有抗癫痫作用。其优点是起效快、广谱、有效、低毒和价廉。其作用与苯妥英钠相似，对神经元的异常放电有抑制作用，并抑制其扩散。对强直阵挛性发作和癫痫持续状态疗效好，但因其中枢抑制作用明显而很少作为首选药。对复杂部分性发作也有效，对失神性发作疗效差。常见不良反应为精神不振、嗜睡、眩晕及共济失调等，偶见巨幼红细胞性贫血、白细胞减少和血小板减少。

卡马西平（carbamzepine，酰胺咪嗪）

【药代动力学】

卡马西平口服吸收缓慢而不规则，2～6 h 血药浓度达高峰，生物利用度为 70%～80%，血浆蛋白结合率为 80%，体内分布以肝、脑、肾分布最多，在肝中主要代谢为有活性的环氧化物，$t_{1/2}$ 个体差异大，单次给药为 36 h。因能诱导肝药酶，加速自身代谢，反复用药后 $t_{1/2}$ 可缩短。

【药理作用与临床应用】

1. 抗癫痫 卡马西平的作用机制与苯妥英钠相似，是一种安全有效的广谱抗癫痫药，对复杂部分性发作疗效较好，对癫痫强直阵挛性发作也有效，对单纯部分性发作及失神性发作疗效差。

2. 治疗外周神经痛 对三叉神经痛和舌咽神经痛有效，其疗效较苯妥英钠好。

3. 抗躁狂抑郁 对躁狂症和抑郁症治疗作用明显，还能改善癫痫患者的躁狂、妄想症状。

【不良反应】

用药早期可出现头昏、眩晕、恶心、呕吐及共济失调等，也可有皮疹和心血管反应。一般并不严重，无须中断治疗，一周左右逐渐消失。大剂量可致骨髓抑制、肝功能损伤等，应立即停药。

丙戊酸钠（sodium valproate）

【药代动力学】

丙戊酸钠口服易吸收，1～4 h 血药浓度达高峰，生物利用度在 80% 以上，血浆蛋白结合率约 90%，主要分布在肝、肾、胃肠和脑组织，在肝脏代谢，经肾脏排泄，$t_{1/2}$ 约 15 h。丙戊酸钠能显著提高苯妥英钠、苯巴比妥和乙琥胺的血药浓度；而苯妥英钠、苯巴比妥和卡马西平则能降低丙戊酸钠的血药浓度。

【药理作用与临床应用】

对各种类型的癫痫发作都有一定的疗效，对癫痫强直阵挛性发作不如苯妥英钠和苯巴比妥，但对前两药无效者，其仍然有效。对失神性发作疗效优于乙琥胺，但因其肝毒性，临床对失神性发作仍多选乙胺琥，对复杂部分性发作的疗效与卡马西平近似。

【不良反应】

不良反应较轻，常见恶心、呕吐、嗜睡、头晕和共济失调等，偶见肝损害。

乙琥胺（ethosuximide）

乙琥胺口服吸收完全，1~4 h 血药浓度达高峰，不与血浆蛋白结合，大部分在肝内代谢失活，小部分以原形经肾脏排出，连续服药 7~10 天可达稳态血药浓度，$t_{1/2}$ 成年人为 60 h，小儿为 30 h。对失神性发作疗效好，其疗效虽不及氯硝西泮，但副作用及耐受性较少产生，故为防治失神性发作的首选药，对其他类型癫痫无效。常见的不良反应为嗜睡、眩晕、恶心、呕吐等，偶见粒细胞减少、再生障碍性贫血。用药期间应注意检查血象。

苯二氮䓬类（benzodiazepine）

苯二氮䓬类有抗癫痫及抗惊厥作用，临床常用于治疗癫痫的药物有地西泮、硝西泮、氯硝西泮。

1. **地西泮（diazepine，安定）** 是治疗癫痫持续状态的首选药，静脉注射显效快，且较其他药物安全。

2. **硝西泮（nitrazepam，硝基安定）** 主要用于失神性发作，特别是肌阵挛性发作及婴儿痉挛等。

3. **氯硝西泮（clonazepam，氯硝安定）** 是苯二氮䓬类中抗癫痫谱比较广的抗癫痫药物。对失神性发作疗效比地西泮好，静脉注射也可治疗癫痫持续状态。对肌阵挛性发作、婴儿痉挛也有疗效。口服氯硝西泮吸收良好，1~4 h 血药浓度达高峰，$t_{1/2}$ 为 24~36 h。氯硝西泮的不良反应较轻，常见困倦、恶心、呕吐等，也可使支气管和唾液腺分泌增加，停药后可恢复。长期服用可产生耐受性，久服突然停药可加剧癫痫发作，甚至诱发癫痫持续状态。

氟桂利嗪（flunarizine）

氟桂利嗪为双氟化哌啶衍化物，是强效钙通道阻滞剂。近年发现它具有较强的抗惊厥作用，对多种动物癫痫模型均有不同程度的对抗作用，其特点是抗电休克惊厥作用较强，对戊四唑引起的阵挛性惊厥无效，对各型癫痫均有效，尤其对单纯或复杂部分性发作、强直阵挛性发作效果好。口服易吸收，2~4 h 血中浓度可达高峰，$t_{1/2}$ 为 19~22 天，99% 与血浆蛋白结合。氟桂利嗪是一种安全有效的抗癫痫药，常见不良反应为困倦和体重增加。

奥卡西平（oxcarbazepine）

奥卡西平为卡马西平的衍生物，药效与卡马西平相似或稍强。对大脑皮质运动区有高度选择性抑制作用，可用于癫痫单纯或复杂部分性发作、强直阵挛发作以及难治性癫痫的辅助治疗，此外还可用于卡马西平治疗无效或不能耐受的三叉神经痛、舌咽神经痛等。不良反应与卡马西平类似但较轻，皮疹发生率也很低，但两者之间可能存在交叉变态反应。

拉莫三嗪（lamotrigine）

拉莫三嗪口服吸收完全，生物利用度100%，目前主要用于癫痫单纯或复杂部分性发作、强直阵挛性发作。常见的不良反应有中枢神经系统、胃肠道反应、皮疹及过敏反应等，其中皮疹最为突出，一般发生在起始用药的4~8周内，少数严重者可发生渗出性多形性红斑或中毒性表皮坏死溶解症。对本药过敏者禁用，心、肝、肾功能不全者、孕妇及哺乳期妇女慎用。

托吡酯（topiramate，妥泰）

托吡酯为新型抗癫痫药，是一广谱抗癫痫药，可用于各种类型癫痫的治疗，不良反应轻微，主要为中枢神经系统、厌食、体重降低、泌汗障碍等，常于服药1~3个月后逐渐消失。

二、抗癫痫药临床用药原则

1. **合理选择药物**　在明确诊断的基础上，根据癫痫的发作类型选择有效的药物。一年内偶发1~2次者，一般不用药物；单一型发作，只用一种药物，只有在疗效不佳或纠正不良反应时才考虑联合用药；混合型发作则需要联合用药。一般强直阵挛性发作首选苯妥英钠或卡马西平；失神性发作首选乙琥胺；复杂部分性发作选卡马西平或苯妥英钠；癫痫持续状态首选地西泮静脉注射。在正常疗程内，不宜随意更换药物，如必须更换时，可在继续服用原药的基础上加用其他药物，待其他药物发挥疗效后，逐步减少原药用量直至停药。如需改用苯妥英钠时，因其需6~10天才能达到稳态血药浓度，所以必须将苯妥英钠与原来服用的药物一起合用7~10天，才能停服原药。

2. **合理掌握剂量**　抗癫痫药物治疗指数低，有效剂量个体差异较大。一般先用小剂量，然后视病情调整剂量，使癫痫发作得到有效控制而又不产生严重的不良反应。有些药物需经数日才能达到稳态血药浓度，故增加剂量不宜过急，一般每隔一周调整一次剂量。如有条件，最好根据血药浓度的监测情况合理调整剂量。

3. **合理掌握疗程**　抗癫痫药的用药疗程较长，一般在癫痫发作完全控制后应继续服药2~3年。而且撤药要缓慢，一般为1年左右，逐渐减量直至最终停药。

4. **其他**　长期使用抗癫痫药物时，需注意不良反应，密切观察和定期进行有关检查。

第 2 节 抗 惊 厥 药

惊厥是由多种原因引起的中枢神经过度兴奋的一种症状,表现为全身骨骼肌不自主的强烈收缩。常见于小儿高热、子痫、破伤风、癫痫大发作和中枢兴奋药中毒等。常用的药物有巴比妥类、苯二氮䓬类和硫酸镁等。本节主要介绍硫酸镁。

硫酸镁(magnesium sulfate)

硫酸镁给药途径不同,可产生完全不同的作用。口服给药产生导泻和利胆作用(详见第 27 章)。注射给药可产生抗惊厥及降血压作用。

Mg^{2+} 主要存在于细胞内液,神经冲动的传递和骨骼肌的收缩均需要 Ca^{2+} 的参与,而 Mg^{2+} 与 Ca^{2+} 的化学性质相似,可以特异性地竞争 Ca^{2+} 结合位点,拮抗 Ca^{2+} 的兴奋作用,导致兴奋-收缩脱耦联,兴奋-分泌脱耦联,从而抑制神经递质释放,抑制骨骼肌、血管平滑肌及心肌的收缩,产生中枢抑制、骨骼肌松弛和降压作用。临床上注射硫酸镁主要用于治疗各种原因引起的惊厥,尤其对子痫引起的惊厥更为有效。

硫酸镁过量可引起呼吸抑制、血压剧降等中毒症状,甚至死亡,应立即停药,及时进行人工呼吸并缓慢静脉注射氯化钙或葡萄糖酸钙来拮抗。

思考题

1. 各种类型的癫痫一般应首选哪些药物来治疗?应用抗癫痫药物时应注意哪些事项?
2. 试比较苯妥英钠、卡马西平、丙戊酸钠的抗癫痫作用特点。
3. 以硫酸镁为例,说明给药途径对药物作用和临床应用的影响。

(李雪芹)

第14章 抗精神失常药

学习目标

1. 掌握氯丙嗪、丙咪嗪和氟西汀的药理作用、临床应用及不良反应。
2. 熟悉氯氮平、碳酸锂和丁螺环酮的药理作用、临床应用及不良反应。
3. 了解其他抗精神病药、抗躁狂症药、抗抑郁症药的作用特点和临床应用。

案例

患者,女性,26岁。6个月来多次出现行为异常,有时目光呆滞,喃喃自语;有时多疑,怀疑有人想向她投毒。家族中母亲有精神病史。体格检查:躯体、神经系统无阳性表现;记忆、智能无明显障碍。

诊断:精神分裂症。

处理:入院后给予氯丙嗪口服。治疗3个月后精神症状有所改善,但出现动作迟缓、肌肉震颤、坐立不安、反复徘徊等症状。

问题:1. 氯丙嗪治疗精神分裂症的依据是什么?
2. 请解释患者用氯丙嗪后出现上述不良反应的原因,并说明可采取什么措施治疗。

精神失常是由多种原因引起的以思维、情感、意志和行为异常为表现的精神活动障碍性疾病,包括精神分裂症、躁狂症、抑郁症和焦虑症等。治疗这些疾病的药物统称为抗精神失常药,按临床应用可分为抗精神病药、抗躁狂症药、抗抑郁症药及抗焦虑药。

第1节 抗精神病药

精神分裂症是一种常见的精神病,主要表现为思维、情感、行为之间不协调,精神活动脱离现实环境。根据临床症状,可将其分为两型,即Ⅰ型和Ⅱ型。前者以阳性症状(幻觉、妄想和思维紊乱)为主;后者则以阴性症状(情感淡漠、思维贫乏和主动性缺乏)为主。

抗精神病药可分为经典和非经典两大类。经典的抗精神病药(如氯丙嗪)主要通过阻断中脑-边缘系统和中脑-皮质系统的多巴胺(DA)受体(主要是 D_2 样受体)而发挥疗效,它对患者的阳性症状非常有效,但对阴性症状无改善,甚至还可加重患者认知功能的损害,且由于阻断黑质-纹状体系统的 D_2 样受体而易引起锥体外系反应。非经典的抗精神病药(如氯氮平、利培酮)的抗精神病作用主要是通过阻断 5-羟色胺(5-HT)受体而实现的,他们对患者的阳性症状、阴性症状、情感症状均有改善作用,即使长期应用也几乎无锥体外系反应发生。

一、经典抗精神病药

(一) 吩噻嗪类

氯丙嗪(chlorpromazine,冬眠灵)

【药代动力学】

氯丙嗪口服吸收慢而不规则,到达血药浓度峰值的时间为 2~4 h,吸收速度受剂型、胃内食物的影响,胆碱受体阻断药可明显延缓其吸收;肌内注射吸收迅速,生物利用度比口服高 3~4 倍,但刺激性强,宜深部注射。吸收后,约 90% 与血浆蛋白结合。分布于全身,脑、肺、肝、脾、肾中较多,脑内浓度可达血浆浓度的 10 倍。主要经肝药酶代谢,代谢物主要经肾脏排泄。不同个体服用相同剂量氯丙嗪后,血药浓度可相差 10 倍以上,故给药剂量应个体化。氯丙嗪在体内的代谢和排泄随年龄而递减,故老年患者宜减量。

【药理作用】

氯丙嗪主要阻断脑内 DA 受体,也可阻断 α 受体和 M 受体。

1. 镇静、安定作用 氯丙嗪能明显减少动物的自发活动,安静环境中易诱导入睡,但动物对刺激有良好的觉醒反应;与巴比妥类催眠药不同,加大剂量也不引起麻醉;能减少动物的攻击行为,使之驯服,易于接近。正常人口服治疗量氯丙嗪后,表现为安静、情感淡漠和注意力下降、对周围事物不感兴趣,答话迟缓,在安静环境下易入睡,但易被唤醒,醒后神志清楚,随后又易入睡。镇静作用的机制可能与氯丙嗪阻断脑干网状结构上行激活系统外侧部位的 α 受体,抑制特异性感觉传入冲动向网状结构的传导,使皮质细胞的兴奋性降低有关。

2. 抗精神病作用 精神分裂症患者服用氯丙嗪后产生良好的抗精神病作用,迅速控制兴奋躁动症状。继续用药,可使患者幻觉、妄想、躁狂和精神运动兴奋等症状逐渐消失,理智恢复,情绪安定,生活自理。氯丙嗪抗精神病作用机制主要是阻断中脑-边缘系统和中脑-皮质系统的 D_2 样受体。

3. 镇吐作用 氯丙嗪有较强的镇吐作用,小剂量即可对抗 DA 受体激动药去水吗啡引起的呕吐反应,这是由于其阻断延髓催吐化学感受区的 D_2 样受体,大剂量能直接抑制呕吐中枢,但对前庭刺激所引起的呕吐无效。氯丙嗪也可治疗顽固性呃逆,其机制是抑制位于延髓催吐化学感受区旁的呃逆调节中枢。

4. 对体温调节的作用 氯丙嗪对下丘脑体温调节中枢有很强的抑制作用,使体温调节功能降低,体温随环境温度的升降而升降。若辅以物理降温不仅能使发热者体温降低,还能降低正常人的体温;但在炎热天气则可使体温升高。

5. **对自主神经系统的作用** 氯丙嗪能阻断α受体,可翻转肾上腺素的升压作用,同时还能抑制血管运动中枢和直接扩张血管,引起血压下降。氯丙嗪可阻断M胆碱受体,大剂量应用时,出现口干、便秘、少汗、视力模糊、眼压升高等不良反应。

6. **对内分泌系统的影响** 下丘脑激素的分泌受多巴胺能神经结节-漏斗通路的调控,氯丙嗪可阻断该通路的D_2样受体,增加催乳素分泌,引起乳房增大和泌乳。此外,氯丙嗪还能抑制促性腺激素、糖皮质激素和垂体生长激素的分泌。

【临床应用】

1. **精神分裂症** 氯丙嗪主要用于治疗Ⅰ型精神分裂症,尤其对急性患者疗效好,但无根治作用,需长期用药,甚至终身治疗;对慢性精神分裂症患者疗效较差。对Ⅱ型精神分裂症患者无效,甚至加重病情。氯丙嗪还可用于治疗躁狂症及伴有兴奋、紧张、幻觉和妄想等症状的其他精神病。

2. **呕吐和顽固性呃逆** 氯丙嗪对胃肠炎、尿毒症、放射病、癌症、药物等引起的呕吐有显著的镇吐作用,对顽固性呃逆也有显著疗效。对前庭刺激引起的呕吐(晕车、晕船)无效。

3. **人工冬眠和低温麻醉** 氯丙嗪配合物理降温,可使患者体温降至正常范围以下,基础代谢及组织耗氧量降低,增强患者对缺氧的耐受力,减轻机体对伤害性刺激的反应,并可使自主神经传导阻滞及中枢神经系统反应性降低,这种状态称为"人工冬眠"。人工冬眠有利于机体度过缺氧、缺能的危险期,为进行其他有效的治疗争得时间。临床常用氯丙嗪、异丙嗪和哌替啶组成冬眠合剂,用于严重创伤、感染性休克、甲状腺危象、高热惊厥等疾病的辅助治疗。此外,氯丙嗪配合物理降温(如冰袋、冰浴)还可用于低温麻醉。

【不良反应】

1. **常见不良反应** M受体阻断症状有口干、便秘、少汗、视力模糊、眼内压升高等;外周α受体阻断症状有鼻塞、心动过速、直立性低血压等;中枢神经系统抑制症状有嗜睡、乏力、淡漠等。局部刺激性较强,静脉注射可致血栓性静脉炎,宜用生理盐水或葡萄糖溶液稀释后缓慢注射。为防止发生直立性低血压,注射给药后应嘱患者卧床$1\sim2\,h$后方可缓慢起床。

2. **锥体外系反应** 长期大剂量服用氯丙嗪可出现4种反应:①帕金森综合征:表现为面容呆板(面具脸)、肌张力增高、动作迟缓、肌肉震颤、流涎等。②急性肌张力障碍:多出现在用药后第1~5天,由于面、舌、颈及背部肌肉痉挛,出现强迫性张口、伸舌、斜颈、呼吸运动障碍及吞咽困难。③静坐不能:患者表现为坐立不安、反复徘徊。以上3种反应是由于氯丙嗪阻断了黑质-纹状体通路的D_2样受体,使纹状体中的DA功能减弱、ACh的功能相对增强所致。可通过减少药量、停药来减轻或消除症状,也可用中枢抗胆碱药苯海索来缓解。④迟发性运动障碍:较少见,在长期服用氯丙嗪后出现,停药后持久存在甚至恶化。表现为口-面部不自主的刻板运动,广泛性舞蹈样手足徐动症。其机制可能是由于氯丙嗪长期阻断DA受体,使DA受体上调所致。此反应难以治疗,用抗胆碱药反而使症状加重。

3. 变态反应 常见症状有皮疹、接触性皮炎。少数患者可出现肝损害、粒细胞减少、溶血性贫血和再生障碍性贫血等。

4. 药源性精神异常 氯丙嗪本身可引起精神异常，如意识障碍、萎靡、淡漠、兴奋、躁动、消极、抑郁、幻觉、妄想等，应与原有疾病加以鉴别。如一旦发生，应立即减量或停药。

5. 急性中毒 过量应用氯丙嗪可引起急性中毒，表现为昏睡、血压下降，甚至休克，并出现心肌损伤，如心动过速、心电图异常等，应立即对症治疗，升压可用去甲肾上腺素，禁用肾上腺素。

昏迷患者、严重肝损害者、有癫痫及惊厥史者、青光眼患者禁用；冠心病患者易致猝死，应慎用。

其他吩噻嗪类药物

奋乃静(perphenazine)、氟奋乃静(fluphenazine)、三氟拉嗪(trifluoperazine)的共同特点是抗精神病作用较强、镇静作用较弱、锥体外系反应明显，后两药疗效较好而常用。硫利达嗪(thioridazine)抗幻觉、抗妄想作用不如氯丙嗪，但具有镇静作用强，锥体外系反应小，老年人易耐受等优点。可用于急性和慢性精神分裂症。各药特点见表 3-14-1。

表 3-14-1 常用吩噻嗪类药物作用比较

药物	抗精神病剂量 (mg/d)	不良反应		
		镇静作用	锥体外系反应	降压作用
氯丙嗪	300~800	++	++	++
氟奋乃静	1~20	+	+++	+
三氟拉嗪	6~20	+	+++	+
奋乃静	8~32	++	+++	+
硫利达嗪	200~600	++	+	++

注：+++强；++次强；+弱。

(二) 硫杂蒽类

氯普噻吨(chlorprothixene，泰尔登)

氯普噻吨为硫杂蒽类代表药，其作用特点为：①抗精神分裂症和抗幻觉、妄想作用比氯丙嗪弱；②镇静作用强；③阻断α、M受体作用弱；④化学结构与三环类抗抑郁药相似，故兼有较弱的抗抑郁和抗焦虑作用。适用于伴有焦虑、抑郁症状的精神分裂症、更年期抑郁症及焦虑性神经官能症等。不良反应较轻，较少引起锥体外系反应。

氟哌噻吨(flupenthixol，三氟噻吨)

氟哌噻吨通过阻断多巴胺 D_2 样受体而产生抗精神病作用。其抗精神病作用比氯普噻吨强 4～8 倍,镇静作用较弱。同时还有抗焦虑、抗抑郁作用。适用于治疗:①急性和慢性精神分裂症;②各种原因引起的抑郁或焦虑症状。常见不良反应为锥体外系反应;偶见失眠、头晕、口干、便秘等。禁用于躁狂症、严重肝肾损害和心脏病患者。

(三) 丁酰苯类

氟哌啶醇(haloperidol)

氟哌啶醇为丁酰苯类代表药,能选择性地阻断 D_2 样受体,抗精神病作用强而持久,镇吐作用较强,而镇静、降压及抗胆碱作用弱。临床主要用于兴奋躁动、幻觉、妄想为主的精神分裂症、躁狂症、多种原因引起的呕吐和顽固性呃逆。锥体外系不良反应常见(达 80%)而严重;长期大剂量用药可致心肌损害和心律失常。

氟哌利多(droperidol)

氟哌利多作用维持时间短,仅 6 h 左右,知觉改变约 12 h。临床主要用于增强镇痛药的作用,如与芬太尼配合使用,使患者处于一种特殊的麻醉状态:即痛觉消失、精神恍惚、对环境淡漠,称为神经阻滞镇痛术。作为一种外科麻醉药,可用于小手术,如烧伤清创、内镜检查、造影等,其特点是集镇痛、安定、镇吐、抗休克作用于一体。也可用于麻醉前给药、镇吐、控制精神病患者的攻击行为。

匹莫齐特(pimozide)

匹莫齐特为氟哌利多的双氟苯衍生物,具有较长效的抗精神病作用。临床用于急性和慢性精神分裂症,对幻觉、妄想、淡漠效果好。对慢性退缩性患者尤为适用。其镇静、降压、抗胆碱等不良反应比氯丙嗪小,但锥体外系反应较强。

(四) 二苯基丁酰哌啶类

五氟利多(penfluridol)

五氟利多为口服长效抗精神病药,一次用药作用可维持一周,其长效原因与药物贮存于脂肪组织缓慢释放入血有关。能阻断 D_2 样受体,有较强的抗精神病作用,亦有镇吐作用,镇静作用较弱。适用于急性和慢性精神分裂症,尤适用于慢性患者维持与巩固治疗。锥体外系反应常见。

(五) 苯甲酰胺类

舒必利(sulpiride)

舒必利能选择性阻断中脑-边缘系统 D_2 样受体,对 D_1 受体、α受体、M 受体及纹状体 D_2 样受体影响小,故镇静、降压作用弱,锥体外系反应轻。对紧张型精神分裂症疗效好,起效也较快,有"药物电休克"之称。兼有抗抑郁作用,可用于抑郁症的治疗。

二、非经典抗精神病药

(一) 苯二氮䓬类

氯氮平(clozapine)

氯氮平是非经典抗精神病药的代表,为新型抗精神病药。氯氮平抗精神病作用快而强,对精神分裂症的疗效与氯丙嗪相当,对其他药物无效的病例仍有效,也适用于慢性患者;对其他抗精神病药无效的精神分裂症的阳性症状和阴性症状均有明显治疗作用,对黑质-纹状体通路的 DA 受体影响小,几乎无锥体外系反应。目前认为,其抗精神病作用机制与阻断 5-HT_{2A} 和 DA 受体,协调 5-HT 和 DA 能神经系统的相互作用和平衡有关。

氯氮平主要用于其他抗精神病药无效或锥体外系反应过强的患者。也可用于长期使用氯丙嗪等抗精神病药引起的迟发性运动障碍,可获得明显改善,同时精神病也得到控制。对感情淡漠和逻辑思维障碍的改善较差。

不良反应有低血压、癫痫发作、粒细胞减少,严重者可致粒细胞缺乏。

(二) 苯并异噁唑类

利培酮(risperidone)

利培酮是第 2 代非经典抗精神病药。利培酮对 5-HT 受体和 D_2 亚型受体均有阻断作用,但对前者的阻断作用显著强于后者,其药理作用及临床应用与氯氮平相似,对精神分裂症的阳性症状和阴性症状均有良效。适用于首发急性和慢性疾病患者。由于其具有用药剂量小、给药方便、起效快、不良反应少等特点,已成为目前治疗精神分裂症的一线药物(表 3-14-2)。

表 3-14-2 常用抗精神病药作用比较

药物	阻断受体					不良反应		
	D_1	D_2	α	M	5-HT	锥体外系反应	镇静作用	降压作用
氯丙嗪	++	+++	+++	++	+	++	++	++
氟奋乃静	+	+++	++	++	+	+++	+	+
三氟拉嗪	+	+++	++	++	+	+++	+	+
硫利达嗪	+	++	+++	++	++	+	++	++
氟哌啶醇	+	+++	+	+	+	+++	+	+
氯普噻吨	+	++	+	++	+	++	++	++
五氟利多	−	+++	−	−	−	+	+	+
舒必利	−	++	−	−	−	+	+	+
氯氮平	+	+	++	++	++	±	++	+
利培酮	−	++	+++	−	+++	±	+	+

注:+,有作用;++,中等作用;+++,显著作用;−,无作用;±,作用甚微。

第 2 节 抗躁狂症药

躁狂症是一种以病态情感为主要症状的精神失常,表现为情绪高涨、烦躁不安、活动过度和思维、言语不能自制。其发病可能与脑内单胺类递质水平改变有关,在 5-HT 能神经递质缺乏的基础上,去甲肾上腺素(NA)能神经功能亢进所致。抗躁狂症药是一类抑制 NA 能神经功能而消除躁狂症的药物。部分抗精神病药,如氯丙嗪、氟哌啶醇、氯氮平、利培酮及抗癫痫药卡马西平、丙戊酸钠等对躁狂症也有效。碳酸锂为典型的抗躁狂症药,本节将作重点介绍。

碳酸锂(lithium carbonate)

【药理作用】

碳酸锂主要是 Li^+ 发挥药理作用,治疗量对正常人的精神活动几乎无影响,但对躁狂症有显著的疗效,可使患者的语言、行为恢复正常。其作用机制可能是通过抑制脑内神经递质 NA 及 DA 的释放,并促进其再摄取,使突触间隙 NA 及 DA 浓度降低,从而产生抗躁狂作用。

【临床应用】

碳酸锂主要用于治疗躁狂症,特别是对急性躁狂和轻度躁狂疗效显著,有效率达 80%。对精神分裂症的躁狂症状也有效,是目前治疗躁狂症的首选药。碳酸锂还可用于治疗躁狂抑郁症,该病的特点是躁狂和抑郁的双向循环发生。长期重复使用碳酸锂不仅可以减少躁狂复发,对预防抑郁复发也有效,但对抑郁的作用不如躁狂明显。

【不良反应】

锂盐不良反应较多,安全范围较窄,最合适浓度为 $0.8 \sim 1.5$ mmol/L,>2 mmol/L 即出现中毒症状。不良反应包括恶心、呕吐、腹泻、头昏、乏力、口渴、多尿等;较严重的毒性反应为神经系统毒性,包括意识障碍、昏迷、深反射亢进、共济失调、震颤及惊厥等。此时,应立即停药,对症处理,并静脉应用生理盐水、甘露醇等以加速锂盐的排泄。

第 3 节 抗抑郁症药

抗抑郁症药是主要用于治疗情绪低落、抑郁消极的一类药物。各种抗抑郁症药可使 70% 左右的抑郁患者病情明显改善,维持治疗可使反复发作的抑郁减少复发。目前,临床使用的抗抑郁症药包括三环类抗抑郁症药(抑制 NA、5-HT 再摄取的药物)、NA 再摄取抑制药、5-HT 再摄取抑制药及其他抗抑郁药。

一、三环类抗抑郁症药

常用的三环类抗抑郁症药有丙米嗪(imipramine)、阿米替林(amitriptyline)、多塞平

(doxepin)、氯米帕明(clomipramine)、曲米帕明(trimipramine)等,他们属于非选择性单胺摄取抑制药,主要抑制 NA 和 5-HT 的再摄取,使突触间隙 NA 和 5-HT 浓度增加而发挥抗抑郁作用。大多数三环类抗抑郁症药具有抗胆碱作用,可引起口干、便秘、排尿困难等不良反应。此外,还可阻断 α_1 受体和 H_1 受体而引起镇静。

丙米嗪(imipramine,米帕明)

【药理作用】

1. **对中枢神经系统的作用** 正常人服用丙米嗪后出现安静、嗜睡、头晕、目眩、血压稍降、口干、视力模糊等,继续用药症状加重,甚至出现注意力不集中,思维能力下降。但抑郁症患者连续用药 2～3 周后,出现情绪提高、精神振奋、思维敏捷。丙米嗪的抗抑郁机制尚不清楚,目前认为与该药抑制脑中神经递质 NA、5-HT 的再摄取,使突触间隙的递质浓度增高有关。

2. **对自主神经系统的作用** 治疗量丙米嗪可阻断 M 胆碱受体,表现为视力模糊、口干、便秘和尿潴留等。

3. **对心血管系统的作用** 治疗量丙米嗪可降低血压,致心律失常,其中心动过速较常见。这与该药阻断单胺类再摄取从而引起心肌中 NA 浓度增高有关。

【临床应用】

1. **抑郁症** 用于各种原因引起的抑郁症,对内源性抑郁症有明显的改善作用;对反应性及更年期抑郁症也有效,对精神病的抑郁成分效果较差。此外,本药尚可用于强迫症的治疗。

2. **遗尿症** 对儿童遗尿症可试用丙米嗪治疗,剂量依年龄而定,睡前口服,疗程以 3 个月为限。

3. **焦虑和恐惧症** 对伴有焦虑的抑郁症患者疗效显著,对恐惧症也有效。

【不良反应】

1. **M 受体阻断作用** 引起口干、便秘、视力模糊、心动过速等,剂量过大时可出现乏力、震颤,或从抑郁转为躁狂状态。因易致尿潴留和眼内压升高,故前列腺肥大及青光眼患者禁用。

2. **心血管系统作用** 引起直立性低血压,老年人多见,与阻断外周血管平滑肌上的 α_1 受体有关。大剂量对心肌有奎尼丁样作用,可导致心律失常或心肌损伤。在用药期间应定期做心电图检查,发现心电图异常,应立即停药(表 3-14-3)。

表 3-14-3 三环类抗抑郁药作用比较

药物	$t_{1/2}$(h)	抑制递质再摄取		镇静作用	抗胆碱作用
		5-HT	NA		
丙米嗪	6～20	++	++	++	++
氯米帕明	21～31	+++	+++	++	++
阿米替林	32～40	+++	+	+++	+++
曲米帕明	9～11	++	++	+++	+++
多塞平	8～24	±	±	+++	+++

注:+,有作用;++,中等作用;+++,显著作用;±,作用甚微。

二、NA 摄取抑制药

该类药物选择性抑制 NA 的再摄取,用于脑内 NA 缺乏为主的抑郁症。这类药物的特点是起效快,而镇静、抗胆碱和降压作用均比三环类抗抑郁症药弱。

地昔帕明(desipramine,去甲丙米嗪)

【药理作用】

地昔帕明为丙米嗪的代谢产物,是一种强 NA 摄取抑制药,其强度为抑制 5-HT 摄取的 100 倍以上。具有较强的抗抑郁作用,但镇静作用和抗胆碱作用弱。

【临床应用】

对轻、中度抑郁症疗效好。开始口服每次 25 mg,每天 3 次,病情需要时最大剂量可用到每天 300 mg。老年人应适当减量。

【不良反应】

不良反应轻微,主要为口干、头晕、失眠等。但对心脏影响与丙米嗪相似,过量可导致血压降低、心律失常、震颤、惊厥等。

本类药物还有马普替林(maprotiline)、去甲替林(nortriptyline)、普罗替林(protriptyline)和阿莫沙平(amoxapine)等。

三、5-HT 再摄取抑制药

三环类抗抑郁药虽然疗效确切,但仍有 20%～30% 的患者无效,不良反应较多,患者对药物耐受性差,过量引起中毒甚至死亡。5-HT 再摄取抑制药与三环类抗抑郁药结构不同,对 5-HT 再摄取的抑制作用选择性更强,对其他递质和受体影响甚微。该类药物抗抑郁疗效确切,不良反应少,已开发品种达 30 多种。临床常用的有氟西汀(fluoxetine)、帕罗西汀(paroxetine)、舍曲林(sertraline)、氟伏沙明(fluvoxamine)、文拉法辛(venlafaxine)等。

这类药物主要用于由于脑内 5-HT 减少所致的抑郁症,也可用于病因不清、其他药物疗效不佳或不能耐受的抑郁症患者。

氟西汀(fluoxetine,百忧解)

【药理作用】

抗抑郁作用起效较慢,需要 2～3 周才起效,作用强度与丙米嗪相似。作用机制是选择性抑制中枢 5-HT 能神经末梢对 5-HT 的再摄取,延长和增强 5-HT 的作用,从而产生抗抑郁作用。对 NA 和 DA 再摄取的抑制作用较弱,对 M 受体、H_1 受体、5-HT 受体和肾上腺素受体几乎没有亲和力。该药疗效确切、安全范围大、不良反应少,患者易耐受。

【临床应用】

用于抑郁症、强迫症、神经性贪食症等。

【不良反应】

偶见恶心、呕吐、失眠、乏力、头痛、头晕、精神紧张、震颤、惊厥等。不可与单胺氧化酶抑制药同时服用,前后应相隔 2 周。

四、其他抗抑郁药

曲唑酮(trazodone)

曲唑酮抗抑郁作用与三环类相似,但对心血管系统无明显影响,无抗胆碱样不良反应。抗抑郁作用机制是选择性阻断 5-HT 的再摄取,并可微弱阻断 NA 再摄取,但对 DA、组胺和 ACh 无作用,也不抑制脑内 MAO 的活性。本药还具有镇静和轻微的肌肉松弛作用。

曲唑酮临床用于治疗抑郁症,尤其适用于老年或伴有心血管疾病的抑郁症患者。因无 M 受体阻断作用,抑制 NA 再摄取作用很弱,较少发生心血管系统毒性,是一种比较安全的抗抑郁药。不良反应较少,偶有恶心、呕吐、嗜睡、口干、便秘、心动过速、直立性低血压等,过量中毒可出现惊厥、呼吸停止等。

米安色林(mianserin)

米安色林是一种四环类抗抑郁药,对突触前 α_2 肾上腺素受体有阻断作用。其作用机制是通过负反馈而使突触前 NA 释放增多。疗效与三环类抗抑郁药相当,而较少产生抗胆碱样不良反应。常见不良反应为头晕、嗜睡等。

第4节 抗焦虑药

焦虑症是以急性焦虑反复发作为特征的神经官能症。发作时,患者自觉恐惧、紧张、焦虑、头晕、心悸、出冷汗、震颤、失眠等。焦虑是最常见的情感反应之一,也是多种精神病的常见症状。无论是焦虑症或焦虑状态,均可用抗焦虑药治疗,常用的是苯二氮䓬类和三环类抗抑郁药阿米替林、多塞平。本节着重介绍一种新型抗焦虑药丁螺环酮。

丁螺环酮(buspirone)

【药理作用】

丁螺环酮的结构和药理作用机制均与苯二氮䓬类不同。本药不直接影响 $GABA_A$ 受体,对中枢神经系统 ACh、组胺、阿片等受体也无明显作用。目前认为,丁螺环酮为 5-HT_{1A} 受体激动剂,可激动中枢神经系统突触前膜的 5-HT_{1A} 受体,抑制 5-HT 的释放,降低过强的 5-HT 能神经功能,产生抗焦虑作用。其抗焦虑作用与地西泮相似,但在解除焦虑症状时无镇静、催眠、中枢性肌松和抗惊厥作用。目前尚未发现其依赖性,与苯二氮䓬类无交叉耐受性。

【临床应用】

适用于各种类型的焦虑症的治疗;对焦虑症伴有失眠者,需加用镇静催眠药;对焦虑症伴有轻度抑郁症状者也有一定的疗效。

【不良反应】

不良反应较轻,常见恶心、呕吐、胃部不适等胃肠道反应。偶有头晕、头痛、兴奋等。用药期间不宜驾驶车、船和操纵机器。

 思考题

1. 氯丙嗪可阻断脑内哪几条多巴胺通路?分别产生哪些作用和不良反应?
2. 氯丙嗪的降温作用特点是什么?根据氯丙嗪的降温作用特点,其在临床上有哪些用途?
3. 长期大剂量使用氯丙嗪为什么会产生锥体外系症状?怎样防治?
4. 根据作用机制的不同抗抑郁药可分为哪几类?各类代表药物有哪些?各有何特点?

(俞月萍)

第15章 治疗中枢神经系统退行性疾病药

 学习目标

1. 掌握左旋多巴、卡比多巴和苯海索的药理作用、临床应用及不良反应。
2. 熟悉其他抗帕金森病药的作用特点与临床应用。
3. 了解促智药和治疗老年性痴呆药的药理作用与临床应用。

案例

患者,男性,73岁。因右上肢、下颌部无法控制性颤动3个月入院治疗。

检查:患者右上肢、下巴不由自主的抖动,静止时加重,同时手部有搓药丸的动作,呈慌张步态,面部表情呆滞,说话声音低且速度缓慢。头颅CT检查提示大脑萎缩。

诊断:帕金森综合征。

处理:给予复方卡比多巴片(卡比多巴-左旋多巴)每次 125 mg(含卡比多巴 25 mg,左旋多巴 100 mg),每天 3 次。

问题:为什么左旋多巴和卡比多巴要联合用药?有什么优点?

第1节 抗帕金森病药

帕金森病(Parkinson's disease,PD)又称震颤麻痹(paralysis agitans),是一种主要表现为进行性锥体外系功能障碍的中枢神经系统退行性疾病。临床表现为静止性震颤、运动迟缓、肌肉强直和共济失调。脑动脉硬化、脑炎后遗症、化学药物中毒和长期服用抗精神病药所致的类似临床表现,称为帕金森综合征。

PD的发病原因及机制尚不清楚,目前比较公认的是"多巴胺学说"。该学说认为,PD是因纹状体内多巴胺(dopamine,DA)减少或缺乏所致,其原发性因素是黑质内多巴胺能神经元退行性病变。黑质中多巴胺能神经元发出上行纤维到达纹状体(尾核及壳核),其末梢与尾-壳核神经元形成突触,释放递质 DA,对脊髓前角运动神经元起抑制作用。同时尾核中还有胆碱能神经元,末梢释放递质乙酰胆碱(acetylcholine,ACh),对脊髓前角运动神经元起兴奋作用。正常时这两条通路功能处于平衡状态,通过对脊髓前角神经元的抑制和兴奋共同调节运动功能。PD 患者由于黑质病变,DA 合成减少,使纹状体内 DA 含量降低,导致黑质-纹状体通路多巴胺能神经功能减弱,胆碱能神经功能相对占优势,因而产生肌张力增高等症状。经典的抗帕金森病药包括拟多巴胺类药和中枢胆碱受体阻断药两类。前者通过直接补充 DA 前体物质或抑制 DA 降解而产生作用;后者通过拮抗相对过高的胆碱能神经功能而缓解症状。两药联合应用可增强疗效,其总体目标是恢复多巴胺能和胆碱能神经功能的平衡。

一、拟多巴胺类药

本类药物均能增加脑内 DA 的含量,增强多巴胺能神经功能,按其作用机制不同,可分为 DA 前体药(如左旋多巴)、左旋多巴增效药(如脱羧酶抑制药卡比多巴及单胺氧化酶 B 抑制剂司来吉兰)、DA 受体激动药(如溴隐亭、培高利特)、促多巴胺释放药(如金刚烷胺)等。

(一) 多巴胺前体药

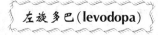
左旋多巴(levodopa)

【药代动力学】

左旋多巴口服后经 0.5~2 h 血药浓度可达峰值,$t_{1/2}$ 为 1~3 h。绝大部分在肝及胃肠黏膜等部位脱羧,转变成多巴胺,仅 1% 左右的左旋多巴进入中枢神经系统,在脑内转变为 DA 而发挥治疗作用。若同时服用外周脱羧酶抑制剂,可使进入脑内的左旋多巴增加 3~4 倍,并减少外周的不良反应。

【药理作用与临床应用】

1. **治疗帕金森病** 左旋多巴通过血-脑屏障后,在脑组织中转变为 DA,增加纹状体中 DA 含量,增强多巴胺能神经的功能,使帕金森病的症状改善。其作用特点是:①起效慢,用药 2~3 周才起效,1~6 个月后才获得最大疗效;②75% 的患者可获得较好的疗效,治疗初期疗效更明显;③对轻症及较年轻患者疗效较好,对重症及老年患者疗效较差;④对吩噻嗪类抗精神病药(如氯丙嗪)引起的帕金森综合征无效。

2. **治疗肝性脑病** 左旋多巴在脑内可转化为去甲肾上腺素,可暂时性地改善脑功能,使肝性脑病患者苏醒,但不能改善肝功能,故不能根治。

【不良反应】

左旋多巴的不良反应主要是由于其在外周转变为 DA 所致。

1. **胃肠道反应** 治疗早期约 80% 患者出现恶心、呕吐、食欲减退、上腹部不适等,与 DA 直接刺激胃肠道和兴奋延髓呕吐中枢的 D_2 受体有关。D_2 受体阻断药多潘立酮可对抗之,与外周脱羧酶抑制剂同服可明显减少胃肠道反应。

2. 心血管反应 部分患者用药初期可出现轻度直立性低血压,故应严格控制药物剂量。因多巴胺对 β 受体有激动作用,可引起心律失常,冠心病患者禁用。

3. 神经系统反应

(1) 运动过多症:是由于服用大量左旋多巴后,DA 受体过度兴奋,出现手足、躯体和舌的不自主运动,服用 2 年以上者发生率达 90%。有报道,DA 受体阻断药左旋千金藤啶碱可减轻不自主运动。

(2) 开-关反应:患者突然多动不安(开),而后又出现全身性或肌强直性运动不能(关),两种现象交替出现,严重妨碍患者的日常活动。

4. 精神障碍 易引起失眠、焦虑、噩梦、幻觉、妄想、抑郁等。一旦出现需减量或停药,可用非经典抗精神病药氯氮平治疗。

(二) 左旋多巴增效药

卡比多巴(carbidopa)

卡比多巴是较强的左旋芳香氨基酸脱羧酶抑制剂,不易透过血-脑屏障。与左旋多巴合用,可减少左旋多巴在外周的脱羧,使进入脑内的左旋多巴增多而提高疗效,并使外周 DA 的生成减少而减轻不良反应。卡比多巴与左旋多巴以 1:4 或 1:10 的比例配伍制成复方制剂称为心宁美(sinemet),作为治疗帕金森病的首选药,可使左旋多巴用量减少 75%。

苄丝肼(benserazide)

苄丝肼的药理作用和临床应用与卡比多巴相似,与左旋多巴按 1:4 的比例制成复方制剂(美多巴),其作用与心宁美相同,是临床常用的治疗帕金森病的复方左旋多巴制剂。

司来吉兰(selegiline)

司来吉兰为选择性 B 型单胺氧化酶(MAO-B)不可逆性抑制剂,可阻断 DA 的代谢,抑制 DA 降解,增加脑内 DA 含量;也可抑制突触处 DA 的再摄取而延长 DA 的作用时间。与左旋多巴合用有协同作用,左旋多巴用量可减少约 1/4,能减轻或延缓左旋多巴引起的运动障碍(开-关反应),并有神经保护作用。本药适用于帕金森病,常作为左旋多巴、美多巴的辅助用药。

托卡朋(tolcapone)

托卡朋为新型儿茶酚胺氧位甲基转移酶(COMT)抑制药,能同时抑制外周和中枢 COMT,延长左旋多巴半衰期,稳定血浆浓度,使更多的左旋多巴进入脑组织,有效地延长症状波动患者"开"的时间。可明显改善病情稳定的 PD 患者日常生活能力和运动功能,尤其适用于伴有症状波动的患者。主要不良反应为肝损害,甚至出现暴发性肝衰竭,故仅用于其他抗 PD 药物无效时,应用时需严密监测肝功能。

（三）多巴胺受体激动药

溴隐亭（bromocriptine）

【药理作用与临床应用】

溴隐亭可激动黑质-纹状体通路和结节-漏斗通路的多巴胺受体，对 D_2 样受体激动作用强，抗帕金森病疗效与左旋多巴相似，主要用于不能耐受左旋多巴的帕金森病患者。与左旋多巴合用治疗帕金森病疗效较好，并能减少开-关反应。因其可激动垂体的 D_2 样受体，减少垂体催乳素和生长激素的分泌，也可用于治疗泌乳闭经综合征和肢端肥大症。

【不良反应】

与左旋多巴相似，有恶心、呕吐、直立性低血压、运动障碍和精神症状等。

培高利特（pergolide）

培高利特为混合型多巴胺受体激动剂，对 D_1 和 D_2 样受体均有激动作用，但对 D_2 样受体的激动作用更强，对 D_1 样受体的激动作用较弱，是一长效、强效的拟多巴胺药，可用于不能耐受左旋多巴或长期应用左旋多巴出现疗效减退的帕金森病患者。不良反应与溴隐亭相似。

罗匹尼罗（ropinirole）

罗匹尼罗是一种选择性多巴胺受体激动剂，选择性激动 D_2 样受体，对 D_1 样受体几乎没有作用。临床用于治疗早期帕金森病，对年轻患者的早期疗效与左旋多巴相似，耐受性良好。也适用于左旋多巴治疗患者出现"开-关"波动，可减少左旋多巴用量。不良反应与溴隐亭相似但较小。

（四）促多巴胺释放药

金刚烷胺（amantadine）

金刚烷胺为抗病毒药，1972 年意外发现它能缓解帕金森病患者的症状。其抗帕金森病的机制可能是通过多种方式加强 DA 的功能，如促进黑质-纹状体内残存的完整多巴胺能神经元释放 DA、抑制 DA 再摄取和直接激动 DA 受体。此外，尚有较弱的抗胆碱作用。对帕金森病的肌肉强直、震颤和运动障碍的缓解作用较强，优于中枢胆碱受体阻断药，但不及左旋多巴。其作用特点是起效快、维持时间短、用药数天即可达最大疗效，持续 6～8 周后疗效逐渐减弱。与左旋多巴合用有协同作用。

二、中枢 M 胆碱受体阻断药

苯海索（trihexyphenidyl，安坦）

苯海索能阻断纹状体 M 胆碱受体，使中枢兴奋性递质（乙酰胆碱）的作用减弱，抗震颤效果好,也能改善运动障碍和肌肉强直。其疗效不及左旋多巴,与左旋多巴合用可提高疗效。外周抗胆碱作用较弱,为阿托品的1/10~1/3。主要用于:①轻症患者;②不能耐受左旋多巴或禁用左旋多巴的帕金森病患者;③抗精神病药引起的帕金森综合征。不良反应与阿托品相似而较轻。闭角型青光眼、前列腺肥大者禁用。

苯扎托品(benzatropine,苄托品)

苯扎托品有抗胆碱、抗组胺和轻度局部麻醉作用。可用于帕金森病及药物引起的帕金森综合征。不良反应同苯海索。

第2节 治疗阿尔茨海默病药

老年性痴呆分为原发性痴呆和血管性痴呆,前者又称阿尔茨海默病(Alzheimer's disease,AD),是一种与年龄高度相关的、以进行性认知障碍和记忆力损害为主的中枢神经系统退行性疾病。表现为记忆力、判断力、抽象思维等一般智力的丧失。AD的主要病理特征为大脑萎缩、脑组织内老年斑、脑血管沉积物与神经元纤维缠结。AD占老年性痴呆症患者总数的70%左右,其病因迄今仍不清楚,也未研制出特效的治疗药物。由于AD患者海马和新皮质胆碱乙酰转移酶及乙酰胆碱显著减少引起皮质胆碱能神经功能降低,被认为是记忆和认知障碍的主要原因。因此,目前采取的比较有针对性的策略是增强中枢胆碱能神经功能,其中胆碱酯酶抑制药效果相对肯定,M受体激动药正在临床试验中。神经保护性治疗也是对症治疗的措施之一。

一、胆碱酯酶抑制药

他克林(tacrine)

【药理作用】

他克林是第1代可逆性中枢胆碱酯酶(AChE)抑制剂,通过抑制AChE而增加ACh含量,还可直接激动M受体和N受体,并通过M_1受体促进ACh的释放。此外,还能抑制单胺类递质的再摄取,使脑内去甲肾上腺素、DA、5-HT等递质浓度升高。他克林能抑制老年斑形成,改善患者认知功能;还可促进脑组织对葡萄糖的利用,改善由药物、缺氧、老化等引起的实验动物学习记忆能力降低。

【临床应用】

主要用于治疗阿尔茨海默病,可减轻痴呆症状、改善记忆和提高识别功能。长期服用他克林还可延缓病程的进展。

【不良反应】

最常见的不良反应是肝毒性,可引起谷丙转氨酶(ALT)水平升高,多数患者于停药3周内恢复。在用药初期,需每周检测一次血清转氨酶水平,以后可以每3个月检测一次。若剂量增加时,应每周检测转氨酶一次,至少6周。其他不良反应包括恶心、呕吐、腹泻、眩晕等。

多奈哌齐(donepezil)

多奈哌齐为第2代可逆性AChE抑制药,通过抑制AChE来增加中枢ACh的含量,改善AD患者的认知功能。与他克林相比,多奈哌齐对中枢AChE有更高的选择性,能改善轻、中度AD患者的认知能力和临床综合功能,延缓病情发展。具有剂量小、毒性低和价格相对较低等优点,适用于轻、中度AD患者。

加兰他敏(galanthamine)

加兰他敏为第2代AChE抑制药,主要用于治疗轻、中度AD,临床有效率为50%~60%,其疗效与他克林相当,但无肝毒性。加兰他敏对神经元的AChE有高度选择性,其抑制AChE的持续时间长且可通过血-脑屏障,也不受进食和同时服药的影响。因此,本药可能成为治疗AD的首选药。在治疗初期,患者有恶心、呕吐及腹泻等不良反应,稍后即可消失。

利凡斯的明(rivastigmine)

利凡斯的明属于第2代AChE抑制药,可改善AD患者的认知功能障碍,提高认知能力,改善患者的记忆和日常生活能力。临床试验显示,本药具有安全、耐受性好、不良反应小等优点,且无外周活性。主要不良反应有恶心、呕吐、乏力、嗜睡、眩晕、精神错乱等,继续服用或减量后可消失。禁用于严重肝、肾损害患者及哺乳期妇女。

石杉碱甲(huperzine A,哈伯因)

石杉碱甲是我国学者从天然植物千层塔中提取的一种生物碱,是一种可逆性AChE抑制药,20世纪90年代初被卫生部批准为治疗AD的新药。石杉碱甲具有显著的改善衰老性记忆障碍和认知功能的作用。作用强、不良反应小,可用于老年性记忆功能减退及AD患者。

美曲膦酯(metrifonate,敌百虫)

美曲膦酯是第1个问世的AChE抑制剂。原用作杀虫药,现用于AD的治疗。美曲膦酯是目前用于AD治疗的唯一以无活性前药形式存在的AChE抑制剂,可在服用数小时后转化为有活性的代谢产物而发挥持久的疗效。与他克林相比,本药能显著提高大鼠脑内DA和去甲肾上腺素的浓度,易化记忆过程,能同时改善AD患者的行为和认知功能,且可使患者的幻觉、焦虑、感情淡漠症状明显改善。主要用于轻、中度AD。不良反应少且轻,偶见腹泻、下肢痉挛、鼻炎等症状,稍后可自行消失。

二、M胆碱受体激动药

占诺美林(xanomeline)

占诺美林是毒蕈碱M_1受体选择性激动剂,易透过血-脑屏障,且皮质和纹状体的摄取率较高,是目前发现的选择性最高的 M_1 受体激动剂之一。临床试验表明,服用高剂量占诺美林后,AD 患者的认知功能和行为能力有明显改善。但由于高剂量易引起胃肠道和心血管方面的不良反应,使部分患者中断治疗。现拟改为经皮肤给药。本药有可能成为第 1 个有效治疗 AD 的 M 受体激动药。

沙可美林(sabcomedine)

沙可美林是毒蕈碱受体激动剂,对 M_1 受体的选择性比对 M_2 受体的选择性高 100 倍。动物实验表明,本药能逆转多巴胺诱导产生的认知缺陷,提高认知能力。临床试验也显示,AD 患者服用后,认知能力明显提高。本药具有安全、耐受性好等优点,常见不良反应有轻微流汗等。

三、NMDA 受体非竞争性拮抗药

美金刚(memantine)

美金刚可与 NMDA 受体上的环苯己哌啶结合位点结合。当谷氨酸释放增多时,美金刚可减少谷氨酸的神经毒性作用;当谷氨酸释放过少时,美金刚可改善记忆过程所需谷氨酸的传递。临床研究表明,该药能显著改善轻、中度血管性痴呆症患者的认知能力;对中度至重度的 AD 患者,还可显著改善其动作能力、认知障碍和社会行为。美金刚是第 1 个用于治疗晚期 AD 的 NMDA 受体非竞争性拮抗药,美金刚与 AChE 抑制药同时使用效果更好。

不良反应有:①眩晕、不安、口干等,饮酒可加重;②肝功能不良、孕妇、哺乳期妇女禁用;③肾功能不良时应减量。

四、其他类药物

脑血流减少是 AD 的重要病理改变,使用扩血管药增加脑血流有可能改善痴呆症状或延缓疾病进展。常用药物有尼莫地平(nimodipine)、氟桂利嗪(flunarizine)等。

思考题

1. 应用左旋多巴治疗帕金森病时,为了提高疗效、减轻不良反应,应合用何药?为什么?
2. 比较溴隐亭和金刚烷胺抗帕金森病的作用特点及临床应用的异同点。
3. 治疗阿尔茨海默病的药物有哪几类?每类有哪些药物?

(俞月萍)

第16章 镇痛药

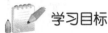 学习目标

1. 掌握吗啡和哌替啶的药理作用、临床应用及不良反应。
2. 熟悉美沙酮、芬太尼、喷他佐辛、罗通定的药理作用、临床应用及不良反应。
3. 了解其他常用镇痛药的作用特点与临床应用。

案例

患者,男性,36岁。1个月前曾有上腹钝性疼痛,放射到右肩及腹部,并有恶心、呕吐、腹泻等症状。当日上腹绞痛伴恶心、呕吐、腹泻,就诊入院。B超检查提示胆囊内多个结石,最大直径可见1.0 cm×0.9 cm。
诊断:胆石症,慢性胆囊炎。
处理:给予哌替啶和阿托品治疗,缓解后择期进行手术。
问题:该患者在使用哌替啶时,为何配伍使用阿托品?

疼痛是一种因组织损伤或潜在的组织损伤而引起的痛苦感觉,常伴有不愉快的情绪或心血管、呼吸和免疫系统的变化。它是机体的一种保护性反应,提醒机体避开伤害,疼痛的性质和部位也是诊断疾病的重要依据。但剧烈疼痛不仅给患者带来痛苦和紧张不安的情绪反应,还可引起机体生理功能紊乱,甚至发生休克和死亡。因此,控制疼痛是临床药物治疗的主要目的之一。

镇痛药(analgesics)是指作用于中枢神经系统,在不影响患者意识状态下选择性地消除或缓解疼痛的药物。镇痛药分为麻醉性镇痛药和非麻醉性镇痛药两类,前者主要通过激动中枢神经系统特定部位的阿片受体而产生镇痛作用,有欣快和呼吸抑制作用,反复应用容易产生依赖性,如吗啡、哌替啶等。后者镇痛作用与阿片受体无关,多用于慢性钝痛,无欣快和呼吸抑制作用,也无依赖性,如阿司匹林、布洛芬等。本章介绍的是麻醉性镇痛药(narcotic analgesics),又称阿片类镇痛药(opioid analgesics)或成瘾性镇痛药(addictive analgesics)。本类药中的绝大多数被归入管制药品,其生产、运输、销售和使用必须严格遵守《国际禁毒公约》和《中华人民共和国药品管理法》、《麻醉药品管理办法》等。

第1节 阿片受体激动药

一、阿片生物碱类

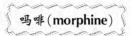

【药代动力学】

吗啡口服易吸收,但首过消除明显,生物利用度低,约25%。肌内注射15~30 min起效,血浆蛋白结合率为33%左右,少量可通过血-脑屏障进入中枢神经系统发挥药理作用。在肝内与葡萄糖醛酸结合,经肾脏排泄,少量经胆汁、乳汁排出,可通过胎盘进入胎儿体内。

【药理作用】

1. 中枢神经系统

(1) 镇痛作用:吗啡具有强大的镇痛作用,对各种疼痛均有效,其中对慢性持续性钝痛的作用强于间断性锐痛。一次给药,作用可持续4~5 h。镇痛作用机制主要是激动中枢神经系统的阿片受体,模拟内源性抗痛物质阿片肽的作用,激活中枢"抗痛系统"而镇痛。

(2) 镇静、致欣快作用:吗啡能消除疼痛引起的焦虑、紧张、恐惧等情绪反应,提高对疼痛的耐受力,产生镇静作用。给药后,患者出现嗜睡、精神恍惚、理智障碍等,在安静环境易诱导入睡,但浅而易醒。吗啡还可引起欣快感,表现为满足感和飘然欲仙,这是吗啡镇痛效果良好的重要因素,也是造成强迫用药的主要原因。镇静、致欣快与吗啡激动中脑边缘系统和蓝斑核的阿片受体而影响多巴胺能神经功能有关。

(3) 抑制呼吸:治疗量即可抑制呼吸中枢,降低呼吸中枢对CO_2敏感性,使呼吸频率减慢、潮气量降低;剂量增大,则抑制作用更强。与麻醉药、镇静催眠药及酒精等合用,可加重其呼吸抑制。呼吸抑制也是吗啡急性中毒死亡的主要原因。

(4) 镇咳作用:吗啡激动延髓孤束核的阿片受体,抑制咳嗽中枢,使咳嗽反射减轻或消失,产生强大的镇咳作用。对多种原因引起的咳嗽均有效,但因其易产生成瘾性,临床上常以可待因代替。

(5) 其他中枢作用:吗啡兴奋延髓催吐化学感受区的阿片受体,可致恶心、呕吐。此外,吗啡也兴奋中脑盖前核的阿片受体,引起瞳孔缩小,中毒时可出现针尖样瞳孔。

2. 平滑肌兴奋作用 吗啡可提高胃肠平滑肌及括约肌张力,减弱推进性蠕动,使回盲瓣及肛门括约肌张力提高;加上中枢抑制后便意迟钝,可致便秘。治疗量吗啡引起胆道奥狄括约肌痉挛性收缩,使胆汁排出受阻,胆囊内压明显增加,诱发胆绞痛,故治疗胆绞痛时应将吗啡和阿托品等解痉药合用。吗啡能收缩输尿管,增加膀胱括约肌张力,引起排尿困难,导致尿潴留。大剂量吗啡还可兴奋支气管平滑肌,诱发或加重支气管哮喘。增加妊娠末期子宫肌张力,延缓产程,影响分娩。

3. 心血管系统作用 治疗量的吗啡可引起直立性低血压,这是由于吗啡促进组胺释放所致。同时吗啡激动孤束核阿片受体,使中枢交感神经张力降低,导致外周血管扩张。吗啡也可引起颅内压增高,主要由于吗啡抑制呼吸使体内 CO_2 蓄积,导致脑血管扩张所致。

【临床应用】

1. 镇痛 吗啡对各种疼痛均有效,但因易成瘾,只用于其他镇痛药无效的急性锐痛,如严重创伤、烧伤、手术等引起的剧痛和晚期癌症疼痛,以及各种内脏绞痛。缓解胆绞痛和肾绞痛应与解痉药阿托品合用。用于心肌梗死引起的剧痛,应注意血压变化,血压下降者不宜使用。

2. 心源性哮喘 急性左心衰竭突发急性肺水肿可引起呼吸困难,需采用包括强心、利尿、扩血管、吸氧等措施的综合治疗。静脉注射吗啡可迅速缓解患者气促和窒息感,其机制可能是:①降低呼吸中枢对 CO_2 的敏感性,减弱过度的反射性呼吸兴奋,使急促浅表的呼吸缓解;②扩张外周血管,降低外周阻力,减轻心脏前、后负荷,有利于肺水肿消除;③镇静作用有利于消除患者的烦躁、焦虑、恐惧情绪。伴昏迷、休克、严重肺部疾患和痰液过多的心源性哮喘患者禁用。

3. 止泻 常用含少量吗啡的阿片酊或复方樟脑酊,用于急性和慢性消耗性腹泻以减轻症状。如有细菌感染,应同时使用抗生素。

【不良反应】

1. 副作用 治疗量吗啡可引起呼吸抑制、恶心、呕吐、嗜睡、眩晕、便秘、排尿困难、胆绞痛、直立性低血压等。

2. 耐受性和依赖性 连续多次给药易产生耐受性与依赖性,前者是指长期用药后中枢神经系统对其敏感性降低,需要增加剂量才能达到原有的药效。后者是指反复使用后,使患者产生病态嗜好而成瘾。成瘾后一旦停药即出现戒断症状,表现为烦躁不安、兴奋、失眠、流泪、流涕、出汗、呕吐、腹泻、震颤,甚至虚脱、意识丧失等。成瘾者为获得欣快感、减轻戒断症状带来的痛苦,常不择手段获取该药,对社会危害极大。故吗啡一般仅限于急性剧痛短期使用,但癌症患者很少产生成瘾性,可在严密观察下长时间使用。

3. 急性中毒 吗啡过量可引起急性中毒,表现为昏迷、呼吸极度抑制、瞳孔呈针尖样大小,并伴有发绀、体温下降及血压下降,最终可因呼吸麻痹而致死。抢救措施有吸氧、人工呼吸、静脉注射阿片受体阻断药纳洛酮等。

因吗啡对抗缩宫素对子宫的兴奋作用而延长产程,且能通过胎盘屏障或经乳汁分泌,抑制新生儿和婴儿呼吸,故禁用于分娩止痛和哺乳期妇女止痛。肺源性心脏病、支气管哮喘、颅脑损伤、严重肝功能减退者也需禁用。

可待因(codeine,甲基吗啡)

可待因的镇痛作用为吗啡的 1/12~1/10,镇咳作用为吗啡的 1/4,持续时间与吗啡相似。镇静作用不明显,欣快感与成瘾性比吗啡弱。呼吸抑制的作用很弱,无便秘、尿潴留和直立性低血压等不良反应。临床用于剧烈干咳及中等疼痛的镇痛,久用可产生成瘾性。

二、人工合成类

哌替啶（pethidine,度冷丁）

哌替啶是目前临床常用的人工合成镇痛药,其药理作用与吗啡基本相同。

【药理作用】

哌替啶能激动阿片受体,产生镇痛、镇静、欣快作用。其镇痛强度约为吗啡的 1/10,持续 2~4 h。等效剂量的哌替啶产生的呼吸抑制、致欣快和扩血管作用与吗啡相当,镇咳作用较弱。能提高胃肠平滑肌和括约肌张力,减少推进性蠕动,但因作用时间短,无止泻和致便秘作用。治疗量对支气管平滑肌无明显影响,大剂量可引起收缩。对妊娠末期子宫收缩无影响,也不对抗缩宫素的作用,故不延长产程。

【临床应用】

1. **镇痛**　哌替啶可替代吗啡用于各种剧痛。用于内脏绞痛需与解痉药(阿托品)合用。
2. **心源性哮喘**　可替代吗啡治疗心源性哮喘,且效果良好。其作用机制与吗啡相同。
3. **人工冬眠**　哌替啶与氯丙嗪、异丙嗪配伍组成冬眠合剂用于人工冬眠疗法,以降低患者的基础代谢。
4. **麻醉前给药**　麻醉前给予哌替啶,能使患者安静,消除术前紧张和恐惧情绪,减少麻醉药用量及缩短诱导期。

【不良反应】

治疗量时不良反应与吗啡相似,可引起眩晕、恶心、呕吐、出汗、心悸、直立性低血压等;大剂量可抑制呼吸。久用产生耐受性和依赖性。急性中毒时可发生昏迷、呼吸抑制、震颤、肌肉痉挛、反射亢进、谵妄甚至惊厥。纳洛酮能解除其呼吸抑制,但不能消除中枢神经兴奋症状,中枢神经兴奋作用及惊厥可用抗惊厥药来对抗。禁忌证与吗啡相同。

美沙酮（methadone）

【药理作用与临床应用】

美沙酮的镇痛作用强度和持续时间与吗啡相当,但持续时间较长,镇静、呼吸抑制、升高胆道内压、引起便秘等作用较吗啡弱。优点是口服与注射效果相似,耐受性和成瘾性发生较慢,戒断症状较轻,且易于治疗。口服美沙酮后再注射吗啡不引起原有的欣快感,也不出现戒断症状,能使吗啡等的成瘾性减弱,并能减少吗啡或海洛因成瘾者自我注射带来的血液传播性疾病的危险。主要用于创伤、手术和晚期癌症等所致剧痛。此外,美沙酮被广泛用于吗啡和海洛因成瘾的脱毒治疗。

【不良反应】

一般为恶心、呕吐、便秘、头晕、口干和直立性低血压等。长期用药易致多汗、淋巴细胞增多、血浆白蛋白和催乳素含量升高。禁用于分娩止痛,以免影响产程和抑制胎儿呼吸。

芬太尼(fentanyl)及其同类药

芬太尼为 μ 受体激动药,属短效镇痛药。药理作用与吗啡相似,镇痛作用强度约为吗啡的 100 倍,肌内注射 0.1 mg,约 15 min 起效,可维持 1~2 h。主要用于麻醉辅助用药和静脉复合麻醉,或与氟哌利多合用产生神经阻滞镇痛作用,用于外科小手术。不良反应有恶心、呕吐、眩晕及奥狄(胆道)括约肌痉挛等;大剂量可引起肌肉僵直,可用纳洛酮或肌松药对抗;静脉注射过快可致呼吸抑制;反复用药可产生依赖性。禁用于支气管哮喘、重症肌无力、颅脑肿瘤或颅脑外伤引起昏迷的患者以及 2 岁以下儿童。

舒芬太尼(sufentanil)和阿芬太尼(alfentanil)为芬太尼类似药,主要作用于 μ 受体,对 δ 和 κ 受体作用较弱。舒芬太尼的镇痛作用强于芬太尼,为吗啡的 1 000 倍,而阿芬太尼镇痛作用弱于芬太尼。两药均起效快,作用时间短,尤其是阿芬太尼,故称为超短效镇痛药。两药血浆蛋白结合率为 90%,阿芬太尼血浆 $t_{1/2}$ 为 1~2 h,舒芬太尼血浆 $t_{1/2}$ 为 2~3 h。两药均在肝脏代谢灭活后经肾脏排泄。对心血管系统影响小,常用于心血管手术的麻醉。

第 2 节 阿片受体部分激动药

以喷他佐辛为代表,小剂量或单独使用时可激动阿片受体某亚型,呈现镇痛作用;当剂量加大或与激动药合用时,又可阻断阿片受体。此外,某些药物对某亚型受体起激动作用,而对另一亚型受体则起阻断作用,因此,本类药物又称阿片受体混合型激动-拮抗药。本类药物以镇痛作用为主,呼吸抑制作用较轻,依赖性较小。

喷他佐辛(pentazocine,镇痛新)

【药理作用】

喷他佐辛为阿片受体部分激动药,可激动 κ 受体和阻断 μ 受体。镇痛效力为吗啡的 1/3,呼吸抑制作用为吗啡的 1/2。皮下或肌内注射 30 mg 的镇痛效果与吗啡 10 mg 的相当。胃肠平滑肌的兴奋作用比吗啡轻,且抑制呼吸程度不随剂量增加而增加。对心血管系统的影响不同于吗啡,大剂量或静脉给药可加快心率、升高血压,这与升高血中儿茶酚胺浓度有关。反复使用可产生成瘾性,但成瘾性小,戒断症状也较轻。

【临床应用】

主要用于治疗各种慢性疼痛,对剧痛的止痛效果不及吗啡。口服及注射后吸收均良好,为减少不良反应,宜口服用药。成瘾性小,在药政管理上已列入非麻醉药品。

【不良反应】

常见恶心、呕吐、嗜睡、眩晕、出汗等。大剂量可致血压升高、心动过速、呼吸抑制等,纳洛酮可对抗其呼吸抑制作用。剂量过大还可引起幻觉、噩梦、焦虑、思维障碍和发音障碍等精神症状。经常或反复使用,可产生依赖性,但戒断症状比吗啡轻,此时应逐渐减量直至停药。

布托啡诺(butorphanol)

【药理作用】

布托啡诺为阿片受体部分激动药，即激动 κ 受体，对 μ 受体有较弱的竞争性拮抗作用。其镇痛效力和呼吸抑制作用为吗啡的 3.5~7 倍，但呼吸抑制程度不随剂量增加而加重。对胃肠平滑肌的兴奋作用较吗啡弱。可增加外周血管阻力和肺血管阻力，增加心脏做功。

【临床应用】

主要用于中、重度疼痛，如手术后、外伤、癌症疼痛及肾、胆绞痛等，对急性疼痛的止痛效果好于慢性疼痛。也可作麻醉前用药。

【不良反应】

常见镇静、乏力、出汗，也可出现嗜睡、头痛、眩晕、精神错乱等。久用可产生依赖性。

丁丙诺啡(buprenorphine)

丁丙诺啡是阿片受体部分激动剂，主要激动 μ、κ 受体，阻断 δ 受体。其镇痛作用强度为吗啡的 25 倍，作用时间长。主要用于手术后、癌症晚期及心肌梗死等所致的疼痛，也可用于吗啡或海洛因成瘾的脱毒治疗。常见不良反应有头痛、眩晕、嗜睡、恶心、呕吐、出汗等。成瘾性比吗啡小。

纳布啡(nalbuphine)

纳布啡对 μ 受体的拮抗作用比布托啡诺强，对 κ 受体的激动作用比布托啡诺弱。镇痛作用比吗啡弱，呼吸抑制作用较轻，依赖性小，戒断症状轻。不增加心脏负荷，可用于心肌梗死和心绞痛患者的止痛。临床应用与布托啡诺相似。

第 3 节 其他镇痛药

曲马朵(tramadol)

曲马朵为合成的可待因类似物，镇痛效力与喷他佐辛相当，镇咳效力为可待因的 1/2，呼吸抑制作用弱。口服 20~30 min 起效，维持时间为 4~6 h。镇痛效果好，不产生欣快感，治疗量不抑制呼吸，也不影响心血管系统，不引起便秘。适用于中、重度急性和慢性疼痛，如手术、创伤、分娩及癌症晚期疼痛等。常见不良反应有眩晕、恶心、呕吐、口干、疲倦和嗜睡等，少数患者可出现皮疹、低血压等变态反应，长期应用也可成瘾。

布桂嗪(bucinnazine，强痛定)

布桂嗪的镇痛效力为吗啡的 1/3，呼吸抑制和胃肠道作用较小。口服 10~30 min 起效,皮下注射 10 min 起效,维持时间为 3～6 h。临床用于偏头痛、三叉神经痛、外伤性疼痛、关节痛、痛经及癌症晚期疼痛。偶有恶心、头晕、困倦等神经系统反应,有一定成瘾性。

罗通定(rotundine)

罗通定为延胡索乙素即消旋四氢巴马汀的左旋体。其镇痛作用比解热镇痛药强但比哌替啶弱,镇痛机制与激动阿片受体无关,而是阻断脑内多巴胺受体所致。对慢性钝痛和内脏痛效果较好,也可用于痛经和分娩止痛,对产程和胎儿均无不良影响。因有催眠作用,故也适用于伴失眠的头痛患者。本药治疗量一般无不良反应,大剂量可抑制呼吸,偶见恶心、眩晕、乏力和锥体外系症状,无成瘾性。

第 4 节 阿片受体阻断药

本类药物的化学结构与吗啡相似,能与吗啡及哌替啶等药物竞争阿片受体,又称为阿片受体阻断药。其不抑制呼吸,无镇痛作用,并能迅速消除阿片类药物中毒所致的呼吸抑制,无成瘾性,能促进阿片类药物依赖者戒断综合征出现。

纳洛酮(naloxone)

纳洛酮的化学结构与吗啡相似,能选择性地与阿片受体结合,并能阻断吗啡的所有作用,而本身无明显药理作用。静脉注射后 2 min 即显效,维持时间为 30～60 min。正常人注射 12 mg,无任何症状;注射 24 mg,仅有轻度困倦。但对吗啡中毒者,注射小剂量(0.4～0.8 mg)即能迅速消除吗啡的中毒症状,如呼吸抑制、缩瞳、颅内压升高、平滑肌痉挛等;对吗啡成瘾者,可立即诱发戒断症状。临床用于:①治疗吗啡等麻醉性镇痛药的急性中毒;②诊断阿片类药物成瘾性;③作为工具药用于镇痛药的药理学研究。

纳曲酮(naltrexone)

纳曲酮的结构与纳洛酮相似,口服生物利用度为 50%～60%,阻断吗啡的作用为纳洛酮的 2 倍,作用持续时间可长达 24 h。本药目前仅有口服制剂。主要用于对阿片类药物或海洛因等毒品产生依赖的患者,可明显降低复吸率。

思考题

1. 吗啡为什么可治疗心源性哮喘而禁用于支气管哮喘?
2. 试比较吗啡、哌替啶和罗通定的镇痛作用特点、临床应用及不良反应。
3. 试述吗啡的不良反应,分析其产生的原因并说明防治措施。

(俞月萍)

第17章 解热镇痛抗炎药和抗痛风药

 学习目标

1. 掌握解热镇痛抗炎药的基本作用及阿司匹林的药理作用、临床应用、不良反应。
2. 熟悉对乙酰氨基酚、布洛芬、秋水仙碱、别嘌醇的作用特点和临床应用。
3. 了解其他解热镇痛抗炎药的作用特点和临床应用。

案例

患者,女性,37岁。因间歇性发生喘憋,呼吸困难8年,再发并渐加重30 min就医。当日因感冒发热自行服用阿司匹林,用药后出现上述症状。

检查:气喘,大汗淋漓,强迫坐位,伴有发绀。

诊断:药物性哮喘。

问题:1. 阿司匹林诱发哮喘的机制是什么?
　　　2. 该患者的药物性哮喘可用哪些药物来治疗?

第1节 解热镇痛抗炎药的基本作用

解热镇痛抗炎药(antipyretic-analgesic and anti-inflammatory drugs)是一类具有解热、镇痛作用,其中大多数还具有抗炎、抗风湿作用的药物。他们的化学结构不同于甾体激素,又称非甾体类抗炎药(non-steroidal anti-inflammatory drugs,NSAIDs)。NSAIDs的化学结构虽然有所不同,但均有抑制环氧酶(cyclogenase,COX,又名前列腺素合成酶),减少前列腺素(prostaglandin,PG)生物合成的作用。

COX是前列腺素类化合物生物合成的关键酶,有COX-1和COX-2两种同工酶。COX-1参与血管舒缩、血小板聚集、胃黏膜血流、胃黏液分泌及肾功能等的调节;COX-2与炎症、疼痛等有关。因此,NSAIDs的解热、镇痛、抗炎作用可能与抑制COX-2

有关;而对 COX-1 的抑制则是其产生不良反应的原因。目前,临床常用的 NSAIDs 的药理作用和不良反应有许多共同点。

一、解热作用

治疗量的解热镇痛抗炎药可使发热者的体温降至正常水平,对正常体温几乎无影响,这与氯丙嗪对体温的影响不同。

发热是由于致热原使体温调定点上调而引起的。常见的致热原有组织损伤、炎症反应、免疫反应、恶性肿瘤、病原体及其毒素等。各种致热原刺激中性粒细胞等产生并释放内热原,后者作用于下丘脑体温调节中枢,刺激 COX,使 PG 合成和释放增加,将体温调定点上调至 37℃以上。这时产热增加,散热减少,引起体温升高。治疗量 NSAIDs 能抑制 COX 活性,使 PG 的合成减少,从而阻断内热原对体温调节中枢的作用,使体温调定点回到正常水平,通过增加散热如皮肤毛细血管扩张、血流量增大、汗液分泌增多,从而使发热者体温降低。

发热是机体的一种防御反应,是疾病的一种症状,不同的热型有助于疾病的诊断。因此,对一般的发热患者不必急于使用解热药,而应着重病因治疗。但高热可引起头痛、失眠、谵妄、惊厥等,应及时使用解热药降低体温,防止高热引起的并发症。幼儿和年老体弱的患者用量过大可引起出汗过多、体温骤降,导致虚脱,应严格掌握剂量。

二、镇痛作用

NSAIDs 具有中等程度镇痛作用,对头痛、牙痛、神经痛、肌肉痛、关节痛、痛经等慢性钝痛有良好镇痛效果,对急性锐痛疗效差。与麻醉镇痛药不同,解热镇痛抗炎药并不抑制呼吸,也不产生欣快感和药物依赖性。

当组织损伤、局部炎症或变态反应时,局部可生成和释放一系列致痛、致炎物质,如 5-HT、组胺、缓激肽、PG 等,这些介质作用于外周痛觉感受器引起疼痛,但致痛作用较弱。PG 除了本身有致痛作用外,还能使 5-HT、组胺、缓激肽的致痛作用明显增强。本类药物通过抑制 COX,减少 PG 合成,缓解慢性钝痛。镇痛作用部位主要在外周。

三、抗炎和抗风湿作用

本类药物除苯胺类外,都具有较强的抗炎、抗风湿作用,使炎症的红、肿、热、痛症状减轻,可用于治疗风湿性和类风湿关节炎。

炎症是机体对外界伤害性刺激产生的保护性反应,是一种复杂的病理过程。PG 能引起炎症反应,同时还能增强其他致炎介质如组胺、5-HT、缓激肽的致炎作用。解热镇痛抗炎药能抑制炎症反应时局部 PG 的合成和释放,从而使炎症反应缓解,但无病因治疗作用,也不能阻止病程的发展和并发症的发生。

第2节 非选择性环氧酶抑制药

一、水杨酸类

阿司匹林（aspirin，乙酰水杨酸）

【药代动力学】

阿司匹林口服后，小部分在胃、大部分在小肠上部吸收，在体内迅速被酯酶水解为水杨酸，$t_{1/2}$ 约为 15 min。血浆蛋白结合率为 80%～90%，游离型水杨酸盐迅速分布至全身组织，也可进入脑脊液、关节腔、胎盘及乳汁中。尿液 pH 可影响其排泄速度，当尿呈碱性时水杨酸盐解离增多、重吸收减少，排泄增多；当尿呈酸性时则重吸收增加，排泄减少。故当阿司匹林严重中毒时，可用碳酸氢钠碱化尿液加速其排泄，降低其血药浓度。

阿司匹林与双香豆素、甲苯磺丁脲、甲氨蝶呤等合用，可从血浆蛋白结合部位置换出合用的药物，提高上述药物的游离血药浓度，使其作用增强，引起出血时间延长、低血糖反应等。与肾上腺皮质激素合用，可加剧胃肠出血、诱发溃疡。

【药理作用与临床应用】

1. **解热镇痛** 常用剂量即有较强解热、镇痛作用。常用于感冒发热及头痛、牙痛、肌肉痛、神经痛和月经痛等慢性钝痛。

2. **抗炎抗风湿** 具有较强的抗炎、抗风湿作用。急性风湿热患者用药后 24～48 h 即可退热，关节红肿、疼痛明显缓解，红细胞沉降率下降。因其控制急性风湿热的疗效迅速而确实，也可用于鉴别诊断。对类风湿关节炎可迅速镇痛，消退关节炎症，减轻关节损伤。抗风湿的剂量比解热镇痛用量要大，疗效与剂量呈正相关，因此最好用至最大耐受量，但应注意防止中毒。

3. **影响血栓形成** 阿司匹林小剂量（50～100 mg/d）时，可选择性抑制血小板膜环氧酶，阻止血栓素 A_2（TXA_2）的生成，从而抑制血小板聚集，防止血栓形成。较大剂量（300 mg/d）时可抑制血管内膜前列环素（PGI_2）合成酶，使 PGI_2 的合成减少，可促进凝血及血栓形成。因此，临床常使用小剂量阿司匹林预防心肌梗死和脑血栓形成；治疗缺血性心脏病包括稳定型、不稳定型心绞痛及进展性心肌梗死，能明显降低病死率及再梗死率。

【不良反应】

1. **胃肠道反应** 易引起恶心、呕吐、上腹部不适等。长期大剂量服用可致不同程度的胃黏膜损伤，产生胃溃疡和胃出血。这与酸性药物对黏膜的直接刺激、抑制血小板聚集、抑制 COX 阻止 PG 的合成使黏膜屏障作用减弱、兴奋延髓催吐化学感受区等有关。饭后服药、服用肠溶片或同服氢氧化铝等抗酸药，可减轻或避免上述反应。溃疡病患者禁用。

2. **凝血功能障碍** 一般剂量可抑制血小板聚集，延长出血时间。剂量过大（>5 g/d）或长期服用，还可抑制凝血酶原形成，延长凝血酶原时间，维生素 K 可防治其引起的出血。严重肝损伤、低凝血酶原血症、维生素 K 缺乏和血友病患者禁用。手术前一周应停用,以防出血。

3. 变态反应 少数患者可出现皮疹、血管神经性水肿、过敏性休克。一旦出现应停药并进行抗过敏治疗。某些哮喘患者服阿司匹林后可诱发支气管哮喘,称为"阿司匹林哮喘",肾上腺素治疗无效,可用抗组胺药和糖皮质激素治疗。哮喘、鼻息肉及慢性荨麻疹患者禁用本药。

4. 水杨酸反应 阿司匹林剂量过大(每天>5 g)时,可出现头痛、眩晕、恶心、呕吐、耳鸣、视力和听力减退等中毒反应,称为水杨酸反应;严重者可出现过度呼吸、酸碱平衡失调、高热、脱水、精神错乱、昏迷,甚至危及生命。一旦出现应立即停药,洗胃或用催吐药,静脉滴注碳酸氢钠溶液以碱化尿液,加速水杨酸盐自尿中排泄。

5. 瑞夷(Reye's syndrome)综合征 儿童感染病毒性疾病如流感、水痘、麻疹等使用阿司匹林退热时,有发生严重肝损害合并急性脑病(瑞夷综合征)的危险,以肝衰竭合并脑病为突出表现,虽少见,但可致死,故儿童病毒性感染者应慎用阿司匹林,可用对乙酰氨基酚代替。

二、苯胺类

对乙酰氨基酚(acetaminophen,扑热息痛)

对乙酰氨基酚的解热镇痛作用与阿司匹林相似,但无抗炎抗风湿作用,临床用于解热镇痛。因无明显胃肠刺激,适用于阿司匹林不能耐受或过敏的患者。治疗量不良反应少,为非处方药,偶见皮疹、药热等变态反应。过量中毒可引起肝肾损害。

三、吲哚基和茚基乙酸类

吲哚美辛(indomethacin,消炎痛)

【药理作用与临床应用】

吲哚美辛是最强的 PG 合成酶抑制药之一,对 COX-1 和 COX-2 均有强大的抑制作用,其抗炎抗风湿作用比阿司匹林强 10~40 倍,解热镇痛作用与阿司匹林相似,对炎性疼痛镇痛效果好。因不良反应多,故临床上仅用于其他药物不能耐受或疗效不显著的急性风湿性和类风湿关节炎、关节强直性脊柱炎、骨关节炎;解热作用限于癌性发热及其他难以控制的发热。

【不良反应】

多而严重,治疗量不良反应发生率高达 35%~50%,约有 20% 患者不能耐受而停药。主要有:①中枢神经系统反应,如头痛、眩晕,偶有精神失常;②胃肠道反应,如厌食、恶心、腹痛、溃疡、出血;③血液系统反应,如粒细胞减少、血小板减少、再生障碍性贫血;④过敏反应,如皮疹、哮喘,与阿司匹林有交叉过敏反应;⑤其他反应,如肝损害和肾损害。哮喘、精神失常、溃疡病、癫痫、帕金森病及肝肾疾病患者禁用。孕妇、儿童、年老体弱者禁用。

舒林酸(sulindac)

舒林酸是吲哚乙酸类衍生物。在体内转化为磺基代谢物后有解热、镇痛、抗炎活性，其作用强度不及吲哚美辛，但作用持续时间长、不良反应少。主要用于骨关节炎、类风湿关节炎和肩周炎等，以及痛经、牙痛、外伤和手术后疼痛等。

四、芳基丙酸类

布洛芬(ibuprofen)

布洛芬为苯丙酸的衍生物，具有较强的解热、镇痛及抗炎抗风湿作用，其疗效与阿司匹林相似。能抑制 PG 的合成，其中抑制 COX-2 的作用较强，故产生抗炎作用的同时其不良反应较阿司匹林少。主要用于风湿性及类风湿关节炎，也可用于解热镇痛。其特点是胃肠道反应很轻，患者长期使用对本药的耐受性明显优于阿司匹林和吲哚美辛，是目前临床应用较广的 NSAIDs。偶有头痛、眩晕和视物模糊。

萘普生(naproxen)、酮洛芬(ketoprofen)、非诺洛芬(fenoprofen)、氟比洛芬(flurbiprofen)的作用及应用均与布洛芬相似。

五、芳基乙酸类

双氯芬酸(diclofenac)

双氯芬酸是邻氨基苯乙酸类衍生物，是环氧酶抑制药。具有解热、镇痛及抗炎抗风湿作用，效应强于吲哚美辛。由于在关节滑液中浓度高，主要用于类风湿关节炎、风湿性关节炎、骨关节炎及手术后疼痛的治疗。不良反应多而严重，除与阿司匹林相同不良反应外，偶见肝功能异常、白细胞减少。

六、吡唑酮类

保泰松(phenylbutazone)和羟基保泰松(oxyphenbutazone)

保泰松及其代谢产物羟基保泰松为吡唑酮类衍生物。具有较强的抗炎抗风湿作用，解热镇痛作用较弱，其作用机制与抑制 PG 合成有关。临床主要用于风湿性及类风湿关节炎、强直性脊柱炎。由于不良反应多而严重，现已少用。

七、烯醇酸类

吡罗昔康(piroxicam)

吡罗昔康口服吸收完全，2~4 h 后血药浓度达峰值，$t_{1/2}$长(36~45 h)，血浆蛋白结合率高。能抑制环氧酶，效力与吲哚美辛相似，作用迅速而持久。主要用于治疗风湿性及类风湿关节炎,疗效与阿司匹林、吲哚美辛相当;对急性痛风、腰肌劳损、肩周炎也有一定疗效。不良反应较少,偶见头晕、水肿、胃部不适、腹泻和粒细胞减少等,停药后一般可自行消失。长期服用可引起胃溃疡及胃出血。

美洛昔康(meloxicam)

美洛昔康对COX-2的选择性抑制作用比COX-1高10倍。血浆蛋白结合率99%,$t_{1/2}$为20 h。临床应用与吡罗昔康相同。小剂量时胃肠道不良反应少,剂量过大或长期服用可致消化道出血、溃疡。

八、烷酮类

萘丁美酮(nabumetone)

萘丁美酮是一种非酸性、非离子性前体药物,口服吸收后,经肝脏转化为主要活性产物6-甲氧基-2-萘乙酸(6-MNA),该代谢产物为强效的环氧酶抑制药。6-MNA的血浆蛋白结合率>99%,在肝脏代谢为非活性产物,80%经肾脏排泄。6-MNA的$t_{1/2}$为24 h,临床用于治疗类风湿关节炎取得较好疗效,不良反应较轻。

第3节 选择性环氧酶-2抑制药

解热、镇痛、抗炎药的作用机制主要与抑制COX-2有关,而传统的NSAIDs大多为非选择性COX抑制药,可同时抑制COX-1引起很多不良反应,如胃肠道反应、肝肾功能损害、血凝障碍等。因此,近年来陆续出现了一些选择性COX-2抑制药,但疗效和安全性仍有待进一步的研究。

塞来昔布(celecoxib)

塞来昔布具有解热、镇痛、抗炎作用,其抑制COX-2的作用较COX-1强375倍,是选择性COX-2抑制药。治疗剂量时对COX-1无明显影响,也不影响TXA_2的合成。主要用于风湿性、类风湿关节炎和骨关节炎的治疗,也可用于手术后镇痛、牙痛和痛经。胃肠道反应、出血和溃疡发生率均较其他非选择性NSAIDs低。偶见水肿、多尿、肾损害。

罗非昔布(rofecoxib)

罗非昔布为果糖的衍生物。对COX-2有高度的选择性抑制作用,具有解热、镇痛、抗炎作用,但不抑制血小板聚集。主要用于治疗骨关节炎。胃肠道反应较轻,其他不良反应与NSAIDs类似。

尼美舒利(nimesulide)

尼美舒利是一种新型非甾体抗炎药。具有抗炎、镇痛、解热作用,对COX-2的选择性抑制作用较强,因而其抗炎作用强而不良反应较小。口服吸收迅速、完全,生物利用度高,血浆蛋白结合率达99%,$t_{1/2}$为2~3 h。常用于类风湿关节炎、骨关节炎、腰腿痛、牙痛、痛经的治疗。胃肠道反应轻微而短暂,儿童发热时使用易出现中枢神经和肝脏损伤,禁用于12岁以下儿童。

第4节 抗痛风药

痛风是体内嘌呤代谢紊乱所引起的一种代谢性疾病,表现为高尿酸血症,尿酸盐在关节、肾及结缔组织等处析出结晶。急性发作时,尿酸盐微结晶沉积于关节,引起局部粒细胞浸润及炎症反应,如未及时治疗则可导致慢性痛风性关节炎或肾病变。急性痛风的治疗在于迅速缓解急性关节炎,可用秋水仙碱。慢性痛风的治疗旨在降低血中尿酸浓度,可用别嘌醇和丙磺舒等。抗痛风药按作用机制不同可分为以下几类:①抑制尿酸合成的药物,如别嘌醇;②增加尿酸排泄的药物,如丙磺舒、苯磺吡酮、苯溴马隆;③抑制白细胞游走进入关节的药物,如秋水仙碱;④一般的解热、镇痛、抗炎药物,如NSAIDs。

别嘌醇(allopurinol,别嘌呤醇)

别嘌醇为次黄嘌呤的异构体,与其代谢产物别黄嘌呤均可抑制黄嘌呤氧化酶,减少尿酸生成,降低血中尿酸浓度,减少并逆转组织中尿酸盐结晶的沉积,抑制肾结石的形成,防止慢性痛风性关节炎或肾病变的发生。主要用于慢性高尿酸血症的防治。因别嘌醇对痛风急性发作无治疗作用,且用药初期可诱发痛风发作,故常与秋水仙碱合用。用量应从小剂量开始并应多饮水。本药不良反应较少,偶见皮疹、胃肠反应、转氨酶升高、粒细胞减少等,应定期检查肝功能和血象。

丙磺舒(probenecid)

丙磺舒能竞争性抑制肾小管对有机酸的分泌及对尿酸的重吸收,增加尿酸排泄,降低血中尿酸浓度,缓解或防止尿酸盐结晶的生成,减少关节的损伤。本药也可与青霉素或头孢类抗生素竞争肾小管分泌,减少后两者的排泄,提高其血药浓度。主要用于治疗慢性痛风,因无镇痛及抗炎作用,故不适用于急性痛风。口服吸收完全,血浆蛋白结合率达85%~95%;大部分通过肾近曲小管主动分泌排泄,因其脂溶性大,易被再吸收,故排泄较慢。不良反应少见。

苯磺吡酮(sulfinpyrazone)

苯磺吡酮可抑制肾小管对尿酸的再吸收,促进尿酸的排泄,降低血尿酸水平。此外,还有抑制血小板聚集和较弱的抗炎、镇痛作用,可减缓或预防痛风结节的形成。可用于慢性痛风性关节炎和高尿酸血症的防治。常见不良反应有恶心、呕吐、腹痛、皮疹、肝损害等。

苯溴马隆(benzbromarone)

苯溴马隆是苯并呋喃衍生物,可抑制肾小管对尿酸的再吸收,促进尿酸排泄,从而降低血中尿酸的浓度。适用于治疗高尿酸血症及痛风。不良反应较少,少数患者可出现粒细胞减少,故应定期检查血象。

秋水仙碱(colchicine)

秋水仙碱对急性痛风性关节炎有选择性抗炎、镇痛作用,可迅速解除急性痛风的症状,用药后数小时即可迅速缓解急性痛风性关节炎的红、肿、热、痛症状,其对一般性疼痛及其他类型关节炎并无作用,也不影响血中尿酸浓度及尿酸的排泄。其作用机制可能是通过与微管蛋白结合,引起微管蛋白解聚,中断粒细胞迁移,抑制局部的粒细胞浸润。不良反应较多,常见胃肠道反应如恶心、呕吐、腹痛、腹泻,可有骨髓抑制、肾损害,中毒时可出现水样腹泻及血便、脱水、休克等。因此,当症状明显减轻或出现胃肠道反应时,应立即停药。慢性痛风患者禁用。

思考题

1. 比较吗啡和阿司匹林的镇痛作用特点、作用机制及临床应用有何不同。
2. 阿司匹林是如何降低发热患者体温的?其与氯丙嗪对体温影响有何不同?
3. 不同剂量的阿司匹林对血栓形成有何不同的影响?为什么?

(张 琦)

第18章 中枢神经兴奋药

学习目标

1. 熟悉中枢神经兴奋药咖啡因、尼可刹米、二甲弗林和洛贝林的药理作用、临床应用及主要不良反应。
2. 了解其他中枢神经兴奋药的作用特点和临床应用。

案例

患者,男性,72岁。咳嗽、咳痰、气喘10余年,近1个月气喘、呼吸困难日益加重,当日病情进一步加重而入院。

检查:气促、端坐呼吸,两肺闻及湿啰音,双下肢凹陷性水肿。超声心动图检查提示右心室肥厚增大。

诊断:慢性肺源性心脏病。

处理:给予吸氧、抗感染、利尿等常规治疗,并静脉滴注尼可刹米后病情得到缓解。

问题:该患者使用尼可刹米的原因是什么?其作用机制是什么?

中枢神经兴奋药(central stimulants)是能选择性兴奋中枢神经系统、提高中枢神经功能活动的药物。根据他们的主要作用及作用部位可分为3类:①主要兴奋大脑皮质的药物,如咖啡因;②主要兴奋延髓呼吸中枢的药物,如尼可刹米;③主要兴奋脊髓的药物,如士的宁。士的宁因毒性较大,无临床应用价值,故不作介绍。中枢兴奋药随着剂量增大,作用范围随之扩大,过量可引起中枢神经系统广泛兴奋而发生惊厥,严重者可导致死亡。因此,使用时必须严格掌握剂量和适应证,并严密监测患者呼吸、血压、脉搏等指标,避免惊厥发生。一旦出现惊厥,可注射适量的地西泮或巴比妥类药物解救。

第1节 主要兴奋大脑皮质的药物

咖啡因(caffeine)

咖啡因是咖啡豆、可可豆和茶叶中的主要生物碱,此外茶叶中还含有茶碱

(theophylline),他们均属于甲基黄嘌呤类衍生物,现已人工合成。咖啡因和茶碱水溶性低,需制成复盐供临床使用,如苯甲酸钠咖啡因(caffeine sodium benzoate,又称安钠咖)和氨茶碱(aminophylline,theophyllamine)。

【药代动力学】

咖啡因口服易吸收,分布范围广。$t_{1/2}$ 为 3~4 h,肝功能不全、口服避孕药和妊娠等因素均可延长 $t_{1/2}$。经肝脏氧化代谢,经肾脏排泄。

【药理作用】

咖啡因兴奋中枢作用较强,而外周作用较弱。茶碱舒张平滑肌和利尿作用较强。

1. 中枢神经系统作用 咖啡因兴奋中枢神经系统的范围与剂量有关,小剂量(50~200 mg)即能选择性兴奋大脑皮质,表现为精神振奋,思维活跃,疲劳减轻,睡意消失,工作效率提高;较大剂量(200~500 mg)可直接兴奋延髓呼吸中枢、血管运动中枢和迷走神经中枢,使呼吸中枢对 CO_2 的敏感性增加、呼吸加深和加快、血压升高、心率减慢,中枢处于抑制状态时作用更为明显;过量(>500 mg)中毒时引起中枢神经系统广泛兴奋,甚至导致惊厥。

2. 心血管系统作用 较小剂量咖啡因兴奋迷走神经,引起心率减慢;大剂量可直接兴奋心脏和扩张血管,但此作用常被兴奋迷走中枢及血管运动中枢的作用所掩盖,故无治疗意义。咖啡因能直接作用于大脑小动脉的肌层,使其收缩,减少脑血流量,从而缓解偏头痛的症状。

3. 舒张平滑肌 咖啡因可舒张支气管和胆管平滑肌。

4. 其他作用 咖啡因能增加肾小球滤过率,减少肾小管对 Na^+ 的重吸收而产生利尿作用。此外,还可刺激胃酸及胃蛋白酶分泌。

【临床应用】

主要用于严重传染病及中枢抑制药过量引起的昏睡、呼吸循环抑制等。咖啡因配伍解热镇痛药可治疗一般头痛,配伍麦角胺可治疗偏头痛。

【不良反应】

治疗量不良反应少见。较大剂量可引起激动、不安、失眠、心悸、恶心、呕吐等;中毒时可致惊厥;久用可产生耐受性。婴幼儿因神经功能发育不全易致惊厥,故不宜使用;消化性溃疡患者不宜久用。

哌甲酯(methylphenidate,利他林)

哌甲酯中枢兴奋作用较温和,能改善精神活动,解除轻度中枢抑制,消除疲劳及睡意。对呼吸中枢有较弱的兴奋作用,过量可致惊厥。临床用于对抗巴比妥类和其他中枢抑制药中毒引起的昏睡和呼吸抑制、轻度抑郁症、小儿遗尿症、儿童多动综合征等。治疗量不良反应较少,偶见失眠、心悸、厌食、焦虑等;大剂量可引起头痛、眩晕等;久用可产生精神依赖性,并影响儿童生长发育。癫痫和高血压病患者禁用。

甲氯芬酯(meclofenoxate,氯酯醒)

甲氯芬酯主要兴奋大脑皮质,能促进脑细胞代谢,增加碳水化合物的利用,对中枢抑制状态有兴奋作用。但起效缓慢,需连续用药。临床用于颅脑外伤昏迷、脑动脉硬化及中毒所致的意识障碍、儿童精神迟钝、老年性精神病及小儿遗尿症等。

第 2 节　主要兴奋延髓呼吸中枢的药物

尼可刹米(nikethamide,可拉明)

【药理作用】

尼可刹米主要直接兴奋延髓呼吸中枢,也可通过刺激颈动脉体和主动脉体化学感受器而反射性兴奋呼吸中枢,提高呼吸中枢对 CO_2 的敏感性,使呼吸加深、加快。中枢抑制状态时,其作用更为明显。该药作用温和、短暂,一次静脉注射仅维持 5~10 min,故需间歇性重复给药。

【临床应用】

常用于各种原因引起的中枢性呼吸抑制,对肺心病引起的呼吸衰竭及吗啡中毒所引起的呼吸抑制疗效较好,对巴比妥类药物中毒引起的呼吸抑制疗效差。

【不良反应】

较少,安全范围较大。过量可致心动过速、血压升高、呕吐、肌震颤,甚至惊厥。

洛贝林(lobeline,山梗菜碱)

洛贝林治疗剂量时对呼吸中枢无直接兴奋作用,而通过刺激颈动脉体和主动脉体的化学感受器,反射性兴奋呼吸中枢。兴奋作用起效快,维持时间短,作用较弱,但安全范围大,不易引起惊厥。临床上主要用于治疗新生儿窒息、小儿感染性疾病引起的呼吸衰竭、一氧化碳中毒的呼吸抑制。

较大剂量时可兴奋迷走神经中枢,出现心动过缓、传导阻滞和血压下降,应严密监测心血管功能指标。

二甲弗林(dimefine,回苏灵)

二甲弗林可直接兴奋延髓呼吸中枢,其作用是尼可刹米的 100 倍左右。能显著改善呼吸,增加肺换气量,提高血氧饱和度,降低 CO_2 分压。作用起效快,维持时间短。临床主要用于治疗各种严重疾病和中枢抑制药中毒引起的中枢性呼吸抑制,也可用于治疗肺性脑病。

本药安全范围较小,过量易导致惊厥,小儿尤易发生,故小儿慎用。有惊厥史的患者及孕妇禁用,吗啡中毒者慎用。

贝美格(bemegride,美解眠)

贝美格可直接兴奋延髓呼吸中枢,使呼吸加深加快。作用强、起效快,维持时间短,故多采用静脉滴注。主要用于巴比妥类、水合氯醛等中枢抑制药中毒的解救,还可用于减少硫喷妥钠麻醉的深度。安全范围较小,静滴剂量过大或速度过快可引起恶心、呕吐、反射增强、肌肉震颤,甚至惊厥。

多沙普仑(doxapram,多普兰)

多沙普仑小剂量可通过刺激颈动脉体和主动脉体化学感受器,反射性兴奋呼吸中枢;较大剂量可直接兴奋呼吸中枢。起效快、作用强,安全范围大。临床主要用于解救麻醉药或中枢抑制药引起的中枢抑制,也可用于慢性阻塞性肺疾病引起急性呼吸衰竭的治疗。不良反应少,偶见胸闷、心率加快、血压升高、恶心、呕吐等,过量可致震颤、惊厥等。高血压、冠心病、脑水肿、甲亢、嗜铬细胞瘤及癫痫患者禁用。孕妇及12岁以下儿童慎用。

 思考题

1. 咖啡因随着用药剂量的增大分别可对中枢神经系统产生哪些作用?
2. 比较尼可刹米、洛贝林和二甲弗林的作用机制及临床应用有何不同?

(张　琦)

实验项目

实验8　普鲁卡因的传导麻醉作用

【实验目的】
1. 观察普鲁卡因的传导麻醉作用,并联系其临床应用。

【实验动物】
蟾蜍或青蛙。

【实验药品】
1%盐酸普鲁卡因溶液、0.5%盐酸溶液。

【器材】
蛙板、探针、手术剪、小镊子、铁支架、铁夹、小烧杯、秒表、丝线、玻璃分针、脱脂棉、试管夹、牙签、大头针。

【实验方法】
取蟾蜍1只,用探针破坏大脑,腹部朝下用大头针固定四肢于蛙板上。剪开左侧股部皮肤,在股二头肌与半膜肌之间小心剥离坐骨神经干,在神经干下垫一牙签。然后用试管夹钳夹下颌,将其悬吊在铁支架上。当腿不动时,将两后趾蹼分别浸入0.5%盐酸溶液中,观察缩腿反射并记录反应时间,出现反应后立即将趾蹼浸入清水中洗去盐酸溶液。如此测量3次取平均值,测量间隔时间约2 min。然后,用一个浸有1%普鲁卡因溶液的棉球包绕左侧坐骨神经干。2~5 min后,再用与前相同的方法,测定并记录两后肢缩腿反射时间,各测3次取平均值。比较用药前后左右两肢缩腿反射时间,分析药物的作用。将结果记录于下表中:

	用药前缩腿反射时间(s)				药物	用药后缩腿反射时间(s)			
	1	2	3	平均		1	2	3	平均
左后肢					盐酸普鲁卡因				
右后肢					未用药				

【注意事项】

1. 缩腿反射时间是指从趾蹼开始浸入盐酸溶液到开始缩腿所经过的时间。

2. 包绕坐骨神经干的棉球不宜过多,以免过度牵拉损伤神经。

思考题

普鲁卡因浸润坐骨神经周围产生了什么作用?分析其作用机制。

(徐秋琴　张　琦)

实验 9　地西泮的抗惊厥作用

【实验目的】

1. 学习电刺激和药物所致的动物惊厥模型的制作方法。
2. 观察地西泮的抗惊厥作用,分析其作用机制。

【实验对象】

小鼠,体重 20～25 g,雌、雄兼用。

【实验药品】

0.1% 地西泮溶液、0.08% 二甲弗林溶液、生理盐水。

【器材】

YSD-4G 药理生理多用仪(或电惊厥仪)、鼠笼、注射器(1 ml)、电子秤。

【实验方法】

(一) 电致惊厥法

1. 将 YSD-4G 药理生理多用仪的刺激方式设为"单次",频率设为"4 Hz",时间设为"0.25 s",后面板开关设置为"电惊厥",电压设置为 110 V。将金属夹的导线插入后面板"输出"插座内,将输出线前端的两鳄鱼夹尖端用生理盐水浸湿后,一只夹在小鼠两耳根间;另一只夹在其下颌部,接通电源,按下"启动"按钮,观察小鼠是否发生惊厥。若未发生惊厥,可将电压逐渐提高,至小鼠发生惊厥,记录此电压。小鼠的惊厥发生过程为:僵直屈曲期→后肢伸直期→阵挛期→恢复期,以后肢强直作为惊厥的指标。

如为电惊厥仪,可将电惊厥仪输出线的鳄鱼夹尖端用生理盐水浸湿后,其一钳夹于小鼠两耳根间;另一钳夹在其下颌部。先开启电源开关,电流强度转至 40 mA,按通电钮,通电时间控制在 0.5 s,通电时观察小鼠是否发生惊厥。

2. 用上述方法挑选出有电惊厥反应的小鼠 2 只,称重、编号,分别腹腔注射 0.1% 地西泮溶液 0.1 ml/10 g 和生理盐水 0.1 ml/10 g。20 min 后,以给药前同样的电参数刺激小鼠,观察两鼠的反应有何不同。将结果记录于下表中。

组别	预处理给药	对电刺激的反应		
		兴奋	不全惊厥	强直惊厥
甲	0.1%地西泮溶液			
乙	生理盐水			

(二) 药物致惊厥法

取小鼠 2 只,称重、编号。分别腹腔注射 0.1%地西泮溶液 0.1 ml/10 g 和生理盐水 0.1 ml/10 g。给药 20 min 后,两鼠均皮下注射 0.08%二甲弗林 0.1 ml/10 g,观察有无惊厥发生(以阵挛性惊厥为指标)。将结果记录于下表中。

组别	预处理给药	给二甲弗林后的反应		
		兴奋	惊厥	死亡
甲	0.1%地西泮溶液			
乙	生理盐水			

【注意事项】

1. 电刺激的参数设置应注意个体差异,需经过预实验测得,不宜过大。此外,在给药前后参数要保持一致。

2. 刺激时,鳄鱼夹之间切勿相碰,否则可导致仪器损坏。

 思考题

1. 具有抗惊厥作用的药物有哪些?
2. 药物的抗惊厥作用可解决临床上的哪些问题?

(张 琦 徐秋琴)

实验 10 镇痛药的镇痛作用

【实验目的】

1. 学习用热板法筛选镇痛药,并比较药物镇痛作用的强弱。
2. 学习用腹腔注射刺激性物质引起扭体反应来筛选镇痛药的方法。
3. 观察并比较镇痛药和解热镇痛药的镇痛作用。

【实验对象】

小鼠,体重 20~25 g,雌性。

【实验药品】

0.5%盐酸哌替啶溶液、0.5%安乃近溶液、生理盐水、0.6%醋酸溶液。

【器材】

热板仪、电子秤、鼠笼、注射器(1 ml)。

【实验方法】

(一) 热板仪法

1. 将热板仪温度调节至 $55\pm0.5℃$，置小鼠于热板仪上，观察小鼠出现舔后足的时间，即热痛反应时间。测定小鼠正常的热痛反应时间。共测 3 次，每次间隔 5 min，以平均值不超过 30 s 为合格，共筛选出 3 只小鼠。

2. 将 3 只小鼠称重、编号，分别腹腔注射生理盐水溶液、0.5% 盐酸哌替啶溶液和 0.5% 安乃近溶液 0.1 ml/10 g。给药后 10、20 及 30 min，分别测定痛反应时间 1 次，如小鼠在热板仪上 60 s 无痛反应，按 60 s 计算。最后计算出痛阈提高的百分率：

$$痛阈提高百分率 = \frac{用药后热痛反应时间 - 用药前平均热痛反应时间}{用药前平均热痛反应时间} \times 100\%$$

3. 结果记录于下表，根据小鼠用药后反应时间及痛阈提高百分率，比较镇痛药和解热镇痛药的镇痛效果。

鼠号	体重(g)	药物及用量	用药前反应时间(s)	用药后反应时间(s)及痛阈提高百分率(%)					
				10 min	%	20 min	%	30 min	%
甲									
乙									
丙									

(二) 化学刺激法

取体重相近的小鼠 3 只，称重、编号，分别腹腔注射生理盐水溶液 0.1 ml/10 g、0.5% 盐酸哌替啶溶液 0.1 ml/10 g 和 0.5% 安乃近溶液 0.1 ml/10 g。20 min 后，每只小鼠分别腹腔注射 0.6% 醋酸溶液 0.2 ml，观察 15 min 内各鼠发生扭体反应的次数。

结果记录于下表：

鼠号	体重	药物及用量	15 min 内扭体反应的次数
甲			
乙			
丙			

在教师指导下，收集全班各组的原始数据，列表进行统计处理，求出甲、乙、丙 3 组扭体反应次数的均数($\bar{x}$)及标准差(S)，并对扭体反应次数的均数差异作显著性检测(t 检验)。

【注意事项】

1. 热板法个体差异大，实验动物应预先筛选，一般以疼痛反应在 30 s 内者为敏感鼠，可供实验用。小鼠一旦出现典型的痛反应,立即从热板仪上拿走。小鼠如 60 s 内没有反应,也应立即拿走,以免造成烫伤。

2. 热板法应选用雌性小鼠,因雄性小鼠遇热时阴囊松弛,易与热板接触而影响实验结果。

3. 正常小鼠一般在放到热板上 10~15 s 内出现情绪不安、举前肢、舔前足、踢后肢、跳跃等现象,但这些动作均不作为测痛指标,只有舔后足或抬后足并回头才作为测痛指标。

4. 醋酸溶液需临时配制,如放置过久,作用明显减弱。

5. 化学刺激法应在室温 20℃左右进行,温度过低时小鼠扭体次数减少。

思考题

1. 简述哌替啶的镇痛作用机制及其临床应用。
2. 镇痛药和解热镇痛药在镇痛作用上有何区别?为什么?

(张　琦　徐秋琴)

实验 11　尼可刹米对呼吸抑制的解救

【实验目的】

1. 观察哌替啶对家兔呼吸的抑制作用及尼可刹米的呼吸兴奋作用,熟悉相关基本原理。

【实验对象】

家兔,体重 2~3 kg,雌、雄兼用。

【实验药品】

5%盐酸哌替啶溶液、25%尼可刹米溶液、20%氨基甲酸乙酯溶液。

【器材】

呼吸换能器、MedLab 生物学信号采集处理系统、气管插管、橡皮管、注射器(5 ml)、婴儿秤。

【实验方法】

1. **家兔麻醉和实验装置连接**　家兔称重后,耳静脉缓慢注射 20%氨基甲酸乙酯溶液 4~5 ml/kg(头皮针留置),用胶布固定针头。待家兔麻醉后,仰卧固定于兔手术台上。正中切开颈部皮肤,分离气管,行气管插管术。插管用胶管与流量头相接,流量头连接呼吸换能器,换能器的输出端与 MedLab 系统的输入通道连接。通道放大倍数 1 000,直流耦合(下限频率 DC)、上限频率 40 Hz,采样间隔 2 ms。

2. **实验观察**

(1) 记录一段正常呼吸曲线。

(2) 耳缘静脉注射 5% 盐酸哌替啶溶液 1~2 ml/kg，观察家兔呼吸和血压的变化。待呼吸抑制明显时，立即耳缘静脉缓慢注入 25% 尼可刹米溶液 0.4 ml/kg，观察家兔呼吸和血压的变化。

【注意事项】

1. 注射哌替啶的速度应根据家兔呼吸抑制情况调节，一般宜先快后慢。

2. 尼可刹米应事先准备好，当出现呼吸明显抑制时立即注射，但注射速度不宜过快，否则容易引起惊厥。

 思考题

为什么选用尼可刹米拮抗哌替啶的呼吸抑制作用？使用时应注意什么？

（张　琦　徐秋琴）

第4篇
心血管系统药物

第19章 利尿药和脱水药

学习目标

1. 掌握呋塞米、氢氯噻嗪和甘露醇的药理作用、临床应用及主要不良反应。
2. 熟悉螺内酯和氨苯蝶啶的药理作用、临床应用及主要不良反应。
3. 了解山梨醇和葡萄糖脱水作用的特点及临床应用。

> **案例**
>
> 患者，女性，68岁。近10年劳累后常出现气促、胸闷，3天前因症状加重入院。
> 检查：体温36.6℃，脉搏130次/分钟，呼吸30次/分钟，血压120/80 mmHg，神志清楚，急性痛苦病容，端坐呼吸，口唇发绀，颈静脉怒张，两肺呼吸音增粗，双肺可闻及广泛湿啰音，心率130次/分钟，奔马律，第一心音低钝，心前区可闻及吹风样收缩期杂音3/6级，向腋下传导，其余瓣膜区未闻及明显病理性杂音，叩诊心界向左下扩大，腹平软，肝肋下3 cm，轻压痛，肝颈反流征（＋），脾肋下未及，肠鸣音正常，双下肢指凹性水肿（＋＋）。
> 诊断：充血性心力衰竭，心功能Ⅳ级。
> 处理：给予毛花苷C、地高辛、呋塞米、卡托普利等药联合治疗1周，患者气促、胸闷症状明显缓解，但血钾偏低。随后医生停用呋塞米，将利尿药改用螺内酯和氢氯噻嗪，继续用药10天后患者病情好转出院。
> 问题：1. 说明该患者使用呋塞米的依据。
> 　　　2. 氢氯噻嗪和螺内酯联合用药的目的是什么？对患者水肿的消除有什么积极意义？

第1节 利 尿 药

利尿药是一类作用于肾脏，增加电解质和水的排泄，使尿量增多的药物。临床上主要用于治疗各种原因引起的水肿,也常用于治疗其他非水肿性疾病,如高血压、慢性心功能不全、尿崩症等。常用利尿药按其利尿效能和作用部位分为以下3类。

1. 高效能利尿药 主要作用于肾脏髓袢升支粗段,常用药物有呋塞米、依他尼酸、布美他尼、托拉塞米等。

2. 中效能利尿药 主要作用于远曲小管近段,常用药物有噻嗪类及类噻嗪类利尿药。

3. 低效能利尿药 主要作用于远曲小管远段和集合管,常用药物有螺内酯、氨苯蝶啶及阿米洛利等留钾利尿药。作用于近曲小管的碳酸酐酶抑制剂乙酰唑胺亦属低效能利尿药。

一、利尿药作用的肾脏生理学基础

尿液的生成是通过肾小球滤过、肾小管和集合管的重吸收及分泌而实现的。利尿药主要影响后两者(图4-19-1),尤其对肾小管和集合管的重吸收影响最大。

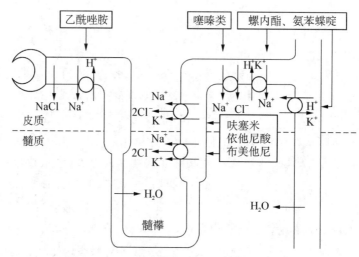

图 4-19-1 肾小管各段功能和利尿作用部位

(一) 肾小球

血液中的成分除蛋白质和血细胞外,均可经肾小球滤过而形成原尿。正常人每日能形成原尿可达180 L,但每日排出的终尿仅为1~2 L,可见约99%的原尿在肾小管和集合管被重吸收。通过影响肾小球滤过的药物,如强心苷、氨茶碱等,虽可使原尿生成增加,但终尿量并不明显增多,故临床实际意义不大。

(二) 肾小管

1. 近曲小管 此段重吸收的Na^+占原尿Na^+量的60%~70%。原尿中约有85%的$NaHCO_3$及40%$NaCl$在此段被重吸收,60%的水被动重吸收。尿液流经近曲小管时,Na^+被转运至上皮细胞内,然后由基侧膜钠泵(Na^+-K^+-ATP酶)将肾小管上皮细胞内Na^+移入组织间隙。此外,管腔液中的Na^+可通过Na^+-H^+转运系统与H^+按1:1进行交换而进入细胞内(肾小管上皮细胞内的 H^+ 来自碳酸酐酶催化 H_2O 与 CO_2 所生成的 H_2CO_3,后者发生解离形成 H^+ 和 HCO_3^-),然后再由钠泵将 Na^+ 送至组织间液。若 H^+ 的生成减少,则 Na^+-H^+ 交换减少,致使 Na^+ 的重吸收减少而引起利尿。碳酸酐酶抑制剂乙酰唑胺(acetazolamide)能使 H^+ 的生成减少而发挥利尿作用,但作用弱,易致代谢性酸血症,现已少用。

目前尚无高效能的作用于近曲小管的利尿药,原因是药物抑制了近曲小管 Na^+ 的重吸收后,使近曲小管腔内原尿增多,小管有所扩张,原尿吸收面积增大,尿流速度减慢而停留时间延长,从而近曲小管本身出现代偿性重吸收,同时近曲小管以下各段肾小管也出现代偿性重吸收增多现象。

2. 髓袢升支粗段髓质部和皮质部 此段功能与利尿药作用关系密切。此段重吸收的 Na^+ 占原尿 Na^+ 量的 30%~35%,而不伴有水的重吸收。髓袢升支粗段 NaCl 的重吸收受管腔膜上的 $Na^+-K^+-2Cl^-$ 共转运子所控制。本转运子可将管腔液内的 2 个 Cl^-、1 个 Na^+ 和 1 个 K^+ 同向转运到肾小管上皮细胞内,其驱动力来自基侧膜 Na^+-K^+-ATP 酶对 Na^+ 的泵出作用所造成的 Na^+ 浓度差的势能。进入细胞内的 Cl^- 通过基侧膜离开细胞,K^+ 则沿着管腔膜侧上的钾通道进入管腔液内,形成 K^+ 的再循环,造成管腔内正电位,驱动 Mg^{2+} 和 Ca^{2+} 的重吸收(图 4-19-2)。

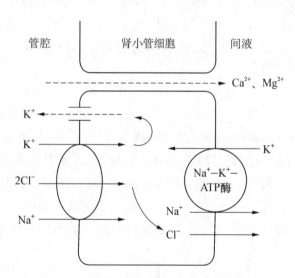

图 4-19-2 髓袢升支粗段的离子转运
实线:主动转运或次级主动转运;虚线:被动转运;=:通道

当原尿流经髓袢升支时,由于此段对水不通透,随着 NaCl 的重吸收,管腔内尿液逐渐由高渗变为低渗,这就是肾对尿液的稀释功能。NaCl 被重吸收到髓质间质后与尿素共同使髓袢所在的髓质组织间液的渗透压提升为高渗状态。这样,当尿液流经开口于髓质乳头的集合管时,由于管腔内液体与高渗髓质间存在着渗透压差,在抗利尿激素调节下,大量水被重吸收,实现肾对尿液的浓缩功能。呋塞米等高效能利尿药抑制髓袢升支粗段髓质部和皮质部对 NaCl 重吸收,使肾的稀释功能与浓缩功能都降低,排出大量接近于等渗尿液,产生强大的利尿作用。

3. **远曲小管及集合管**　远曲小管近段重吸收 Na^+ 占原尿 Na^+ 量的 10%,此段对水的通透性低,是尿液继续稀释的重要条件。其 NaCl 的主动重吸收由管腔膜上的 Na^+-Cl^- 共同转运子完成。噻嗪类等中效能利尿药选择性抑制 Na^+-Cl^- 共同转运子,降低肾的稀释功能,但不影响肾的浓缩功能,产生中效能利尿作用。

远曲小管远段和集合管重吸收 Na^+ 占原尿 Na^+ 量的 5%,重吸收方式为 Na^+-K^+ 交换与 Na^+-H^+ 交换,Na^+-K^+ 交换受醛固酮调节,Na^+-H^+ 交换受碳酸酐酶活性的影响。凡具有抗醛固酮作用的药物如螺内酯,或直接阻滞 Na^+ 通道的药物,如氨苯蝶啶等均作用于此段,可产生保钾排钠的低效能利尿作用。

二、常用的利尿药

(一) 高效能利尿药

呋塞米(furosemide,速尿)

【药代动力学】

呋塞米口服易吸收,约 1 h 血药浓度可达高峰,维持 4~6 h,静脉注射约 5 min 起效,30 min 可达高峰,维持 2~4 h。血浆蛋白结合率达 95% 以上,大部分以原形通过肾小球滤过和近曲小管分泌排泄。因排泄较快,反复给药不易在体内蓄积。

【药理作用】

呋塞米利尿作用迅速、强大而短暂。利尿作用机制是抑制髓袢升支粗段髓质部和皮质部的 Na^+-K^+-$2Cl^-$ 共转运子,减少 NaCl 的重吸收,降低肾脏的稀释与浓缩功能,排出大量接近等渗的尿液。同时,由于 K^+ 重吸收减少,降低了 K^+ 的再循环导致的管腔正电位(见图 4-19-2),减小了 Ca^{2+}、Mg^{2+} 重吸收的驱动力,使它们的重吸收减少,排泄增加。Na^+ 重吸收减少,使到达远曲小管尿液中的 Na^+ 浓度升高,因而促进 Na^+-K^+ 交换增加,从而使 K^+ 的排泄进一步增加。综上所述,呋塞米可使尿中 Na^+、K^+、Cl^-、Mg^{2+}、Ca^{2+} 排出增多,大剂量呋塞米也可以抑制近曲小管的碳酸酐酶活性,使 HCO_3^- 排出增加。

静脉注射呋塞米还可扩张肾血管,增加肾血流量 30%,对受损的肾功能产生保护作用。

【临床应用】

1. **严重心、肝、肾性水肿**　一般不作首选药,用于其他利尿药无效的严重水肿。
2. **急性肺水肿及脑水肿**　对于急性肺水肿患者,呋塞米除利尿降低血容量外,还能通过扩张血管,降低左心室舒张末期压、肺动脉压和肺动脉楔压,能迅速缓解肺水肿症状。对脑水肿患者,呋塞米的强大利尿作用,使血液浓缩,血浆渗透压增高,有助于消除脑水肿。
3. **急性和慢性肾衰竭**　急性少尿性肾衰竭早期,静脉注射呋塞米有较好的防治作用。由于利尿作用强大、迅速,可使阻塞的肾小管得到冲洗,从而防止肾小管萎缩、坏死;同时能扩张肾血管,降低血管阻力,增加肾血流量,提高肾小球滤过率,使尿量增多。对其他药物无效的慢性肾衰竭,近年来用静脉滴注大剂量呋塞米治疗取得较好疗效,可使尿量增加,水肿减轻。

4. **加速某些毒物排泄** 配合输液可加速某些主要经肾脏排泄的药物或毒物随尿排出。常用于大部分以原形经肾脏排泄的长效巴比妥类、水杨酸类等药物中毒时的抢救。

5. **其他** 可用于高钾血症、高钙血症、高血压危象等。

【不良反应】

1. **水和电解质紊乱** 因过度利尿所引起,常表现为低血容量、低血钾、低血钠、低氯性碱血症,长期应用也可引起低血镁。其中低血钾最为多见,低血钾可增强强心苷对心脏的毒性,低血钾对肝硬化患者可能诱发肝性脑病。应注意及时补充钾或与保钾利尿药合用防治。

2. **耳毒性** 长期大剂量静脉给药,可引起耳鸣、听力下降或暂时性耳聋。这可能与药物引起内耳淋巴液电解质成分改变或耳蜗管内基底膜上的毛细胞受损有关。应避免与氨基糖苷类抗生素等具有耳毒性的药物合用。

3. **高尿酸血症** 由于利尿后血容量降低,使尿酸经近曲小管的重吸收增加,同时抑制尿酸排泄,可引起高尿酸血症。痛风患者慎用。

4. **其他** 可引起恶心、呕吐、上腹部不适及胃肠出血等胃肠反应,宜饭后服用。少数人可发生粒细胞减少、血小板减少、溶血性贫血、过敏间质性肾炎等。久用尚可引起高血糖、高血脂等。糖尿病、高脂血症、冠心病患者及早孕妇女慎用。

布美他尼(bumetanide,丁苯氧酸)

布美他尼与呋塞米均为磺胺类利尿药,具有速效、高效、短效和低毒的特点。利尿强度为呋塞米的40~60倍。用于各种顽固性水肿及急性肺水肿等;对急性和慢性肾衰竭尤为适宜;对用呋塞米无效的患者仍有效。不良反应与呋塞米相似,但较小。

托拉塞米(torasemide)

托拉塞米为磺酰脲类衍生物,作用部位、作用机制及药代动力学特点与呋塞米相同,其利尿作用强于呋塞米,尚有一定的扩血管作用。因其能拮抗醛固酮受体,故排K^+作用弱于呋塞米,耳聋的发生率低,其他不良反应相对呋塞米少。主要不良反应有胃肠不适、头痛、眩晕、肌痉挛等。

(二) 中效利尿药

中效利尿药包括噻嗪类和类噻嗪类。噻嗪类由杂环苯并噻二嗪与一个磺酰胺基组成,是临床广泛应用的一类口服利尿药和降压药,有氯噻嗪(chlorothiazide)、氢氯噻嗪(hydrochlorothiazide)、氢氟噻嗪(hydroflumethiazide)、苄氟噻嗪(bendroflumethiazide)、环戊噻嗪(cyclopenthiazide)等。该类药物作用相似,效能相同,主要区别是作用开始时间、峰值时间和维持时间不同,以氢氯噻嗪最为常用,是本类药物的原形药物。类噻嗪类利尿药有吲哒帕胺(indapamide)、氯噻酮(chlortalidone,氯酞酮)、美托拉宗(metolazone)、喹乙宗(quinithazone),虽无噻嗪环但有磺胺结构,其利尿作用与噻嗪类相似(表4-19-1)。

表4-19-1　常用噻嗪类或类噻嗪类利尿药剂量和药理特性比较

药物	每天口服剂量(mg)	药理特性(与氢氯噻嗪比较)
氢氯噻嗪	50~100	本类药的原形药物
吲哒帕胺	2.5~10	利尿强度相等,对碳酸酐酶抑制作用强
氯噻酮	50~100	利尿作用相等,作用持久,对K^+影响小
美托拉宗	2.5~10	利尿作用强,作用持久
喹乙宗	50~100	与美托拉宗相似

氢氯噻嗪(hydrochlorothiazide,双氢克尿噻)

【药代动力学】

氢氯噻嗪口服吸收迅速而完全,口服后1~2h起效,4~6h血药浓度达高峰,可维持6~12h。药物分布以肾最多,肝次之,易透过胎盘进入胎儿体内。大部分以原形通过近曲小管分泌及肾小球滤过而排泄。

【药理作用】

1. **利尿作用**　利尿作用中等,作用于远曲小管近段,抑制Na^+-Cl^-共转运子,减少NaCl的重吸收而产生利尿作用。随着Na^+在管腔液中浓度的增加,使远曲小管远段的Na^+-K^+交换增多,尿K^+排出增多。对碳酸酐酶也有轻度抑制作用,故H^+分泌减少,使Na^+-H^+交换减少,促进Na^+、HCO_3^-排泄。

2. **抗利尿作用**　能明显减少尿崩症患者的尿量及口渴症状。其作用机制可能是通过抑制磷酸二酯酶,增加远曲小管和集合管细胞内cAMP的含量,从而提高远曲小管及集合管对水的通透性,增加水的重吸收。同时由于排钠作用,降低血浆渗透压,减轻患者的口渴感而使饮水量减少,从而使尿量减少。

3. **降压作用**　是常用的降压药,具有温和而持久的降压作用。

【临床应用】

1. **水肿**　可用于各种原因引起的水肿。对轻、中度心源性水肿疗效较好,是慢性心功能不全的主要治疗药物之一。对肾性水肿的疗效与肾功能损害程度有关,受损较轻者效果较好,重者较差。肝性水肿在应用时要注意防止低血钾诱发肝性脑病。

2. **尿崩症**　主要用于肾性尿崩症及加压素无效的垂体性尿崩症。

3. **高血压病**　本药是治疗高血压的基础药物之一,多与其他降压药合用。

4. **其他**　可用于高尿钙伴有肾结石者,以抑制高尿钙引起的肾结石。

【不良反应】

1. **电解质紊乱**　如低血钾、低血钠、低血镁、低氯性碱血症等。以低血钾最常见。应适当补充钾盐或合用保钾利尿药防治。

2. 升高血糖 长期应用可减少胰岛素的分泌或抑制肝细胞内磷酸二酯酶,提高 cAMP 水平,因而糖原分解增加,血糖升高。糖尿病患者慎用。

3. 高尿酸血症 因利尿后血容量降低,使尿酸经近曲小管的重吸收增加,同时本药经近曲小管分泌排泄时,可竞争性抑制尿酸的排泄导致血中尿酸浓度升高。痛风患者慎用。

4. 其他 长期应用可引起高脂血症;促进远曲小管对 Ca^{2+} 的重吸收,久用偶致高血钙;可出现皮疹、光敏性皮炎等过敏反应。

(三)低效利尿药

低效利尿药包括醛固酮受体拮抗药如螺内酯、肾小管上皮细胞 Na^+ 通道抑制药如氨苯蝶啶、阿米洛利。它们均主要作用于远曲小管远段和集合管,或通过直接拮抗醛固酮受体,或通过抑制管腔膜上的 Na^+ 通道而起作用。

螺内酯(spironolactone,安体舒通)

【药理作用】

螺内酯利尿作用缓慢、弱而持久。口服后 1 天左右开始显效,2~3 天达高峰,停药后可持续 2~3 天。化学结构与醛固酮相似,在远曲小管和集合管可与醛固酮竞争细胞内醛固酮受体,拮抗醛固酮的作用,减少 Na^+ 重吸收和 K^+ 的分泌,发挥排 Na^+ 保 K^+ 作用,使 Na^+、Cl^- 和 H_2O 的排出增加而利尿。此药的利尿作用依赖于醛固酮的存在,当体内醛固酮水平增高时,利尿作用显著。

【临床应用】

1. 治疗与醛固酮升高有关的顽固性水肿 对肝硬化腹水、肾病综合征水肿患者较为有效。常与噻嗪类排钾利尿药合用。

2. 治疗充血性心力衰竭 近年来认识到醛固酮在心力衰竭发生、发展中起重要作用,螺内酯不仅可通过排 Na^+、利尿消除水肿用于治疗心力衰竭,还可通过抑制心肌纤维化等多方面的作用而改善患者的状况。

【不良反应】

不良反应较轻,少数患者可引起头痛、困倦与精神紊乱等。久用可引起高血钾,尤其在肾功能不全时易发生,故肾功能不全及血钾偏高者禁用。还有性激素样不良反应,可引起男性乳房女性化和性功能障碍,以及女性多毛、月经紊乱等,停药后可自行消失。

依普利酮(eplerenone)

依普利酮是选择性醛固酮受体拮抗剂。口服后约经 1.5 h 达血药浓度高峰,$t_{1/2}$ 为 4~6 h,吸收不受食物的影响。其副作用较小,对高血压、心力衰竭等的疗效较好,具有广阔的临床使用前景。抗醛固酮受体的活性约为螺内酯的 2 倍,可显著地降低实验性充血性心力衰竭 Wistar 大鼠的血管过氧化物形成,从而改善血管的收缩和舒张功能。此外,对醛固酮受体具有高度的选择性,对肾上腺糖皮质激素、黄体酮和雄激素受体的亲和性较低,从而克服了螺内酯的促孕和抗雄激素等副作用。

氨苯蝶啶(triamterene,三氨蝶呤)

【药理作用】

氨苯蝶啶利尿作用较螺内酯快、略强而短。口服后1~2 h起效,4~6 h达峰值,持续12~16 h。其作用是直接阻滞远曲小管远段和集合管的Na^+通道,减少Na^+的重吸收;同时,降低管腔内的负电位,使驱动K^+分泌的动力减小,减少K^+分泌,产生排Na^+保K^+的利尿作用。

【临床应用】

常与中效或高效利尿药合用治疗各种顽固性水肿或腹水。既可加强排Na^+利尿效果,又可减少排K^+的不良反应。因能促进尿酸排泄,故尤适用于痛风患者的利尿。

【不良反应】

不良反应较少。长期服用可致高血钾,故肾功能不全或有高钾血症倾向者禁用。偶有恶心、呕吐、腹泻、嗜睡、乏力、皮疹等。

阿米洛利(amiloride,氨氯吡咪)

阿米洛利的作用机制、临床应用及不良反应均与氨苯蝶啶相似。其排Na^+保K^+作用强度为氨苯蝶啶的5倍,利尿作用可持续22~24 h。

乙酰唑胺(acetazolamide,醋唑磺胺)

乙酰唑胺是碳酸酐酶抑制药。主要通过抑制碳酸酐酶活性而抑制近曲小管的H^+-Na^+交换及约85%的HCO_3^-的重吸收。由于Na^+在近曲小管与HCO_3^-结合而排出,因此,可减少近曲小管内Na^+的重吸收。但是集合管内K^+-Na^+交换增多,因此只产生弱的利尿作用。目前临床已很少作为利尿药用。因其对眼睫状肌碳酸酐酶亦有抑制作用,使HCO_3^-生成减少,房水生成减少,降低眼压,临床上主要用于治疗青光眼。此外,还作用于脉络丛,减少脑脊液生成,可减轻高山反应中的脑水肿。近年有报道用于癫痫小发作。

常见不良反应有嗜睡,面部和四肢麻木感。长期应用可发生低钾血症、代谢性酸中毒,并容易形成肾结石,偶有粒细胞缺乏及过敏反应。肝、肾功能不全者慎用。

第2节 脱 水 药

脱水药是一类静脉给药后能迅速提高血浆渗透压而使组织脱水的药物。由于有渗透利尿作用,又称渗透性利尿药。其共同特点是:①在体内不被或少被代谢;②不易从血管透入组织液中;③易经肾小球滤过;④不易被肾小管重吸收。常用药物有甘露醇、山梨醇、高渗葡萄糖等。

甘露醇(mannitol)

甘露醇为己六醇结构,临床主要用其20%的高渗溶液静脉注射或静脉滴注。

【药理作用】

1. **脱水作用** 静脉给药能迅速提高血浆渗透压,使组织间液及细胞内的水分向血浆转移而产生组织脱水作用,从而迅速降低颅内压和眼内压。

2. **利尿作用** 静脉给药后10 min左右起效,2~3 h可达高峰,持续6~8 h。其作用机制可能是:①增加血容量,使肾小球滤过率增加;②从肾小球滤过后,几乎不被肾小管重吸收,使肾小管腔液中渗透压升高,阻止水的重吸收;③扩张肾血管,增加肾髓质血流量,加速髓质间液中的Na^+和尿素随血流移走,从而降低髓质高渗区的渗透压,减少集合管内水分的重吸收而利尿。

【临床应用】

1. **脑水肿** 对颅脑损伤、脑肿瘤、脑组织缺氧所致的脑水肿,甘露醇是安全有效的首选药。

2. **青光眼** 青光眼术前应用,或作为急性青光眼的应急治疗。

3. **预防急性肾衰竭** 本药可在肾小管液中发生渗透效应,阻止水分重吸收,维持足够的尿流量,使肾小管充盈,稀释管内有害物质,保护肾小管免于坏死;通过扩张肾血管,增加肾血流量,改善肾实质的缺血、缺氧状态;通过脱水作用,减轻肾间质水肿,故可用于预防急性肾衰竭。

【不良反应】

静脉给药过快可引起一过性头痛、眩晕、视力模糊。快速静脉给药,可因血容量突然增加,加重心脏负荷,故慢性心功能不全者禁用。活动性颅内出血者禁用,以免因颅内压下降而加重出血。

山梨醇(sorbitol)

山梨醇是甘露醇的同分异构体,其药理作用、临床应用、不良反应均与甘露醇相似。由于进入体内后,部分被转化为果糖而失去作用,故在相同浓度和剂量时,作用和疗效略逊于甘露醇,但因其溶解度较大,易制成25%高渗溶液,且价格便宜,临床常作为甘露醇的代用品。

高渗葡萄糖(hypertonic glucose)

静脉滴注50%葡萄糖溶液有脱水及渗透性利尿作用,但因葡萄糖可部分地从血管弥散到组织中,且易被代谢,故作用弱而不持久。由于葡萄糖可进入脑组织内,同时带入水分而使颅内压回升引起反跳现象,故用于治疗脑水肿一般应与甘露醇合用。

思考题

1. 比较呋塞米与噻嗪类利尿药的利尿作用特点、作用机制、临床应用及主要不良反应。
2. 比较螺内酯、氨苯蝶啶药理作用和临床应用的异同点。
3. 常用脱水药有哪些?甘露醇有何作用及临床应用,应用时应注意什么?

(梁生林)

第20章 钙通道阻滞药

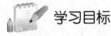学习目标

1. 掌握钙通道阻滞药的基本作用。
2. 掌握硝苯地平和维拉帕米的药理作用、临床应用及主要不良反应。
3. 熟悉尼群地平、氨氯地平、地尔硫䓬的作用特点和临床应用。
4. 了解其他钙通道阻滞药。

案例

患者,男性,67岁。6个月前体检时发现血压偏高,为142/92 mmHg,无明显自觉症状,未采取治疗措施。近1周来因劳累,出现头痛、头晕而就诊。

检查:血压158/95 mmHg,心电图、血糖、血脂、眼底等相关检查未见异常。

诊断:高血压病。

处理:给予氨氯地平治疗。

问题:该患者选用氨氯地平治疗是否合理?

钙通道阻滞药(calcium channel blockers)是指一类可选择性阻滞钙通道,抑制Ca^{2+}内流,降低细胞内Ca^{2+}浓度,对靶细胞功能与结构产生影响的药物。

Ca^{2+}作为重要的生物细胞信号转导信使,广泛参与多种细胞的功能调节,如肌细胞的兴奋-收缩耦联、神经递质释放、腺体分泌、心脏电生理活动以及基因表达等。Ca^{2+}跨膜转运异常或细胞内Ca^{2+}超载,是缺血-再灌注损伤、动脉粥样硬化等病理变化的重要机制之一。本类药物发展较快,临床应用较广,主要用于心脑血管疾病的治疗。

第1节 概 述

一、钙离子与钙通道

Ca^{2+}是体内重要的阳离子,细胞内游离钙具有多种生理功能。作为重要的生物细胞

信使,在血液凝固、心脏搏动、蛋白激活、肌肉收缩、腺体分泌、多种神经递质、激素以及体内多数具有生理活性介质所引发的生理效应或生化反应过程中起着重要作用。这些作用是由细胞内钙浓度的变化,通过细胞内钙信息系统来实现的。

钙通道(calcium channels)是Ca^{2+}内流的离子通道,存在于机体各种组织细胞中,是调节细胞内Ca^{2+}的重要途径。根据激活方式不同,将其分为受体激活(receptor operated Ca^{2+} channels,ROC)和电压门控(voltage-depend Ca^{2+} channels,VDC)性钙通道。目前,对ROC的本质尚未完全清楚。VDC有L、T、N、P、Q、R 6种亚型。

电压依赖性钙通道的开放与关闭受膜电压的调控。现已知钙通道有激活的开放状态(O)、失活状态(I)、静息状态(R)3种状态。这3种状态呈动态转化,由激活门和失活门共同调控通道的开与闭。静息状态下,通道的激活门关闭,失活门打开,Ca^{2+}不能通过通道进入细胞内;细胞去极化时,通道处于开放状态,激活门和失活门均开放,Ca^{2+}可经通道进入细胞内;失活状态下,激活门开放而失活门关闭,Ca^{2+}不能通过通道进入细胞内。钙通道3种功能状态见图4-20-1。

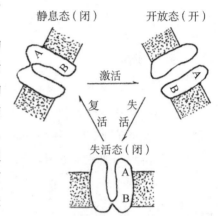

图4-20-1 钙通道的3种功能状态
A:激活门;B:失活门

二、钙通道阻滞药与钙通道

钙通道阻滞药对电压依赖性钙通道的作用,与药物的理化性质、通道所处的功能状态等因素密切相关。药物作用于通道的激活或失活状态,可阻滞钙通道,抑制Ca^{2+}内流,降低靶细胞内游离钙浓度,从而产生药理作用。

药物与钙通道作用的特点是:①频率依赖性(也称应用依赖性),通道开放越频繁,药物对通道的阻滞作用越强,药物效应就越强,如维拉帕米和地尔硫䓬;②电压依赖性,钙通道的开放受膜电位调控;③组织选择性,钙通道阻滞药主要作用于心肌细胞和血管平滑肌细胞上的电压依赖性钙通道。

三、钙通道阻滞药分类

根据药物对钙通道的选择性,可分为选择性钙通道阻滞药和非选择性钙通道阻滞药。

(一)选择性钙通道阻滞药

选择性作用于L型钙通道,可分为3种亚类。

1. 二氢吡啶类 硝苯地平(nifedipine)、尼莫地平(nimodipine)、尼群地平(nitrendipine)、氨氯地平(amlodipine)、非洛地平(felodipine)等。

2. 苯烷胺类 维拉帕米(verapamil)、加洛帕米(gallopamil)等。

3. 苯并噻氮䓬类 地尔硫䓬(diltiazem)、克仑硫䓬(clentiazem)等。

(二) 非选择性钙通道阻滞药

非选择性钙通道阻滞药主要有普尼拉明(prenylamine)、氟桂利嗪(flunarizine)、卡罗维林(caroverine)、苄普地尔(bepridil)等。

第2节 钙通道阻滞药的药理作用与临床应用

【药代动力学】

钙通道阻滞药口服均可吸收,生物利用度差异较大。血浆蛋白结合率较高。经肝脏代谢为无活性或活性明显降低物质,主要经肾脏排泄。硝苯地平、维拉帕米等药物的 $t_{1/2}$ 较短,尼群地平、氨氯地平等药物的 $t_{1/2}$ 较长。

【药理作用与临床应用】

1. 对心脏的作用

(1) 负性肌力:本类药物阻滞心肌细胞膜的钙通道,心肌细胞内钙浓度降低,抑制心肌收缩力,心肌耗氧量减少,此为药物对心肌收缩力的直接影响。此外,部分药物扩张外周血管作用较强,如硝苯地平可反射性兴奋交感神经,使心肌收缩力加强,表现出一定程度的正性肌力作用。药物对心肌收缩力的影响取决于直接的负性肌力和间接的正性肌力之差。

(2) 负性频率及负性传导:Ca^{2+} 经钙通道内流,是心脏慢反应细胞窦房结、房室结细胞 0 期和 4 期去极化的离子基础,本类药物阻滞钙通道,可减少慢反应细胞 0 期和 4 期的 Ca^{2+} 内流,降低窦房结自律性,减慢房室结传导速度,产生直接的负性频率及负性传导作用。此外,部分药物反射性兴奋交感神经,可使窦房结自律性提高,房室结传导速度加快,可部分抵消其负性频率及负性传导作用。

2. 对平滑肌的作用

(1) 血管平滑肌:血管平滑肌细胞内 Ca^{2+} 主要来源于细胞外 Ca^{2+} 经钙通道内流。本类药物阻滞钙通道,使细胞内 Ca^{2+} 浓度降低,血管平滑肌舒张。扩张动脉血管作用强于静脉血管。不同种类的钙通道阻滞药对外周、心、肝、肾等器官的选择性有所不同。如硝苯地平扩张外周阻力血管及冠状动脉作用明显,冠状动脉痉挛时,扩张作用尤其显著;尼莫地平、氟桂利嗪等扩张脑血管作用较显著。

(2) 其他平滑肌:本类药物对其他平滑肌亦有松弛作用。对支气管平滑肌作用较强,较大剂量时胃肠平滑肌、子宫平滑肌、胆道平滑肌等可松弛。

3. 抗动脉粥样硬化 Ca^{2+} 参与动脉粥样硬化的平滑肌增殖、脂质沉着、纤维化等病理过程。钙通道阻滞药可减少 Ca^{2+} 内流,降低钙超载造成的动脉壁损伤;抑制平滑肌增殖和动脉基质蛋白质合成,提高动脉血管顺应性;抑制脂质过氧化,保护内皮细胞;增高细胞内 cAMP 含量,提高溶酶体酶对胆固醇酯的水解活性,促进动脉壁脂蛋白代谢,降低细胞内胆固醇含量。

4. 对肾脏作用 本类药物可降低肾血管阻力,增加肾血流量,对肾小球滤过率影响较小,可影响肾小管对水、电解质的转运,具有一定的利尿作用,可保护肾功能。钙通道阻滞药对肾功能具有保护作用,对于高血压伴肾功能障碍和心功能不全的患者更具有意义。

5. **对血小板、红细胞结构与功能的影响** 本类药物可阻滞血小板膜的 Ca^{2+} 内流,抑制血小板内源性 ADP 释放和 TXA_2 生成,稳定血小板膜,抑制血小板聚集,减少血栓的形成。红细胞膜的稳定性与细胞内 Ca^{2+} 密切相关,细胞内 Ca^{2+} 浓度增高,膜脆性增加,在外界其他因素作用下易于发生溶血。本类药物抑制 Ca^{2+} 内流,保护钙泵、钠泵活性,减轻钙超载对红细胞的损伤,增加红细胞的变形能力,故有改善组织血流的作用。

【临床应用】

1. **心脏疾病** 钙通道阻滞药可用于心律失常、心绞痛、肥厚型心肌病、慢性心功能不全等心脏疾病的治疗。

维拉帕米和地尔硫䓬可用于阵发性室上性心动过速、后除极引起的心律失常,如心房颤动、心房扑动、强心苷所致心律失常等。本类药物对各种心绞痛均有不同程度的疗效,对变异型心绞痛的疗效尤佳。与 β 受体阻断药合用于肥厚型心肌病疗效更佳。长效钙通道阻滞药氨氯地平用于慢性心功能不全,可降低心脏负荷,改善血流动力学。

2. **高血压** 钙通道阻滞药治疗高血压疗效确切,长期用药后,全身外周阻力可下降 30%～40%,肺循环阻力亦可降低。临床应用宜选用长效药物或药物的缓释剂,以避免血压波动。可根据患者具体病情选择适当的药物,如高血压伴冠心病宜选用硝苯地平,伴快速型心律失常宜选用维拉帕米。与 β 受体阻断药合用,可消除因血管扩张引起的反射性心动过速。

3. **脑血管疾病** 对脑血管选择性较高的药物,如尼莫地平、氟桂利嗪等能透过血-脑屏障,缓解脑血管痉挛,改善脑组织供血及脑功能,可用于脑栓塞、短暂性脑缺血发作、脑血栓形成等。

4. **其他** 钙通道阻滞药尚可用于改善雷诺病症状,预防动脉粥样硬化,支气管哮喘、痛经、食管贲门失弛缓综合征、尿失禁、突发性耳聋、偏头痛等。有研究证明,维拉帕米可延缓抗肿瘤药物耐药性,临床作为抗肿瘤药物耐药性逆转剂。

【不良反应】

本类药物相对安全,不良反应与药物的作用及制剂有关。短效制剂心血管不良事件的发生率高于长效制剂。

常见不良反应有颜面潮红、头痛、眩晕、恶心、踝部水肿、低血压等,与药物扩张血管作用有关。维拉帕米和地尔硫䓬严重的不良反应有低血压和心脏功能抑制。

第3节 常用钙通道阻滞药

硝苯地平(nifedipine)

【药代动力学】

硝苯地平舌下含服或口服易吸收,生物利用度>65%,血浆蛋白结合率98%,$t_{1/2}$ 为

4～5 h。舌下含服 5～10 min 起效，口服 200 min 起效，1～2 h 血药浓度达峰，作用持续 6～8 h。70%～80% 经肾脏排泄，10%～20% 由粪便排泄。

【药理作用】

1. 扩张血管 硝苯地平扩张外周血管的作用较强，降压作用明显；对冠状动脉的选择性较高，可扩张较大的冠状动脉及侧支循环，增加正常及冠状动脉狭窄区的血流量；亦能降低肺血管阻力和肺动脉压。

2. 对心脏作用 治疗剂量的硝苯地平对心脏的直接抑制作用较弱，其扩张外周血管作用可使血压降低，反射性兴奋交感神经，从而对心脏产生间接的兴奋作用，使心率加快，传导加速。硝苯地平对窦房结、房室结几无抑制作用，心率及房室传导速度不变或加快，心肌收缩力加强。

【临床应用】

硝苯地平对轻、中、重度高血压均有效，因其降低作用较强，短效制剂引起血压波动明显，不利于靶器官的保护，现多用其控释剂或缓释剂，以避免药物引起血压波动，提高用药安全性。对高血压伴有哮喘不能使用 β 受体阻断药者可用之。硝苯地平可用于各型心绞痛，变异型心绞痛为首选，不稳定型心绞痛宜与 β 受体阻断药合用。亦可用于外周血管痉挛性疾病、支气管哮喘、偏头痛等。

【不良反应】

可有头痛、颜面潮红、心悸、踝部水肿、乏力、眩晕、便秘、恶心等不良反应，主要由药物扩张血管反射性兴奋交感神经所致，剂量过大可致低血压。肝硬化、低血压患者慎用，孕妇禁用。

维拉帕米（verapamil）

维拉帕米口服吸收较好，但生物利用度低，为 20%～35%，血浆蛋白结合率约 90%，$t_{1/2}$ 为 2.8～7.4 h。主要经肝脏代谢，70% 经肾脏排泄，15% 经粪便排泄。血液透析不易清除。维拉帕米对外周血管和冠状动脉的扩张作用弱于硝苯地平，可扩张较大的冠状动脉和侧支循环，增加冠状动脉血流量，改善心肌供血。对心脏抑制作用强于硝苯地平，有负性频率、负性传导、负性肌力作用。临床主要用于快速型心律失常及伴有心律失常的心绞痛。

一般不良反应与硝苯地平类似。剂量过大，心脏抑制作用明显，可有心动过缓、房室传导阻滞等。对病态窦房结综合征和心力衰竭患者则能抑制窦房结及心功能，使病情恶化。传导阻滞、严重心律失常及 QT 间期延长患者禁用。

地尔硫䓬（diltiazem）

地尔硫䓬口服生物利用度为 40%～65%，血浆蛋白结合率为 70%～80%，主要经肝脏代谢后经粪便排泄。地尔硫䓬对外周血管冠状动脉和心脏的作用强度介于维拉帕米与硝苯地平之间，临床主要用于多种类型心绞痛治疗。常见不良反应有水肿、头痛、恶心、眩晕、皮疹、无力等。偶有房室传导阻滞、心动过缓、束支传导阻滞、充血性心力衰竭、低血压等心血管系统反应。

氨氯地平（amlodipine）

氨氯地平为第 2 代钙通道阻滞药，口服吸收缓慢而完全，不受食物影响，生物利用度为 60%～65%，血浆蛋白结合率为 95%。$t_{1/2}$ 为 35～50 h，血药浓度谷峰波动小，药效持久，每日给药 1 次即可维持其作用，属长效钙通道阻滞药。

氨氯地平作用与硝苯地平相似，其特点为：①起效缓慢，作用持久，平稳降压，血压波动小，可减少血压波动所致的靶器官损伤；②增加肾血流量及肾小球滤过率；③促进缓激肽中介的 NO 释放，调节心肌耗氧量；④防止或逆转心肌重构。临床可用于各型高血压、心绞痛以及心力衰竭的治疗。主要不良反应与硝苯地平相似，但发生率低且轻，肝肾功能不全禁用。

尼莫地平（nimodipine）

尼莫地平脂溶性高，可通过血-脑屏障，为强效脑血管扩张药。在降压作用不明显的剂量下，本药即可扩张脑血管，缓解脑血管痉挛，增加脑组织血流量，改善脑循环，并有保护脑细胞的作用。主要用于蛛网膜下隙出血、缺血性卒中、脑供血不足、脑血管痉挛、痴呆、偏头痛等脑血管疾病。

 思考题

1. 简述钙通道阻滞药的分类和代表药物。
2. 钙通道阻滞药对心脏的作用有哪些？
3. 简述钙通道阻滞药的临床应用。
4. 氨氯地平的作用特点与临床应用是什么？

（李睿明）

第21章 抗高血压药

 学习目标

1. 掌握常用抗高血压药的药理作用、临床应用和不良反应。
2. 熟悉抗高血压药物的分类及其合理应用原则。
3. 了解其他抗高血压药的降压特点、临床应用和主要不良反应。

案例

患者,男性,54岁。2年前诊断为高血压,坚持口服氢氯噻嗪降压。现因头痛、头晕、心悸1周就诊。

检查:血压148/98 mmHg,心率90次/分钟。血清胆固醇(TC)6.15 mmol/L(3.4～5.2 mmol/L),血清三酰甘油(TG)1.79 mmol/L(0.56～1.7 mmol/L)。询问病史及生活史,无嗜烟、饮酒、食肥肉等不良嗜好。

诊断:高血压病、高脂血症。

问题:1. 该患者血脂异常、血压控制不理想可能的原因是什么?
2. 请为患者推荐合适的降压药物。

高血压是以体循环动脉压增高为主要表现的临床综合征,我国采用国际上统一标准:成年人收缩压≥140 mmHg,或舒张压≥90 mmHg,即可诊断为高血压。根据病因可将高血压分为原发性(病因不明)和继发性(病因明确)两大类。高血压病患者除血压增高引起的症状外,长期高血压还可成为多种心脑血管疾病的重要危险因素,并影响重要脏器如心、脑、肾的功能,最终导致这些器官功能的衰竭。高血压发病机制尚未阐明,已知体内多种因素和系统参与血压的调节,最重要的是肾素-血管紧张素系统。抗高血压药作用于血压调节的相关系统或环节,发挥其降血压的作用。

抗高血压药是一类能降低血压,减轻靶器官损伤的药物。治疗高血压的主要目的是最大限度地降低心血管发病和死亡的总危险。在药物治疗的同时,辅以控制体重、合理膳食、增加体力活动、减轻精神压力、保持平衡心理、戒烟酒等非药物治疗措施,可提高临床疗效。

第1节 抗高血压药物的分类

心输出量和外周阻力是血压形成基本因素,心输出量受血容量、回心血量和心脏泵功能影响,外周阻力主要受小动脉紧张度调节。血压的生理调节较为复杂,主要受交感神经系统、肾素-血管紧张素系统、血管平滑肌内 Ca^{2+} 浓度等因素的调节,使血压维持在一定的范围内。

抗高血压药通过影响血压形成和调节系统的相关环节而发挥药理作用。根据药物的作用部位和作用机制,可将抗高血压药物分为以下几类。

1. **利尿药** 氢氯噻嗪、吲达帕胺等。
2. **钙通道阻滞药** 硝苯地平、尼群地平、氨氯地平等。
3. **肾素-血管紧张素系统抑制药**

(1) 血管紧张素Ⅰ转化酶抑制药(ACEI):卡托普利、依那普利等。

(2) 血管紧张素Ⅱ受体阻断药:氯沙坦等。

(3) 肾素抑制药:雷米克林等。

4. **血管舒张药** 肼屈嗪、硝普钠等。
5. **交感神经抑制药**

(1) 中枢性交感神经抑制药:可乐定、甲基多巴、莫索尼定等。

(2) 神经节阻断药:樟磺咪酚等。

(3) 去甲肾上腺素能神经末梢阻滞药:利舍平、胍乙啶等。

(4) 肾上腺素受体阻断药:①α受体阻断药,如哌唑嗪等;②β受体阻断药,如普萘洛尔、阿替洛尔等;③α、β受体阻断药,如拉贝洛尔等。

利尿药、钙通道阻滞药、β受体阻断药、血管紧张素Ⅰ转化酶抑制药、血管紧张素Ⅱ受体阻断药、α受体阻断药是《高血压治疗指南》推荐的基础降压药。其他降压药不良反应较多,临床较少单独应用,但在联合用药和复方制剂中仍有应用。

第2节 常用抗高血压药

一、利尿药

噻嗪类利尿药是基础降压药物之一,其降压作用温和,较少产生耐受性,不良反应较少,和其他降压药合用可增强降压作用。其中氢氯噻嗪最为常用。

氢氯噻嗪(hydrochlorothiazide)

【药理作用】

氢氯噻嗪用药早期的降压作用,一般认为与排钠利尿,造成体内钠、水的负平衡有关。

用药早期,由于药物的利尿作用,尿量增多,血容量相对下降,水负平衡明显,心输出量降低,血压下降,以收缩压降低为主。长期用药的降压机制为:①排钠使血管壁平滑肌内 Na^+ 减少, Na^+-Ca^{2+} 交换减少,细胞内 Ca^{2+} 减少,平滑肌舒张;②细胞内 Ca^{2+} 减少,血管平滑肌对收缩血管物质的反应性降低,如对去甲肾上腺素的反应性降低;③诱导动脉壁产生扩血管物质,如缓激肽、前列腺素(PGE_2)等。

本药的特点是起效缓慢,作用温和而持久;心率和心输出量不变;不引起体位性低血压;不易产生耐受性;长期使用可致肾素活性增高;限制钠的摄入可增强其降压效能。

【临床应用】

本药是治疗高血压的一线药物,单用可治疗轻度高血压,与其他药物合用治疗中度或重度高血压,是高血压联合治疗方案中的重要药物之一,对钠敏感型高血压、老年收缩期高血压尤佳。用药期间应注意限钠。

【不良反应】

长期应用,可引起低血钠、低血钾、低血镁,并降低糖耐量。还可引起血脂升高、血尿酸增高及血浆肾素活性增高等。与β受体阻断药合用可避免或减轻高肾素血症。

吲达帕胺(indapamide)

【药代动力学】

吲达帕胺为非噻嗪类吲哚衍生物。口服吸收完全,生物利用度达93%, $t_{1/2}$ 约13 h。主要经肝脏代谢,约70%经肾脏排泄,23%经胃肠道排出。口服后1~2 h血药浓度达峰。口服单剂后约24 h达高峰降压作用;多次给药8~12周达高峰作用,作用维持8周。

【药理作用】

本药为新型强效、长效抗高血压药,具有利尿和钙拮抗作用,对血管平滑肌有较高选择性,使外周血管扩张,血压下降,降压机制主要为抑制血管平滑肌 Ca^{2+} 内流,利尿作用弱。不引起直立性低血压、颜面潮红和心动过速。

【临床应用】

临床适用于轻、中度高血压,尤其是伴有肾功能不全、糖尿病及高脂血症的高血压患者。可与β受体阻断药合用。

【不良反应】

可有上腹不适、恶心、食欲减退、头痛、嗜睡、腹泻、皮疹等,长期应用可使血钾降低。严重肝、肾功能不全者慎用。

二、β受体阻断药

β受体阻断药有较好的降压作用,是常用降压药物之一。不同β受体阻断药在对 $β_1$ 受体的选择性、脂溶性、内在拟交感活性和膜稳定性等方面有所差异,但均可有效降压。长期应用不易发生水钠潴留和耐受性。代表药物为普萘洛尔。

普萘洛尔（propranolol）

【药理作用】

普萘洛尔口服吸收完全，首关消除显著，生物利用度约25%，$t_{1/2}$约4 h，但降压作用持续时间较长。给药数天后收缩压可下降15%~20%，舒张压下降10%~15%，与利尿药合用降压作用显著，降压的同时可使心率减慢，心输出量减少。其降压机制为：①阻断心脏$β_1$受体，心输出量减少，血压降低；②阻断肾脏$β_1$受体，抑制肾素的分泌和释放；③阻断突触前膜β受体，抑制递质NA释放；④阻断中枢β受体，使外周交感神经活性降低。

【临床应用】

普萘洛尔对轻、中、重度高血压均有效，对伴有心输出量多、肾素活性偏高、心绞痛（变异型心绞痛除外）、偏头痛、焦虑症、心动过速或脑血管病者疗效较好。普萘洛尔的生物利用度有明显的个体差异，用量需个体化，宜从小剂量开始，逐渐增加到理想剂量。

【不良反应】

可有乏力、失眠、嗜睡、头晕、低血压、心动过缓、心脏传导阻滞等，突然停药可出现反跳现象。

选择性$β_1$受体阻断药美洛托尔（metoprolol）、比索洛尔（bisoprolol）、阿替洛尔（atenolol）等的降压作用优于普萘洛尔，小剂量时对支气管平滑肌的影响较小，对伴有慢性阻塞性肺疾病患者相对安全。可有心动过缓、心脏传导阻滞等不良反应。

三、钙通道阻滞药

钙通道阻滞药通过阻滞钙通道，减少细胞内Ca^{2+}含量，使小动脉平滑肌松弛，外周阻力降低，血压下降，对静脉影响较小。本类药物在降压的同时，可逆转心血管肥厚，常用的药物有硝苯地平、氨氯地平、尼群地平等。

硝苯地平（nifedipine）

硝苯地平属短效钙通道阻滞药，对高血压患者降压作用显著，对血压正常者，降压作用不明显。口服30~60 min起效，$t_{1/2}$为3~4 h，降压作用持续6~8 h。血压下降急剧，血压波动大，对心、脑、肾等靶器官的血流量影响较大。本药对血管的选择性高，降压时伴有反射性心率加快，心输出量增多，与β受体阻断药合用可对抗此反应并加强降压作用。

临床用于轻、中、重度高血压，亦适用于高血压合并心绞痛、肾脏疾病、高脂血症、哮喘、糖尿病及恶性高血压患者。短效制剂因血压波动较大，现已少用。缓释剂则起效和缓、平稳降压，疗效优于短效制剂。

常见不良反应有头痛、眩晕、心悸、低血压、恶心、水肿、便秘等，偶有皮疹、呼吸困难、肌肉痉挛等。

氨氯地平（amlodipine）

氨氯地平降压平稳、持续时间长。用药1~2周出现明显的降压作用，6~8周达最大降压效果。对血管有较高的选择性,对心率、房室结传导速度、心肌收缩力均无明显影响。有降压和逆转心血管重构的作用,长期应用对肾血流无明显影响,无水、钠潴留,无耐受性,对血脂无不良影响。为目前临床常用的抗高血压药,适用于各型高血压治疗,与β受体阻断药、ACEI合用疗效更好。

不良反应较少,可有头痛、水肿、心悸、恶心、眩晕、腹痛等。

四、血管紧张素Ⅰ转化酶抑制药和血管紧张素Ⅱ受体阻断药

肾素-血管紧张素系统(renin angiotensin system,RAS)是由肾素、血管紧张素及其受体构成,机体存在全身性(循环)RAS和肾外(局部)RAS,是心血管活动体液调节的重要因素。血管紧张素Ⅰ(AngⅠ)经血管紧张素转化酶和非血管紧张素转化酶(糜蛋白样丝氨酸蛋白酶、组织蛋白酶G等)作用,转化为血管紧张素Ⅱ(AngⅡ),激动循环系统的AngⅡ受体,通过收缩外周血管和促进醛固酮分泌,参与血压的调节。AngⅡ作为一种细胞生长因子,可诱导并促进血管及心脏的重构(心脏、血管壁肥厚),参与高血压、缺血性心脏病、慢性心功能不全等心血管疾病的病理生理过程。

血管紧张素Ⅰ转化酶抑制药及血管紧张素Ⅱ受体阻断药可降低和阻断AngⅡ的作用,舒张血管,逆转心血管重构,具有降低血压和保护靶器官的作用。肾素-血管紧张素系统、激肽系统、血管紧张素Ⅰ转化酶抑制药及血管紧张素Ⅱ受体阻断药作用部位见图4-21-1。

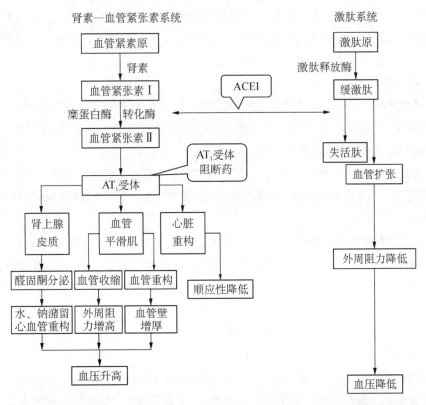

图4-21-1　肾素-血管紧张素系统、激肽系统、血管紧张素Ⅰ转化酶抑制药及血管紧张素Ⅱ受体阻断药作用部位

(一) 血管紧张素Ⅰ转化酶抑制药

血管紧张素Ⅰ转化酶抑制药(angiotensin converting enzyme inhibitors，ACEI)是一类能抑制血管紧张素Ⅰ转化酶(ACE)，减少AngⅡ生成，舒张血管、逆转心血管重构的药物。目前临床应用的药物有卡托普利(captopril)、依那普利(enalapril)、雷米普利(ramipril)、培哚普利(perindopril)等。

卡托普利(captopril)

【药代动力学】

卡托普利口服易吸收，生物利用度为75%，口服1 h后血药浓度达峰值，血浆蛋白结合率30%，部分药物在肝脏代谢，40%～50%以原形经肾脏排出，肾功能不全时可蓄积，$t_{1/2}$为2～3 h。因食物影响其吸收，宜饭前1 h口服。

【药理作用】

1. 降压作用 卡托普利起效快，持续时间短。降压作用机制包括：①抑制循环及组织中的ACE活性，减少AngⅡ生成，舒张阻力及容量血管，逆转血管重构，改善血管壁顺应性，降低血压；②抑制激肽酶Ⅱ活性，减少缓激肽的降解，舒张血管，降低血压；③调节神经-内分泌，使去甲肾上腺素释放减少，血管舒张；醛固酮分泌减少，减轻水、钠潴留，有利于血压控制。降血压特点有：①降压时不伴有反射性心率加快；②增加机体对胰岛素的敏感性；③长期应用不易引起电解质紊乱和脂质代谢异常；④不引起直立性低血压。

2. 器官保护 AngⅡ能引起心肌肥厚、血管增生及血管壁中层肥厚。本类药物能减少AngⅡ的生成，有逆转心血管重构作用，发挥器官保护作用。

【临床应用】

1. 高血压病 用于各种类型高血压病的治疗。对肾素活性高的患者降压作用较强，对伴有慢性心功能不全、肾功能不全、冠心病患者均有较好的疗效。与利尿药、β受体阻断药、钙通道阻滞药合用，可提高疗效。

2. 充血性心力衰竭和心肌梗死 扩张动、静脉可降低心脏前后负荷，改善血流动力学和器官灌流，逆转心血管肥厚，改善心功能，降低死亡率，是目前慢性心功能不全治疗的首选药物之一。

3. 糖尿病肾病和其他肾病 肾小球囊内压增高可致肾小球与肾功能损伤。卡托普利舒张肾出球小动脉，降低肾小球囊内压，对伴有或不伴高血压的肾病患者，均可改善或阻止肾功能恶化。

【不良反应】

短期应用不良反应较少，长期应用可有以下表现。

1. 低血压 与剂量有关，发生率约为2%。

2. 刺激性干咳 发生率为5%～20%，与药物抑制转化酶，致肺血管床内缓激肽、前列腺素等积聚有关。常在用药1周至6个月出现，严重者须停药。停药后一般在4天内消失。

3. 血钾增高 肾功能不全、合用保钾利尿药、β受体阻断药或补钾时可出现。肾动脉狭窄患者可致肾衰竭,须禁用。

4. 对胎儿的影响 妊娠>3个月长期应用者,可引起羊水减少、胎儿颅骨发育不全、生长迟缓,甚至死胎,故孕妇禁用。

5. 其他 可有过敏、血管神经性水肿、味觉减退、脱发等,偶见中性粒细胞减少、糖尿、肝毒性等。

依那普利(enalapril)

依那普利(enalapril)为第2代ACEI,药理作用和临床应用与卡托普利相似,其特点为:①吸收较少受食物影响,$t_{1/2}$长,一次给药降压作用可持续24h,代谢物主要经肾脏排泄,肾功能不全可有蓄积,须减量使用;②对ACE抑制作用强于卡托普利,降压作用强,治疗剂量较小;③不良反应比卡托普利少。

(二) 血管紧张素Ⅱ受体阻断药

血管紧张素Ⅱ受体阻断药通过阻断AT_1受体,产生扩张血管、抑制醛固酮分泌、逆转心血管重构等作用。其作用选择性较ACEI更强,对AngⅡ效应的拮抗作用更完全,且不抑制激肽酶,故无咳嗽等不良反应。临床常用的药物有氯沙坦(losartan)、缬沙坦(valsartan)、伊贝沙坦(irbesartan)和坎地沙坦(candesartan)等。

氯沙坦(losartan)

【药代动力学】

氯沙坦口服易吸收,首过消除明显,生物利用度为33%,$t_{1/2}$约2h。口服约14%在体内转化为酸性代谢物,酸性代谢物药理活性是原药的10~40倍,$t_{1/2}$为6~9h。

【药理作用】

氯沙坦及其活性代谢物均可选择性阻断AT_1受体,竞争性拮抗血AngⅡ与AT_1受体结合,产生扩张血管、逆转心血管重构的作用。降压作用平稳,起效慢,效能与依那普利相似。此外,本药尚具有促进尿酸排泄,降低血尿酸水平的作用。

【临床应用】

临床主要用于不能耐受ACEI的高血压患者,对高肾素型高血压疗效尤佳。对伴有糖尿病、肾病和慢性心功能不全患者有良好疗效。与利尿药、钙通道阻滞药合用,可提高疗效。

【不良反应】

不良反应较ACEI少,本药阻断受体,不影响转化酶及其代谢,少有干咳及血管神经性水肿,亦可引起高血钾、低血压、心动过速、胃肠不适、头痛、眩晕等。并可影响胎儿发育,禁用于妊娠妇女和肾动脉狭窄者。

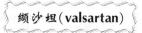

缬沙坦(valsartan)与AT_1受体的亲和力是氯沙坦的5倍,与氯沙坦相比,缬沙坦具有半衰期长,一次给药平稳降压可持续约24h,对伴有肾功能不全的高血压疗效较好等特点。

五、α₁ 受体阻断药

α₁ 受体阻断药主要阻断 α₁ 受体,不影响 α₂ 受体。本类药物可降低动脉血管阻力,增加静脉容量,提高血浆肾素活性,不易引起反射性心率加快。优点是对代谢无明显不良影响,对血脂有良性调节作用。主要不良反应是首剂现象。常用药物有哌唑嗪(prazosin)、特拉唑嗪(terazosin)、多沙唑嗪(doxazosin)等。

哌唑嗪(prazosin)

【药代动力学】

哌唑嗪口服易吸收,生物利用度 60%,2 h 内血药浓度过峰值,药效持续 10 h,血浆蛋白结合率达 97%,$t_{1/2}$ 为 2.5~4 h,大部分经肝代谢,90% 经胆汁从粪便中排出,乳汁中可有少量分泌,少部分原形从肾脏排出。

【药理作用】

哌唑嗪可选择性阻断突触后膜 α₁ 受体,舒张小动脉及静脉,外周阻力降低而降压。其降压特点是:①降压作用快而较强;②可改善脂质代谢和胰岛素抵抗;③减轻前列腺增生,松弛尿道括约肌;④对心率、心输出量、肾血流量和肾素释放影响较小;⑤可致直立性低血压,长期应用可产生耐受性,较少引起水、钠潴留。

【临床应用】

主要适于轻、中度高血压及伴有肾功能或心功能不全者,有调节血脂作用,高血压伴血脂异常者尤佳。与噻嗪类利尿药或 β 受体阻断药合用,可增强降压效应。

【不良反应】

常见不良反应有鼻塞、口干、嗜睡、乏力、头痛、腹泻等。部分患者有首剂效应,是指首次服药后出现症状性直立性低血压,表现为晕厥、心悸、意识消失等。在卧位转为立位时,动作须缓慢、首剂减量、睡前服用可避免首剂效应的发生。

第3节 其他药物

一、血管扩张药

本类药物能直接扩张血管平滑肌,降低外周阻力,纠正高血压时的血流动力学异常,不抑制交感神经活性,不引起体位性低血压。久用神经分泌及自主神经反射作用可抵消药物的降压作用,与利尿药或 β 受体阻断药合用可纠正。

硝普钠(sodium nitroprusside)

【药理作用】

硝普钠可舒张小动脉和小静脉平滑肌,降低动脉血压和心脏前后负荷,起效快,维持时间短,易于控制。硝普钠在血管平滑肌细胞内代谢产生 NO,NO 能激活血管平滑肌细胞及血小板的鸟苷酸环化酶,促进 cGMP 形成,血管平滑肌舒张。

【临床应用】

硝普钠主要用于治疗高血压危象、高血压脑病及恶性高血压的紧急救治,亦可用于难治性心力衰竭、高血压合并急性心肌梗死等。静脉滴注给药,调整给药速度,可将血压维持于所需水平,用于外科手术麻醉时的控制性降压。

【不良反应】

常见恶心、呕吐、心悸、头痛、低血压等,与扩张血管有关,停药后可消失。本药代谢物为硫氰酸盐,主要从肾脏排泄。当肾衰竭、用量过大或连用数日时,可致血中氰化物蓄积中毒,应予以注意,必要时用硫代硫酸钠防治。本药遇光易被破坏,故滴注的药液应新鲜配制并注意避光。孕妇禁用,肾功能不全及甲状腺功能低下者慎用。

肼屈嗪(hydtazine,肼苯达嗪)

肼屈嗪口服吸收好,给药 1 h 后作用达峰值,维持 6 h 左右。本药直接扩张小动脉,降低外周阻力,血压下降。降压同时可反射性兴奋交感神经,引起心率加快,心输出量增多,肾素活性增强,水、钠潴留,可影响降压效应。本药适用于中度高血压,较少单用,常与利尿药或 β 受体阻断药合用。长期或大量使用可致红斑狼疮综合征。

二、钾通道开放药

钾通道开放药是一类新型血管扩张药,其扩张血管作用与血管平滑肌细胞膜上的钾通道开放有关,钾通道开放药有尼可地尔(nicorandil)、色满卡林(cromakalim)、吡那地尔(pinacidil)等。

尼可地尔(nicorandil)

尼可地尔能促进平滑肌细胞膜上 ATP 敏感性钾通道开放,K^+ 外流,细胞膜超极化,膜兴奋性降低,Ga^{2+} 内流减少,血管平滑肌舒张,血压下降。主要用于轻、中度高血压,与利尿药或 β 受体阻断药合用可提高疗效,并可减轻水肿、心率加快等不良反应。

常见不良反应有水肿,大剂量时更易发生。其他不良反应有体位性低血压、头痛、嗜睡、乏力、心悸、颜面潮红、鼻黏膜充血及多毛等。

三、中枢性降压药

可乐定(clonidine)

可乐定能激动中枢 $α_2$ 受体、延髓腹外侧区的 I_1 咪唑啉受体及外周交感神经突触前膜 $α_2$ 受体,使外周交感神经张力降低和去甲肾上腺素释放减少,外周血管扩张,血压下降。适用于其他降压药物无效的中度高血压,尤适用于伴有消化性溃疡的高血压病患者。近年来,也用于阿片类镇痛药物依赖患者的戒毒治疗。

常见不良反应有口干和便秘。久用可致水、钠潴留,与利尿药合用可克服。此外尚有镇静、嗜睡、头痛、勃起障碍等,停药后可消失。长期用药后宜逐渐减量停药,以防血压反跳。

四、去甲肾上腺素能神经末梢阻滞药

利舍平和胍乙啶是本类药物的代表药,主要通过影响儿茶酚胺的贮存和释放,产生降压作用。此类药物由于不良反应较多,目前已不单独使用。胍乙啶易引起肾、脑血流量减少及水、钠潴留,主要用于重症高血压。

利舍平(reserpine)

利舍平降压作用确切、和缓而持久。其降压机制为抑制去甲肾上腺能神经末梢囊泡膜上的胺泵,从而抑制囊泡的摄取功能,使囊泡内递质耗竭,交感神经张力降低,血管扩张,血压降低。目前本药作为复方降压药的成分之一,用于高血压的治疗。

本药不良反应较多,与药物耗竭递质有关。可出现副交感占优势的不良反应,如鼻塞、乏力、胃酸分泌过多、腹泻、心率减慢、阳痿等;也可有中枢神经抑制作用,表现为镇静、嗜睡、情绪低落,严重者可致抑郁症。消化性溃疡、抑郁症患者禁用。

第4节 抗高血压药物的临床应用原则

高血压的发病率高,并发症可致死或致残。高血压治疗的最终目标应该是减轻或逆转患者的终末器官损伤,防止严重并发症的出现,从而提高患者的生活质量和延长寿命。高血压治疗中,应力求做到积极开展高血压的健康教育,提高患者的依从性,确切降压,稳定血压,并尽可能减少药物的不良反应。抗高血压药物应用首先应明确不同高血压病患者的目标血压,根据患者对药物的反应性及耐受性,及时、平稳、逐步地将患者血压降至目标血压。抗高血压药临床应用的基本原则包括以下几个方面。

1. 小剂量应用以减少或避免不良反应 高血压的初始治疗,应采用较小的有效治疗剂量,根据需要逐步增加剂量,平稳降压至目标血压。大多数高血压患者,需要长期或终身用药,因此在选择药物时,应将药物的安全性和患者的耐受性作为首要因素予以考虑。

2. 选用长效制剂平稳降压 人体血压存在昼夜自发性波动(血压波动性)。血压的自发性波动,可由血压自身调节、机体病理生理改变、环境等因素引起;亦可由降压药物应用所致,短效制剂尤其易引起血压波动。研究表明,血压波动性越大,靶器官损伤越严重。为了有效防止靶器官损伤,要求24 h内血压相对稳定于目标血压范围内。选用降压谷/峰比值至少应>50%(T/P>50%)。长效制剂的优势在于提高患者依从性、平稳降压、保护靶器官、减少心脑血管不良事件的发生。若使用短效制剂,在给药总量一定的前提下,可通过适当减少单次给药量,增加给药次数,达到相对平稳降压目的。

3. 联合用药 多数降压药物应用至治疗剂量时,剂量翻倍应用其降压作用仅增加

20%左右,而不良反应发生率成倍增加,因此不建议单纯依赖增加剂量提高达到目标血压。当低剂量单药治疗疗效不佳时,需要采用两种或两种以上药物联合治疗。2级以上高血压,中危及以上患者,即主张两种或两种以上药物小剂量联合用药。若3种以上药物联合应用,原则上应包括1种利尿剂。联合用药的目的在于:提高降压效果,不增加不良反应;减少用药剂量,增加适应人群。

4. 治疗方案个体化　高血压的个体化治疗指的是,根据患者个体的病理生理状态、耐受性、个人意愿,以及长期应用时经济承受能力,选择适合于该患者的降压药物。高血压治疗方案个体化应考虑:①评估危险因素,靶器官受损状况,充分考虑药物适应证、不良反应及禁忌证,对患者进行健康教育,在此基础上选择治疗指南推荐药物;②需要联合用药时,须考虑药物相互作用,并加强药物不良反应监测;③进行必要的辅助检查,如检测肾素、血管紧张素水平,测定血流动力学参数,进一步优化治疗方案;④兼顾合理用药及药物经济学效应。

思考题

1. 简述抗高血压药的分类,并列出每类药物的代表药。
2. 请给轻度高血压病患者选择你认为最佳的降压药物,并说明选药依据。
3. 卡托普利与其他降压药比较具有哪些特点?
4. 简述抗高血压药临床应用的基本原则。

(李睿明)

第22章 抗心肌缺血药

 学习目标

1. 掌握抗心肌缺血药物的分类及作用方式。
2. 掌握硝酸甘油、维拉帕米、普萘洛尔的药理作用、临床应用和不良反应。
3. 熟悉硝酸异山梨酯、硝苯地平的作用特点和临床应用。
4. 了解心肌缺血的病理生理学基础及临床分型。

案例

患者,女性,55岁。因心前区反复疼痛3年,加剧1天入院。检查:血压135/88 mmHg,心率105次/分钟,心电图检查提示心肌缺血。冠状动脉造影提示左冠状动脉有粥样硬化斑块。

诊断:冠状动脉粥样硬化性心脏病,心绞痛。

问题:该患者可选用哪些药物治疗?

心绞痛属缺血性心脏病,是冠状动脉供血不足引起的心肌急剧的、短暂的缺血与缺氧综合征。其特点为阵发性前胸压榨性疼痛,主要位于胸骨后,牵涉痛可放射至心前区或左上肢(有时可放射至牙齿、左肩、左臂、咽喉部或上腹部,称为异位心绞痛),常发生于劳累或情绪激动时,持续数分钟,主要由冠状动脉粥样硬化、冠状动脉痉挛或血栓形成引起。心绞痛持续发作得不到及时、有效的治疗,则有可能发展为心肌梗死。药物治疗是心绞痛的重要治疗方法,抗心肌缺血药从经典的影响血流动力学、减少心肌耗氧、改善心肌供血的药物发展到心肌细胞保护药、改善心肌代谢药等,临床疗效进一步提高。

第1节 概 述

一、心肌缺血的病理生理

心肌血和氧供需失衡、血栓形成、心肌能量代谢障碍是心绞痛的重要病理生理机制。

冠状动脉灌流不足,导致氧的供需失衡,是心肌缺血病理生理的基本环节。心肌耗氧量由心室壁张力、心率、心肌收缩强度和速度所决定,通常用心率与收缩压的乘积来估计心肌的耗氧量。心肌细胞平时对氧的摄取已达到或接近最大量,当代谢需要增加时,只能依靠增加冠状动脉的血流量来满足对血液和氧气的需要。冠状动脉循环有较大的储备能力,当机体需要时,其供血可达安静状态下的6~7倍以上,缺氧时其供血可达安静状态下的4~5倍。冠状动脉粥样硬化引起冠状动脉狭窄或部分分支闭塞时,冠状动脉扩张性下降,冠状动脉循环储备能力降低,冠状动脉痉挛可导致冠状动脉血流量减少。

心绞痛的发病机制是当心肌血、氧需要与冠状动脉的供血之间发生矛盾时,冠状动脉血流量不能满足心肌代谢的需要,在缺氧代谢下,乳酸、丙酮酸等酸性物质或类似激肽的多肽物质聚集,刺激心脏自主神经的传入末梢经第1~5胸交感神经节和相应的脊髓段,传至大脑产生疼痛感觉。新近研究表明,血小板聚集和血栓形成是诱发不稳定型心绞痛的重要因素,心肌能量代谢障碍在心绞痛发病中起重要作用。

二、心绞痛临床分型

根据WHO"缺血性心脏病的命名及诊断标准",临床上将心绞痛分为以下3种类型。

1. **劳累性心绞痛** 其特点是发作与体力活动、情绪激动或其他增加心肌耗氧量的因素有关,休息或舌下含服硝酸甘油后症状迅速缓解,包括稳定型心绞痛、初发型心绞痛和恶化型心绞痛。

2. **自发性心绞痛** 其特点是发作与心肌耗氧量无明显关系,主要与冠状动脉贮备减少有关,多发生于安静状态,发作症状重且持续时间长,不易被硝酸甘油缓解,包括卧位型心绞痛、变异型心绞痛(冠状动脉痉挛诱发)、急性冠状动脉功能不全、梗死后心绞痛。

3. **混合性心绞痛** 其特点是心绞痛发作与心肌需氧量增加与否无关。

三、抗心肌缺血药的作用方式

1. **降低心肌耗氧量** 舒张静脉或(和)外周小动脉,减少回心血量,降低血压,降低心脏前后负荷,降低室壁张力,从而降低心肌耗氧量。另外减慢心率,抑制心肌收缩力,也可降低心肌耗氧量。

2. **改善心肌能量代谢** 舒张冠状动脉,解除冠状动脉痉挛或促进侧支循环形成,增加冠状动脉血流量;改变心肌血流分布,增加缺血区心肌供血。改善心肌能量代谢障碍。

3. **防止血栓** 抑制血小板聚集,防止血栓形成。

四、药物分类

1. **硝酸酯类** 硝酸甘油、硝酸异山梨酯、单硝酸异山梨酯等。

2. **β受体阻断药** 普萘洛尔、吲哚洛尔、噻吗洛尔、美托洛尔等。

3. **钙通道阻滞药** 硝苯地平、维拉帕米、地尔硫䓬等。

4. **抗血小板药** 肝素、阿司匹林等。

5. 改善心肌能量代谢药 曲美他嗪等

本章主要介绍前 3 类药物。

第 2 节 硝 酸 酯 类

常用的硝酸酯类药有：硝酸甘油（nitroglycerin）、硝酸异山梨酯（isosorbide dinitrate）、单硝酸异山梨酯（isosorbide mononitrate）等。

硝酸甘油（nitroglycerin）

【药代动力学】

硝酸甘油口服首过消除明显，生物利用度仅为 8%。舌下含服，可经口腔黏膜迅速吸收，生物利用度达 80%，2～5 min 起效，3～10 min 作用达峰值，持续 20～30 min。静脉给药起效更快，亦可经皮肤给药。

【药理作用】

硝酸甘油在平滑肌细胞内，经谷胱甘肽转移酶催化，释放出一氧化氮（NO），NO 与鸟苷酸环化酶活性中心（NO 受体）结合，激活鸟苷酸环化酶，细胞内 cGMP 含量增加，产生以下药理作用。

1. **扩张全身静、动脉** 治疗剂量的硝酸甘油能舒张血管平滑肌，扩张全身动、静脉，小静脉、毛细血管后静脉（容量血管）的扩张更为明显。容量血管扩张，回心血量减少，心脏前负荷降低，左心室舒张末期容积减少，心室壁张力降低，心肌耗氧量降低；动脉扩张，外周阻力降低，心脏后负荷降低，心肌耗氧量降低。

2. **重新分配冠状动脉血流** 舒张期冠状动脉灌注压主要取决于主动脉和左心室压力差。硝酸甘油可使容量血管扩张，回心血量减少，左心室舒张末期压力降低，减轻室内压对心内膜下血管的压力，舒张期冠状动脉灌注压增高，血液易于从心外膜向心内膜下输送，可增加缺血心肌的供血。

3. **舒张冠状动脉** 心肌缺血未用药之前，侧支循环未能及时、有效地开放，冠状动脉狭窄或痉挛导致缺血心肌的微循环处于扩张状态，其血流阻力相对小于非缺血区。较小剂量的硝酸甘油能缓解冠状动脉痉挛，扩张较大的心外膜血管及侧支循环，使增加的冠状动脉血液较多的流向缺血区，从而增加缺血心肌的供血。硝酸甘油对冠状动脉的作用见图 4-22-1。

4. **对心脏的作用** 硝酸甘油释放的 NO，可促进内源性 PGI_2、降钙素基因相关肽等物质的生成与释放，这些物质具有心肌保护作用，可减轻心肌缺血损伤，改善左心室功能，增加缺血心肌的电稳定性，提高室颤阈，减少心肌缺血合并症，发挥保护缺血心肌的作用。治疗量的硝酸甘油能降低心脏负荷，改善左心室功能，使心肌耗氧量明显减少。较大剂量时，血压下降可反射性兴奋交感神经，使心率加快，心肌耗氧量增多，不利于心绞痛的治疗。

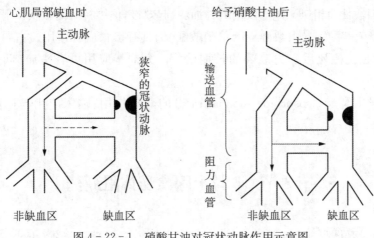

图4-22-1 硝酸甘油对冠状动脉作用示意图

5. 抑制血小板聚集 硝酸甘油释放NO,激活血小板中的鸟苷酸环化酶,使cGMP生成增多,降低血小板聚集和黏附,防止血栓形成。

【临床应用】

1. **心绞痛** 对各型心绞痛均有效,硝酸甘油舌下含服能迅速缓解心绞痛症状,有效终止发作,并可预防发作。与β受体阻断药合用可减少药物剂量并抑制反射性心率加快,提高疗效。

2. **急性心肌梗死** 急性心肌梗死早期使用,能降低心脏负荷,增加缺血心肌供血,减轻心肌缺血性损伤,防止梗死面积扩大。但不可过量,否则可降低舒张期冠脉灌注压,加重心肌缺血。

3. **心功能不全** 扩张动、静脉,降低心脏的前后负荷,利于衰竭心脏功能的恢复。

4. **高血压危象** 高血压危象时周围血管阻力突然上升,收缩压明显增高,出现心绞痛、肺水肿、高血压脑病等多种症状。本药用于治疗高血压危象时须静脉给药。

5. **急性呼吸衰竭和肺动脉高压** 硝酸甘油可舒张肺血管,降低肺血管阻力,改善肺通气。

【不良反应】

1. **血管舒张反应** 搏动性头痛、颜面潮红、心悸、心率加快、颅内压增高、体位性低血压、晕厥等。过量可加重心绞痛或心肌梗死,引起直立性低血压等。

2. **高铁血红蛋白症** 超大剂量或给药次数过频可出现高铁血红蛋白症,表现为呕吐、发绀等。

3. **快速耐受** 硝酸酯类药物之间存在交叉耐受。连续给药或大剂量给药可出现快速耐受,药效降低,严重者增加用量亦达不到满意疗效。停药1～2周可恢复。小剂量或间歇给药,可避免其耐受性产生。补充叶酸和富含巯基的食物或药物可延缓其耐受性,提高药效。

硝酸异山梨酯(isosorbide dinitrate)

硝酸异山梨酯又名消心痛,生物利用度较低,治疗剂量范围内个体差异较大,药理作用及机制与硝酸甘油相似。作用较硝酸甘油弱,起效慢,但维持时间较长。肝脏代谢物异山梨醇-2-单硝酸酯和异山梨醇-5-单硝酸酯,仍具有扩张血管作用。主要口服用于心绞痛的预防,心肌梗死后心力衰竭的长期治疗。大剂量应用可有头痛、低血压等不良反应。

单硝酸异山梨酯(isosorbide mononitrate)的药理作用、临床应用与硝酸异山梨酯相似。

第3节 β肾上腺素受体阻断药

β肾上腺素受体阻断药是治疗心绞痛的常用药物,包括普萘洛尔(propranolol)、吲哚洛尔(pindolol)、噻吗洛尔(timolol)、美托洛尔(metoprolol)等。

普萘洛尔(propranolol)

心绞痛发作前和发作时,交感神经活性增高,心肌和血中的儿茶酚胺浓度增高,心率加快,心肌耗氧量进一步增多。普萘洛尔等β肾上腺素受体阻断药能抑制交感神经,缓解心绞痛发作。

【药理作用】

1. **降低心肌耗氧量** 普萘洛尔阻断 β_1 受体,使心率减慢,收缩力减弱,心肌耗氧量降低。

2. **改善缺血心肌的供血** 心率减慢、舒张期及冠状动脉灌注时间延长,血液易于从心外膜向心内膜下输送,耗氧量降低使非缺血区血管阻力增加,血液向缺血区分布,增加缺血区心肌的供血。

3. **改善心肌能量代谢** 改善缺血区心肌对葡萄糖的摄取,保护线粒体,维持缺血区的ATP及能量的供应,促进组织中氧合血红蛋白的分离,增加组织供氧,抑制脂肪分解,减少耗氧,改善心肌能量代谢。

4. **抑制血小板聚集** 普萘洛尔能抑制ADP、肾上腺素、胶原、凝血酶等诱导的血小板聚集,减少血栓的形成。

【临床应用】

主要用于稳定型及不稳定型心绞痛的治疗,可减少发作次数,对伴有高血压或快速型心律失常患者疗效更佳。因本药可诱发或加重冠状动脉痉挛,不宜用于变异型心绞痛。与硝酸酯类合用可提高疗效,减少药物剂量。

【不良反应】

本药有停药反应,不可突然停药以免诱发心绞痛,引起心肌梗死或猝死。长期应用对血脂有不良影响,禁用于血脂异常者。

第4节 钙通道阻滞药

常用于抗心绞痛的钙通道阻滞药有硝苯地平(nifedipine)、维拉帕米(verapamil)、地尔硫䓬(diltiazem)和普尼拉明(prenylamine)等。

【药理作用】

1. **降低心肌耗氧量** 钙通道阻滞药可减少Ca^{2+}内流,舒张血管,降低心脏负荷,抑制心肌收缩力,减慢心率,降低心肌耗氧量。

2. **增加缺血心肌供血** 扩张冠状动脉,缓解冠状动脉痉挛,促进侧支循环,冠状动脉供血增加,增加血液从心外膜向心内膜下输送,改善缺血心肌供血。

3. **保护缺血心肌** 心肌缺血、缺氧时,能量代谢障碍,细胞内Ca^{2+}超载,可诱导细胞凋亡。本类药物通过阻滞钙通道,降低细胞内Ca^{2+}浓度,减轻心肌细胞Ca^{2+}超载,从而发挥保护缺血心肌的作用。

4. **抑制血栓的形成** 心肌缺血时,血流减慢,血栓易于形成,可加重心肌缺血。本类药物能抑制血小板聚集,抑制血栓的形成。

【临床应用】

可用于各种类型心绞痛的治疗,尤适用于变异型心绞痛。对伴有室上性心动过速、心房颤动、心房扑动的心绞痛患者,宜选用维拉帕米和地尔硫䓬;伴高血压者宜选硝苯地平。

【不良反应】

详见第20章。

表4-22-1 常见抗心肌缺血药的作用比较

心肌氧供需决定因素	硝酸酯类	β受体阻断药	钙通道阻滞药
心率	↑	↓	±
血压	↓	↓	↓
收缩力	↑	↓	↓
心室容积	↓	↑	±
室壁张力	↓	±	↓
心室内压	↓	↓	↓
心脏体积	↓	↑	±
侧支血流	↑	↑	↑
心内外膜血流比	↑	↑	↑

思考题

1. 简述抗心肌缺血药的分类与作用方式。
2. 不同类型的心绞痛如何选择治疗药物?
3. 试述硝酸甘油与普萘洛尔合用治疗心绞痛的优、缺点。

(李睿明)

第23章 调血脂药和抗动脉粥样硬化药

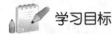学习目标

1. 掌握羟甲基戊二酸单酰辅酶A还原酶抑制剂的药理作用、临床应用、不良反应及常用药物名称。

2. 熟悉苯氧酸类药物和胆汁酸结合树脂类药物的药理作用、临床应用、不良反应及常用药物名称。

3. 了解烟酸、阿西莫司、多烯脂肪酸类的作用特点。

案例

患者,男性,57岁。2周前单位体检结果报告血脂异常,来院复查。

检查:身高170 cm,体重80 kg。血清胆固醇(TC)7.15 mmol/L(3.4~5.2 mmol/L),血清三酰甘油(TG)2.38 mmol/L(0.56~1.7 mmol/L),血清低密度脂蛋白(LDL-C)1.13 mmol/L(0.9~1.4 mmol/L)。喜食肥肉,嗜烟酒,运动较少。

诊断:混合型高脂血症。

问题:1. 请为该患者推荐合适的调血脂药物。

2. 请根据药物作用特点为患者提供安全用药指导。

动脉粥样硬化是缺血性心脑血管疾病的主要病理基础,由它引起的冠心病、脑卒中等心脑血管疾病的发病率和死亡率近年来明显上升。血脂异常是动脉粥样硬化重要的易患因素之一,血浆中低密度脂蛋白(LDL)、极低密度脂蛋白(VLDL)、总胆固醇(TC)、三酰甘油(TG)增高可致动脉粥样硬化,高密度脂蛋白(HDL)有抗动脉粥样硬化的作用,与动脉粥样硬化呈负相关。

能降低LDL、VLDL、TC、TG或升高HDL的药物称为调血脂药。调血脂药有调节异常的血脂代谢、抗动脉粥样硬化的作用,能预防和治疗缺血性心、脑血管疾病,降低致残率和死亡率。

对血脂异常者,首先要调节饮食,戒烟酒并加强锻炼。如血脂仍不正常,再用药物治疗。

第 1 节 羟甲基戊二酸单酰辅酶 A 还原酶抑制剂

3-羟基-3-甲基戊二酸单酰辅酶 A(3-hydroxy-3-methylglutarylcoenzyme, HMC-C_0A)还原酶抑制剂,又称他汀类(vastatins)。最早是从真菌培养液中提取而得,现有人工合成品,是目前治疗高胆固醇血症的主要药物。

常用药物有洛伐他汀(lovastatin)、普伐他汀(pravstatin)、辛伐他汀(simvastatin)、氟伐他汀(fluvastatin)等。

【药代动力学】

羟酸型他汀类药物吸收较好,内酯型吸收后主要是肝脏水解成有活性的羟酸型,极少进入外周组织。主要经胆汁排泄,少量经肾脏排泄。

【药理作用】

1. 调节血脂　HMC-C_0A 还原酶是体内胆固醇合成的限速酶,HMC-C_0A 还原酶抑制剂与该酶有强大的亲和力,在肝脏竞争性抑制 HMC-C_0A 还原酶活性,使肝脏胆固醇合成明显减少,引起肝脏 LDL 受体表达增多,使血浆 LDL、IDL 清除增加,降低血浆胆固醇,也可使 VLDL 合成减少,HDL 轻度升高。其中洛伐他汀降低胆固醇作用最强,普伐他汀最弱。本类药物降三酰甘油作用较弱。

2. 非调节血脂作用　他汀类药物尚具有改善血管内皮功能、抑制血小板聚集和提高纤溶活性、抑制血管平滑肌增殖和迁移、降低血浆 C 反应蛋白、减轻动脉粥样硬化的炎症反应等作用。

【临床应用】

本类药物主要用于高胆固醇血症为主的高脂血症,是伴有胆固醇升高的Ⅱ、Ⅲ型高脂蛋白血症的首选药。此外,本类药物还可用于肾病综合征、血管成形术再狭窄、预防心脑血管急性事件、治疗骨质疏松症及缓解器官移植后的排异反应。

【不良反应】

不良反应少而轻,大剂量应用约有 10% 的患者有胃肠道反应、头痛、皮疹等。少数患者可有无症状性转氨酶、磷酸肌酸激酶升高,停药后可恢复。偶有肌痛、无力等症状。老年人减量使用,肝病史者慎用,孕妇、活动性肝病患者(或转氨酶持续升高患者)禁用。

第 2 节 苯 氧 酸 类

苯氧酸(fibrieacid)类药物又称贝特(fibrates)类,氯贝丁酯是最早应用于临床的苯氧酸衍生物,降脂作用明显,但不良反应较多且严重。新的苯氧酸类药降脂作用较强,毒性较低,常用药物有吉非贝齐(gemfibrozil)、苯扎贝特(bezafibrate)、非诺贝特(fenofibrate)、环丙贝特(ciprofibrate)等。

【药代动力学】

本类药物口服吸收快而完全，2~4 h血药浓度达峰值，血浆蛋白结合率达95％以上。$t_{1/2}$吉非贝齐为1.1 h，苯扎贝特为2 h，非诺贝特20 h，环丙贝特17~42 h。大部分药物经肝脏代谢后，以葡萄糖醛酸结合物的形式从尿中排出。

【药理作用】

本类药物能明显降低患者血浆TG、VLDL、LDL含量，升高HDL。此外，还有抑制血小板聚集、增加纤溶酶活性、降低血液黏稠度及抗凝血等作用。

【临床应用】

临床主要用于Ⅱb、Ⅲ、Ⅳ型高脂血症，对家族性Ⅲ型高脂血症疗效尤佳，也可用于黄色瘤患者和2型糖尿病高脂血症的治疗。

【不良反应】

新苯氧酸类药物的不良反应较轻，耐受性良好。主要不良反应有轻度腹痛、腹泻、恶心等胃肠道症状。偶有失眠、头痛、阳痿、皮疹、视物模糊、脱发、转氨酶升高及血象异常等。本类药物与他汀类药物合用，肌病发生率增高。肝胆疾病患者、孕妇、儿童及肾功能不全者禁用。

第3节 胆汁酸结合树脂

考来烯胺(cholestyramin,消胆安)、考来替泊(colestipol)均为碱性阴离子交换树脂，此类药物在肠道内不被吸收，不溶于水，不易被消化酶破坏，统称为胆汁酸结合树脂。

【药理作用】

本类药物能显著降低血浆TC和LDL浓度，轻度升高HLD浓度。药物与胆汁酸络合，阻断胆汁酸的肝肠循环，胆汁酸重吸收减少，从而发挥其降脂作用。胆汁酸是肠道胆固醇吸收所必需，故可降低肝内胆固醇，使胆固醇向胆汁酸转化的限速酶处于激活状态，肝中胆固醇转化为胆汁酸增多；肝内胆固醇降低可使肝细胞表面LDL受体数量增多，促使血浆中LDL向肝内转移，导致血浆TC和LDL浓度降低；本类药物可使HMC-C_0A还原酶活性增加，肝脏胆固醇合成增多，故与HMC-C_0A还原酶抑制药合用，可增强其降脂作用。

【临床应用】

临床适用于Ⅱa型高脂血症，用药后4~7天起效，2周内达最大效应。对纯合家族性高脂血症因患者肝表面缺乏LDL受体功能，应用本类药物无效。

【不良反应】

本类药物有特别的气味，可有胃肠道刺激症状如恶心、呕吐、腹胀、食欲减退、便秘等。长期应用可引起脂肪泻，导致脂溶性维生素缺乏和高氯性酸血症等。

第4节 其他药物

烟酸(nicotinic acid)

较大剂量的烟酸能使 VLDL 和 TG 浓度降低,作用强度与原 VLDL 水平有关。用药后 1~4 h 起效,5~7 天后 LDL 降低而 HDL 升高。调血脂作用与抑制脂肪组织中的脂肪分解、抑制肝脏 TG 酯化等有关。本药还有扩张血管和抑制血小板聚集等作用。

本品属广谱调血脂药,Ⅱ、Ⅲ、Ⅳ、Ⅴ型高脂血症均有效,其中Ⅱ、Ⅳ型患者最佳。也可用于心肌梗死。常见不良反应有胃肠道刺激症状如恶心、呕吐、腹胀、腹泻及皮肤潮红等。大剂量可引起血糖升高、尿酸增加、肝功能异常等。

阿昔莫司(acipimaox)

阿昔莫司为烟酸衍生物,降脂作用类似烟酸,可抑制脂肪酸分解,减少游离脂肪酸的释放,抑制三酰甘油在肝中合成;抑制 LDL、VLDL 的合成,加速 LDL 的分解;并可升高 HDL。具有广谱调血脂作用,对Ⅱ、Ⅲ、Ⅳ、Ⅴ型高脂血症均有效。不良反应较烟酸少见,肾功能不全者减量使用,溃疡患者禁用。

多烯脂肪酸类

含有 2 个或 2 个以上不饱和键的脂肪酸称为多烯脂肪酸,又称多烯不饱和脂肪酸(polyunsaturated fatty acids,PUFAs),根据第 1 个不饱和键的位置可分为两类:①n-6PUFAs(或 ω-6),其在植物油中含量较高,降脂作用弱,临床疗效不可靠;②n-3PUFAs,(或 ω-3),其在海洋生物藻、鱼、贝壳类中含量较高,降脂作用较 n-6PUFAs 强。

临床应用结果表明,n-3PUFAs 有降低三酰甘油,轻度升高 HLD 的作用,对 TC、LDL 影响较小。长期服用 n-3PUFAs 可预防动脉粥样硬化斑块形成或使之消退,药效一般在用药数天或数周后出现。n-3PUFAs 调血脂机制可能与其易于结合到血浆磷脂、血细胞、血管壁等组织中,调节体内脂肪酸代谢有关。n-3PUFAs 亦能抑制血小板聚集,血小板活化因子、血小板生长因子产生减少,降低血黏度,增加红细胞变形能力,抑制血管壁增厚,预防血管再造术后再梗死等作用。n-3 型多烯脂肪酸有二十碳五烯酸和二十二碳六烯酸。

 思考题

1. 调血脂药分为哪几类?简述其调血脂作用特点。
2. 常用的他汀类药物有哪些?简述其临床应用和主要不良反应。

3. 请为高胆固醇血症、高甘油三酯血症、混合型高脂血症和低高密度脂蛋白血症患者，分别选择最佳的治疗药物，并说明选药依据和用药注意事项。

(李睿明)

第24章 抗心律失常药

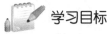学习目标

1. 掌握普鲁卡因胺、利多卡因、普罗帕酮、普萘洛尔、胺碘酮和维拉帕米的药理作用、临床应用及主要不良反应。
2. 熟悉抗心律失常药的分类及治疗原则。
3. 了解苯妥英钠、美西律、氟卡尼和阿替洛尔的作用特点及临床应用。

> **案例**
>
> 患者,女性,74岁。因快速型室性心律失常服用胺碘酮片已5年。近来,患者主诉怕冷、乏力。
>
> 检查:甲状腺激素 TSH 15.69 mU/L, TT4 5.6 μg/L, FT4 5.92 ng/L, TT3 1.00 μg/L, FT3 2.54 ng/L。
>
> 诊断:甲状腺功能减退症。
>
> 问题:分析胺碘酮产生甲状腺功能减退的原因?该如何处理?

心律失常(arrhythmia)是指心脏搏动节律和(或)频率的异常,按其发生原理,可分为冲动起源异常、冲动传导异常、冲动形成合并传导异常;按其频率快慢,可分为缓慢型心律失常和快速型心律失常。心律失常的治疗方式有药物治疗和非药物治疗(起搏器、电复律、导管消融和手术等)两种。药物治疗在抗心律失常方面发挥了重要作用,但抗心律失常药存在致心律失常的不良反应。要做到正确合理用药,必须掌握正常心肌电生理特征、心律失常发生机制及药物作用机制。

第1节 心律失常的电生理学基础

一、正常心肌电生理

1. 心肌细胞膜电位 心肌细胞的静息膜电位,呈内负外正的极化状态,约为

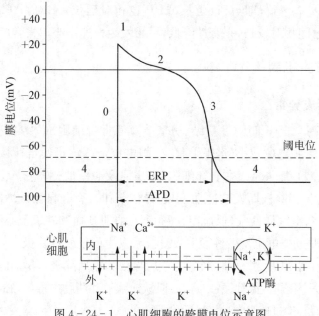

图 4-24-1　心肌细胞的跨膜电位示意图
EPR:有效不应期；APD:动作电位时程

$-90\ mV$，主要由细胞膜两侧 K^+ 浓度差决定。心肌细胞兴奋时，先后发生去极化和复极化而形成动作电位。动作电位分为 5 个时相(图 4-24-1)。

0 相：快速除极期，是大量 Na^+ 内流所致，0 相电位最大上升速率是影响心肌传导性的重要因素。

1 相：为快速复极初期，由 K^+ 短暂外流所致。

2 相：为缓慢复极期，又称平台期，由 Ca^{2+}、少量 Na^+ 内流与 K^+ 外流所致。

3 相：为快速复极末期，由大量 K^+ 外流所致。

4 相：为静息期，非自律性细胞的膜电位维持在静息水平，而自律细胞则为自发性舒张期除极，是特殊 Na^+ 内流所致。

0～3 相的时程合称动作电位时程(action potential duration, APD)。

2. 自律性　自律细胞自发地发生节律性兴奋的特性称为自律性，其形成的主要离子基础，因心肌细胞类型而异。快反应自律细胞(浦肯野细胞)是 4 期 Na^+ 内流加快和 K^+ 外流减慢；慢反应自律细胞(窦房结和房室结细胞)则是 Ca^{2+} 内流加快和 K^+ 外流减慢。自律性高低主要取决于自动除极的速率、最大舒张电位水平和阈电位水平。自动除极的速率快，最大舒张电位与阈电位之间的差距小，达到阈电位的时间短，自律性就高，反之则自律性低。

3. 膜反应性和传导速度　膜反应性是指膜电位水平与其所激发的 0 相最大上升速率之间的关系，膜反应性代表 Na^+ 通道的活性，是决定传导速度的重要因素。一般情况下，膜电位负值越大，0 相上升速率越快，动作电位振幅越大，传导速度则越快，反之则慢。

4. 兴奋性和有效不应期　兴奋性是指心肌细胞受到刺激后产生动作电位的能力。以心室肌细胞为例：从 0 期开始到 3 期膜电位恢复到约 $-60\ mV$ 前的一段时间内，刺激不能引起动作电位，称为有效不应期(effective refractory period, ERP)。一般而言，ERP 与

APD 长短的变化基本一致,即 APD 延长,ERP 也相对延长。ERP/APD 比值增大,意味心肌不起反应的时间相对较长,兴奋性降低,不易发生快速型心律失常(见图 4-24-1)。

二、心律失常发生机制

(一) 冲动形成异常

1. 自律性增高 自律细胞(窦房结、房室结及浦肯野细胞)4 相自发性除极速率加快(斜率增高)、最大舒张电位减小(水平上移)或阈电位下移均可使自律性增高而致冲动形成增多,引起快速型心律失常。非自律细胞(心房肌及心室肌)膜电位减少至 -60 mV 或更小时,也可引起 4 相除极而发放冲动,引起异位节律。引起自律性增高的常见因素有:体内儿茶酚胺增多、电解质紊乱(低血钾、高血钙)、心肌缺血和缺氧及心肌代谢紊乱等。

2. 后除极 是动作电位复极过程中或复极后发生的继发性除极。后除极的扩布即会触发异常节律,发生心律失常。后除级分为早后除极和迟后除极。早后除极发生在心肌复极过程中,主要诱发因素有:低钾、酸中毒、心肌缺血缺氧和药物中毒等,心动频率缓慢时易被激发,以尖端扭转型心动过速为常见。迟后除极是在心肌复极后发生,常发生在 4 相,由细胞内 Ca^{2+} 超载而诱发 Na^+ 短暂内流引起。诱发因素有强心苷中毒、心肌缺血及细胞外高钾等。

(二) 冲动传导障碍

1. 单纯性传导障碍 包括传导减慢、传导阻滞及单向传导阻滞等。主要触发因素有心肌细胞缺血缺氧、心肌细胞受损及炎症等。

2. 折返激动 是指一次冲动经解剖或功能环形通路返回原处,引起再次激动并继续向前传导的现象,是引发快速型心律失常的重要机制之一。折返形成的促成条件主要有:①心肌组织在解剖上存在环形传导通路;②在环形通路上存在单向传导阻滞;③邻近心肌组织 ERP 长短不一。单次折返引起一次期前收缩,连续多次折返则可引起阵发性心动过速、心房或心室的扑动或颤动。折返形成及药物作用机制见图 4-24-2。

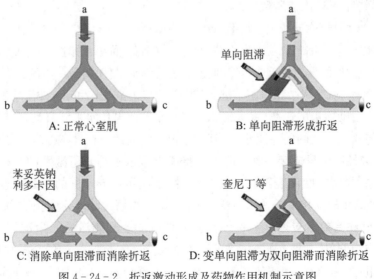

图 4-24-2 折返激动形成及药物作用机制示意图

第2节 抗心律失常药的分类及基本作用机制

一、抗心律失常药的分类

抗心律失常药(antiarrhythmic drugs)通过直接或间接方式,影响心肌细胞膜离子通道功能、抑制异位起搏点自律性及改善冲动传导,进而发挥抗心律失常作用。根据Vaughan Williams分类法,将治疗快速型心律失常的药物依据其电生理机制分类(表4-24-1)。

表4-24-1 治疗快速型心律失常药物的分类

类别	药物
Ⅰ类 钠通道阻滞药	
Ⅰa类 适度阻滞钠通道	奎尼丁、普鲁卡因胺等
Ⅰb类 轻度阻滞钠通道	利多卡因、美西律、苯妥英钠等
Ⅰc类 重度阻滞钠通道	普罗帕酮、氟卡尼等
Ⅱ类 β肾上腺素受体阻断药	普萘洛尔、美托洛尔、阿替洛尔等
Ⅲ类 延长动作电位时程药	胺碘酮、索他洛尔等
Ⅳ类 钙通道阻滞药	维拉帕米、地尔硫䓬等

二、抗心律失常药的基本作用机制

(一) 降低自律性

抑制 Na^+、Ca^{2+} 内流或促进 K^+ 外流的药物,可减慢4相除极速率(降低4相斜率),增大最大舒张电位(水平下移),提高动作电位的发生阈值,降低自律性。如奎尼丁阻滞快反应自律细胞4相 Na^+ 内流;维拉帕米阻滞慢反应自律细胞4相 Ca^{2+} 内流;利多卡因促进4相 K^+ 外流。

(二) 减少后除极

抑制 Ca^{2+}、Na^+ 内流或缩短APD的药物,可减少早后除极和迟后除极。如钙通道或钠通道阻滞药(维拉帕米或奎尼丁)减少迟后除极;利多卡因、苯妥英钠促进3相 K^+ 外流而缩短APD,减少早后除极。

(三) 消除折返

1. 改变传导性 增强膜反应性而改善传导或降低膜反应性而减慢传导的药物都能消除折返,前者因促进3相 K^+ 外流,使最大舒张电位增大,增强膜反应性,改善传导,取消单向阻滞而停止折返,如利多卡因、苯妥英钠(见图4-24-2C);后者因抑制0相 Na^+ 内流,减慢0相除极速率,减弱膜反应性,减慢传导,使单向阻滞变为双向阻滞而消除折返,如钠通道阻滞药和β肾上腺素受体阻断药(见图4-24-2D)。

2. 延长 ERP 影响 ERP 的情况主要有以下 3 种。①绝对延长 ERP：延长 ERP 和 APD，而以延长 ERP 更为显著，如奎尼丁、胺碘酮等；②相对延长 ERP：缩短 ERP 和 APD，但缩短 APD 更为显著，如利多卡因、苯妥英钠等；③使邻近心肌细胞的 ERP 趋于一致，心脏同步兴奋而消除折返，如奎尼丁等。

第3节　常用抗心律失常药

一、Ⅰ类——钠通道阻滞药

（一）Ⅰa类

本类药物的基本电生理作用是降低自律性、减慢传导、绝对延长 ERP。其离子基础是适度阻滞心肌细胞膜钠通道；不同程度抑制心肌细胞膜 K^+、Ca^{2+} 通透性。

奎尼丁（quinidine）

【药代动力学】

奎尼丁口服吸收迅速而完全，生物利用度为 70%～80%，血浆蛋白结合率 80%，组织中药物浓度以心肌浓度最高。大部分经肝脏代谢，代谢物及原形均经肾脏排泄，其中原形仅占 10%～25%。$t_{1/2}$ 为 5～7 h，老年患者、心力衰竭或肝肾功能明显受损者 $t_{1/2}$ 延长，临床用量应酌情减少。

【药理作用】

适度阻滞钠通道、不同程度抑制心肌细胞膜对 K^+ 和 Ca^{2+} 的通透性、阻断 α 受体及 M 受体而发挥以下药理作用。

1. 降低自律性 治疗量抑制 4 相 Na^+ 和 Ca^{2+} 内流，显著抑制异位搏动，对正常窦房结影响很小，但对病态窦房结综合征抑制作用明显。

2. 减慢传导速度 抑制 Na^+ 内流，降低心房肌、心室肌、浦肯野细胞的 0 相上升速率，减慢传导速度，变单向阻滞为双向阻滞，取消折返（见图 4-24-2）。

3. 绝对延长 ERP 抑制 2 相 Ca^{2+} 内流和 3 相 K^+ 外流，延长 APD 和 ERP，以延长 ERP 更为显著，使 ERP/APD 比值增大，还可使邻近细胞的 ERP 趋于一致，减少折返的发生。

4. 对自主神经作用 竞争性阻断 M 受体，解除迷走神经对房室结的抑制，使房室结传导加快，心率加快。故心房颤动患者用药时应先用强心苷减慢传导后再用此药，以防室性频率过快；阻断 α 受体，扩张血管，使血压降低。

此外，抑制 Ca^{2+} 内流可产生负性肌力作用。

【临床应用】

奎尼丁为广谱抗心律失常药，可治疗各种快速型心律失常，是临床上重要的转复心律的药物。但因毒性较大，现主要用于：①转复及预防心房颤动和心房扑动；②转复和预防室上性和室性心动过速；③治疗频发性室上性和室性期前收缩。

【不良反应】

1. **胃肠道反应** 用药初期较常见，包括恶心、呕吐、腹痛、腹泻及食欲不振等。

2. **金鸡纳反应** 长期用药所致，表现为头痛、耳鸣、听力下降、视力模糊、谵妄及晕厥等。

3. **心血管反应** 可出现低血压、心力衰竭、致心律失常作用（房室及室内传导阻滞、室性心动过速等），重者可发生奎尼丁晕厥，甚至心室颤动而致猝死。因此，服药期间应进行心电和血压监护。若心率<60次/分，收缩压<90 mmHg，Q-T间期延长>30%时，应停药。

4. **过敏反应** 部分患者可出现皮疹、药热、血小板减少及血管神经性水肿等。

【禁忌证】

肝肾功能不全、重度房室传导阻滞、低血压、强心苷中毒、严重心肌损害、高血钾及奎尼丁过敏者禁用。

普鲁卡因胺（procainamide）

【药理作用与临床应用】

普鲁卡因胺属广谱抗心律失常药，对心肌的直接作用与奎尼丁相似，但较弱。可降低自律性、减慢传导速度、延长APD及ERP；无明显α受体及M受体阻断作用。与奎尼丁相似，本药主要用于多种室上性和室性心律失常。对心房颤动和心房扑动的转复效果不及奎尼丁，静脉给药用于抢救危急病例，长期口服不良反应多，现已少用。

【不良反应】

长期口服可出现胃肠道反应，如厌食、恶心、呕吐及腹泻等；大剂量有心脏抑制，如窦性停搏、房室传导阻滞等；高浓度静脉注射引起低血压；长期应用可致红斑狼疮样综合征及白细胞减少。禁忌证同奎尼丁。

（二）Ⅰb类

本类药物的基本电生理作用是：降低自律性、改善传导性、相对延长ERP。其离子基础是轻度阻滞心肌细胞膜钠通道及促进K^+外流。

利多卡因（lidocaine）

利多卡因为常用的局部麻醉药，1963年用于治疗心律失常，属窄谱抗心律失常药，是临床防治急性心肌梗死及各种心脏病并发快速型室性心律失常的首选药之一。

【药代动力学】

首过消除明显，不宜口服而常用静脉注射给药。静脉注射15～30 s起效，持续15～20 min，$t_{1/2}$为1～2 h。血浆蛋白结合率约为70%，分布广，主要在肝脏代谢。

【药理作用】

1. **降低自律性** 治疗量轻度抑制4相Na^+内流促进K^+外流，降低浦肯野细胞和心室肌 4 相自动除极速率,降低自律性,提高心室致颤阈。

2. 改善传导性　治疗量对传导速度无明显影响,但当心肌缺血时(细胞外 K^+ 浓度升高),可抑制 0 相 Na^+ 内流,减慢传导,变单向阻滞为双向阻滞而消除折返;当低血钾或因心肌损伤而部分除极时,则可促进 3 相 K^+ 外流,加快传导,消除单向阻滞而终止折返(见图 4-24-2C)。

3. 相对延长 ERP　促进 3 相 K^+ 外流,缩短浦肯野细胞和心室肌的 APD 和 ERP,以缩短 APD 为显著,使 ERP/APD 比值增大,相对延长 ERP 而消除折返。

【临床应用】

本药主要用于各种原因引起的室性心律失常,静脉给药是治疗急性心肌梗死诱发的室性期前收缩、室性心动过速及心室颤动的首选药之一;也可用于心脏手术、心导管术及强心苷中毒等所致的室性心律失常。

【不良反应】

发生率较低,多在静脉注射和剂量过大时发生。主要表现如下。①神经系统反应:头昏、嗜睡、视力模糊、肌肉颤动、抽搐及呼吸抑制等;②心血管反应:窦性停搏、房室传导阻滞、血压下降及心脏骤停等。

对本药有过敏史者及严重房室传导阻滞者禁用,儿童或老年人应适当减量。

苯妥英钠(phenytoin sodium)

【药理作用】

苯妥英钠为抗癫痫药,抗心律失常作用与利多卡因相似,可降低浦肯野细胞的自律性;改善传导性;缩短 APD,相对延长 ERP。其特点是能与强心苷竞争 Na^+-K^+ ATP 酶,抑制强心苷中毒所致的迟后除极。

【临床应用】

本药主要用于治疗室性心律失常,尤其适用于强心苷中毒所致的室性心律失常,常作为首选药。亦可用于其他原因所致的室性心律失常,但疗效不及利多卡因。

【不良反应】

静脉注射过快或剂量过大可引起血压下降、心动过缓、窦性停搏、心室颤动及呼吸抑制等。其他不良反应详见第 13 章。

美西律(mexiletine)和妥卡尼(tokainide)

美西律和妥卡尼均为利多卡因的衍生物,其作用与利多卡因相似,具有以下特点:①首过消除不明显,生物利用度高,$t_{1/2}$ 长,美西律为 8~12 h,妥卡尼为 10~28 h,可口服给药,维持时间长;②主要用于治疗室性心律失常,特别对心肌梗死后急性室性心律失常有效,常作为利多卡因治疗后的维持用药;③常见的不良反应包括胃肠道反应、低血压、心动过缓、传导阻滞、中枢神经系统症状及抗核抗体阳性等。妥卡尼偶可引起粒细胞缺乏、致死性再生障碍性贫血及肺纤维化等。重度心功能不全、房室传导阻滞、窦房结功能不全等禁用,低血压、肝病、癫痫史者慎用。

(三) Ⅰc类

本类药物的基本电生理作用是降低自律性、明显减慢传导速度、相对延长 ERP。其离子基础是重度阻滞心肌细胞膜钠通道，明显抑制 Na^+ 内流。

普罗帕酮（propafenone）

【药代动力学】

普罗帕酮口服吸收完全，首过消除明显，口服后 30 min 起效，2～3 h 作用达峰值，作用维持时间约 8 h。肝脏代谢产物也具有阻滞 Na^+ 通道作用。

【药理作用与临床应用】

本药可明显抑制 Na^+ 内流，具有较弱的 β 受体阻断作用，减慢心房、心室和普肯野细胞的传导，延长 APD 和 ERP，对复极过程的影响弱于奎尼丁。为新型广谱抗心律失常药，其抗心律失常谱类似于奎尼丁。适用于室上性及室性期前收缩、心动过速及预激综合征伴发心动过速或心房颤动者。

【不良反应】

常见有恶心、呕吐、头痛、眩晕、味觉改变等，严重时可致心律失常。因阻断 β 受体，可引起窦性心动过缓和哮喘等，亦可加重心力衰竭，引起房室传导阻滞。本药一般不宜与其他抗心律失常药合用，以避免心脏抑制。病态窦房结综合征、心源性休克及严重房室传导阻滞者禁用。

氟卡尼（flecainide）

氟卡尼属Ⅰc类抗心律失常药，具有高效和广谱的特点。口服吸收迅速而完全，$t_{1/2}$ 在酸性尿液中约为 10 h，在碱性尿液中可延长至 17 h。对室上性及室性心律失常有效，因有明显的致心律失常作用，可增加病死率，故一般不用。主要用于危及生命的室性心动过速及对其他抗心律失常药无效的顽固性心律失常。

二、Ⅱ类药——β肾上腺素受体阻断药

本类药物研发较快，具有广泛的心血管药理作用及临床应用，主要用于抗心律失常的药物有普萘洛尔（propranolol）、美洛托尔（metoprolol）、阿替洛尔（atenolol）、纳多洛尔（nadolol）及艾司洛尔（esmolol）等。β肾上腺素受体阻断作用及心肌细胞膜的直接抑制作用是其抗心律失常的基本机制，特点是具有抗心肌缺血作用，可改善心肌病变，防止严重心律失常及猝死，降低心肌梗死恢复期患者的病死率。

普萘洛尔（propranolol）

【药理作用】

普萘洛尔竞争性阻断心脏 $β_1$ 受体，大剂量尚有膜稳定作用，抑制 Na^+ 内流。

1. 降低自律性 抑制窦房结、心房及浦肯野细胞的自律性，该作用在运动及情绪激

动时尤为明显。

2. 减慢传导 大剂量由于膜稳定作用,明显减慢房室结和浦肯野细胞的传导。

3. 延长房室结 ERP 治疗浓度缩短 APD 和 ERP,相对延长 ERP,较大剂量则绝对延长 ERP,有利于消除折返。

【临床应用】

主要用于室上性心律失常,常用于窦性心动过速、室上性阵发性心动过速、心房颤动及心房扑动等。交感神经过度兴奋所致的窦性心动过速疗效最佳,常作为首选药;亦可用于室性心律失常,对运动、情绪激动、甲状腺功能亢进及嗜铬细胞瘤所致的室性心律失常有效;还可用于预激综合征、Q-T 延长综合征及肥厚性心肌病引起的心律失常。心肌梗死患者长期使用可减少心律失常的发生和再梗死率,降低病死率。

不良反应及禁忌证详见第 10 章。

阿替洛尔(atenolol)

阿替洛尔是选择性 β_1 受体阻断剂,降低心肌细胞自律性,无膜稳定作用,无内源性拟交感活性。主要抑制窦房结及房室结自律性,可减慢窦性心律,减慢房室结传导。可用于室上性心律失常的治疗,减慢心房颤动和心房扑动的心室率,对室性心律失常亦有效。少数患者出现口干、胸闷、恶心、呕吐、腹胀、乏力、头晕、失眠、嗜睡、精神抑郁、手足冷、血压下降等,个别患者出现窦性心动过缓。禁用于Ⅱ～Ⅲ度心脏传导阻滞、心源性休克者、病窦综合征及严重窦性心动过缓。

三、Ⅲ类——延长动作电位时程药

本类药物的作用机制尚未完全阐明,主要抑制心肌的复极过程,明显延长 APD 和 ERP。

胺碘酮(amiodarone)

胺碘酮化学结构与甲状腺素相似,含有碘原子,其部分药理作用和毒性与其与甲状腺素受体相互作用有关,为广谱抗心律失常药。

【药代动力学】

口服吸收慢而不完全,生物利用度为 30%～40%,且有明显的个体差异。连续服药 1 周后起效,停药后作用可维持 1 个月左右。血浆蛋白结合率约 95%,分布广泛,肝脏代谢产物也具有相似的药理效应,并可在脂肪组织中蓄积达数月之久,长期口服应用,其 $t_{1/2}$ 可长达为 19～40 天,主要经胆汁和粪便排泄。

【药理作用】

阻滞钾、钠、钙通道,并可轻度非竞争性地阻断 α、β 受体。

1. 绝对延长 ERP 抑制 K^+ 外流,抑制心肌的复极过程,明显延长 APD 和 ERP,绝对延长 ERP 而消除折返。

2. 降低自律性 阻滞钠、钙通道和阻断 β 受体,降低窦房结和浦肯野细胞的自律性。

3. 减慢传导 阻滞钠和钙通道，减慢房室结和浦肯野细胞的传导速度。

4. 扩张血管 阻断 α、β 受体，扩张冠状动脉和周围血管，降低外周血管阻力，增加冠状动脉流量，减少心肌耗氧量，保护缺血心肌。

【临床应用】

本药广谱、疗效高，可用于各种室上性及室性心律失常及预激综合征。能使心房扑动、心房颤动、室上性心动过速转复为窦性心律。研究证明，长期小剂量口服，可降低心脏病室性心律失常者的死亡率及室速、室颤的发生率。静脉注射可用于抢救危及生命的窦性心动过速及心室颤动，也可用于伴有充血性心力衰竭和急性心肌梗死的心律失常患者。急性心肌梗死恢复期患者，口服此药能在一定程度上降低病死率。

【不良反应】

1. 心血管反应 静脉注射时可致心动过缓、房室传导阻滞及低血压等，剂量过大可致严重的心律失常，如尖端扭转型室性心动过速。

2. 胃肠道反应 如食欲减退、恶心、呕吐及便秘等。

3. 甲状腺功能紊乱 长期服用可引起甲状腺功能亢进或低下。

4. 其他 药物可经泪腺排出，发生角膜褐色微粒沉着，一般不影响视力，停药可消退；偶致肺纤维化，一旦发现应立即停药，用肾上腺皮质激素治疗。

长期服用者应定期进行肺部 X 线及肝功能检查，监测血清 T_3、T_4 等。心动过缓、房室传导阻滞、Q-T 间期延长综合征、甲状腺功能障碍及对碘过敏者禁用。

索他洛尔（sotalol）

索他洛尔是非选择性 β 受体阻断药，同时又是钾通道阻断药，通过阻断 β 受体和阻滞 K^+ 外流而发挥以下药理作用：①降低自律性；②减慢房室结传导；③明显延长 APD 和 ERP 而消除折返。临床用于转复和预防室上性心动过速、预激综合征伴发室上性心动过速、心房扑动或颤动以及各种室性心动过速。对急性心肌梗死并发严重心律失常有良好的防治作用。

不良反应较胺碘酮少，过量可明显延长 Q-T 间期，应重视用药期间心电图监护。低血钾、肾功能低下者及有遗传性长 Q-T 间期综合征者慎用。

决奈达隆（dronedarone）

决奈达隆是胺碘酮的脱碘衍生物，具有胺碘酮的多离子通道阻滞特性，同时又克服了对甲状腺和肺的毒副作用，因此有可能取代胺碘酮。适用于阵发性或持续性心房颤动或心房扑动，可预防房颤电复律后的复发，降低房颤和房扑患者因心血管事件住院的风险。常见不良反应为消化道反应(恶心、呕吐、腹痛、腹泻)、皮疹、虚弱、一过性肌酐增高等。与胺碘酮不同的是，决奈达隆可能加重严重心衰患者因心衰加重所致的死亡风险，应避免使用。

四、Ⅳ类——钙通道阻滞药

本类药物的基本电生理作用是降低自律性、减慢传导、延长 APD 和 ERP。其离子基础是阻滞心肌细胞膜钙通道,抑制 Ca^{2+} 内流。常用药物有维拉帕米和地尔硫䓬。

维拉帕米(verapamil)

【药代动力学】

维拉帕米口服吸收迅速而完全,首过消除明显,生物利用度低。口服 2 h 后起效,3 h 血药浓度达峰值,维持 6 h 左右,静脉注射立即起效。血浆蛋白结合率约为 90%,$t_{1/2}$ 为 3~7 h,大部分在肝脏代谢,肝功能不良者消除减慢。

【药理作用】

本药抑制 Ca^{2+} 内流,影响心肌慢反应细胞,具有以下作用。①降低自律性:减慢窦房结细胞 4 相自动除极化速率,使窦房结自律性降低;也可减少迟后除极引发的触发活动。②减慢传导:使房室结细胞 0 相除极化速率减慢,变单向阻滞为双向阻滞而消除折返。③延长 APD 和 ERP:延长窦房结和房室结的 ERP 而取消折返。高浓度也能延长浦肯野细胞的 APD 和 ERP。

【临床应用】

静脉注射治疗室上性和房室结折返引起的阵发性室上性心动过速效果好,是首选药物。对急性心肌梗死、心肌缺血及强心苷中毒所致的室性期前收缩有效。

【不良反应】

静脉注射过快或剂量过大可引起血压下降、心动过缓、房室传导阻滞、心脏停搏及诱发心力衰竭等。病态窦房结综合征、心源性休克、心力衰竭,以及Ⅱ、Ⅲ度房室传导阻滞患者禁用,老年人、肾功能低下者慎用。

五、其他

腺苷(adenosine)

腺苷主要通过激活腺苷受体(A_1)而发挥抗心律失常作用。腺苷与窦房结、心房、房室结细胞上的 A_1 受体结合,激活 ACh 敏感的钾通道,使 K^+ 外流增加,缩短 APD,心肌细胞膜超极化而降低自律性;腺苷也抑制 Ca^{2+} 内流,减慢房室结传导、延长 ERP 以及抑制交感神经兴奋引起的迟后除极。主要用于迅速终止折返性室上性心律失常。

治疗量多数患者出现胸闷、呼吸困难,静脉注射速度过快可致短暂心脏停搏,偶致心房颤动。

第4节 抗心律失常药的评价和治疗原则

依据药物效应/风险比的关系,抗心律失常药物在 21 世纪出现以下转折:Ⅰa 类药的应用正在逐渐减少,Ⅰb 类药中的利多卡因多被应用于急诊治疗室性心动过速,Ⅰc 类药禁用或慎用于伴有器质性心脏病的患者(致心律失常和负性肌力作用,对病态心肌、严重心功能不全及缺血心肌特别敏感,可能增加这些患者的死亡率),临床应用受到一定限制。Ⅱ类药在治疗心律失常方面的应用正在逐渐增加(β受体阻断药有降低心肌梗死后和心力衰竭患者猝死及总死亡率的作用)。Ⅲ类药包括胺碘酮、索他洛尔、伊布利特和多非利特,该类药物是目前临床常用的抗心律失常药,也是抗心律失常药物研发的热点。Ⅳ类药主要用于室上性快速型心律失常。为使抗心律失常药发挥最佳治疗效果而使致心律失常作用降至最低点,临床治疗的关键是合理用药,故抗心律失常药物治疗应注意以下原则。

1. 消除促发心律失常因素　临床常见的心律失常促发因素有电解质紊乱(低钾血症、低镁血症)、心肌缺血缺氧、药物(强心苷、茶碱类、抗组胺药、红霉素、抗心律失常药等)及病理状态(甲状腺功能亢进)。可通过病史或体检及早发现,采取有效的措施及时纠正和消除。

2. 根据心律失常类型合理选药　如窦性心动过速宜用β受体阻断药;阵发性室上性心动过速,可选用腺苷或维拉帕米静脉注射;心房颤动的治疗若以减慢心室率为目的,可选用强心苷类、维拉帕米及β受体阻断药,若以转律和窦性心律的维持为目的,可选用奎尼丁、氟卡尼、胺碘酮或索他洛尔;持续性室性心动过速,首选利多卡因静脉注射或索他洛尔、胺碘酮静脉注射;强心苷中毒所致的室性心律失常,首选苯妥英钠或利多卡因。

3. 采用个体化治疗方案　患者的年龄、体质、体内电解质平衡状况、重要脏器功能以及因患其他疾病现用药情况,都会影响对药物的反应,故必须按患者的具体情况,确定个体化治疗方案。在用药过程中,应适时进行血药浓度、心电图等监测,及时调整用药方案。

4. 减少严重的不良反应　房室传导阻滞的患者勿用强心苷类、钙通道阻滞药和β受体阻断药;Q-T间期延长综合征患者禁用奎尼丁和索他洛尔;慢性类风湿关节炎患者勿用普鲁卡因胺,以减少红斑狼疮发生的可能性;慢性肺部疾患的患者禁用胺碘酮,以避免肺纤维化的发生。

思考题

1. 列举抗心律失常药物的分类及相应代表药物。
2. 简述抗心律失常药的基本作用。
3. 窦性心动过速(交感神经过度兴奋所致)、心房颤动和心房扑动、阵发性室上性心动过速、室性心动过速(心肌梗死后室性心律失常、强心苷中毒所致室性心律失常)应选何药治疗为宜?为什么?

(陈　群)

第25章 抗心力衰竭药

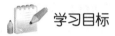 学习目标

1. 掌握强心苷的药理作用、临床应用、不良反应及中毒防治。
2. 熟悉血管紧张素转化酶抑制药、血管紧张素Ⅱ受体阻断药、利尿药和β受体阻断药抗心力衰竭的作用特点及临床应用。
3. 了解血管扩张药、非苷类正性肌力药的抗心力衰竭作用特点与临床应用。

案例

患者,女性,60岁。患风湿性心脏病二尖瓣狭窄合并关闭不全,出现心悸、气短,双下肢水肿,口服地高辛 0.25 mg、氢氯噻嗪 25 mg。1个月后出现恶心、呕吐等症状。心电图检查:窦性心律,心率 68 次/分钟,室性期前收缩、二联律。
诊断:地高辛中毒。
问题:1. 分析出现地高辛中毒的主要原因。
2. 预防地高辛中毒的措施有哪些?

心力衰竭(heart failure,HF)是指多种病理因素损伤心脏泵血功能,导致心输出量不能满足对全身组织供氧的需要而产生的临床综合征。传统概念认为心力衰竭患者均有器官淤血的症状,故将其称为充血性心力衰竭(congestive heart failure,CHF),又称慢性心功能不全。随着对 CHF 病理生理过程认识的不断深入,临床对其药物治疗模式也在不断演变:20 世纪 40～60 年代的心肾模式——强心苷类药和利尿药;70～80 年代的心循环模式——正性肌力药及血管扩张药;90 年代至今的神经内分泌调控模式——血管紧张素转化酶抑制药、血管紧张素Ⅱ受体阻断药、β受体阻断药及醛固酮拮抗药等。传统治疗 CHF 的目标是缓解症状,改善血流动力学的变化。现代治疗目标在此基础上强调防止并逆转心肌及血管重构(心力衰竭发生发展的基础),提高患者生活质量,降低病死率。当前 CHF 新的标准治疗(常规治疗)药物是血管紧张素转化酶抑制药(ACEI)、β肾上腺素受体阻断药、利尿剂及地高辛,前两类药物能防止并逆转心肌及血管重构,提高 CHF 患者的生存率。

第1节 心力衰竭的病理生理学及治疗药物分类

一、心力衰竭的病理生理学

(一)心脏结构和功能变化

在 CHF 发病过程中,心肌处在长期超负荷状态,在神经体液因素及其他促生长物质影响下,出现心肌细胞肥大、细胞外基质增加及心肌组织纤维化等形态学变化,导致心肌肥厚与重构(remodeling),心室形态结构改变的同时伴有功能的减退。心肌受损,心肌收缩力减弱,心率加快,前、后负荷及耗氧量增加,导致收缩或舒张功能障碍。前者主要表现为心输出量减少,动脉系统缺血;后者主要表现为心室舒张不协调,心室顺应性降低,心室舒张末期压增高,肺循环和(或)体循环静脉系统淤血(图4-25-1)。

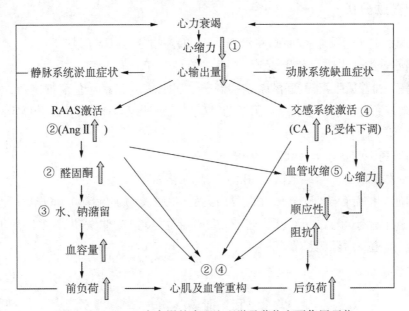

图 4-25-1 心力衰竭的病理生理学及药物主要作用环节

RAAS:肾素-血管紧张素-醛固酮系统;CA:儿茶酚胺;Ang Ⅱ:血管紧张素 Ⅱ;
① 强心苷类等正性肌力药;②RAAS 抑制药;③利尿药;④β 受体阻断药;⑤血管扩张药

(二)神经内分泌改变

CHF 时全身及局部性神经-体液调节发生一系列变化(见图 4-25-1),主要表现为以下几个方面。

1. 交感-肾上腺髓质系统激活 CHF 时交感神经张力增高是最主要的调节机制,在 CHF 早期起到一定的代偿作用,但过量儿茶酚胺(CA)能引起心肌细胞凋亡及坏死,使病情恶化;过分血管收缩加重心脏后负荷,增加心率可导致耗氧量增加,促进心肌肥厚,诱发心律失常甚至猝死。

2. 肾素-血管紧张素-醛固酮系统(RAAS)激活 CHF 时 RAAS 激活是重要的调节机制,RAAS 长期激活,导致血管紧张素Ⅱ(AngⅡ)生成增多,AngⅡ可使全身小动脉强烈收缩;促使肾上腺皮质释放醛固酮;使去甲肾上腺素(NA)释放增加;增加血管对 NA 的反应性;促进精氨酸升压素(AVP)的释放;对心及血管壁有促生长作用等,导致外周阻力增加、水钠潴留、心脏后负荷增大等,加速心肌及血管重构,使病情恶化。

3. 其他 内分泌激素和生理活性物质,如精氨酸加压素(AVP)、内皮素、肿瘤坏死因子、心房利钠肽和脑利钠肽、内皮细胞舒张因子等含量在 CHF 时均有不同程度的增加。

(三) 心肌 β 肾上腺素受体信号转导的变化

主要表现 β 受体下调、$β_1$ 受体与兴奋性 G 蛋白脱耦联及 G 蛋白耦联受体激酶活性增加,导致心肌收缩功能障碍。

二、治疗药物分类

根据药物的作用及作用机制,将治疗 CHF 的药物分为以下几类。

1. **强心苷类** 洋地黄毒苷、地高辛、毛花苷 C、毒毛花苷 K 等。
2. **肾素-血管紧张素-醛固酮系统抑制药** ①血管紧张素转化酶抑制药:卡托普利、依那普利等;②血管紧张素Ⅱ受体阻断药:氯沙坦、缬沙坦等;③醛固酮受体阻断药:螺内酯、依普利酮等。
3. **利尿药** 呋塞米、氢氯噻嗪、托拉塞米等。
4. **β 受体阻断药** 卡维地洛、美托洛尔、比索洛尔等。
5. **其他** 扩血管药(硝普钠、硝酸异山梨酯、肼屈嗪、哌唑嗪等);非苷类正性肌力药:磷酸二酯酶抑制药(米力农等)、钙增敏药(左西孟旦等)、β 受体激动药(多巴酚丁胺、异波帕胺等);钙通道阻滞药(氨氯地平等)。

第 2 节 强 心 苷 类

强心苷(cardiac glycosides)是一类具有强心作用的苷类化合物,临床应用的药物有洋地黄毒苷(digitoxin)、地高辛(digoxin)、毛花苷 C(lanatoside C)、毒毛花苷 K(strophanthin K)等,其中以地高辛最为常用。

【药代动力学】

强心苷类不同制剂的药代动力学差异,直接影响其作用强度、起效快慢、持续时间(表 4-25-1)。洋地黄毒苷脂溶性高,口服吸收完全,起效慢,维持时间久;地高辛口服生物利用度个体差异显著,临床应用时应注意调整剂量。毛花苷 C 和毒毛花苷 K,显效快,维持时间短,均需静脉用药。

表 4-25-1　常用强心苷类药物分类及药代动力学特点

分类	药物	口服吸收率(%)	蛋白结合率(%)	肝代谢(%)	肾排泄(%)	肝肠循环(%)	$t_{1/2}$	给药方法
慢效	洋地黄毒苷	90~100	97	70	10	26	5~7 d	口服
中效	地高辛	60~85	25	20	60~90	7	36 h	口服
速效	毒毛花苷 K	2~5	5	0	100	少	12~19 h	静脉注射
	毛花苷 C	20~30	<20	少	90~100	少	23 h	静脉注射

【药理作用】

1. **正性肌力作用（增强心肌收缩力）**　治疗量的强心苷能选择性作用于心脏，增强心肌收缩力，对 CHF 心肌作用尤为显著，其作用特点有：①加快心肌纤维缩短速度，使心室收缩期缩短（心电图表现为 Q-T 间期缩短），相对延长舒张期；②加强衰竭心脏心肌收缩力，增加心输出量的同时，不增加衰竭心肌耗氧量，甚至降低心肌耗氧量。

正性肌力作用的机制：治疗量强心苷与心肌细胞膜上的强心苷受体 Na^+-K^+-ATP 酶结合并轻度抑制其活性，使 Na^+-K^+ 交换减少及 Na^+-Ca^{2+} 交换增强，导致心肌细胞内可利用 Ca^{2+} 增加而增强心肌收缩力。

2. **负性频率作用（减慢心率）**　治疗量强心苷对正常心率影响小，对心率加快及伴有心房颤动的 CHF 患者减慢心率作用明显。强心苷通过增强心肌收缩力，使心输出量增加，反射性降低交感神经活动，增强迷走神经张力，抑制窦房结引起心率减慢。强心苷还可增加心肌对迷走神经的敏感性，故强心苷过量所致的心动过缓和传导阻滞可用阿托品拮抗。

3. **对传导组织和心肌电生理特性的影响**　强心苷对传导组织和心肌电生理特性的影响较为复杂，因心肌部位、状态及药物剂量不同而表现各异。治疗量时因迷走神经兴奋，促进 K^+ 外流，加快心房传导、减慢房室结传导、降低窦房结自律性及缩短心房 ERP，后者是强心苷治疗心房扑动时转为心房颤动的原因；大剂量强心苷严重抑制 Na^+-K^+-ATP 酶，导致细胞内缺 K^+，最大舒张电位减小而接近阈电位，使浦肯野纤维的自律性提高，K^+ 外流减少而使 ERP 缩短，故强心苷中毒时引起室性心动过速，甚至心室颤动。

4. **对心电图的影响**　治疗量早期可出现 T 波低平、双向，甚至倒置，S-T 段下移呈鱼钩状。随后出现 P-R 间期延长、Q-T 间期缩短、P-P 间期延长等。中毒量可引起各种心律失常的心电图变化。

5. **其他作用**

（1）对神经内分泌作用：治疗量减慢心率及减慢房室传导作用与兴奋迷走神经中枢及敏化窦弓压力感受器有关；中毒量兴奋催吐化学感受器而引起呕吐；降低 CHF 患者血浆肾素活性，进而减少 AngⅡ及醛固酮含量，对过度激活的 RAAS 产生抑制作用。

（2）对肾脏作用：通过正性肌力作用使肾血流量增加，对 CHF 患者产生间接利尿作用。也可通过抑制肾小管上皮细胞 Na^+-K^+-ATP 酶，减少肾小管对 Na^+ 的重吸收而产生直接利尿作用。

(3) 对血管作用：直接收缩血管平滑肌,使外周阻力升高。但 CHF 患者用药后,因交感神经降低作用超过直接收缩血管效应,使外周阻力有所下降,心输出量和组织灌流增加。

【临床应用】

1. 治疗心力衰竭 强心苷对不同病因所致的 CHF 疗效各异：①对高血压、心脏瓣膜病、先天性心脏病等导致心脏长期负荷过重、心肌收缩功能障碍、心输出量降低而形成的低排血量型 CHF 疗效较好；②对甲状腺功能亢进、严重贫血所继发的高输出量型 CHF 疗效较差,对肺源性心脏病、活动性心肌炎或严重心肌损伤疗效也较差,且易发生中毒；③对心肌外机械因素如心包填塞、缩窄性心包炎及严重二尖瓣狭窄等所致的 CHF 无效；④对扩张性心肌病、心肌肥厚、舒张性心力衰竭不应首选强心苷,而应首选 ACEI 和 β 受体阻断药。

2. 治疗某些心律失常

(1) 心房颤动：为首选药物,其作用不是终止心房颤动,而是通过抑制房室传导,阻止过多的心房冲动传向心室,防止心室频率加快,缓解循环障碍。

(2) 心房扑动：为常用药物,通过缩短心房 ERP,使心房扑动变为心房颤动,继之发挥其治疗心房颤动的作用。

(3) 阵发性室上性心动速：在采用压迫颈动脉窦等方法未奏效时,可采用速效类制剂如毒毛花苷 K 等,通过兴奋迷走神经减慢房室传导,减慢心室率。

【不良反应】

强心苷类药物安全范围窄,临床有效量已达中毒量的 60%,加之生物利用度个体差异较大,故易发生不同程度的毒性反应,主要表现为以下 3 个方面。

1. 胃肠道反应 常见有厌食、恶心、呕吐及腹泻等,是强心苷中毒早期非特异性表现,应与强心苷用量不足及 CHF 未被控制所引起的恶心、呕吐相鉴别。

2. 心脏毒性反应 是强心苷最严重、最危险的中毒特异性表现,可出现各种类型的心律失常。①快速型心律失常：最常见和最早出现的是室性期前收缩,可发生二联律、三联律及室性心动过速,甚至心室颤动；②缓慢型心律失常：可出现 Ⅱ、Ⅲ 度房室传导阻滞及窦性心动过缓,重者可致窦性停搏。

3. 中枢神经系统反应 常见头痛、眩晕、疲倦、失眠等,严重可有谵妄、精神抑郁或错乱等,还可出现黄视、绿视及视物模糊等视觉异常,为强心苷中毒的特征性不良反应。

【中毒防治】

1. 预防 可采取以下预防措施：①根据患者的具体情况制定个体化治疗方案；②及早发现并消除中毒促发因素,如低血钾、高血钙、低血镁、心肌缺氧、心肌病理状态、电解质紊乱、发热、高龄及合并用药等；③用药过程中注意观察并监测中毒先兆(停药指征),如频发室性期前收缩、窦性心动过缓及视觉异常。

2. 治疗 ①一旦出现中毒首先停用强心苷和排钾利尿药；②快速型心律失常应及时补钾,轻者口服氯化钾,重者静脉滴注钾盐,并可选用苯妥英钠、利多卡因等抗心律失常药；③缓慢型心律失常不宜补钾,因高钾血症可加重房室传导阻滞,宜选用阿托品治疗；

④对危及生命的严重中毒者,可静脉注射地高辛抗体 Fab 片段(每 80 mg 可拮抗 1 mg 地高辛),因其能迅速与地高辛结合,可有效对抗强心苷中毒。

【给药方法】

1. 全效量法 全效量(洋地黄化量)是指在短期内给予能充分发挥疗效,而不致中毒的最大耐受剂量,又称饱和量。先给全效量,再给维持量,以维持疗效。维持量是指每日补充的机体消除量,可使血药浓度维持在稳态血药浓度(C_{ss})范围内。全效量给药方法有速给法和缓给法两种。全效量给药法,显效快,但易发生不良反应,现临床少用。

(1) 缓给法:适用于慢性轻症病例,可在 3~4 天内达到全效量,如地高辛首剂口服 0.25~0.5 mg,以后每次 0.25 mg,每天 3~4 次,直至全效量。

(2) 速给法:适用于病情急、重,且 2 周内未用过强心苷类药物的病例,在 24 h 内达到全效量。如毛花苷 C 首剂 0.4~0.6 mg,以 25% 的稀释后缓慢静脉注射,以后每 2~4 h 重复注射 0.2~0.4 mg,直至全效量。

2. 每日维持量法 又称逐日恒量给药法,适用于病情不急或 2 周内用过强心苷的病例。此法不必先给全效量,采用每日给予维持量,经过 4~5 个 $t_{1/2}$,也能在体内达到 C_{ss} 而发挥疗效。如每次口服地高辛 0.125~0.5 mg,每天 1 次,经过 6~7 天后可达到 C_{ss}。此法的优点是可明显降低中毒率。

第 3 节 肾素-血管紧张素-醛固酮系统抑制药

肾素-血管紧张素-醛固酮系统抑制药按其作用靶点不同分为血管紧张素转化酶抑制药(ACEI)、血管紧张素Ⅱ受体(AT_1)阻断药及醛固酮受体拮抗药。该类药物是近 20 年来抗 CHF 药物治疗的最重要进展之一,因其不仅缓解 CHF 症状,还能防止或逆转心肌及血管重构,提高心脏及血管的顺应性,从而显著改善 CHF 患者的预后,降低病残率和死亡率,现已作为心力衰竭治疗的一线用药,广泛用于临床。

一、血管紧张素转化酶抑制药

20 世纪 90 年代前后几个大规模临床研究证明,ACEI 既能消除或缓解 CHF 症状,提高患者生活质量,又能防止或逆转心肌及血管重构,降低病死率,现已成为 CHF 治疗的基础药物。常用药物有卡托普利、依那普利、雷米普利及赖诺普利(lisinopril)等。

【药理作用】

ACEI 基本作用是抑制循环和组织中的 ACE 活性,减少 AngⅡ生成,使 AngⅡ含量降低,醛固酮释放减少;同时减慢缓激肽的降解,使缓激肽含量增高而发挥抗 CHF 作用,其作用机制见图 4-25-2。

1. 改善血流动力学紊乱 AngⅡ含量降低,外周阻力降低,心输出量增加;肾血管阻力降低,肾血流量增加;醛固酮释放减少,水、钠潴留作用减轻,从而降低心脏负荷和心肌耗氧量,改善心肌舒张功能,缓解 CHF 症状,提高生活质量。

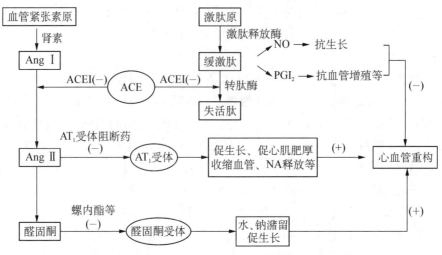

图 4-25-2 RAAS抑制药治疗心力衰竭的主要机制

2. 抑制心肌及血管重构 AngⅡ和醛固酮是促进心肌和血管重构的主要因素,缓激肽可促进 NO 及 PGE_2 的生成,具有抗生长和血管增殖作用。ACEI 通过降低 AngⅡ和醛固酮的含量,增高缓激肽的含量,有效防止或逆转心肌及血管重构,提高心血管顺应性,降低病死率。

3. 降低交感神经活性 通过其抗交感作用进一步改善心功能。

【临床应用】

1. 治疗心力衰竭 可用于临床症状严重程度不同的各类 CHF 患者,包括无症状左心室收缩功能异常及重度 CHF 患者。轻、中度 CHF 应首选利尿药治疗,疗效不佳时再加用 ACEI 制剂,剂量应遵循小剂量开始、逐渐增量的原则。严重 CHF 患者可首选 ACEI 制剂加用强效利尿药(如呋塞米)和强心苷类(如地高辛)。

2. 治疗高血压病 适用于各型高血压病治疗。

【不良反应】

不良反应详见第 21 章。妊娠妇女(有致畸作用)、双侧肾动脉狭窄、无尿性肾衰竭、严重主动脉瓣或二尖瓣狭窄、对 ACEI 过敏的患者均应禁用。

二、血管紧张素Ⅱ受体阻断药

常用药物有氯沙坦(losartan)、缬沙坦(valsartan)、伊贝沙坦(irbesartan,厄贝沙坦)及坎地沙坦(candesartan)等。

该类药物可直接阻断 AngⅡ与 AT_1 受体的结合,拮抗 AngⅡ对心血管系统的生物学作用,缓解 CHF 患者症状,防止或逆转心肌及血管重构(见图4-25-2)。与 ACEI 比较,不良反应较轻,不引起干咳及血管神经性水肿。临床主要用于高血压治疗;亦可作为 CHF 患者不能耐受 ACEI 制剂时的替代药物。

三、醛固酮受体拮抗药

常用药物有螺内酯(spironolactone,安体舒通)。研究表明,CHF 时患者血中醛固酮浓度升高为正常时的 20 倍。过多的醛固酮除引起水、钠潴留,血容量增加,后负荷增加而加重 CHF 症状外,尚有明显的促生长作用,加速心肌及血管重构,使病情恶化,易致室性心律失常及猝死。该类药物通过阻断醛固酮受体(见图 4-25-2),减轻或消除醛固酮在 CHF 过程中的不良影响,从而发挥其对心脏、血管、脑、肾等靶器官的保护作用。对严重 CHF 患者,在常规药物治疗的基础上加用螺内酯,能显著改善症状,降低病死率及室性心律失常的发生率。

第 4 节 利 尿 药

利尿药是 CHF 传统治疗药物之一,能促进 Na^+、水排泄,减少体液量,降低心脏前后负荷,消除或缓解外周及肺水肿,有利于改善心功能。利尿药作用机制不同,作用特点及适应证也不尽相同,应根据 CHF 病情进行合理选药。

轻度 CHF 可单用噻嗪类中效利尿药如氢氯噻嗪(hydrochlorothiazide);中度 CHF 可口服高效利尿药如呋塞米(furosemide),或与氢氯噻嗪及弱效利尿药如螺内酯合用;重度 CHF、慢性 CHF 急性发作及急性肺水肿者,需静脉给予呋塞米,并加用螺内酯,以有效拮抗醛固酮水平的升高,增强利尿效果及防止失钾,还可逆转心肌及血管重构;严重 CHF 伴腹水者,利尿药常与 ACEI 及地高辛合用。

托拉塞米(torsemide)

托拉塞米为新型高效髓袢利尿药,因其除利尿作用外,还兼有抑制 AngⅡ的缩血管、促生长及抑制醛固酮分泌作用。与呋塞米比较具有以下优点:利尿作用强(排钠利尿活性是呋塞米的 8 倍)、作用维持时间长、排钾作用弱、降低 CHF 患者病死率。适用于高血压、慢性肾衰竭及 CHF 等所致的水肿治疗,具有较好的应用前景。

第 5 节 β肾上腺素受体阻断药

在 CHF 药物治疗中,β受体阻断药由禁忌到被推荐为常规药物使用具有划时代意义。1975 年,Wagstein 首先发表了β受体阻断药对 CHF 治疗作用的报道,提出在心肌状况严重恶化前早期应用β受体阻断药可缓解 CHF 症状,改善心脏功能,降低病死率,从而提高生活质量。临床常用药物有卡维地洛(carvedilol)、美洛托尔(metoprolo)、比索洛尔(bisoprolol)等,其中以卡维地洛治疗效果最为显著。

【治疗心力衰竭的作用】

1. 抑制交感神经活性 抑制过度兴奋的交感神经及过量 CA 对心血管的毒性作用;上调 $β_1$ 受体,恢复其对 CA 的敏感性。

2. 抑制 RAAS 活性 直接或间接抑制 CHF 时 RAAS 的激活,减少 AngⅡ和醛固酮的释放,降低心脏前、后负荷,改善心功能,延缓 CHF 进程。

3. 抗心肌及血管重构 主要通过拮抗 CHF 时过度升高的 CA 对心肌和血管的毒性及降低 RAAS 的兴奋性,阻止心肌细胞凋亡、心肌及血管重构等病理过程。

4. 抗心律失常及抗心肌缺血作用 抑制心肌异位节律,延缓心内传导;减慢心率,减少心肌耗氧量,改善缺血心肌供血及能量代谢障碍,改善心室的舒张功能及血流动力学异常。抗心肌缺血是其降低 CHF 病死率和猝死的重要机制。

【临床应用】

可用于轻、中度 CHF 患者,主要适应证为:①扩张型心肌病伴 CHF;②冠心病心绞痛伴 CHF;③风湿性心脏病 CHF 伴交感神经亢进者。

应用时必须注意:①从小剂量开始,逐步递增剂量至最大耐受量;②在剂量递增期间,密切监测血压、心率及体重,及时调整剂量;③一般在服药后 3 个月才显效,长期坚持服用可提高生存率;④治疗时必须与常规治疗药物合用;⑤急性 CHF、支气管哮喘、心率过慢(每分钟<60 次)或重度房室传导阻滞者禁用。

第6节 其他治疗心力衰竭药

一、血管扩张药

20 世纪 70 年代应用血管扩张药治疗 CHF 至今,对其短期的血流动力学效应和中期的运动耐量改善予以肯定,但多数药物不能阻止 CHF 的进展,未能降低病死率,同时还具有迅速产生耐受性及反射性激活神经-内分泌机制等缺点。故临床仅作为 CHF 的辅助疗法,多与利尿药及强心苷类药物合用治疗重度和难治性 CHF。

【药物分类及适应证】

见表 4-25-2。

表 4-25-2 治疗心力衰竭的血管扩张药分类及主要适应证

分类	药物	主要适应证
主要扩张小静脉药	硝酸甘油(nitroglicerin, NTG)、硝酸异山梨酯(isosorbide dinitrate, ISDN)	肺静脉压明显升高、肺淤血症状明显的急性 CHF
主要扩张小动脉药	肼屈嗪(hydrlazine)	肾功能不全及对 ACEI 不能耐受的 CHF
	氨氯地平(amlodipine)	伴有高血压、心绞痛及心肌缺血的 CHF
主要扩张小动脉和小静脉药	哌唑嗪(prazosin)	缺血性 CHF 效果好
	硝普钠(nitroprusside sodium)	急性心肌梗死、高血压等所致的急性 CHF

二、非苷类正性肌力药

近年来人工合成了一些非强心苷类正性肌力药物,主要有磷酸二酯酶抑制药、钙增敏药及β受体激动药。该类药物长期应用可诱发严重室性心律失常,甚至增加病死率,故已少用。现主要应用于急性 CHF 的支持治疗。

(一) 磷酸二酯酶抑制药

磷酸二酯酶抑制药(phosphodiesterase inhibitor,PDEI)是一类具有正性肌力和血管扩张作用的药物。常用药物有米力农(milrinone)和维司力农(vesnarinone)等。

本类药物能抑制磷酸二酯酶Ⅲ(PDEⅢ)活性,使心肌细胞内 cAMP 水平增高,发挥正性肌力作用和血管扩张作用,从而使心输出量增加,心脏负荷降低,缓解 CHF 症状。本药仅供短期静脉给药,治疗急性及重度 CHF 强心苷效果不佳者。

(二) 钙增敏药

钙增敏药(calcium sensitizers)是近年发现的新一代非苷类正性肌力药,常用药物有匹莫苯(pimobendan)、硫马唑(sulmazole)等,具有钙增敏及 PDEⅢ 抑制作用而发挥其正性肌力作用和血管扩张作用,可增加 CHF 患者的运动耐量及改善症状,减少发作次数,对中重度心力衰竭患者有效。

(三) β受体激动药

常用制剂有多巴胺(dopamine,DA)、多巴酚丁胺(dobutamide)及异波帕胺(ibopamine,异布帕明)等,该类药物多具选择性β受体激动作用,可产生正性肌力和扩张血管作用,短期应用可改善 CHF 患者血流动力学,但长期应用均可增加病死率,不宜作常规治疗。

三、钙通道阻滞药

因 Ca^{2+} 通道阻滞药具有负性肌力作用和反射性交感神经兴奋作用,对心力衰竭不利,其应用争议较多。长效 Ca^{2+} 通道阻滞药氨氯地平和非洛地平负性肌力作用小,引起的反射性交感神经兴奋作用小,已在临床应用。目前较为一致的观点是,当充血性心力衰竭合并心绞痛或高血压时,可应用 Ca^{2+} 通道阻滞药。Ca^{2+} 通道阻滞药对心室舒张功能障碍型心力衰竭的疗效较心室收缩功能障碍型好。

四、选择性 If 通道阻滞药

伊伐布雷定(ivabradine)曾用于已使用β受体阻断药但症状控制不佳或对β受体阻断药不耐受,或禁用的慢性稳定型心绞痛患者。If 电流是心肌动作电位 4 期内向电流,内流离子主要是 Na^+,是窦房结的主要起搏电流。伊伐布雷定选择性阻断 If,从而延长 4 期除极时间,减慢心率。与传统减慢心率的药物如β受体阻断药相比,伊伐布雷定单纯减慢心率,对心内传导、心肌收缩力、心室复极化无影响,对机体糖、脂代谢亦无影响。2012 年欧洲药品监管局正式批准伊伐布雷定用于心收缩功能异常的慢性心力衰竭,推荐应用于循证剂量β受体阻断药后心率仍偏快或不能耐受的患者。可能是近20年以来继血管紧张素受体阻断药之后,唯一被确认为可改善心力衰竭预后的新药。

 思考题

1. 简述 CHF 治疗药物分类,并列举代表药物。
2. 强心苷加强心肌收缩力具有哪些特点?
3. 哪些抗心力衰竭药具有防止或逆转心肌及血管重构作用?请分别说明其作用机制。

(陈　群)

实验项目

实验 12　强心苷的强心作用

【实验目的】
1. 观察强心苷对离体蛙心的作用。
2. 学习离体蛙心的制备。

【实验动物】
青蛙(体重＞70 g)。

【实验药品】
任氏液、低钙任氏液(含钙量为 10%)、1%氯化钙溶液、0.025%毒毛花苷 K 溶液。

【器材】
蛙板、探针、斯氏蛙心管、蛙心夹、手术剪、眼科剪、眼科镊、铁支架、试管夹、小烧杯、吸管、棉线、MedLab 生物信号采集处理系统、注射器(1 ml)、张力换能器。

【实验方法】
1. 取青蛙 1 只，用探针由枕骨大孔穿入，破坏其大脑和脊髓，背部固定于蛙板上。剪去胸部皮肤和胸骨，充分暴露心脏。用小镊子镊取心包膜，将心包膜剪去，使整个心脏暴露出来，于主动脉干分支处以下绕一棉线，打上松结，备结扎之用；在主动脉左侧分支上剪一"V"形切口，将盛有任氏液的蛙心套管插入主动脉，通过主动脉球转向左后方入心室。套管内液面随心搏而上下移动表示已插入心室。扎紧松结，并固定于套管小钩上。用吸管吸去套管内血液，换上新鲜任氏液。剪断左、右主动脉，轻轻提起心脏，在左静脉窦以下把其余血管一起结扎，于结线处以下剪断，使心脏离体。立即吸去套管内剩余血液，用任氏液连续换洗至溶液无色为止，插管内保留 1 ml 左右的任氏液。将蛙心套管固定在铁支架上，用蛙心夹夹住心尖，连接张力换能器，在 MedLab 上描记心脏收缩曲线，适当调节张力。

2. 描记一段正常心脏收缩曲线，同时记录心率(次/分钟)，待心脏活动稳定后，依次加入下列药物，并注意观察心率、振幅和节律的变化。

(1) 换入低钙任氏溶液 1 ml(制备心功能不全模型)。

(2) 当心脏收缩明显减弱时，向套管内加入 0.025%毒毛花苷 K 溶液 0.2 ml(观察药物作用)。

(3) 当作用明显时,再向套管内加入1%氯化钙溶液0.1 ml(观察钙与强心苷的协同作用)。

(4) 当作用明显并稳定后,每隔30 s向套管内加入0.025%毒毛花苷K溶液0.1 ml,同时记录心脏收缩曲线,直到心脏骤停(观察强心苷过量中毒)。

【结果记录】

在报告纸上粘贴或描绘心脏的收缩曲线,标注药物剂量,计算心搏曲线各段的振幅、频率和节律,并填入下表中。

	任氏液	低钙任氏液	毒毛花苷K	氯化钙	中毒量 毒毛花苷K
心搏振幅(cm)					
心率(次/分钟)					
心律					

【注意事项】

1. 本实验以青蛙心脏为好,蟾蜍心脏对强心苷较不敏感。
2. 插入蛙心套管后,结扎静脉窦以下其余血管时,应尽可能远离静脉窦。
3. 所试药液需用任氏液新鲜配制。
4. 强心苷中毒时可出现房室传导阻滞、期前收缩及心脏停搏。

思考题

1. 实验中可以看到强心苷类药物的哪几种药理作用?
2. 简述强心苷的作用机制与临床应用。

(胡 珏 林益平)

实验13 利多卡因对氯化钡诱发家兔心律失常的治疗作用

【实验目的】

1. 学习用氯化钡诱发家兔心律失常的方法。
2. 观察利多卡因的抗心律失常作用。

【实验动物】

家兔,体重为2~3 kg,雌、雄兼用。

【实验药品】

0.4%氯化钡溶液、0.5%盐酸利多卡因溶液、20%氨基甲酸乙酯溶液、生理盐水。

【器材】

心电图机、手术剪、兔手术台、注射器(5 ml)、棉球、婴儿秤。

【实验方法】

1. 取家兔2只,称重、编号。分别耳缘静脉注射20%氨基甲酸乙酯溶液4~5 ml/kg,待麻醉后固定于兔手术台上。

2. 甲兔:将心电图机导联线上的针形电板按红——右前肢、黄——左前肢、绿(蓝)——左后肢、黑——右后肢的规则,刺入甲兔四肢皮下,用Ⅱ导联记录心电图(标准电压1 mV=10 mm,纸速50 mm/s),描记一段正常心电图。耳缘静脉注射0.4%氯化钡溶液1 ml/kg,再推入生理盐水0.5 ml/kg。同时描记心电图,一段时间后可见典型的二联律等心律失常波形,以后每隔1 min再描记心电图一小段直至恢复正常心电图,记录心律失常的持续时间。

3. 乙兔:采用与甲兔同样的方法先描记一段正常心电图后,然后诱发乙兔心律失常。出现典型的心律失常心电图(二联律)波形后,立即由耳缘静脉注入0.5%利多卡因溶液0.5 ml/kg。同时描记心电图,观察心电图的波形变化,判断利多卡因是否产生制止心律失常的治疗作用。

4. 剪贴或描绘两只家兔具有代表性的心电图段落,说明用药情况、出现心律失常的时间和持续时间。初步评价利多卡因对氯化钡诱发的心律失常的拮抗作用。

【注意事项】

利多卡因对氯化钡诱发的心律失常的拮抗作用,奏效极快,且作用时间短暂。因此,在静脉注射利多卡因期间应实时描记心电图,即边注射利多卡因边记录,以便观察其变化过程。

 思考题

比较两兔的心电图变化,说明利多卡因对氯化钡诱发心律失常的拮抗作用,试分析原因。

(徐秋琴 张 琦)

第5篇
内脏和血液系统药物

第26章 作用于血液及造血系统的药物

 学习目标

1. 掌握维生素K、氨甲苯酸、肝素、华法林和链激酶的药理作用、临床应用及主要不良反应。
2. 熟悉抗凝血药和促凝血药的分类及代表药。
3. 熟悉铁剂、叶酸、维生素B_{12}和右旋糖酐的药理作用、临床应用及主要不良反应。
4. 了解垂体后叶素和促白细胞增生药的药理作用、临床应用及主要不良反应。

案例

患者,女性,25岁。近2年月经量多,并有增加趋势;面色苍白、头晕、乏力1年余;近期上述症状加重并伴心慌,至医院就诊。

检查:体温36℃,脉搏104次/分钟,呼吸18次/分钟,血压120/70 mmHg,贫血貌,皮肤黏膜无出血点。实验室检查:血红蛋白(Hb)60 g/L,红细胞(RBC)$3.0×10^{12}$/L,平均红细胞血红蛋白量(MCH)25 pg,平均红细胞血红蛋白浓度(MCHC)30%,白细胞(WBC)$6.5×10^9$/L,血小板(PTL)$260×10^9$/L,网织红细胞1.5%,大便潜血(—),血清铁50 μg/dl。

诊断:缺铁性贫血。

问题:除治疗月经过多外,该患者可选用什么药治疗缺铁性贫血?应用时应注意什么?

机体的血液系统具有多种重要的生理功能,如凝血和抗凝血、物质运输和营养贮备等,而这些功能的实现有赖于血液在血管内正常循环流动。在生理情况下,凝血系统和抗凝血系统保持着动态平衡(图5-26-1),使血液处于流动状态;一旦平衡被破坏,则可导致血栓栓塞性疾病或出血性疾病。此外,铁、铜、某些维生素及造血因子等的缺乏,可导致造血功能障碍,出现贫血、白细胞减少。各种原因引起的大量失血,可造成血容量降低,导致休克甚至危及生命。

针对以上血液及造血系统疾病,本章将分别介绍抗血栓药、促凝血药、抗贫血药、促白细胞增生药和血容量扩充药等。

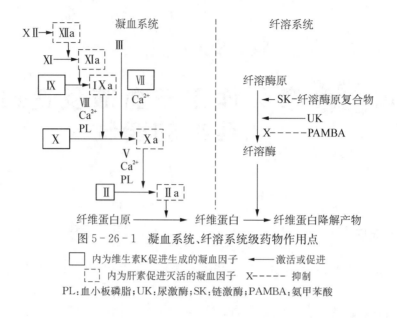

图 5-26-1 凝血系统、纤溶系统级药物作用点

▭ 内为维生素K促进生成的凝血因子　←── 激活或促进
▭ 内为肝素促进灭活的凝血因子　X----- 抑制
PL:血小板磷脂；UK:尿激酶；SK:链激酶；PAMBA:氨甲苯酸

第1节 抗血栓药

一、抗凝血药

抗凝血药是指能干扰机体生理性凝血的某些环节而阻止血液凝固的药物，临床主要用于防止血栓形成和已形成血栓的进一步发展。

(一) 体内、体外抗凝血药

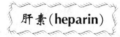

肝素(heparin)

肝素是由动物小肠黏膜或肺中提取的带有大量负电荷的黏多糖硫酸酯，因首先从动物肝脏发现而得名。其分子量为 5 000～30 000，平均分子量约 12 000，带有大量负电荷（硫酸根约占 40%），呈强酸性。

【药代动力学】

口服不吸收，皮下注射血浆浓度较低，肌内注射可致局部血肿，应避免使用。静脉给药后主要留存在血液中，很少进入组织。主要在肝中经单核-巨噬细胞系统的肝素酶分解代谢，代谢产物及少量原形药物从肾脏排出。$t_{1/2}$ 随剂量增加而延长，静脉注射常用量时 $t_{1/2}$ 为 1～2 h。

【药理作用】

肝素在体内、体外均有迅速而强大的抗凝血作用，静脉注射后立即产生抗凝作用，可使多种凝血因子灭活，延长凝血时间和凝血酶时间。其抗凝血作用是通过激活血浆中抗凝血酶Ⅲ(AT-Ⅲ)实现的。AT-Ⅲ是一种 $α_2$ 球蛋白，可与凝血因子 Ⅱa、Ⅸa、Ⅹa、Ⅺa、

Ⅻ$_a$ 等含丝氨酸残基的蛋白酶结合,形成复合物并抑制这些因子。肝素与 AT-Ⅲ 结合后,使 AT-Ⅲ 构型改变,活性部位充分暴露,显著加速 AT-Ⅲ 的抑制作用。

此外,肝素还具有以下作用:①使血管内皮细胞释放脂蛋白酯酶,水解血液中乳糜微粒和极低密度脂蛋白发挥调血脂作用;②抑制炎症介质活性和炎症细胞活动,发挥抗炎作用;③抑制血管平滑肌细胞增殖,抗血管内膜增生;④抑制血小板聚集等。

【临床应用】

1. **血栓栓塞性疾病** 用于深静脉血栓、肺栓塞、脑血管栓塞以及急性心肌梗死,可防止血栓形成与扩大。

2. **弥散性血管内凝血(DIC)** 用于各种原因引起的 DIC,如脓毒血症、胎盘早期剥离、恶性肿瘤溶解等所致的 DIC。早期应用,可防止微血栓形成,改善重要器官的供血,并避免纤维蛋白原及其他凝血因子耗竭而发生继发性出血。

3. **其他** 心血管手术、心导管检查、体外循环、血液透析、器官移植等抗凝。

【不良反应】

过量可致自发性出血,表现为各种黏膜出血、关节腔积血和伤口出血等。应仔细观察患者,控制剂量,监测凝血时间或部分凝血酶时间(partial thromboplastin time, PTT),使 PTT 维持在正常值(50~80 s)的 1.5~2.5 倍,可减少这种出血的危险。肝素轻度过量,停药即可,若严重出血,还需缓慢静脉注射肝素特殊拮抗剂鱼精蛋白(protamine)解救。1 mg 鱼精蛋白可中和 100 U 肝素,但每次剂量不可>50 mg。

部分患者可发生短暂性血小板减少(5%),偶有过敏反应如皮疹、药热、哮喘等,长期应用(3~6 个月)可引起骨质疏松和自发性骨折。孕妇应用可引起早产及死胎。对肝素过敏、肝肾功能不全、有出血倾向、血友病、血小板功能不全和血小板减少症、溃疡病、严重高血压病及脑、脊髓手术、眼科手术后、孕妇及产后不久的妇女禁用。

低分子量肝素(low molecular weight heparin, LMWH)

LMWH 是指分子量<6 500 的肝素,可由普通肝素直接分离或由普通肝素降解后再分离而得。LMWH 具有选择性抑制凝血因子 X$_a$ 活性,而对凝血酶(Ⅱ$_a$)及其他凝血因子影响较小的特点。肝素对凝血酶发挥作用,必须与凝血酶和 AT-Ⅲ 三者结合形成复合物,对 X$_a$ 灭活则只需与 AT-Ⅲ 结合。LMWH 分子较短,不能与 AT-Ⅲ 和凝血酶同时结合形成复合物,因此主要对 X$_a$ 发挥作用。LMWH 抗凝血因子 X$_a$ 活性/抗凝血活性比值为 1.5~4.0,而普通肝素为 1 左右,分子量越低,抗凝血因子 X$_a$ 活性越强,这样就使抗血栓作用与致出血作用分离,保持了肝素的抗血栓作用而降低了出血的危险。与肝素相比,LMWH 抗凝血因子 X$_a$ 活性的 $t_{1/2}$ 长,因而静脉注射活性可维持 12 h,皮下注射每日 1 次即可。但使用 LMWH 时,仍应注意出血等不良反应。LMWH 引起的出血,也可用鱼精蛋白治疗。LMWH 的禁忌证和注意事项与肝素相似。

临床常用的 LMWH 有替地肝素(tedelparin)、依诺肝素(enoxaparin)、弗希肝素(fraxiparin)、洛吉肝素(logiparin)、洛莫肝素(lomoparin)等,主要用于深静脉血栓和肺栓塞的预防和治疗,外科手术后预防血栓形成、血小板减少症、急性心肌梗死、不稳定型心绞痛、血液透析、体外循环等。

在临床应用中 LMWH 具有以下优点：①抗凝剂量易掌握，个体差异小；②一般无需实验室监测抗凝活性；③毒性小，安全；④作用时间长，皮下注射每天只需 1~2 次；⑤可用于门诊患者。

（二）体内抗凝血药

华法林(warfarin, 苄丙酮香豆素)

【药代动力学】

华法林口服吸收快而完全，其钠盐的生物利用度几乎为 100%，2~8 h 血药浓度达峰值，与血浆蛋白结合率>99%。经肝脏代谢，最后以代谢产物形式由肾排出，$t_{1/2}$ 约 40 h。作用维持 2~5 天。

【药理作用】

化学结构与维生素 K 相似，能抑制维生素 K 在肝由环氧型向氢醌型转化，从而阻止维生素 K 的反复利用。维生素 K 是 γ-羧化酶的辅酶，其循环受阻则影响含有谷氨酸残基的凝血因子 Ⅱ、Ⅶ、Ⅸ、Ⅹ 的前体、抗凝血蛋白 C 和抗凝血蛋白 S 的 γ-羧化，使这些凝血因子停留在无活性的前体阶段，从而影响凝血过程。对已 γ-羧化的上述凝血因子无抑制作用，故体外无抗凝血作用。在体内也必须待血浆中原有的凝血因子 Ⅱ、Ⅶ、Ⅸ、Ⅹ、抗凝血蛋白 C 和 S 耗竭后才发挥抗凝血作用。因此，本药作用缓慢，口服 12~24 h 起效，3 天达高峰，停药后需待新的凝血因子合成后作用才消失，作用可维持数日(3~4 天)。

【临床应用】

主要用于防治血栓栓塞性疾病，如房颤和心瓣膜病所致血栓栓塞，可防止血栓形成与发展。口服有效，作用时间较长。但显效慢，难以应付紧急需要；作用过于持久，不易控制。故一般开始时与肝素并用，经 1~3 天充分发挥作用后停用肝素。

【不良反应】

过量易引起自发性出血，最严重者为颅内出血。一旦发生严重出血，应立即停药，并缓慢静脉注射大量维生素 K 拮抗，必要时输新鲜血浆或全血以补充凝血因子。其他不良反应有胃肠道反应、过敏反应和致畸作用等。禁忌证同肝素。

双香豆素(dicoumarol)、醋硝香豆素(acenocoumarol，新抗凝)与华法林同属香豆素类，药理作用、临床应用和不良反应与华法林基本相同。

（三）体外抗凝血药

枸橼酸钠(sodium citrate, 柠檬酸钠)

【药理作用与临床应用】

枸橼酸钠的枸橼酸根离子，能与血浆中的 Ca^{2+} 结合形成难解离的可溶性络合物，使血中 Ca^{2+} 减少，血凝过程受阻，发挥抗凝作用。枸橼酸根离子在体内被迅速氧化，无络合 Ca^{2+} 的作用，因此在体内无抗凝血作用。本药仅用于体外血液保存。每 100 ml 全血中加入 2.5% 枸橼酸钠溶液 10 ml，足以使血液不再凝固。

【不良反应】

大量输血（＞1 000ml）或输血速度过快时，机体不能及时氧化枸橼酸根离子，可引起血 Ca^{2+} 降低，导致心功能不全、血压降低、手足抽搐。新生儿及幼儿因酶系统发育不健全，输血时容易发生低血钙，必要时可应用钙盐防治。

二、抗血小板药

抗血小板药是一类抑制血小板黏附、聚集和释放功能的抗血栓形成药。

阿司匹林（aspirin，乙酰水杨酸）

阿司匹林小剂量可抑制血小板中的环氧酶，使血栓素 A_2（TXA_2）合成减少，从而抑制血小板聚集，防止血栓形成。对血小板功能亢进而引起的血栓栓塞性疾病效果肯定；对急性心肌梗死或不稳定型心绞痛患者，可降低再梗死率及死亡率；对一过性脑缺血也可减少发生率及死亡率。

利多格雷（ridogrel）

利多格雷是强大的 TXA_2 合成酶抑制剂，具有中度的 TXA_2 受体阻断作用，可直接干扰 TXA_2 的合成，拮抗 TXA_2 的作用。用于心肌梗死、心绞痛及缺血性脑卒中的治疗，对血小板血栓及冠状动脉血栓的作用比阿司匹林更有效，不良反应较轻，如胃肠道反应等。

同类药物尚有奥扎格雷（ozagrel）、匹可托安（picotamide），其作用比利多格雷弱，不良反应轻。

双嘧达莫（dipyridamole，潘生丁）

双嘧达莫对胶原、ADP、肾上腺素及低浓度凝血酶诱导的血小板聚集有抑制作用，在体内外均有抗血栓作用。其作用机制：①抑制血小板内磷酸二酯酶，使 cAMP 降解减少；②抑制血管内皮细胞及红细胞对腺苷的摄取，使血浆腺苷浓度增高从而激活腺苷酸环化酶，使血小板内 cAMP 含量增多；③增加血管内皮细胞前列环素（prostacyclin，PGI_2）生成和活性；④轻度抑制血小板环氧酶，使 TXA_2 生成减少。主要用于防治血栓栓塞性疾病、人工心瓣膜置换术后、缺血性心脏病、脑卒中等，防止血小板血栓形成。不良反应有胃肠刺激以及血管扩张所致的血压下降、头痛、头晕、晕厥等。

噻氯匹啶（ticlopidine）

噻氯匹啶为强效抗血小板药。能抑制 ADP、花生四烯酸、胶原、凝血酶和血小板活化因子等所引起的血小板聚集和释放，防止血栓形成和发展。用于预防急性心肌再梗死，脑血管和冠状动脉栓塞性疾病。

依前列醇（epoprostenol）

依前列醇为人工合成的 PGI_2，是迄今为止发现的活性最强的血小板聚集内源性抑制剂。本药 $t_{1/2}$ 很短,仅 3~5 min。可激活血小板中腺苷酸环化酶而使 cAMP 浓度增高,能抑制多种诱导剂引起的血小板聚集与释放,有扩张血管、抗血栓形成作用。静脉滴注用于急性心肌梗死、外周闭塞性血管疾病等。静脉滴注过程中常见血压下降、心率加速、头痛、眩晕、潮红等现象,可减少剂量或暂停给药;此外对胃肠道刺激症状也较常见。

西洛他唑(cilostazol)

西洛他唑为可逆性磷酸二酯酶Ⅲ(PDE-Ⅲ)抑制剂,通过抑制 PDE-Ⅲ 升高血小板内的 cAMP 而具有抗血小板、扩张血管和抗血管增殖作用。对 ADP、胶原、肾上腺素、花生四烯酸和凝血酶诱导的血小板聚集均有抑制作用。临床主要用于伴有间歇性跛行的外周血管病、慢性动脉闭塞性疾病。不良反应有头痛、腹泻、眩晕和心悸。禁用于心力衰竭及慎用于冠心病患者,可能发生心功能不全。

三、纤维蛋白溶解药

纤维蛋白溶解药是一类能使纤溶酶原转变为纤溶酶,加速纤维蛋白降解,导致血栓溶解的药物。

链激酶(streptokinase,SK)

链激酶是从 C 族 β 溶血性链球菌培养液中提得的一种蛋白质,目前已能用 DNA 重组技术生产。

【药理作用】

可与纤溶酶原结合,形成 SK-纤溶酶原复合物,使纤溶酶原转变为纤溶酶,降解纤维蛋白而溶解血栓(见图 5-26-1)。对于形成已久并已经机化的血栓则无溶解作用。

【临床应用】

临床用于治疗急性血栓栓塞性疾病,如肺栓塞、深静脉栓塞、脑栓塞、眼底血管栓塞和急性心肌梗死等。但须早期用药,血栓形成<6 h 疗效最佳。

【不良反应】

主要是易引起出血,表现为皮肤、黏膜出血,偶发颅内出血,可静脉注射抗纤维蛋白溶解药氨甲苯酸等以解救。本药因有抗原性,可引起皮疹、畏寒、发热等过敏反应。在应用前,先用 H_1 受体阻断药异丙嗪或地塞米松以减少过敏反应的发生。严重高血压、消化性溃疡、有脑出血史或近期手术史者禁用。

尿激酶(urokinase,UK)

尿激酶是由人肾细胞合成,自尿中分离而得,无抗原性。能直接激活纤溶酶原转变为纤溶酶,使纤维蛋白溶解。临床应用同链激酶,因价格昂贵,主要用于对链激酶过敏或耐受者。不良反应为自发性出血,应定时检测血凝情况。

阿尼普酶(anistreplase)

阿尼普酶又称茴香酰化纤溶酶原-链激酶激活剂的复活物(anisolated plasminogenstreptokinase activator complex，APSAC）。为链激酶与赖氨酸纤溶酶原以1∶1的比例形成的第2代溶栓药。进入血液的阿尼普酶弥散到血栓纤维蛋白表面,通过复合物的赖氨酸纤溶酶原活性中心与纤维蛋白结合,缓慢去茴香酰化,活性部位重新开放,激活血栓上纤维蛋白表面的纤溶酶原转变为纤溶酶,从而发挥溶解血栓的作用。阿尼普酶选择性纤维蛋白溶栓作用强,很少引起全身性纤溶活性增强,故出血少。

临床用于发病6h内的急性心肌梗死患者的血管再通。不良反应有出血、过敏及血压下降等。

重组葡激酶（staphylokinase，SAK）

重组葡激酶是从金黄色葡萄球菌中分离出来的一种能够特异性溶解血栓的酶类物质,现已能用DNA重组技术制备。葡激酶与血栓中的纤溶酶原有较高的亲和力,在血栓部位与纤溶酶原结合,激活纤溶酶原转变为纤溶酶,从而溶解血栓。临床用于治疗急性心肌梗死等血栓性疾病。不良反应与链激酶相似,但免疫原性比链激酶强。

组织型纤溶酶原激活剂（tissue plasminogen activator，t-PA）

内源性t-PA由血管内皮产生,目前已用DNA重组技术制备。是一种含527个氨基酸的糖蛋白,静脉注射后迅速从血液中消除,主要在肝脏内代谢。t-PA的特点是激活血栓已与纤维蛋白结合的纤溶酶原,使其转变为纤溶酶而溶解血栓,对循环血液中的纤溶酶原几乎无影响。用于治疗急性心肌梗死、肺栓塞和脑栓塞。剂量过大也会引起出血。

瑞特普酶（reteplase）

瑞特普酶为第3代溶栓药。第3代溶栓药是通过基因重组技术,对天然溶栓药的结构进行改良,提高其溶栓的选择性,延长半衰期,减少用药剂量和不良反应的药物。具有以下优点：①溶栓疗效高,起效快,耐受性好；②生产成本低,给药方法简便,不需要按体重调整给药剂量。临床主要用于急性心肌梗死患者。常见不良反应有出血、血小板减少症,有出血倾向患者慎用。

第2节 促凝血药

一、促进凝血因子生成药

维生素K（vitamin K）

维生素K包括K_1、K_2、K_3和K_4。维生素K_1来源于植物如菠菜、番茄、苜蓿等,维生素K_2为肠道细菌所合成,两者为脂溶性,需要胆汁协助吸收。维生素K_3和维生素K_4为人工合成品,皆为水溶性,无需胆汁协助即可吸收。

【药理作用】

维生素K作为γ-羧化酶的辅酶,参与肝内凝血因子Ⅱ、Ⅶ、Ⅸ、Ⅹ、抗凝血蛋白C和抗凝血蛋白S的合成。上述因子前体物中的谷氨酸残基必须在羧化酶作用下形成γ-羧谷氨酸,才能与Ca^{2+}连接磷脂表面,从而使这些因子具有凝血活性。在此羧化反应中氢醌型维生素K则转变为环氧型,后者经还原型辅酶Ⅰ还原成氢醌型,继续参与羧化反应。当维生素K缺乏时,这些凝血因子的合成停留在前体阶段,造成凝血障碍,凝血酶原时间延长而引起出血。

【临床应用】

1. 维生素K缺乏引起的出血 常见于以下几种情况。①维生素K吸收障碍:梗阻性黄疸、胆瘘及慢性腹泻等,因肠道中缺乏胆汁,致使维生素K吸收障碍;②维生素K合成障碍:早产儿、新生儿及长期服用广谱抗生素患者,肠道缺乏大肠埃希菌而使维生素K合成减少;③长期应用香豆素类和水杨酸类等引起的出血,前者抑制环氧型维生素K的还原,后者可抑制肝内凝血酶原的合成。

2. 胆绞痛 维生素K_1或维生素K_3肌内注射有解痉、止痛作用。

3. 解救出血 大剂量用于解救杀鼠药"敌鼠钠"中毒引起的出血。

【不良反应】

维生素K_1静脉注射过快可出现面部潮红、出汗、胸闷、血压下降,甚至虚脱。一般以肌内注射为宜。维生素K_3和维生素K_4常致胃肠道反应,引起恶心、呕吐等,较大剂量可致新生儿、早产儿溶血性贫血、高胆红素血症及核黄疸。葡萄糖-6-磷酸脱氢酶(G-6-PD)缺乏患者也可诱发溶血。

二、抗纤维蛋白溶解药

氨甲苯酸(aminomethylbenzoic acid, PAMBA, 对羧基苄胺)

【药理作用】

氨甲苯酸能竞争性抑制纤溶酶原激活因子,使纤溶酶原不能转化为纤溶酶,高浓度也可直接抑制纤溶酶的活性,从而抑制纤维蛋白的降解而产生止血效果。抗纤维蛋白溶解作用强而持久。

【临床应用】

1. 纤维蛋白溶解亢进所致出血 用于产后出血,肝、肺、胰、前列腺、甲状腺、肾上腺等手术后的出血等。

2. 链激酶、尿激酶和组织型纤溶酶原激活剂过量所致出血 氨甲苯酸是链激酶和尿激酶的拮抗药,使纤溶酶原不能转变为纤溶酶,故可止血。

【不良反应】

毒性小,不良反应少。过量可致血栓形成,并可诱发心肌梗死。有血栓形成倾向者禁用。

氨甲环酸(tranexamic acid)

氨甲环酸的药理作用和临床应用同氨甲苯酸,止血效果较氨甲苯酸显著。不良反应较多,可出现头痛、头晕、嗜睡、恶心、呕吐、食欲不振等。

抑肽酶(aprotinin)

抑肽酶为广谱蛋白酶抑制剂,既能抑制纤溶酶原激活因子,又能直接抑制纤溶酶。作用迅速而强大,可用于各种纤溶亢进引起的出血。还可抑制胰蛋白酶、糜蛋白酶等的活性,阻止胰腺中各种激活因子的作用,可用于防治胰腺炎。毒性小,偶可引起变态反应。

三、作用于血管的止血药

垂体后叶素(pituitrin)

垂体后叶素是从猪、牛、羊的神经垂体中提取的制品,主要含缩宫素(催产素)和加压素(抗利尿素)。缩宫素为子宫兴奋药(详见第29章)。垂体后叶素口服易破坏,只能注射给药。

【药理作用】

1. **止血** 垂体后叶素所含加压素能直接作用于血管平滑肌,使小动脉、小静脉及毛细血管收缩,对内脏血管作用明显,尤对肺血管及肠系膜血管作用更明显,可使血流减少,静脉压降低,血小板易于在破裂血管处聚集形成血栓而止血。

2. **抗利尿** 加压素可增加肾远曲小管和集合管对水的重吸收,使尿量减少,发挥抗利尿作用。

【临床应用】

用于肺咯血及门静脉高压引起的上消化道出血;治疗尿崩症。

【不良反应】

可出现面色苍白、心悸、胸闷、恶心、腹痛、血压升高及过敏反应等。高血压病及冠心病患者禁用。

卡络柳钠(carbazochrome salicylate,安络血)

卡络柳钠能降低毛细血管通透性,促使毛细血管断端回缩而发挥止血作用。用于毛细血管性出血,如过敏性紫癜、鼻出血、视网膜出血等。本药毒性低,用量过大可诱发精神失常,有精神病史或癫痫病史者慎用。

第3节 抗贫血药

贫血是指循环血液中红细胞数或血红蛋白量低于正常值,根据病因及发病机制的不同可分为缺铁性贫血、巨幼红细胞性贫血和再生障碍性贫血等。缺铁性贫血可用铁剂治疗,巨幼红细胞性贫血可用叶酸和维生素 B_{12} 治疗。

一、铁制剂

临床上常用的铁制剂有硫酸亚铁(ferrous sulfate)、葡萄糖酸亚铁(ferrous gluconate)、富马酸亚铁(ferrous fumarate)、枸橼酸铁铵(ferric ammonium citrate)、右旋糖酐铁(iron dextran)、山梨醇铁(iron sorbitex)等。

【药代动力学】

口服铁剂或食物中外源性铁均以 Fe^{2+} 形式在十二指肠和空肠上段吸收。胃酸、维生素 C、食物中的果糖、半胱氨酸等有助于 Fe^{3+} 的还原,可促进吸收。胃酸缺乏和服用抗酸药不利于 Fe^{2+} 的形成,影响铁的吸收。茶叶及含鞣酸的植物药,高钙、高磷酸盐食物(如牛奶),可使铁沉淀,也有碍铁的吸收。四环素等可与铁络合,也不利于铁的吸收。Fe^{2+} 被吸收入血液后迅速氧化为 Fe^{3+},与转铁蛋白结合运送到肝、脾、骨髓等造血组织及贮铁组织,与去铁蛋白结合成铁蛋白储存。铁主要通过肠黏膜细胞脱落以及胆汁、尿液、汗液等排出体外,每日失铁量约为 1 mg。

【药理作用】

铁为血红蛋白及肌红蛋白的主要组成成分。血红蛋白为红细胞中主要携氧者。肌红蛋白系肌肉细胞贮存氧的部位,以备肌肉运动时供氧需要。人体内与三羧酸循环有关的大多数酶,如过氧化物酶、过氧化氢酶均含铁,或仅当铁存在时才能发挥作用。所以对缺铁患者积极补充铁剂后,除血红蛋白合成加速外,与组织缺铁和含铁酶活性降低的有关症状(如生长迟缓、行为异常、体力不足、黏膜组织变化等)也能逐渐得到纠正。

【临床应用】

用于失铁过多(如钩虫病、月经过多、痔疮出血等)、需铁量增多(如妊娠、哺乳期及儿童生长期等)和吸收障碍(如胃大部分切除、慢性腹泻等)引起的缺铁性贫血。用药后一般症状及食欲迅速改善,血液中网织红细胞数即可上升,10~14 天达高峰,血红蛋白每日可增加 0.1%~0.3%,4~8 周接近正常。此时,仍需减为半量继续服药 2~3 个月,并进行对因治疗,才可使体内铁储存恢复正常。

【不良反应】

1. 胃肠道反应　口服可出现胃肠道刺激症状,如恶心、呕吐、腹痛、腹泻,宜饭后口服。也可引起便秘,因铁与肠腔中硫化氢结合,减少了肠蠕动生理刺激物硫化氢对肠壁的刺激作用。

2. 急性中毒　小儿误服>1 g 铁剂可引起急性中毒,表现为坏死性胃肠炎、血性腹泻、休克、呼吸困难、死亡。急救可用磷酸盐或碳酸盐溶液洗胃,并以特殊解毒剂去铁胺(deferoxamine)注入胃内以结合残存的铁。

二、维生素类

叶酸（folic acid，维生素 M）

叶酸广泛存在于动、植物中，肝、酵母和绿叶蔬菜中含量较高。人体不能合成叶酸，因此人体所需叶酸只能直接从食物中摄取，每日需要量约为 50 μg。

【药理作用】

食物中叶酸和叶酸制剂进入体内被叶酸还原酶及二氢叶酸还原酶还原为具有活性的四氢叶酸，四氢叶酸传递一碳单位，参与体内多种生化代谢，包括：①嘌呤核苷酸的从头合成；②从尿嘧啶脱氧核苷酸（dUMP）合成胸嘧啶脱氧核苷酸（dTMP）；③促进某些氨基酸的转化和互变（图 5-26-2）。当叶酸缺乏时，上述代谢障碍，特别是 dTMP 合成受阻，导致 DNA 合成障碍，细胞有丝分裂减少，使血细胞发育受阻，造成巨幼红细胞性贫血。其他增殖迅速的组织（如消化道黏膜）上皮细胞增殖受抑制，出现舌炎、腹泻等。

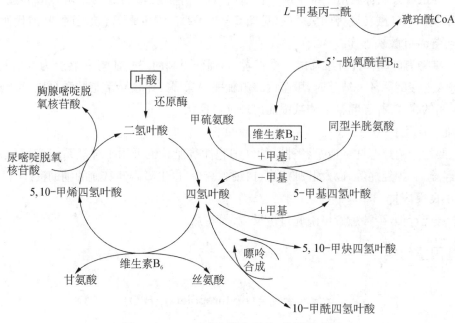

图 5-26-2　叶酸和维生素 B_{12} 作用示意图

【临床应用】

用于各种原因所致叶酸缺乏引起的巨幼红细胞性贫血，如营养不良或婴儿期、妊娠期或哺乳期所致巨幼红细胞性贫血。对叶酸拮抗药甲氨蝶呤、甲氧苄啶、乙胺嘧啶等所致巨幼红细胞性贫血，由于二氢叶酸还原酶被抑制，应用叶酸无效，需用亚叶酸钙（甲酰四氢叶酸钙，calcium leucovorin）治疗。对恶性贫血，大剂量叶酸治疗可纠正血象，但不能改善神经症状，故应以维生素 B_{12} 为主，叶酸为辅。

维生素 B_{12} (vitamin B_{12})

维生素 B_{12} 是一组含钴维生素的总称,有氰钴胺、羟钴胺和甲钴胺等。动物内脏、牛奶、蛋黄含维生素 B_{12} 较多,植物性食物几乎不含维生素 B_{12}。人体的生理需要量为每日 $1\sim2~\mu g$。体内具有辅酶活性的维生素 B_{12} 为甲钴胺和 5'-脱氧腺苷钴胺。药用的维生素 B_{12} 为氰钴胺和羟钴胺,性质稳定。

【药代动力学】

口服维生素 B_{12} 必须与胃壁细胞分泌的糖蛋白即"内因子"结合形成复合物,在"内因子"的保护下(免受胃液消化)才能顺利进入空肠吸收。胃黏膜萎缩致"内因子"缺乏可影响维生素 B_{12} 吸收,引起恶性贫血,此时应注射给药。吸收后有 90% 储存于肝脏。主要以原形经肾脏排泄。

【药理作用】

维生素 B_{12} 为人体细胞分裂及维持神经髓鞘完整所必需。在体内主要参与以下两种代谢过程。

1. 促进叶酸循环利用 维生素 B_{12} 在促使同型半胱氨酸转变为甲硫氨酸的过程中,使 5-甲基四氢叶酸转变为四氢叶酸(见图 5-26-2)。维生素 B_{12} 缺乏时,叶酸代谢循环受阻,可导致叶酸缺乏症。

2. 维持有髓鞘神经纤维功能 维生素 B_{12} 促使甲基丙二酰辅酶 A 转变为琥珀酰辅酶 A 而进入三羧酸循环。缺乏时,甲基丙二酰辅酶 A 积聚,导致异常脂肪酸合成,影响神经髓鞘磷脂的合成,神经髓鞘结构缺损而出现神经症状。

【临床应用】

主要用于治疗恶性贫血及各种巨幼红细胞性贫血。也可用于神经系统疾病,如神经炎、神经萎缩、神经痛等,以及肝脏疾病、白细胞减少、再生障碍性贫血的辅助治疗。

【不良反应】

本身无毒性,少数患者可引起过敏反应,需注意。

三、基因重组类

红细胞生成素 (erythropoietin, EPO)

红细胞生成素是由肾近曲小管管周细胞产生的糖蛋白,由 165 个氨基酸组成。药用红细胞生成素是采用 DNA 重组技术合成的。

【药理作用】

红细胞生成素可与红系干细胞表面的红细胞生成素受体结合,刺激红系干细胞,促使红系干细胞增殖、分化和成熟,使红细胞数增多,血红蛋白含量增加,并能稳定红细胞膜,增强红细胞抗氧化能力。

【临床应用】

主要用于慢性肾病引起的贫血,还可用于多发性骨髓瘤、骨髓增生异常综合征、骨癌及结缔组织疾病所致的贫血。

【不良反应】

主要是血压升高;偶可诱发脑血管意外或癫痫发作。高血压及过敏患者禁用。

第4节 促白细胞增生药

由于各种原因(如苯中毒、药物、放射线、疾病)引起的末梢血白细胞总数$<4.0\times10^9$/L,称为白细胞减少症;中性粒细胞绝对值$<1.8\times10^9$/L,称粒细胞减少症;末梢血白细胞总数$<2.0\times10^9$/L,中性粒细胞比例$<10\%\sim20\%$,称为粒细胞缺乏症。治疗时应针对发病原因用药,对骨髓造血功能低下者,使用兴奋骨髓造血功能的药物;对由于免疫抗体形成而破坏中性粒细胞者,使用糖皮质激素类药,抑制抗体生成,减少白细胞破坏;对感染或其他疾病引起的还应控制感染或治疗有关疾病。近年来集落刺激因子类药物的研制受到国内外普遍关注。其中粒细胞集落刺激因子和粒细胞-巨噬细胞集落刺激因子已用于临床。

粒细胞集落刺激因子(granulocyte colony stimulating factor, G-CSF)

G-CSF是血管内皮细胞、单核细胞和成纤维细胞合成的糖蛋白。现临床应用的G-CSF为DNA重组技术产品,称非格司亭。

【药理作用】

G-CSF主要刺激粒细胞集落的形成,促进中性粒细胞成熟;刺激成熟的粒细胞从骨髓释出,增加外周血中性粒细胞数量;增强中性粒细胞趋化及吞噬功能。

【临床应用】

用于骨髓移植及肿瘤化疗后严重中性粒细胞缺乏症;对某些骨髓发育不良或骨髓损害患者,可增加中性粒细胞数量;对先天性中性粒细胞缺乏症也有效。

【不良反应】

不良反应较少,偶有皮疹、低热、转氨酶升高及骨痛等。长期静脉滴注可引起静脉炎。

粒细胞-巨噬细胞集落刺激因子(granulocyte-macrophage colony stimulating factor, GM-CSF)

GM-CSF在T淋巴细胞、单核细胞、成纤维细胞、血管内皮细胞均有合成。临床应用的GM-CSF是用DNA重组技术生产的基因工程药物,称沙格司亭。

【药理作用】

GM-CSF与白细胞介素-3共同作用于多向干细胞和多向祖细胞等分化较原始细胞,刺激粒细胞、单核细胞、T淋巴细胞、巨噬细胞等多种细胞集落的形成和增生;促进成熟细胞释放,增强粒细胞、单核细胞、T淋巴细胞和巨噬细胞等的功能,提高机体抗肿瘤及抗感染的免疫力。

【临床应用】

主要用于骨髓移植、肿瘤化疗、某些脊髓造血功能不良、再生障碍性贫血及艾滋病等引起的白细胞或粒细胞缺乏症。

【不良反应】

有皮疹、发热、骨及肌肉疼痛、皮下注射部位红斑。首次静脉滴注可出现面部潮红、低血压、呼吸急促、呕吐等症状,应给予吸氧及输液处理。

其他常用促白细胞增生药见表5-26-1。

表5-26-1 其他常用促白细胞增生药

药物	药理作用及临床应用
维生素B_4（vitamin B_4）	为核酸的前体物,参与RNA和DNA的合成,促进白细胞增生。临床用于各种原因引起的白细胞减少症
鲨肝醇（batilol）	对放射线及抗肿瘤药引起的骨髓抑制有拮抗作用,对苯中毒引起的白细胞减少有一定疗效。临床用于放射线及其他原因引起的白细胞减少症
小檗胺（berbamine）	促进造血功能,增加外周血白细胞。用于肿瘤放疗、化疗、苯中毒等引起的白细胞减少症
肌苷（inosine）	参与体内能量代谢及蛋白质的合成。用于治疗各种原因引起的白细胞减少、血小板减少等
白血生（pentoxyl）	促进骨髓造血功能,刺激正常抗体产生。用于治疗各种原因引起的白细胞减少症
利血生（leucogen）	增强造血系统功能。用于防治各种原因引起的白细胞减少、血小板减少和再生障碍性贫血

第5节 血容量扩充药

大量失血或失血浆(如烧伤)可引起血容量降低,导致休克。迅速补足以至扩充血容量是抗休克的基本疗法。除全血和血浆外,也可应用人工合成的血容量扩充药。其特点是能比较持久地维持血浆胶体渗透压,不具有抗原性及热原性等。目前最常用的为右旋糖酐。

右旋糖酐（dextran）

右旋糖酐是蔗糖经细菌发酵后生成的高分子葡萄糖聚合物。临床应用的有中分子(分子量为70 000)、低分子(分子量为40 000)和小分子(分子量为10 000)右旋糖酐。分别称右旋糖酐70、右旋糖酐40和右旋糖酐10。

【药理作用】

1. 扩充血容量 右旋糖酐相对分子质量较大,静脉输注后不易渗出血管,可提高血浆胶体渗透压,吸收血管外的水分而扩充血容量,维持血压。作用强度与维持时间依中、低、小分子量而逐渐降低。

2. 阻止红细胞和血小板聚集 低、小分子右旋糖酐能抑制红细胞和血小板聚集,降低血液黏滞性,并抑制凝血因子Ⅱ,因而能防止血栓形成,改善微循环。

3. 渗透性利尿作用 低、小分子右旋糖酐可迅速经肾小球滤过,但在肾小管不被重吸收,发挥渗透性利尿作用。

【临床应用】

1. 防治低血容量性休克 包括急性失血、创伤、烧伤性休克。右旋糖酐70扩充血容量作用强,可维持12 h,右旋糖酐40改善微循环明显,可维持3 h左右。

2. 防治血栓栓塞性疾病 右旋糖酐40及右旋糖酐10能改善微循环,增加组织灌流量,防止弥散性血管内凝血和血栓形成。可用于治疗脑血栓形成、心绞痛、心肌梗死、血栓闭塞性脉管炎,以及手术后防止血栓形成。

3. 防治急性肾衰竭 右旋糖酐40及右旋糖酐10有显著的渗透性利尿作用,并能改善肾的微循环,防治休克后的尿量剧减或尿闭。

【不良反应】

少数患者出现过敏反应,如发热、皮疹、皮肤瘙痒等,极少数患者可出现血压下降、呼吸困难等严重反应,故开始静脉滴注时速度宜缓慢。连续应用时,制剂中的少量大分子右旋糖酐可致凝血障碍。禁用于血小板减少症、出血性疾病、心功能不全、肺水肿及严重肾病患者。

思考题

1. 肝素、华法林和枸橼酸钠过量所致出血分别可用何药解救?为什么?
2. 维生素K、氨甲苯酸和垂体后叶素分别可用于什么原因引起的出血?
2. 服用铁剂时有哪些注意事项?

(梁生林)

第27章　作用于消化系统的药物

  学习目标

1. 掌握雷尼替丁、奥美拉唑和枸橼酸铋钾的作用特点、临床应用及主要不良反应。
2. 熟悉甲氧氯普胺、多潘立酮和硫酸镁的作用特点、临床应用及主要不良反应。
3. 了解助消化药和止泻药的药理作用、临床应用及主要不良反应。

案例

患者，男性，45岁。间歇性上腹部隐痛伴返酸、嗳气7年。5周前无明显诱因下自觉上腹部隐痛加重，尤以空腹痛及夜间痛明显，进食后可缓解。

检查：胃镜检查：十二指肠球部可见溃疡0.5 cm×0.6 cm大小。^{14}C呼气试验幽门螺杆菌(Hp)检查：Hp(＋)。

诊断：十二指肠溃疡。

问题：该患者可选用哪些药物进行治疗？

作用于消化系统的药物是一类用于治疗胃肠疾病、调节胃肠功能的临床常用药，主要有抗消化性溃疡药、助消化药、止吐药、泻药、止泻药和利胆药等。

第1节　抗消化性溃疡药

消化性溃疡(peptic ulcer)发病机制尚未完全阐明。目前认为是攻击因子（胃酸、胃蛋白酶、幽门螺杆菌）作用增强与防御因子（黏液、HCO_3^-、前列腺素等）作用减弱，两者失去平衡而引起的。抗消化性溃疡药的治疗目的是：①减少胃液中胃酸含量及降低胃蛋白酶的活性，降低攻击因子的作用；②增强胃肠黏膜的保护功能，防御胃酸、胃蛋白酶的腐蚀和消化，使溃疡面免受损害。

一、抗酸药

抗酸药都是弱碱性化合物，口服后能中和胃酸，降低胃内酸度和胃蛋白酶活性，缓解胃酸、胃蛋白酶对胃及十二指肠黏膜的侵蚀和对溃疡面的刺激,减轻疼痛,促进溃疡面愈合。服药时间应在每餐后1、3h及睡前各服一次,每天7次。理想的中和胃酸药应该是作用快、强、持久,不产气(CO_2)、不吸收、不引起腹泻或便秘,对黏膜及溃疡面有收敛和保护作用。由于抗酸药只能中和胃酸,不能调节胃酸的分泌,甚至能引起反跳性的胃酸分泌增加,故治疗消化性溃疡不能单独使用,大多制成复方制剂。主要用于胃及十二指肠溃疡、胃酸过多症及反流性食管炎的治疗。常用的抗酸药作用特点见表5-27-1。

表5-27-1 常用抗酸药的作用特点

作用特点	氢氧化镁	氧化镁	三硅酸镁	氢氧化铝	碳酸钙	碳酸氢钠
抗酸强度	强	强	弱	中等	较强	强
起效时间	快	慢	慢	慢	较快	快
持续时间	久	久	久	久	较久	短暂
收敛作用	−	−	−	+	+	−
保护作用	−	−	+	+	−	−
碱血症	−	−	−	−	−	+
产生CO_2	−	−	−	−	+	+
继发性胃酸增多症	−	−	−	−	+	+
排便影响	轻泻	轻泻	轻泻	便秘	便秘	无影响

二、抑制胃酸分泌药

胃黏膜壁细胞通过受体(M_1、H_2和胃泌素受体)、第二信使和H^+-K^+-ATP酶3个环节分泌胃酸。乙酰胆碱、组胺和胃泌素可分别激活相应受体,再通过第二信使,最终激活位于壁细胞黏膜侧的H^+-K^+-ATP酶(又称H^+泵或质子泵),将H^+泵出细胞外,同时将K^+泵入细胞内,完成H^+-K^+交换及胃酸的分泌。胃酸分泌抑制药可作用于胃酸分泌过程的不同环节而抑制胃酸的分泌。

(一)H_2受体阻断药

H_2受体阻断药选择性阻断胃壁细胞H_2受体,抑制基础胃酸和夜间胃酸分泌,同时对胃泌素及M受体激动药引起的胃酸分泌也有抑制作用。H_2受体阻断药抑制胃酸分泌作用较抗胆碱药强而持久,治疗溃疡疗程短,溃疡愈合率较高,不良反应较少。常用的药物有西咪替丁、雷尼替丁、法莫替丁等。

西咪替丁(cimetidine,甲氰咪胍)

【药代动力学】

西咪替丁口服0.5h起效,持续4~5h,生物利用度为70%。血浆蛋白结合率低,可通过血-脑屏障和胎盘屏障。30%的药物在肝内代谢,能抑制肝药酶活性。44%~70%以原形经肾脏排泄,少量从乳汁中排出,老年人及肾功能不全者排泄减慢。

【药理作用】

通过竞争性阻断胃壁细胞膜上 H_2 受体,抑制基础(空腹)胃酸分泌,还明显抑制组胺、M 受体激动药、胃泌素、食物、胰岛素及茶碱等引起的胃酸分泌。单次口服 300 mg,可使胃液中 pH 值升至 5.0,并持续 2 h。同时也减少胃蛋白酶的分泌。

【临床应用】

主要用于消化性溃疡的治疗。对十二指肠溃疡的疗效优于胃溃疡,显著减轻患者的疼痛,服药 4~6 周后,明显促进溃疡面愈合,但停药后复发率高。也可用于上消化道出血、反流性食管炎及其他胃酸分泌过多疾病的治疗。

【不良反应】

常见不良反应有头晕、头痛、乏力、嗜睡、腹泻、便秘、皮疹、药热、脱发等。少数患者有粒细胞减少、血小板减少及溶血性贫血等,用药期间应注意检查血象。偶致心动过缓、肝肾功能损伤。因西咪替丁有抗雄性激素作用,大量久用可致男性乳房发育、性功能障碍及女性溢乳等。西咪替丁为肝药酶抑制剂,可使卡马西平、地西泮、氨茶碱等血药浓度升高,作用时间延长,故合用时应注意调整用药剂量。

雷尼替丁(ranitidine)

雷尼替丁对 H_2 受体的选择性较西咪替丁高,其基本作用及临床应用与西咪替丁相似。其抑制胃酸分泌作用为西咪替丁的 4~10 倍。口服吸收快,作用可持续 8~12 h。对肝药酶抑制作用弱,对胃及十二指肠溃疡的远期疗效高、复发率低。常见头痛、头晕、幻觉、躁狂等,静脉注射可致心动过缓,偶见白细胞、血小板减少、转氨酶升高等,停药后可恢复。

法莫替丁(famotidine)

法莫替丁抑制胃酸分泌作用为西咪替丁的 40~50 倍,不抑制肝药酶,无抗雄激素样作用,不影响催乳素浓度。对消化性溃疡的疗效更高,不良反应更小。

尼扎替丁(nizatidine)和罗沙替丁(roxatidine)的药理作用和临床应用与雷尼替丁相似。

(二) H^+-K^+-ATP 酶抑制药

胃壁细胞 H^+-K^+-ATP 酶抑制药,又称 H^+ 泵抑制剂。

奥美拉唑(omeprazole,洛赛克,losec)

【药代动力学】

奥美拉唑口服吸收迅速,在酸性环境中不稳定,故常用肠溶胶囊。单次用药生物利用度为 35%,反复给药因 pH 值升高,生物利用度可达 60%。食物可减少其吸收,故应餐前空腹口服。可蓄积于胃黏膜壁细胞,作用长达 20~24 h。

【药理作用】

1. **抑制胃酸分泌** 本药为无活性前体,口服吸收后可浓集于胃壁细胞分泌小管周围,与 H^+ 结合转变为有活性的次磺酰胺衍生物。该活性物质能特异性地与壁细胞 H^+-K^+-ATP 酶的巯基结合,抑制该酶的活性,使基础胃酸以及由组胺、胃泌素、乙酰胆碱、食物等激发的胃酸分泌明显减少,大剂量可导致无酸状态。

2. 抑制幽门螺杆菌 本药有较弱的抑制幽门螺杆菌生长的作用,与抗幽门螺杆菌的药物联合应用,有协同抗菌作用。对幽门螺杆菌阳性患者,合用抗幽门螺杆菌的药物,可使细菌转阴达 90%,明显降低复发率。

【临床应用】

主要用于治疗胃及十二指肠溃疡、反流性食管炎、胃泌素瘤,以及上消化道出血等胃酸相关性疾病。

【不良反应】

不良反应短暂轻微,发生率低。主要有恶心、呕吐、腹泻、腹痛、便秘等胃肠道反应;头晕、头痛、嗜睡、失眠等中枢神经系统反应;偶见皮疹、周围神经炎、白细胞减少等。

兰索拉唑(lansoprazole)

兰索拉唑的药理作用和临床应用与奥美拉唑相似,但抑制胃酸分泌作用及抗幽门螺杆菌作用较奥美拉唑强。不良反应少而轻。儿童及哺乳期妇女忌用。

泮托拉唑(pantoprazole)与雷贝拉唑(rabeprazole)为第 3 代质子泵抑制药。两药的抗消化性溃疡作用与奥美拉唑相似,其中泮托拉唑在 pH 为 3.5~7 时较稳定,雷贝拉唑作用时间比奥美拉唑短,但抗酸活性比奥美拉唑强。两药不良反应轻微,用药更加安全。

(三) M_1 胆碱受体阻断药

哌仑西平(pirenzepine)

哌仑西平能选择性地阻断胃壁细胞的 M_1 胆碱受体,抑制胃酸分泌;并减少胃蛋白酶分泌,保护胃黏膜。适用于治疗消化性溃疡、预防溃疡病出血。其疗效与 H_2 受体阻断药相似。对唾液腺、眼、心脏等部位 M 受体的亲和力低,作用较弱,故口干、散瞳、视力模糊、心动过速等不良反应轻微。不易透过血-脑屏障,几乎无中枢神经系统不良反应。

(四)胃泌素受体阻断药

丙谷胺(proglumide)

丙谷胺可竞争性阻断胃壁细胞上的胃泌素受体,从而抑制胃酸及胃蛋白酶的分泌,并具有保护胃黏膜和促进溃疡愈合作用。但临床疗效比 H_2 受体阻断药差,现已少用于治疗消化性溃疡。

三、抗幽门螺杆菌药

幽门螺杆菌(helicobacter pylori,Hp)属革兰阴性厌氧菌,寄居在胃及十二指肠黏液层与黏膜细胞之间,对黏膜产生损害作用,引发溃疡。研究表明,幽门螺杆菌作为一种特殊的生物性致病因子,与慢性胃炎、消化性溃疡及胃癌的发病密切相关。根除 Hp,可提高消化性溃疡治愈率,降低复发率,对慢性胃炎则可改善炎性病变的发展过程。

常用的抗幽门螺杆菌药物有两类:一类是抗溃疡病药,如含铋制剂、H^+-K^+-ATP酶抑制药、硫糖铝等,抗 Hp 作用较弱;另一类是抗菌药,如阿莫西林、庆大霉素、四环素、克拉霉素、呋喃唑酮、甲硝唑等。这些药物单一用药疗效差且易产生耐药性,故临床多采用不同的类别配伍成二、三联疗法或四联疗法,以增强疗效。

四、增强胃黏膜屏障功能的药物

胃黏膜屏障包括细胞屏障和黏液 HCO_3^- 盐屏障。细胞屏障由胃黏膜细胞顶部的细胞膜和细胞间的紧密连接组成,有抵抗胃酸和胃蛋白酶的作用。黏液 HCO_3^- 盐屏障是黏稠的胶冻状黏液,内含 HCO_3^- 盐和不同分子量的糖蛋白,覆盖于黏膜细胞表面,对细胞起保护作用。当胃黏膜屏障功能受损时,可导致溃疡病的发生。增强胃黏膜屏障功能的药物,是通过增强胃黏膜的细胞屏障,黏液 HCO_3^- 盐屏障或同时增强两者效应来发挥抗溃疡病的作用。

硫糖铝(sucralfate,胃溃宁)

【药理作用】

硫糖铝在 pH<4 时可形成不溶性胶状物,与溃疡面牢固结合,抵御胃酸、消化酶等对黏膜的侵蚀,促进溃疡愈合。刺激局部前列腺素 E_2 的合成和释放,促进胃黏液和 HCO_3^- 盐的分泌,增强黏膜屏障作用。增强表皮生长因子、碱性成纤维细胞因子的作用,使之聚集于溃疡处,促进黏膜修复。此外,可抑制 Hp 的繁殖,阻止 Hp 的蛋白酶、脂酶对黏膜的损伤。

【临床应用】

主要用于胃、十二指肠溃疡,疗效与西咪替丁相同,复发率较低。对急性胃黏膜损伤或出血、应激性溃疡和反流性食管炎也有效。本药宜在饭前空腹或睡前服用。因在酸性环境中发挥黏膜保护作用,故忌与抗酸药或抑制胃酸分泌药合用。

【不良反应】

不良反应轻微,主要有便秘、口干。偶有恶心、腹泻、皮疹、眩晕等。

米索前列醇(misoprostol)

【药理作用】

米索前列醇为前列腺素 E_1 衍生物。口服后明显减少基础胃酸分泌及食物、组胺、胃泌素、咖啡因等引起的胃酸分泌。在低于抑制胃酸分泌的剂量时,有促进黏液和 HCO_3^- 盐分泌,增强黏液 HCO_3^- 盐屏障;促进胃黏膜受损细胞的重建和增殖,增强细胞屏障;增加胃黏膜血流供应等作用。

【临床应用】

常用于消化性溃疡、应激性溃疡及急性胃黏膜损伤出血。对阿司匹林等非甾体类抗炎药引起的消化性溃疡,疗效更好。

【不良反应】

可见腹泻、恶心、头痛、眩晕、子宫收缩等。孕妇禁用。

恩前列素(enprostil)

恩前列素作用类似米索前列醇,其特点是作用持续时间长,一次用药抑制胃酸作用可持续 12 h;能明显抑制胃泌素的释放,缓解长期服用奥美拉唑引起的胃泌素血症。

枸橼酸铋钾(bismuth potassium citrate,胶体次枸橼酸铋)

【药理作用】

1. **对胃肠黏膜的保护作用**　枸橼酸铋钾在胃内酸性条件下,与黏液糖蛋白形成不溶性的防护层,隔离溃疡面,抵抗有害物质对黏膜的损害;抑制胃蛋白酶的活性,减少黏液蛋白的降解;促进胃黏膜细胞合成和释放前列腺素,增加黏液和 HCO_3^- 分泌;促进表皮生长因子在溃疡部位的聚集,加速溃疡的愈合。

2. **抗 Hp 作用**　能直接杀灭 Hp,并能降低其致病作用。常与阿莫西林及甲硝唑合用。

【临床应用】

常用于胃及十二指肠溃疡、慢性胃炎等。特别适用于有 Hp 感染者,与其他抗菌药合用可根除 Hp。对消化性溃疡愈合率达到或超过 H_2 受体阻断药,且复发率明显降低。

【不良反应】

偶有恶心、便秘、腹泻等胃肠道反应;服药期间口中有氨味,并可使口腔、舌、粪便染黑。牛奶或抗酸药可干扰其作用,不宜同服。肾功能不全者及孕妇禁用。

胶体果胶铋(colloidal bismuth pectin)的药理作用和临床应用与枸橼酸铋钾相似,本药胶体特性比好,为枸橼酸铋钾的 7.4 倍,对受损伤黏膜的黏附作用有高度选择性。

蒙脱石(smectite,思密达)

蒙脱石为八面体氧化铝组成的多层结构物。对消化道黏膜有很强的覆盖能力,增加胃黏液合成及胃黏膜中磷脂含量,提高黏液层的疏水性,增强黏液屏障作用,促进胃黏膜上皮修复,增加胃黏膜血流量。研究发现,本药有具有抗 Hp 作用。临床用于急性和慢性腹泻(有感染者应合用抗菌药物)以及十二指肠溃疡等消化系统疾病。

第 2 节　消化系统功能调节药

一、助消化药

助消化药本身多为消化液的成分,有助于消化食物及增进食欲。当消化系统分泌功能减弱,消化不良时,可替代补充治疗。此外,有些药物能促进消化液分泌或阻止肠内食物过度发酵,也可用于治疗消化不良。常用药物见表 5-27-2。

表 5-27-2 常用助消化药

药物	药理作用	临床应用	注意事项
稀盐酸(10%)	口服增加胃内酸度;增强胃蛋白酶活性	慢性萎缩性胃炎、胃癌所致的胃酸缺乏症;发酵性消化不良	宜在餐前或餐中用水稀释后服用
胃蛋白酶(pepsin)	水解蛋白质、多肽。pH 为 2 时活性最高,故常与稀盐酸同服	消化不良;久病消化功能减退;胃蛋白酶缺失症	不宜与抗酸药合用
胰酶(pancreatin)	含胰蛋白酶、胰淀粉酶、胰脂肪酶,可消化蛋白质、淀粉和脂肪。中性或弱碱性环境中活性强	各种消化不良;食欲不振,尤其肝胆胰腺疾病所致的消化功能减退	不宜与酸性药物同服;可引起口腔或肛周溃疡;偶见变态反应
乳酶生(lactasin)	干燥活乳酸杆菌制剂。可分解糖类产乳酸,增加肠内酸度抑制腐败菌繁殖,防止蛋白质发酵、产气,促消化和止泻	消化不良;肠胀气及小儿饮食不当所致腹泻	不宜与抗菌药、抗酸药及吸附剂合用

二、止吐药及促胃肠动力药

许多药物,特别是癌症的化疗药物可引起恶心、呕吐。此外,胃肠疾病、内耳眩晕症、晕动病、怀孕早期,以及外科手术后等均可造成恶心、呕吐。呕吐刺激可经前庭神经、催吐化学感受区(CTZ)及孤束核到达呕吐中枢,经复杂的调整过程产生呕吐反射。与该过程相关的受体有多巴胺(D_2)、5-羟色胺(5-HT_3)、M_1 及 H_1 受体等,这些受体的阻断药都有不同程度的止吐作用。

(一) 止吐药

昂丹司琼(ondansetron)

昂丹司琼可选择性阻断中枢及迷走神经传入纤维的 5-HT_3 受体,发挥强大的止吐作用。其效应较甲氧氯普胺强,且无锥体外系反应。主要用于恶性肿瘤化疗和放疗引起的呕吐;也可防治手术后恶心、呕吐。但对晕动症、多巴胺受体激动剂、阿扑吗啡所致的呕吐无效。不良反应可见头痛、便秘、腹泻等。对本药过敏者禁用,孕妇及哺乳期妇女慎用。

格雷司琼(granisetron)

格雷司琼的药理作用、临床应用同昂丹司琼,但对 5-HT_3 受体的选择性更高,止吐作用比昂丹司琼强 5~11 倍,等效剂量时作用持续时间约为昂丹司琼的 2 倍。不良反应常见头痛,偶见嗜睡、便秘、腹泻等。

苯海拉明(diphenhydramine)、茶苯海明(dimenhydrinate,晕海宁,乘晕宁)、美克洛嗪(meclozine)均有中枢镇静及止吐作用,用于预防和治疗晕动病、内耳性眩晕病等引起的呕吐(详见第30章)。

M胆碱受体阻断药东莨菪碱(scopolamine),通过阻断呕吐反射中枢M受体,降低内耳迷路感受器的敏感性和抑制前庭小脑通路的传导,产生抗晕动病作用。常用于防治晕动病及预防术后恶心、呕吐。

(二) 促胃肠动力药

甲氧氯普胺(metoclopramide,胃复安)

【药理作用】

1. 对胃肠道作用 甲氧氯普胺可阻断胃肠多巴胺受体,增强食管至近端小肠平滑肌的运动,增加贲门括约肌张力,松弛幽门,加速胃的正向排空。

2. 对中枢神经系统作用 阻断延髓CTZ的多巴胺(D_2)受体,较大剂量也作用于5-HT_3受体,发挥止吐作用。

【临床应用】

主要用于治疗慢性功能性消化不良引起的胃肠运动障碍如恶心、呕吐等;也可用于放疗、尿毒症时出现的呕吐等。对前庭功能紊乱引起的呕吐无效。

【不良反应】

可见头晕、便秘、嗜睡、疲倦、焦虑、抑郁、溢乳及男性乳房发育等;大量久用可引起锥体外系反应。

多潘立酮(domperidone,吗丁啉)

多潘立酮选择性阻断外周多巴胺受体,具有胃肠促动和高效止吐作用。能增加食管下段括约肌张力,防止胃-食管反流;增强胃蠕动,扩张幽门,改善胃窦-十二指肠的协调运动,促进胃排空并防止十二指肠-胃反流。主要用于治疗各种胃轻瘫,尤其是慢性食后消化不良、恶心、呕吐和胃潴留;对偏头痛、颅脑外伤、肿瘤放疗及化疗引起的恶心、呕吐有效。可出现轻度腹痛、腹泻、口干、头痛等不良反应,还可促进催乳素释放导致溢乳、男性乳房发育。

西沙必利(cisapride)

西沙必利可选择性激动5-HT_4受体,促进肠壁肌层神经丛释放乙酰胆碱,促进食管、胃、小肠直至结肠的运动。用于治疗胃运动减弱和胃轻瘫;也可用于胃-食管反流,包括食管炎的治疗和维持治疗。不良反应有暂时性肠痉挛和腹泻,无锥体外系反应。

第3节 泻 药

泻药是一类能促进排便反射或使粪便易于排出的药物。主要用于功能性便秘,也可用于肠手术前或腹部X线诊断前清洁肠道,加速肠道毒物排出,以及难以承受排便时腹压过高的患者。按其作用方式,常用泻药可分为容积性、接触性和润滑性三类。

一、容积性泻药

容积性泻药主要为非吸收的盐类和食物性纤维素等物质。

硫酸镁(magnesium sulfate,泻盐)

【药理作用与临床应用】

硫酸镁大量口服后其 SO_4^{2-} 在肠道内难以被吸收,肠内形成高渗透压而阻止肠内水分的吸收,增加肠腔容积,扩张肠道,刺激肠壁蠕动加快,产生导泻作用。其导泻作用强而快,空腹服用1~3 h可出现泻下作用。用于便秘、排出肠内毒物、清洁肠道或与某些驱肠虫药合用以促进虫体排出。

33%的硫酸镁溶液口服能直接刺激十二指肠黏膜并使之分泌胆囊收缩素,使胆总管括约肌松弛和胆囊收缩,产生利胆作用。可用于治疗慢性胆囊炎、胆石症及阻塞性黄疸等。

【不良反应】

口服过量可引起脱水;肾功能不全者,Mg^{2+} 少量吸收(20%)后可引起血 Mg^{2+} 过高。孕妇、经期妇女、急腹症、肠道出血、肾功能不全及中枢抑制药中毒者,禁用硫酸镁导泻。

硫酸钠(sodium sulfate,芒硝)

硫酸钠导泻机制同硫酸镁,但作用较弱,因无中枢抑制作用,临床多用于口服中枢抑制药中毒时导泻。对肾功能不全者,应用本药较为安全。心功能不全者,禁用硫酸钠导泻。

乳果糖(lactulose)

乳果糖口服不吸收,在结肠被分解为乳酸,刺激结肠局部渗出,引起肠内容积增加而使肠蠕动增快,促进排便。乳酸抑制结肠对氨的吸收,从而降低血氨。

食物纤维素类

食物纤维素类包括蔬菜、水果中天然纤维素和半合成的多糖及纤维素衍生物,如甲基纤维素、羧甲基纤维素等不被肠道吸收,增加肠内容积并保持粪便湿软,有良好通便作用。

二、接触性泻药

酚酞(phenolphthalein,果导)

酚酞口服后在碱性肠液中形成可溶性钠盐,刺激结肠黏膜,增加推进性蠕动,并抑制肠内水分吸收的作用。导泻作用温和,用药后6~8 h排出软便。酚酞有肠肝循环,一次给药作用可维持3~4天。适用于慢性或习惯性便秘。不良反应轻微,偶有皮疹及出血倾向等。经肾脏排泄时在碱性尿液中呈红色,应事先告知患者。

蓖麻油(castor oil)

蓖麻油口服后在十二指肠内水解为甘油和具有刺激性的蓖麻油酸,后者刺激小肠,增强肠蠕动而导泻。口服后2~8 h排出大量稀便。主要用于手术前或诊断检查前清洁肠道。大剂量口服可有恶心、呕吐。月经期及孕妇不宜应用。

三、润滑性泻药

润滑性泻药是通过局部滑润并软化粪便而发挥作用。适用于老年人及痔疮、肛门手术患者。

液状石蜡(liquid paraffin)

液状石蜡口服后在肠内不被消化吸收,同时妨碍水分吸收,故有润滑肠壁、软化粪便作用,使粪便易于排出。适用于儿童及老年人便秘。久服可妨碍脂溶性维生素及钙、磷的吸收。

甘油(glycerin)

50%浓度的甘油(开塞露)灌肠给药,由于高渗透压刺激肠壁引起排便反应,并有局部润滑作用,数分钟内可引起排便。适用于儿童及老年人。

第4节 止 泻 药

腹泻的治疗应以对因治疗为主。如感染性腹泻,应选用抗菌药物。但剧烈而持久的腹泻,引起脱水和电解质紊乱,可在对因治疗的同时,适当给予止泻药。常用药物如下。

1. **阿片制剂** 如复方樟脑酊(tincture camphor compound)和阿片酊(opium tincture),多用于较严重的非细菌感染性腹泻(详见第16章)。

2. **地芬诺酯(diphenoxylate,苯乙哌啶)** 为哌替啶同类物。对肠道运动的影响类似阿片类,激动阿片受体,减少肠蠕动。可用于急性功能性腹泻。不良反应少而轻。大剂量长期服用可产生成瘾性,一般剂量时少见。

3. **洛哌丁胺(loperamide,易蒙停)** 直接抑制肠道蠕动,还可减少肠壁神经末梢释放乙酰胆碱,也可作用于胃肠道阿片受体,减少胃肠分泌。作用强而迅速。用于急性和慢性腹泻。不良反应轻微。

4. 收敛剂(astringents)和吸附药(adsorbents) 口服鞣酸蛋白(tannalbin)在肠中释放出鞣酸,能与肠黏膜表面的蛋白质形成沉淀,附着在肠黏膜上,减轻刺激,降低炎性渗出物,起收敛止泻作用。次碳酸铋(bismuth subcarbonate)也有相同作用。药用炭(medical charcoal)是水溶性粉末,因其颗粒很小,总面积很大,能吸附大量气体、毒物,起保护、止泻和阻止毒物吸收。

第5节 利 胆 药

利胆药是具有促进胆汁分泌或胆囊排空的药物,主要用于胆石症等胆道疾病的治疗。但对于胆道疾病,手术治疗效果较为理想,利胆药可作为辅助治疗。

熊去氧胆酸(ursodeoxycholic acid)

熊去氧胆酸可抑制肠道吸收食物和胆汁中的胆固醇,降低胆汁中胆固醇含量,降低胆固醇饱和指数(即胆汁中胆固醇相对于胆汁的浓度);在结石表面形成卵磷脂-胆固醇液态层,促使结石溶解。临床用于胆固醇性胆结石、胆汁淤积性疾病、胆汁反流性胃炎。不良反应少而轻,血清转氨酶升高少见,<5%的患者可发生难忍性腹泻。禁忌证包括急性胆囊炎、胆管炎、胆管阻塞及孕妇。其他常用利胆药见表5-27-3。

表5-27-3 常用利胆药

药 物	药理作用	临床应用	不良反应
去氢胆酸 (dehydrocholic acid)	增加胆汁中的水分,稀释胆汁,提高流动性,发挥胆道内冲洗作用	胆石症、急性和慢性胆道感染、胆囊术后促进引流管清洗	口干、皮肤瘙痒等胆道空气梗阻、严重肾功能减退者禁用
鹅去氧胆酸 (chenodeoxycholic acid)	降低胆汁中胆固醇含量和促进胆固醇结石溶解	胆固醇或以胆固醇为主的混合型胆石症	腹泻,转氨酶升高。胆管或肠炎性疾病、梗阻性肝胆疾病及孕妇、哺乳期妇女禁用
硫酸镁 (magnesium sulfate)	刺激十二指肠黏膜分泌胆囊收缩素,引起胆总管括约肌松弛、胆囊收缩,促进胆道小结石排出	胆囊炎、胆石症、十二指肠引流检查	见本章第3节
桂美酸 (cinametic acid)	松弛胆总管括约肌,促进胆汁排泄;有解痉止痛作用;促进血液中胆固醇分解成胆酸排出,降低胆固醇	胆石症、慢性胆囊炎或胆道感染的辅助用药	

(续表)

药　　物	药理作用	临床应用	不良反应
牛胆酸钠（sodium taurocholate）	刺激肝细胞分泌胆汁,促进脂肪乳化和吸收,促进脂溶性维生素吸收	胆瘘胆汁缺乏者、脂肪消化不良和慢性胆囊炎等	
茴三硫（anethol trithione）	增加胆酸、胆色素及胆固醇等分泌;直接兴奋肝细胞,改善肝脏解毒功能;促进尿素的生成和排泄,有明显的利尿作用	胆囊炎、胆石症、急性和慢性肝炎、肝硬化等	尿变色,偶有腹胀、腹泻、皮疹、发热等;久用可致甲亢。胆道阻塞者禁用
曲匹布通（trepibutone）	能选择性收缩胆道平滑肌,抑制胆道括约肌收缩,促进胆汁排泄;有胆道解痉止痛作用	胆石症、胆囊炎、胆道运动障碍及胆囊术后综合征	胆道完全性梗阻及急性胰腺炎患者慎用,孕妇禁用

思考题

1. 常用的抗消化性溃疡病药物有哪几类？举例说明其作用机制。
2. 常用的止吐药物有哪些？各有何特点和适应证？
3. 试以硫酸镁为例分析不同给药途径对药物作用的影响。

（范军军）

第28章 作用于呼吸系统的药物

 学习目标

1. 掌握选择性 β_2 肾上腺素受体激动药、氨茶碱、糖皮质激素类药物的平喘作用特点、临床应用和不良反应。
2. 熟悉异丙托溴铵、色甘酸钠、可待因、喷托维林的作用特点、临床应用和不良反应。
3. 了解祛痰药及其他镇咳药的药理作用、临床应用和不良反应。

案例

患者,女性,43岁。因受凉出现咳嗽、发热1周。2天前咳嗽加重,痰量增多,有明显气急。

检查:血常规提示白细胞增高,痰培养未发现致病菌,X线胸片提示双肺纹理增粗。

诊断:急性支气管炎。

处理:溴己新16 mg,口服3次/天;沙丁胺醇2.4 mg,口服3次/天。

问题:1. 服用溴己新的目的是什么?还可用哪些药物治疗?
2. 服用沙丁胺醇的目的是什么?还可用哪些药物治疗?

咳、喘、痰是呼吸系统疾病的常见症状,三者常同时存在且相互影响。这些症状若长期反复发作,可引起肺气肿、肺源性心脏病等并发症,造成严重危害。因此,呼吸系统疾病除针对病因治疗外,还应及时使用镇咳药、祛痰药、平喘药,以控制症状,防止病情发展和恶化。

第1节 平 喘 药

平喘药是指作用于诱发喘息的某些环节,以缓解和预防喘息发作的药物。常用药物包括以下5类:①β肾上腺素受体激动药;②茶碱类;③M受体阻断药;④过敏介质阻释药;⑤糖皮质激素类药。

一、β肾上腺素受体激动药

本类药物通过激动支气管平滑肌上的 β_2 受体，激活腺苷酸环化酶而使细胞内的 cAMP 浓度增加，使支气管平滑肌松弛。对各种刺激引起的支气管平滑肌痉挛有强大舒张作用。能兴奋肥大细胞膜上的 β_2 受体而抑制过敏介质释放，有助于预防过敏性哮喘的发作。常用的肾上腺素受体激动药，如肾上腺素、麻黄碱、异丙肾上腺素因对 β_1 和 β_2 受体选择性不高，在平喘时易发生兴奋心脏等不良反应。近年来合成了一些对 β_2 受体有较高选择性的平喘药。

沙丁胺醇（salbutamol，舒喘灵）

【药理作用】

沙丁胺醇可选择性激动 β_2 受体，使支气管平滑肌松弛，强度与异丙肾上腺素相当但作用持久，兴奋心脏作用弱，仅为异丙肾上腺素 1/10。

【临床应用】

适用于支气管哮喘及喘息型慢性支气管炎。预防发作可口服给药，制止发作宜气雾吸入。应用其缓释或控释制剂，可延长作用时间而适用于夜间发作。

【不良反应】

不良反应较小。大剂量可引起心悸、心动过速、头晕、不安、手指震颤等不良反应；久用有耐受性。

特布他林（terbutaline）

特布他林的药理作用及临床应用与沙丁胺醇相似。本药应用方便，既可口服、气雾吸入，又可皮下注射。口服 30 min 起效，持续 5～8 h；气雾吸入 5～10 min 起效，持续 4 h；皮下注射 5～15 min 起效，持续 1.5～5 h。

克仑特罗（clenbuterol）

克仑特罗为强效选择性 β_2 受体激动药，松弛支气管平滑肌作用为沙丁胺醇的 100 倍，而对心血管的影响微弱，很少见心悸。用药方便，既可口服也可气雾吸入，还可用栓剂直肠给药。口服后 10～20 min 起效，作用持续时间为 4～6 h；气雾吸入 5～10 min 起效，作用持续时间为 2～4 h；直肠给药对哮喘夜间发作者效果较好，10～30 min 起效，作用持续时间为 8～24 h。

福莫特罗（formoterol）和班布特罗（bambuterol）为长效选择性 β_2 肾上腺素受体激动药，临床应用和不良反应与其他 β_2 肾上腺素受体激动药相似。

二、茶碱类

氨茶碱（aminophylline）

氨茶碱是茶碱和乙二胺的复合物。

【药代动力学】 口服易吸收,生物利用度96%,1~3 h作用达高峰,维持5~6 h。其体内消除率个体差异较大,老年人、心脏病及肝硬化者的$t_{1/2}$明显延长。

【药理作用】

1. **扩张支气管** 氨茶碱对支气管平滑肌具有较强的松弛作用,尤其对痉挛状态的平滑肌作用突出,可使哮喘症状迅速缓解。作用机制如下。①抑制磷酸二酯酶:cAMP降解减少,细胞内cAMP水平升高,舒张支气管平滑肌;②阻断腺苷受体:对抗内源性腺苷诱发的支气管平滑肌收缩;③干扰呼吸道平滑肌细胞Ca^{2+}转运:抑制Ca^{2+}内流及肌浆网贮存的Ca^{2+}释放,使细胞内Ca^{2+}浓度降低,舒张支气管平滑肌;④促进儿茶酚胺释放:刺激肾上腺髓质释放肾上腺素,舒张支气管平滑肌。

2. **抗炎作用** 茶碱能抑制气道炎症反应,缓解哮喘急性期的症状,减轻慢性哮喘的病情。

3. **免疫调节作用** 茶碱能抑制吸入变应原诱发的迟发哮喘反应,降低气道高反应性,改善慢性支气管哮喘患者的预后。

4. **其他** ①兴奋骨骼肌,增强呼吸肌收缩力;②具有强心利尿作用,可增强心肌收缩力,增加心输出量,增加肾血流量和肾小球滤过率,抑制肾小管对钠、水的再吸收;③松弛胆管平滑肌,解除胆管痉挛。

【临床应用】

1. **支气管哮喘及喘息型慢性支气管炎** 口服用于慢性支气管哮喘的预防和治疗;静脉滴注用于重症哮喘或哮喘持续状态。

2. **其他治疗** 心源性哮喘,胆绞痛应与镇痛药合用。

【不良反应】

1. **局部刺激** 本药碱性较强,有较强的局部刺激作用,口服可致恶心、呕吐,宜饭后服用。肌内注射可致局部肿痛,现已少用。

2. **中枢兴奋** 治疗量时可出现失眠、烦躁不安,剂量过大可致头痛、谵妄,甚至惊厥等严重反应,可用镇静催眠药对抗。

3. **急性中毒** 静脉滴注过快或浓度过高,可引起头晕、心悸、心律失常、血压剧降,甚至惊厥。故必须稀释后缓慢静脉滴注。

急性心肌梗死、低血压、休克等患者禁用。

胆茶碱(choline theophyllinate)

胆茶碱为茶碱与胆碱的复盐,溶解度较氨茶碱大,口服吸收迅速,作用较久,主要供口服应用。对胃肠刺激性小,耐受性好。

二羟丙茶碱(diprophylline)

二羟丙茶碱心脏兴奋作用较弱,对胃肠刺激小,加大剂量可提高疗效。平喘作用不及氨茶碱。可用于伴有心动过速或不宜用$β_2$肾上腺素受体激动药及氨茶碱的患者。

三、M受体阻断药

异丙托溴铵(ipratropine,异丙阿托品)

异丙托溴铵为阿托品的衍生物。气雾吸入后,具有明显扩张支气管作用。不影响痰液分泌,也无明显全身性不良反应。适用于防治支气管哮喘和喘息型慢性支气管炎。

氧托溴铵(oxitropium bromide)

氧托溴铵的药理作用及临床应用同异丙托溴铵,作用略强。吸入给药 5 min 内起效,0.5~2 h 达最大效应,作用维持约 8 h。

四、过敏介质阻释药

色甘酸钠(sodium cromoglicate)

色甘酸钠口服难吸收,一般制成细粉雾剂,喷雾吸入给药。

【药理作用】

能稳定肺组织的肥大细胞膜,减少细胞外 Ca^{2+} 内流,阻止肥大细胞脱颗粒,从而抑制过敏介质释放,预防哮喘发作。无直接松弛支气管平滑肌的作用,也无对抗组胺、白三烯等过敏介质的作用。

【临床应用】

主要用于预防外源性支气管哮喘,对内源性哮喘疗效不及前者。对已发作的哮喘无效,也可用于预防过敏性鼻炎、溃疡性结肠炎及其他胃肠道过敏性疾病。

【不良反应】

毒性很低。少数人因粉雾吸入的刺激可引起呛咳、气急,甚至诱发哮喘。同时吸入少量异丙肾上腺素可避免其发生。

酮替芬(ketotifen)

酮替芬为强大过敏介质阻释药,兼有较强 H_1 受体阻断作用。口服有效,作用较持久。用于预防各型支气管哮喘的发作。对已发作的急性哮喘无效,也可用于过敏性鼻炎、皮肤瘙痒症等。不良反应偶有头晕、嗜睡、疲倦、口干等。

扎鲁司特(zafirlukast)

扎鲁司特为选择性白三烯(CysLTs)受体阻断药,可抑制由白三烯引起的炎症、气管水肿、血管通透性增加和支气管平滑肌痉挛。用于成年人及年龄>12岁的儿童慢性轻、中度支气管哮喘的预防和长期治疗,不宜用于急性哮喘的治疗。

五、糖皮质激素类药

糖皮质激素类药物是目前治疗哮喘最有效的药物。其平喘作用与其抗炎、抗过敏以及提高β受体对儿茶酚胺类的反应性有关(详见第31章)。糖皮质激素是哮喘持续状态或危重发作的重要抢救药物。近年来应用气雾吸入治疗法,充分发挥了糖皮质激素对气管的抗炎作用,同时避免了全身性不良反应。

倍氯米松(beclomethasone)

倍氯米松为地塞米松的衍生物。局部抗炎作用比地塞米松强500倍。气雾吸入后,直接作用于呼吸道而发挥抗炎平喘作用,能取得满意疗效,且无全身不良反应。可以长期低剂量或短期高剂量应用于中度或重度哮喘患者。对皮质激素依赖者,可代替其他同类药物的全身应用,并使肾上腺皮质功能得到恢复。本药起效较慢,不能用于急性发作的抢救。长期吸入,可发生口腔咽部念珠菌感染,故使用时宜多漱口。

布地奈德(budesonide)

布地奈德的局部抗炎作用是倍氯米松的1.6~3倍,吸收入血液后在肝脏内迅速转化为无活性的代谢产物,代谢速度比倍氯米松快3~4倍,故对肾上腺皮质的抑制作用小于倍氯米松。临床可用大剂量(800~1 600 μg/d)气雾吸入治疗哮喘发作,症状控制后可逐渐减量;如气雾剂无效,则全身用药或加用其他平喘药。

第2节 镇 咳 药

咳嗽是机体的一种防御性反射,有利于排出痰和异物。轻度咳嗽,一般不需应用镇咳药。但剧烈无痰性干咳,不仅给患者带来痛苦,而且影响睡眠和休息,增加体力消耗,甚至促使疾病发展,因此在对因治疗的同时,应及时给予镇咳药。

镇咳药根据其作用部位不同,可分为中枢性和外周性两大类。

一、中枢性镇咳药

本类药物主要是抑制延髓咳嗽中枢而发挥镇咳作用。

可待因(codeine)

可待因为阿片中的生物碱之一。

【药代动力学】

口服吸收完全,生物利用度为40%~70%,用药后约20 min起效。$t_{1/2}$为1 h,作用持续4~7 h。药物吸收后约10%去甲基成为吗啡发挥作用,大部分在肝脏代谢,由肾脏排出。

【药理作用】

直接抑制延髓咳嗽中枢表现为迅速而强大的镇咳作用,并有镇痛作用,镇咳作用为吗啡的1/4,镇痛作用为吗啡的1/12~1/10。镇咳剂量不抑制呼吸,成瘾性较吗啡弱。

【临床应用】

适用于各种原因所致的剧烈无痰性干咳,对胸膜炎干咳伴胸痛者尤为适宜。也可用于中等强度疼痛。作用持续时间为 4~6 h。

【不良反应】

久用可成瘾,应控制使用。偶有恶心、呕吐等,过量可致中枢兴奋、烦躁不安和呼吸抑制。痰多者禁用。

喷托维林(pentoxyverine)

喷托维林为人工合成的非成瘾性镇咳药。选择性抑制咳嗽中枢,强度为可待因的 1/3。并具有局麻作用和阿托品样作用,能抑制呼吸道感受器,松弛支气管平滑肌。用于上呼吸道炎症引起的干咳和小儿百日咳等。偶有头晕、恶心、口干、便秘等。痰多者、青光眼患者禁用。

右美沙芬(dextromethorphan)

右美沙芬为中枢性镇咳药,强度与可待因相等或略强,但无镇痛作用,无成瘾性。适用于干咳。偶有头晕、轻度嗜睡、口干、便秘等不良反应。妊娠 3 个月内妇女禁用。

氯哌斯汀(chloperastine)

氯哌斯汀为苯海拉明的衍生物。中枢性镇咳作用比喷托维林强,兼有 H_1 受体阻断作用,能轻度缓解支气管痉挛和减轻黏膜充血、水肿。适用于上呼吸道感染引起的咳嗽。偶有口干、嗜睡等。

二、外周性镇咳药

本类药物主要通过抑制咳嗽反射弧中的感受器和传入神经纤维末梢而发挥镇咳作用。

苯佐那酯(benzonatate)

苯佐那酯为局麻药丁卡因的衍生物。有较强的局麻作用,能选择性抑制肺牵张感受器及感觉神经末梢,阻止咳嗽冲动的传导而止咳。口服后 20 min 起效,维持 3~8 h。用于干咳及阵咳,也可用于支气管镜检查或支气管造影前预防咳嗽。不良反应为轻度头晕、嗜睡、鼻塞等,偶见过敏性皮炎。服用时不可咬碎,以免引起口腔麻木。

苯丙哌林(benproperine)

苯丙哌林为兼有外周和中枢镇咳作用的非成瘾性镇咳药。能抑制肺及胸膜的牵张感受器,阻断肺迷走神经反射,且有平滑肌解痉作用;此外,亦能直接抑制咳嗽中枢而镇咳。镇咳作用较可待因强 2~4 倍,持续 4~7 h,不抑制呼吸,不引起便秘。适用于各种原因引起的刺激性干咳。不良反应为轻度口干、头晕、胃部烧灼感和皮疹等。服用时不可咬碎,以免引起口腔麻木。

第3节 祛痰药

祛痰药是一类能使痰液变稀、黏度降低而易于排出的药物。

一、痰液稀释药

氯化铵（ammonium chloride）

【药理作用】

氯化铵口服后，刺激胃黏膜反射性地增加呼吸道腺体分泌，使痰液变稀。此外，口服吸收后部分可从呼吸道黏膜排出，因盐类的渗透压作用带出水分，从而进一步稀释痰液，易于咳出。

【临床应用】

常与其他药配成复方，用于黏痰不易咳出的呼吸道炎症患者。

氯化铵吸收后可使体液呈酸性，可用于酸化尿液及治疗碱血症。

【不良反应】

空腹或大剂量服用可引起恶心、呕吐、胃痛等症状；过量可致高氯性酸中毒。溃疡病与肝、肾功能不全者慎用。

愈创甘油醚（glyceryl guaicolate）

愈创甘油醚有恶心性祛痰作用和较弱的消毒防腐作用，可单用或配成复方用于慢性支气管炎、支气管扩张等。无明显不良反应。

二、黏痰溶解药

乙酰半胱氨酸（acetylcysteine）

【药理作用】

乙酰半胱氨酸分子中所含巯基（-SH），能使痰液中黏蛋白多肽链中的二硫键（-S-S-）断裂，还能使脓痰中的DNA裂解，从而降低痰液（白色黏痰和脓痰）的黏稠度，易于咳出。

【临床应用】

适用于大量黏痰阻塞气管而咳出困难者。紧急情况下可采用气管滴入，用药后可迅速使痰液变稀，便于吸引排痰。非紧急情况下可采用喷雾吸入。

【不良反应】

本药有特殊臭味，易致恶心、呕吐；对呼吸道黏膜有刺激性，可致呛咳，甚至支气管痉挛，加用异丙肾上腺素可以避免。不宜与青霉素、头孢类抗生素、四环素等混合应用，以免降低抗菌活性。支气管哮喘患者慎用或禁用。

三、黏液调节药

溴己新(bromhexine)

【药理作用】

溴己新主要作用于气管、支气管腺体的黏液细胞,抑制其合成酸性黏多糖,并使黏多糖裂解,降低痰液的黏稠度,使之易于咳出。

【临床应用】

适用于急性和慢性支气管炎及其他呼吸道疾病痰液黏稠不易咳出者。对咳脓痰患者,应加用抗菌药物。

【不良反应】

偶有恶心、胃部不适及血清转氨酶升高。溃疡病、肝功能不全者慎用。

本类药物还有氨溴索(ambroxol)和溴凡克新(brovanexine)。氨溴索祛痰作用较溴己新好,毒性小,耐受性好。溴凡克新能使黏痰液化而易咳出。

思考题

1. 喷托维林和苯佐那酯在镇咳机制上有何异同?各有何临床应用?
2. 可待因适用于剧烈的无痰干咳,应用时应注意哪些问题?
3. 平喘药分为哪几类?各列举一代表药。

(范军军)

第29章 作用于生殖系统的药物

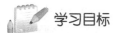 学习目标

1. 掌握缩宫素的药理作用特点、量效关系、临床应用及不良反应。
2. 熟悉麦角新碱的药理作用特点、临床应用及主要不良反应。
3. 了解治疗男性性功能障碍药的药理作用、临床应用及主要不良反应。

> **案例**
>
> 患者,女性,30岁。待产。凌晨规律性宫缩约3h,宫颈扩张2cm。上午8:00给予静脉滴注缩宫素5U,宫缩为40秒/1~2分钟,13:00娩出一男活婴。次日婴儿出现呼吸急促,双肺有少量湿性啰音,伴有轻微哮鸣音。给予青霉素20万单位抗感染治疗,4天后出院。数月后发现婴儿右侧肢体活动受限,CT检查后诊断为缺氧缺血性脑瘫。经医疗事故鉴定委员会鉴定认为:医生给予孕妇缩宫素,存在用药指征不明确且开始用量偏大的情况,宫缩过强可致胎儿宫内缺氧和颅内出血。
>
> 问题:应用缩宫素的依据是什么?缩宫素应用时需注意什么?

第1节 子宫平滑肌兴奋药

子宫平滑肌兴奋药是一类选择性兴奋子宫平滑肌的药物,常用药物有缩宫素、麦角生物碱类和前列腺素等。因药物的种类、剂量以及子宫生理状态的不同,子宫平滑肌兴奋药可引起子宫节律性收缩或强直性收缩,子宫节律性收缩用于催产、引产,子宫强直性收缩可用于产后止血及产后子宫复原。临床用药须严格掌握适应证。

缩宫素(oxytocin,催产素)

缩宫素的前体物质是由丘脑下部合成,沿下丘脑-垂体束转运至神经垂体分泌的多肽类激素。目前临床所用的缩宫素为人工合成品,或从牛、猪的神经垂体提取分离的制剂。

从动物神经垂体提取的制剂含有缩宫素和少量的加压素（vasopressin，又称抗利尿激素），人工合成品内无加压素。

【药理作用与临床应用】

1. **兴奋子宫平滑肌** 缩宫素可直接兴奋子宫平滑肌，增强子宫收缩力和加快子宫收缩频率。其收缩强度取决于用药剂量及子宫所处的生理状态。小剂量缩宫素（2~5 U）可使子宫（尤其是妊娠末期的子宫）产生与正常分娩相似的收缩，即子宫体发生节律性收缩，而子宫颈平滑肌松弛，促使胎儿顺利娩出。大剂量缩宫素（5~10 U）使子宫产生强直性收缩，不利于胎儿娩出。此外，子宫平滑肌对缩宫素的敏感性受体内性激素水平的影响。雌激素能提高子宫平滑肌对缩宫素的敏感性；孕激素却降低子宫平滑肌对缩宫素的敏感性。妊娠早期，孕激素水平高，缩宫素对子宫平滑肌收缩作用较弱，可保证胎儿安全发育。在妊娠后期，雌激素水平高，特别在临产时子宫对缩宫素的反应更敏感，有利于胎儿娩出，只需小剂量即可达到引产、催产的目的。

2. **其他作用** 缩宫素能使乳腺腺泡周围的肌上皮细胞（属平滑肌）收缩，促进排乳。大剂量还能短暂地松弛血管平滑肌，引起血压下降，并有抗利尿作用。

临床上主要用于催产、引产、产后止血及流产后因宫缩无力或子宫收缩复位不良而引起的子宫出血。在哺乳前2~3 min滴鼻，可促使哺乳期妇女排乳。

【不良反应】

缩宫素过量可引起子宫收缩频率增加甚至持续性强直收缩，导致胎儿窒息或子宫破裂。因此在用于催产或引产时，应严格掌握剂量和禁忌证，凡高张力型子宫功能障碍、子宫破裂倾向、产道异常、胎位不正、头盆不称、前置胎盘、3次妊娠以上的经产妇或有剖宫产史者禁用，以防子宫破裂或胎儿宫内窒息。缩宫素静脉给药过多或过快，可发生抗利尿作用。如果患者输液过多或过快，可出现水潴留和低血钠体征。

麦角生物碱类（ergotic alkaloids）

麦角生物碱类包括麦角新碱（ergometrine）、麦角胺（ergotamine）和麦角毒（ergotoxine）。其中麦角新碱对子宫的作用强，而麦角胺和麦角毒对血管的作用显著。

【药理作用与临床应用】

1. **兴奋子宫** 麦角新碱能选择性兴奋子宫平滑肌，使子宫收缩。其特点是：作用快、强大而持久；对妊娠子宫比未孕子宫敏感，尤以临产时和产后子宫最敏感；剂量稍大即引起子宫强直性收缩，压迫血管而产生止血作用；对宫体和宫颈的作用无选择性。临床主要用于产后、刮宫后或其他原因引起的子宫出血，常选择肌内注射，使子宫平滑肌产生强直性收缩，机械性压迫肌层内血管而止血。还可用于产后子宫复原，促进子宫收缩，加速其复原。

2. **收缩血管** 麦角胺能直接作用于动、静脉血管使其收缩，大剂量还会损伤血管内皮细胞，长期服用可导致肢端干性坏疽。麦角胺能收缩脑血管，可用于偏头痛的诊断和发作时的治疗，与咖啡因合用可增强疗效。

【不良反应】

注射麦角新碱可引起恶心、呕吐、血压升高等，伴有妊娠毒血症的产妇应慎用。偶有过敏反应,严重者可出现呼吸困难、血压下降。麦角流浸膏中含有麦角毒和毒角胺,长期使用可损害血管内皮细胞。麦角制剂禁用于催产和引产,血管硬化和冠心病患者禁用。

前列腺素(prostaglandins,PGs)

前列腺素是一类广泛存在于体内的含有 20 个碳原子的不饱和脂肪酸,对心血管、消化、呼吸和生殖系统有广泛的生理和药理作用。临床常用作子宫兴奋药的 PGs 类药物有地诺前列酮(dinoprostone,PGE_2)、地诺前列素(dinoprost,$PGF_{2\alpha}$)、硫前列酮(sulprostone)、卡前列素(carboprost)和米索前列醇(misoprostol)等。

前列腺素对子宫有收缩作用,以 PGE_2 和 $PGF_{2\alpha}$ 最强。对妊娠各期子宫都有兴奋作用,分娩前的子宫最为敏感,妊娠初期和中期效果较缩宫素强,可引起子宫产生类似生理性的阵痛,在增强子宫平滑肌节律性收缩的同时,尚能使子宫颈松弛。可用于足月或过期妊娠引产、过期流产、妊娠 28 周前的宫腔内死胎,以及良性葡萄胎时排除宫腔内异物。

不良反应主要为恶心、呕吐、腹痛等胃肠兴奋现象。不宜用于支气管哮喘和青光眼患者。引产时的禁忌证和注意事项与缩宫素相同。

第 2 节 子宫平滑肌抑制药

子宫平滑肌抑制药又称抗分娩药,可抑制子宫平滑肌收缩,减慢收缩节律,临床主要用于治疗痛经和早产。常用的子宫平滑肌抑制药有 β_2 肾上腺素受体激动药、硫酸镁、钙拮抗剂、前列腺素合成酶抑制药、缩宫素抑制药等。

利托君(ritodrine)

利托君是 β_2 肾上腺素受体激动药,具有松弛子宫平滑肌作用。对非妊娠和妊娠子宫均有抑制作用,用于治疗先兆早产。可引起心血管系统不良反应,表现为心率加快、心悸、血压升高、过敏反应。有报道极个别病例出现肺水肿而死亡。本类药物有较多禁忌证,使用时应严格掌握适应证,必须在有抢救条件的医院使用,并在熟悉其不良反应并能作出正确处理的医生密切观察下使用。

硫酸镁(magnesium sulfate)

硫酸镁可明显抑制子宫平滑肌收缩。Mg^{2+} 直接作用于子宫平滑肌细胞,拮抗 Ca^{2+} 的子宫收缩活性,可抑制早产宫缩。在妊娠期间应用硫酸镁可防治早产、妊娠高血压综合征及子痫的发作。硫酸镁静脉注射常引起潮热、出汗、口干,注射速度过快还可引起头晕、恶心、呕吐、眼球震颤;极少数病例出现血钙降低、肺水肿。用量过大可引起肾功能不全、心脏和呼吸抑制等。

硝苯地平(nifedipine)

硝苯地平主要具有松弛子宫平滑肌、拮抗缩宫素所致的子宫兴奋作用,可用于治疗早产。

吲哚美辛(indomethacin,消炎痛)

前列腺素合成酶抑制药吲哚美辛能引起胎儿动脉导管提前关闭,导致肺动脉高压损害肾脏,减少羊水等。仅在 $β_2$ 肾上腺素受体激动药、硫酸镁等药物无效或使用受限时,且在妊娠 34 周前应用。

第3节 治疗男性勃起功能障碍药

勃起功能障碍的药物治疗起源于 20 世纪 80 年代,临床应用的口服治疗药物包括激素类和非激素类。前者主要是睾酮及其衍生物。后者有:①肾上腺素能受体拮抗药,如酚妥拉明、育亨宾;②多巴胺激动药,如阿扑吗啡、溴隐亭;③5-HT 受体拮抗药,如曲唑酮;④磷酸二酯酶-5 抑制药,如西地那非、伐地那非、他达那非等。

西地那非(sildenafil)

西地那非又名万艾可(viagra),是直接对男性性器官起作用的口服治疗药物。自 1988 年在美国上市以来,为无创治疗男性勃起功能障碍开辟了一个新方法。目前已被许多国家批准用于治疗勃起功能障碍。

【药理作用与临床应用】

西地那非通过抑制阴茎海绵体内磷酸二酯酶-5 对 cGMP 的降解作用,增强 NO 的作用。性刺激时,可促进阴茎海绵体平滑肌的松弛,血液易流入海绵体而使阴茎勃起。因此没有性刺激时,西地那非通常剂量是不起作用的。此外,西地那非还有抗血小板聚集及舒张外周血管的作用。临床适用于各种原因引起的阴茎勃起功能障碍病症。

【不良反应】

主要不良反应包括短暂性头痛、面部潮红、消化不良、鼻塞及一过性视觉异常。因上市后有报道其可能引起心律失常、心肌梗死、心脏性猝死、脑血管出血等严重心脑血管方面的不良反应,必须在医师指导下应用。西地那非可增强硝酸酯的降压作用,故服用任何剂型硝酸酯类药物的患者,均为禁忌证。

思考题

1. 为何缩宫素可用于催产和引产,而麦角新碱禁用?
2. 缩宫素应用时应注意哪些不良反应?

(胡 珏)

第30章 组胺和抗组胺药

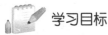学习目标

1. 熟悉常用 H_1 受体阻断药的药理作用、临床应用和不良反应。
2. 了解组胺的作用、组胺受体的分布和效应。

案例

患者,女性,38岁。近3年冬、春季全身皮肤瘙痒,反复起一过性风团,遇冷水、冷风后加重,保暖后减轻。1周前接触冷水后出现红色丘疹,搔抓后皮疹增大呈风团样,扩散至全身,瘙痒难忍。

检查:胸背、四肢散发大小不等的灰白色风团,部分皮疹连成片,可见抓痕、血痂,皮肤划痕征(+)。总IgE升高,过敏原测试(+)。

诊断:慢性荨麻疹急性发作。给予口服西替利嗪片 10 mg,每天 1 次。

问题:西替利嗪治疗慢性荨麻疹的药理学依据是什么?服用时应注意什么事项?

组胺(histamine)是由组氨酸经特异性的组氨酸脱羧酶脱羧产生,广泛分布于体内的具有多种生理活性的自体活性物质之一。天然组胺以无活性形式(结合型)存在于肥大细胞和嗜碱性粒细胞的颗粒中,在组织损伤、炎症、神经刺激、某些药物或一些抗原/抗体反应条件下,以活性形式(游离型)释放进入血液循环,迅速与靶细胞膜上的组胺受体结合而产生生理及病理效应,如使小动脉、小静脉、毛细血管扩张及通透性增加,收缩支气管和胃肠平滑肌,刺激胃壁细胞分泌胃酸等。常见组胺受体有 H_1、H_2、H_3 3种亚型,各亚型受体分布及效应见表5-30-1。组胺的临床应用已很少,但抗组胺药却被广泛用于临床。抗组胺药是指能竞争性拮抗组胺作用的药物。根据其对组胺受体的选择性可分为 H_1、H_2 和 H_3 受体阻断药。本章主要介绍 H_1 和 H_2 受体阻断药。

表5-30-1 组胺受体分布及效应

受体类型	分布组织	受体激动效应
H_1 受体	支气管平滑肌	收缩
	胃肠平滑肌	收缩

(续表)

受体类型	分布组织	受体激动效应
	子宫平滑肌	收缩
	皮肤血管	扩张,通透性下降
	毛细血管	扩张,通透性下降
	房室结	传导减慢
	中枢神经	兴奋
H_2 受体	胃壁细胞	胃酸分泌增多
	血管平滑肌	舒张
	心室肌	收缩增强
	窦房结	心率加快
H_3 受体	中枢与外周神经末梢突触前膜	负反馈调节组胺合成与释放

第1节 H_1 受体阻断药

H_1 受体阻断药可分为二代,第1代常用药物有苯海拉明(diphenhydramine,苯那君)、异丙嗪(promethazine,非那根)、氯苯那敏(chlorpheniramine,扑尔敏)、曲吡那敏(pyribenzamine,去敏灵)等,对中枢抑制作用强,受体特异性差,有明显的镇静和抗胆碱作用,易出现嗜睡、作用时间短、口鼻眼干等副作用。第2代常用药物如阿司咪唑(astemizole,息斯敏)、氯雷他定(loratadine)、特非那定(terfenadine)、西替利嗪(cetirizine,仙特敏)等,具有作用时间长、无嗜睡作用,对清涕、喷嚏和鼻痒效果好等优点。

【药代动力学】

本类药物口服或注射均易吸收,大多数药物口服后15～30 min起效,2～3 h达血药浓度高峰,作用持续4～6 h。药物在肝脏内代谢后,由肾脏排泄。特非那定、阿司咪唑由于其去甲基代谢产物仍具有 H_1 受体阻断活性,且存在肝肠循环,故其 $t_{1/2}$ 可长达10天以上。

【药理作用与临床应用】

1. H_1 受体阻断作用 本类药物竞争性地与 H_1 受体结合,对抗组胺引起的胃肠、支气管平滑肌收缩、小血管扩张及毛细血管通透性增加。因 H_2 受体也参与心血管功能的调节,对组胺引起的血管扩张和血压下降,本类药物仅有部分拮抗作用。临床主要用于治疗变态反应性疾病,对荨麻疹、花粉症(枯草热)、过敏性鼻炎等以释放组胺为主的皮肤黏膜变态反应性疾病效果良好;对昆虫咬伤引起的皮肤瘙痒和水肿也有良效;对药疹及接触性皮炎等引起的皮肤瘙痒有止痒效果;支气管哮喘因有其他活性物质参与,故疗效差;对过敏性休克几乎无效。

2. 中枢作用 治疗量的 H_1 受体阻断药有镇静、催眠作用。作用强度因个体敏感性和药物品种而异,以苯海拉明、异丙嗪作用最强。特非那定、阿司咪唑和氯雷他定因不易通过血-脑屏障,几乎无中枢抑制作用。选用对中枢有明显抑制作用的异丙嗪、苯海拉明,对变态反应引起的失眠尤为适用。此外,苯海拉明和异丙嗪还具有止吐和抗晕动病作用,可能与其中枢抗胆碱作用有关,可用于晕动病、妊娠呕吐以及放射性呕吐等。预防晕动病应在乘车、乘船前 15~30 min 服用。

3. 其他作用 多数药物有抗胆碱作用、局麻作用和奎尼丁样作用。

【不良反应】

常见为嗜睡、头晕、乏力等,以苯海拉明和异丙嗪较多见,服药期间应避免驾驶车船、操作机器和高空作业,以免发生意外。少数患者可出现烦躁、失眠。其次可引起恶心、呕吐、口干、头痛等。偶见粒细胞减少和溶血性贫血等。青光眼患者忌用。特非那定、阿司咪唑大剂量应用或与肝药酶抑制药合用时,可发生心脏毒性(心律紊乱),严重者可致死。

第 2 节　H_2 受体阻断药

常用的 H_2 受体阻断药有西咪替丁、雷尼替丁、法莫替丁等,可选择性地阻断组胺 H_2 受体,抑制胃酸分泌,主要用于治疗消化性溃疡(详见第 27 章)。

思考题

1. 常用的 H_1 受体阻断药有哪些?简述其作用特点和临床应用。
2. H_1 受体阻断药能否抑制组胺引起的胃酸分泌?为什么?

(胡　珏)

实验项目

实验 14　呋塞米对小鼠的利尿作用

【实验目的】
1. 观察呋塞米的利尿作用,分析作用机制,并联系其临床应用。

【实验动物】
小鼠,体重＞25 g,雌、雄兼用。

【实验药品】
5％葡萄糖盐水、1％呋塞米注射液、生理盐水。

【器材】
大烧杯、电子秤、鼠笼、玻璃漏斗、量筒(10 ml)、注射器(1 ml)、铁支架。

【实验方法】
选体重相近的小鼠 2 只,称重标记。实验前每只小鼠腹腔注射 5％葡萄糖盐水(GNS)0.5 ml。甲鼠腹腔注射 1％呋塞米注射液 0.1 ml/10 g,乙鼠腹腔注射等剂量生理盐水(NS)作为对照。给药后小鼠分别放在两个玻璃漏斗中,漏斗下接 10 ml 量筒,收集 60 min 的尿液。将实验结果记录于下表中,比较尿量多少并分析原因。

小鼠	体重(g)	药物	剂量(ml)	尿量(ml)
甲		呋塞米		
乙		生理盐水		

【注意事项】
小鼠在实验前应供给充足的饮水。

思考题

联系实验结果分析呋塞米的利尿作用机制、利尿特点及临床应用。

(林益平　胡　珏)

实验 15　硫酸镁急性中毒及钙剂的解救作用

【实验目的】
1. 观察硫酸镁吸收中毒时的症状及钙剂的解救作用。
2. 练习家兔的耳缘静脉注射法。

【实验动物】
家兔,体重 2~3 kg,雌、雄兼用。

【实验药品】
10% 硫酸镁溶液、5% 氯化钙溶液。

【器材】
婴儿秤、棉球、注射器(5 ml、10 ml)。

【实验方法】
取家兔 1 只,称其体重,观察正常活动及肌张力后,由耳缘静脉缓慢注射 10% 硫酸镁溶液 2 ml/kg,观察家兔出现的症状。当家兔行动困难,低头卧倒时,立即由耳缘静脉缓慢注射 5% 氯化钙溶液 4~8 ml,直至四肢立起为止。抢救后可能再次出现麻痹,应再次给予钙剂解救。将实验结果记录于下表中。

动物	体重(kg)	用药前		用硫酸镁后		用氯化钙后	
		活动	肌张力	活动	肌张力	活动	肌张力
家兔							

【注意事项】
静脉推注钙剂速度要慢,否则可能会引起心脏停搏。

思考题

钙剂能解救硫酸镁的哪些中毒症状?

(胡　珏　林益平)

第6篇
内分泌系统药物

第31章 肾上腺皮质激素

学习目标

1. 掌握糖皮质激素的药理作用、临床应用、主要不良反应及禁忌证。
2. 熟悉糖皮质激素的药代动力学特点。
3. 了解盐皮质激素和促皮质激素的药理作用与临床应用。

案例

患者,男性,49岁。因骨肿瘤行左侧股骨截肢术,并安装义肢8年,由于残端时常感染、疼痛、发热,自备泼尼松片口服治疗,每次5~10 mg,每天3次,每月5~7天,每年6~8个月,共服8年。因断续出现双髋关节、右侧膝和踝关节疼痛和不适,酸沉乏力、关节活动受限而就诊。

X线诊断:双侧股骨头、右侧股骨髁符合骨缺血性坏死伴骨折。

问题:长期服用糖皮质激素为什么可引起骨骼系统的不良反应?

肾上腺皮质激素(adrenocortical hormones)是肾上腺皮质所分泌的激素的总称。根据其分泌的部位和主要生理作用分为3类:①由球状带分泌的盐皮质激素(mineralocorticoids),以醛固酮(aldosterone)为代表,主要调节水、盐代谢;②由束状带分泌的糖皮质激素(glucocorticoids),以氢化可的松(hydrocortisone)为代表,主要调节糖、蛋白质和脂肪代谢;③由网状带分泌的性激素,包括雄激素和少量雌激素。临床常用的皮质激素是指糖皮质激素。

第1节 糖皮质激素

糖皮质激素为维持生命所必需,生理情况下所分泌的糖皮质激素主要影响人体糖、蛋白质和脂肪的代谢过程。在超过生理剂量时,具有抗炎、免疫抑制、抗毒素、抗休克等药理作用,其作用十分复杂,临床应用非常广泛。

【药代动力学】

糖皮质激素口服可迅速吸收。注射给药时,水溶剂吸收迅速,混悬剂吸收缓慢。氢化可的松在血浆中大部分与血浆蛋白结合(约 90%),主要与皮质激素转运蛋白(CBG)结合,少量与白蛋白结合,结合者无生物活性,具有活性的游离型药物约占 10%。人工合成的糖皮质激素与血浆蛋白的结合率远较氢化可的松小。糖皮质激素主要在肝中代谢、灭活,其代谢产物大部分从尿中排出。

可的松和泼尼松在肝内分别转化为氢化可的松和泼尼松龙才能发挥作用,故严重肝功能不全的患者只宜应用氢化可的松和泼尼松龙(表 6-30-1)。

表 6-30-1 常用糖皮质激素类药物的比较

类别	药物	抗炎作用(比值)	糖代谢(比值)	$t_{1/2}$ (min)	维持时间 (h)	等效剂量 (mg)	常用量 (mg)
短效	氢化可的松	1.0	1.0	90	8~12	20	10~20
	可的松	0.8	0.8	90	8~12	25	12.5~25
中效	泼尼松	3.5	3.5	>200	12~36	5	2.5~10
	泼尼松龙	4.0	4.0	>200	12~36	5	2.5~10
	曲安西龙	5.0	5.0	>200	12~36	4	2.0~8
长效	地塞米松	30	30	>300	36~54	0.75	0.75~1.5
	倍他米松	25~35	30~35	>300	36~54	0.60	0.6~1.2
外用	氟氢可的松	12					
	氟轻松	40					

【药理作用】

糖皮质激素的作用广泛而复杂,且与剂量有密切关系。生理剂量主要影响正常的物质代谢过程;超生理剂量则产生抗炎、免疫抑制、抗毒素、抗休克等作用。本文主要介绍超生理剂量时所产生的作用。

1. 抗炎作用 糖皮质激素对物理、化学、病原体及免疫等各种原因引起的炎症都有强大的非特异性抑制作用。在炎症早期可增加血管紧张性、降低毛细血管的通透性,减轻渗出和水肿;同时抑制白细胞游走、浸润和吞噬功能,从而改善红、肿、热、痛等炎症早期症状。在炎症后期可抑制毛细血管和纤维母细胞的增生,抑制胶原蛋白和黏多糖的合成,延缓肉芽组织生成,防止组织粘连及瘢痕的形成,减轻后遗症。但必须注意,炎症反应是机体的一种防御功能,尤其炎症后期的反应更是组织修复的重要过程。因此,糖皮质激素在抗炎的同时,可降低机体的防御能力和修复功能,导致感染扩散和伤口愈合迟缓。

2. 免疫抑制作用和抗过敏作用

(1) 免疫抑制作用:糖皮质激素对免疫过程的多个环节有抑制作用:①抑制巨噬细胞对抗原的吞噬与处理;②促进敏感动物的淋巴细胞解体,也可使人体淋巴细胞移行至血液以外组织,减少血液中淋巴细胞数目;③干扰淋巴组织在抗原作用下的分类和增殖;④干扰体液免疫,抑制 B 淋巴细胞转化为浆细胞的过程,使抗体生成减少;⑤消除免疫反应引起的炎症反应。小剂量的糖皮质激素主要抑制细胞免疫,大剂量还可干扰体液免疫。

(2) 抗过敏作用：在免疫过程中，因抗原-抗体反应可促使组胺、5-羟色胺及缓激肽等过敏介质的释放，从而引起一系列过敏反应症状。糖皮质激素可减少上述过敏介质的产生，缓解过敏反应及自身免疫性疾病的症状，对抗异体器官移植的排异反应。但在应用时应注意糖皮质激素免疫抑制作用可降低人体正常免疫力，从而诱发或加重感染。

3. **抗毒素作用** 糖皮质激素可对抗细菌内毒素对机体的刺激反应，减轻细胞损伤；并可减少内源性致热原的释放，产生较好的退热作用，明显改善中毒症状。糖皮质激素不能中和、破坏内毒素，对细菌外毒素无作用。

4. **抗休克作用** 大剂量糖皮质激素已广泛用于治疗各种休克，尤其是中毒性休克。其作用可能与下列因素有关：①兴奋心脏，加强心肌收缩力，使心输出量增加；②降低血管对某些缩血管物质的敏感性，舒张痉挛收缩的血管，改善微循环；③稳定溶酶体膜，减少心肌抑制因子的形成，从而防止其所致的心肌收缩力降低和内脏血管收缩；④提高机体对细菌内毒素的耐受力，但对细菌外毒素无防御作用。

5. **允许作用** 糖皮质激素对某些组织或细胞没有直接作用，但可给其他激素发挥作用创造有利条件，这种现象称为允许作用。如糖皮质激素可增强胰高血糖素的升高血糖作用和儿茶酚胺类的收缩血管作用。

6. **其他作用**

(1) 退热：糖皮质激素能稳定溶酶体膜、减少内源性致热原的释放，抑制体温调节中枢对内热原的反应，对严重的中毒性感染，如伤寒、脑膜炎、败血症引起的高热有迅速、良好的退热作用。但在发热诊断未明确以前，不可滥用，以免掩盖症状而贻误诊断。

(2) 血液及造血系统：糖皮质激素能刺激骨髓造血功能，使红细胞和血红蛋白含量增加，大剂量可使血小板增多并使纤维蛋白浓度增高，缩短凝血时间；使中性粒细胞数目增多，但其游走、吞噬和消化功能降低；使血液中淋巴细胞、嗜酸性粒细胞和嗜碱性粒细胞减少。

(3) 中枢神经系统：糖皮质激素能提高中枢神经系统的兴奋性，出现欣快、激动、失眠等症状，偶可诱发精神失常。儿童大剂量应用，可能导致惊厥。

(4) 消化系统：糖皮质激素能使胃酸和胃蛋白酶分泌增加，提高食欲，促进消化，大剂量应用可诱发或加重溃疡病。

(5) 骨骼：长期大剂量应用糖皮质激素可引起骨质疏松，尤其是脊椎骨，甚至发生压缩性骨折。其机制可能为糖皮质激素抑制成骨细胞的活性，减少骨中胶原的合成，促进胶原和骨基质的分解，使骨质形成发生障碍。

【临床应用】

1. **替代疗法** 用于治疗急性和慢性肾上腺皮质功能减退、脑垂体前叶功能减退和肾上腺次全切除术后。主要应用生理剂量的可的松或氢化可的松，以补充内源性糖皮质激素的不足，患者往往需终身服药。

2. **严重感染或炎症**

(1) 用于严重急性感染：主要用于中毒性感染或同时伴有休克者，如中毒性痢疾、中毒性肺炎、暴发性流行性脑脊髓膜炎、重症伤寒、猩红热及败血症等。在应用有效抗菌药物治疗感染的同时，应用糖皮质激素作为辅助治疗，其目的是消除对机体有害的炎症和过敏反应，迅速缓解症状，保护心、脑等重要器官，有利于患者度过危险期。但必须注意的是糖皮质激素本身没有抗菌作用，使用后反可降低机体的防御功能。因此，在使用糖皮质激素治疗严重感染时一定要与足量、有效的抗菌药物合用，以免引起感染病灶的扩散及诱发新的感染。此外，当症状控制后，应先停用激素，然后停用抗菌药物。

病毒性感染一般不用糖皮质激素，以免使用后因机体防御功能降低导致感染扩散而加剧病情。但对于危及生命的严重病毒感染，如传染性非典型肺炎（SARS）、严重病毒性肝炎、流行性腮腺炎、麻疹和流行性乙型脑炎等，为迅速控制症状，防止并发症，可酌情使用。

对于多种结核病的急性期，特别是渗出为主的结核病，如结核性脑膜炎、胸膜炎、心包炎和腹膜炎等，在早期应用抗结核药物的同时短期应用糖皮质激素，可迅速退热，减轻炎症渗出，消退积液，并可减少愈合过程中发生的纤维增生及粘连。使用时剂量宜小，一般采用常规剂量的 1/2～2/3。

（2）防止某些炎症后遗症：对于人体的重要器官或组织的炎症，如结核性脑膜炎、脑炎、心包炎、胸膜炎、风湿性心瓣膜炎、损伤性关节炎、睾丸炎，以及烧伤后瘢痕挛缩等，早期应用糖皮质激素可防止或减少组织粘连及瘢痕形成等后遗症。对于非特异性眼炎如角膜炎、结膜炎、虹膜炎等，局部应用糖皮质激素能迅速消炎止痛，防止角膜混浊和瘢痕粘连的发生，对眼后部的炎症如视网膜炎、视神经炎等需全身用药或球后给药。

3. 免疫相关疾病

（1）自身免疫性疾病：如风湿热、风湿性心肌炎、风湿性及类风湿关节炎、全身性红斑狼疮、肾综合征和自身免疫性贫血等，应用糖皮质激素可缓解症状，但停药后易复发，且单用不良反应较多，故一般采用综合疗法。

（2）器官移植排斥反应：可应用糖皮质激素防治，宜与其他免疫抑制剂，如环孢素 A 合用，可提高疗效，并减少两药的剂量。

（3）过敏性疾病：如荨麻疹、花粉症（枯草热）、血管神经性水肿、过敏性鼻炎、支气管哮喘和过敏性休克等，主要应用抗组胺药和肾上腺素受体激动药治疗，若病情严重或其他药物治疗无效时，可应用糖皮质激素作为辅助治疗，迅速缓解症状。但停药后易复发。

4. 各种休克

糖皮质激素适用于各种休克，在针对休克病因治疗的同时，及时应用糖皮质激素有利于患者度过危险期。对感染性休克，必须在有效的抗菌药物治疗下，宜及早、短时、大剂量使用糖皮质激素，见效后即停止使用。对过敏性休克，糖皮质激素作为次选药，必要时可与首选药肾上腺素合用。对低血容量性休克应先补充血容量，若疗效不佳可合用超大剂量糖皮质激素。

5. 血液系统疾病

用于治疗儿童急性淋巴细胞性白血病，有较好的疗效。此外，还可用于再生障碍性贫血、粒细胞减少症、血小板减少症及过敏性紫癜等疾病的症状。但停药后易复发。

6. 皮肤疾病

对接触性皮炎、湿疹、肛门瘙痒、牛皮癣等，可选用氟轻松等局部外用；

对天疱疮、剥脱性皮炎等严重病例需全身用药。

7. 恶性肿瘤 糖皮质激素可作为控制晚期和转移性乳腺癌的重要药物,对骨或肝转移引起的严重疼痛、脑转移引起的颅内压迫症状,以及胸膜和肺转移引起的呼吸困难等都有一定疗效。

【用法与疗程】

糖皮质激素在应用过程中,应根据病情、药物特点及患者的身体状况确定制剂、剂量、给药方法和疗程。一般有以下治疗方案。

(1) 小剂量替代疗法:用于阿狄森病、脑垂体前叶功能减退症和肾上腺次全切除术后。一般给予维持量。

(2) 一般剂量长期疗法:适用于反复发作、累及多种器官的慢性疾病,主要是自身免疫性疾病和血液病,如结缔组织病、肾病综合征、顽固性支气管哮喘、中心性视网膜炎、各种恶性淋巴瘤、淋巴细胞性白血病等。开始时一般采用较大剂量,产生疗效后不能突然停药,应逐渐减量至最小维持量,持续数月或更长时间。

由于长期应用糖皮质激素可反馈性抑制肾上腺皮质功能,因此在长期疗法中对某些慢性病采用隔日一次给药法(又称"隔日疗法"),即将一日或两日总药量在隔日早晨一次给予。其理论依据是肾上腺皮质激素和促皮质素(corticotrophin,ACTH)的分泌具有昼夜节律性,每天上午 8:00~10:00 为分泌高峰,然后逐渐降低,午夜 12:00 为低潮。实践证明,早晨给予外源性糖皮质激素,正值激素正常分泌高峰,此时对肾上腺皮质功能的抑制最小,因而可减少停药反应。采用此法应使用中效的泼尼松或泼尼松龙,而不宜使用长效类糖皮质激素。

在长期应用糖皮质激素治疗过程中如遇下列情况,应停用糖皮质激素:①维持剂量已减至正常需要量,经长期观察,病情已稳定;②由于治疗效果不佳,不宜再应用糖皮质激素而需要改用其他药物;③发生严重不良反应或并发症,难以继续用药者。

(3) 大剂量冲击疗法:适用于严重中毒性感染和各种休克等危重患者的急救。疗程一般<3 天,可突然停药。对于休克,有人主张采用超大剂量。

(4) 局部用药:适用于眼科和皮肤病。吸入给药可治疗支气管哮喘。

【不良反应】

糖皮质激素在应用生理剂量替代治疗或急症时采用大剂量冲击疗法时,无明显不良反应。不良反应多发生在大剂量长期应用时,且与疗程、剂量、用法及给药途径等有密切关系。

1. 长期大剂量应用引起的不良反应

(1) 医源性肾上腺皮质功能亢进:为超生理剂量应用糖皮质激素所致的物质代谢和水盐代谢紊乱,表现为满月脸、水牛背、向心性肥胖、肌肉萎缩、皮肤变薄、低血钾、水肿、高血压、糖尿、多毛、痤疮、月经紊乱等。一般无需特殊治疗,停药后可自行消退。必要时可对症处理,如应用降压药、降血糖药;采用低盐、低糖、高蛋白饮食;注意观察低钾症状(如恶心、心悸、肌无力等),必要时采取补钾等措施。

(2) 诱发或加重感染:由于糖皮质激素能降低机体防御能力,本身又无抗菌、抗病毒作用,长期应用可诱发感染或使体内潜在病灶扩散,如结核菌、真菌、病毒等感染。即使在短期大剂量使用时也可能发生。尤其在原有疾病已使抵抗力降低的再生障碍性贫血、白血病、肾病综合征等患者中更易发生。由于糖皮质激素能掩盖感染症状,应提高警惕,及早诊断并采取防治措施,必要时合用有效的抗菌药物。

(3) 诱发或加重消化性溃疡:糖皮质激素能刺激胃酸、胃蛋白酶分泌,抑制胃黏液分泌,降低胃黏膜的抵抗力,故可诱发或加重胃、十二指肠溃疡,甚至出血或穿孔。可与抗酸药或抗胆碱药合用,以减轻或避免此反应。不宜与阿司匹林、吲哚美辛等能引起胃出血的药物合用。此外,少数患者可诱发胰腺炎或脂肪肝。

(4) 心血管系统并发症:长期应用,由于水、钠潴留和血脂升高可引起高血压和动脉粥样硬化。甚至引起高血压性心脏病、脑卒中等。

(5) 骨质疏松、肌肉萎缩、伤口愈合迟缓:与糖皮质激素促进蛋白质分解、抑制其合成,增加钙、磷排泄等有关。骨质疏松多见于儿童、老年人和绝经期妇女,严重者可有自发性骨折。此外,长期应用还可引起骨无菌性缺血坏死。

(6) 其他:糖皮质激素可引起白内障,诱发或加重青光眼;诱发或加重精神失常和癫痫;对孕妇有致畸胎作用;因抑制生长素分泌和造成负氮平衡,可影响儿童生长发育。

2. 长期应用突然停药引起的不良反应

(1) 医源性肾上腺皮质功能不全:由于长期应用大剂量糖皮质激素,反馈性抑制下丘脑-垂体-肾上腺皮质系统,使垂体前叶 ACTH 分泌减少,从而引起肾上腺皮质萎缩和功能不全。一旦突然停药或减药过快,外源性肾上腺皮质激素减少,内源性肾上腺皮质激素又不能立即分泌补足,患者出现肾上腺皮质功能不全症状,表现为恶心、呕吐、乏力、发热、情绪消沉、低血压、低血糖等。尤其当机体处于应激状态时(如感染、创伤、手术等)更易出现,甚至发生肾上腺危象。这种皮质功能不全需 6 个月,甚至 1~2 年方能恢复。

(2) 反跳现象:由于长期用药,患者对糖皮质激素产生了依赖性或病情尚未完全控制,突然停药或减量过快而使原有疾病出现复发或恶化的现象。

(3) 停药症状:久用后突然停药或减量过快,可出现原有疾病没有的症状,如头晕、昏厥倾向、肌肉或关节疼痛、低热、乏力、软弱等。

上述不良反应均由于长期用药后,突然停药或减量过快所致,故长期使用糖皮质激素应注意:①不可突然停药,应逐渐减量;②尽可能采用"隔日疗法";③停药过程中出现上述不良反应时,应立即予以足量的糖皮质激素,待症状控制后再逐渐减量、停药。

【禁忌证】

由于应用糖皮质激素可产生多种不良反应,因此在用药时必须注意禁忌证。当适应证和禁忌证并存时,应全面分析,权衡利弊,慎重决定。糖皮质激素的禁忌证包括:抗菌药物未能控制的感染如病毒、真菌感染等,肾上腺皮质功能亢进症,严重高血压病,动脉硬化,水肿,心、肾功能不全,糖尿病,曾患或现患严重精神病和癫痫,孕妇,活动性消化性溃疡病,新近胃-肠吻合术,骨折、创伤恢复期,角膜溃疡等。

第 2 节 盐皮质激素

盐皮质激素主要有醛固酮（aldosterone）和去氧皮质酮（desoxycortone）。它们能促进肾远曲小管对 Na^+、Cl^- 的重吸收和 H^+、K^+ 的分泌，具有明显的储钠排钾作用，对维持机体正常水与电解质代谢起着重要作用。去氧皮质酮的储钠作用仅为醛固酮 1‰～3‰。临床主要与氢化可的松等糖皮质激素合用作为替代疗法，治疗慢性肾上腺皮质功能减退症。

第 3 节 促皮质素

促皮质素（corticotrophin，ACTH）为垂体前叶分泌的一种含 39 个氨基酸残基的多肽。目前所用的 ACTH 为人工合成品，仅含 24 个氨基酸残基，过敏反应较少。ACTH 口服无效，只能注射给药。其主要作用是促进糖皮质激素的分泌，但只有在皮质功能完好时才能发挥治疗作用。临床主要用于肾上腺皮质疾病的诊断及长期使用糖皮质激素的停药前后，以防止发生皮质功能不全。

思考题

1. 试分析糖皮质激素用于治疗严重感染的利与弊。
2. 试分析糖皮质激素的抗炎作用和抑制免疫作用对人体的影响。
3. 长期使用糖皮质激素的患者突然停药，为什么会引起肾上腺皮质功能减退症？应如何防治？

（郑 志）

第32章 甲状腺激素和抗甲状腺药

 学习目标

1. 掌握硫脲类的药理作用、临床应用和不良反应。
2. 熟悉碘和碘化物、β受体阻断药的抗甲状腺作用与临床应用。
3. 了解甲状腺激素和放射性碘的药理作用与临床应用。

案例

患者,女性,29岁。1年前开始出现消瘦、多汗、怕热,偶伴有头疼、手颤、心慌等症状。甲状腺功能检查显示:FT_3:10.31 pmol/L;TT_3:3.5 nmol/L;FT_4:2.9 nmol/L;TSH:0.01 mU/L。

诊断:原发性甲状腺功能亢进症。

问题:1. 该患者可选用何种药物治疗?
2. 该类药物的主要不良反应有哪些?

甲状腺分泌的甲状腺激素是维持人体正常代谢和生长发育所必需的激素。甲状腺功能低下或亢进,可致体内甲状腺激素水平过低或过高,都会引起各种症状,需要分别应用甲状腺激素制剂或抗甲状腺药物治疗。

第1节 甲状腺激素

甲状腺激素包括甲状腺素(tetraiodothyronine,T_4)和三碘甲状腺原氨酸(triiodothyronine,T_3),临床使用的人工合成药物是左甲状腺素(levothyroxine,T_4)和碘塞罗宁(liothyronine,T_3)。

【甲状腺激素的合成、储存、分泌和调节】

T_3、T_4在体内的合成与储存是在甲状腺球蛋白(TG)上进行的。

1. **碘的摄取** 甲状腺腺泡细胞通过碘泵主动摄取血液循环中的碘化物。
2. **碘(I^-)的活化和酪氨酸碘化** 碘化物在过氧化物酶作用下被氧化成活性碘,后者与 TG 上的酪氨酸结合,生成一碘酪氨酸(MIT)和二碘酪氨酸(DIT)。

3. **耦联** 在过氧化物酶作用下,二分子 DIT 缩合生成 T_4,一分子 MIT 与一分子 DIT 缩合生成 T_3。合成的 T_3、T_4 仍与 TG 结合,储存于腺泡腔内。

4. **释放** 在蛋白水解酶作用下,TG 水解并释放 T_3、T_4 进入血液。

5. **调节** 垂体分泌的促甲状腺激素(TSH)能促进甲状腺细胞增生,促进 T_3、T_4 的合成与分泌。而 TSH 的分泌又受下丘脑促甲状腺激素释放激素(TRH)的调节。此外,血中 T_3、T_4 的浓度对 TSH 有负反馈调节作用。

【药代动力学】

甲状腺激素口服易吸收,T_3 及 T_4 的生物利用度分别为 90%～95% 和 50%～75%,与血浆蛋白结合率均高达 99% 以上。但 T_3 与血浆蛋白的亲和力低于 T_4,血浆中的游离量可达 T_4 的 10 倍。因此,T_3 作用快而强,维持时间短,T_4 则作用慢而弱,维持时间长。一般认为,T_3 是甲状腺激素的活化型,外周组织中 T_4 经 5′-脱碘酶催化,发生脱碘反应,转化为 T_3 而起作用。甲状腺激素主要在肝、肾内代谢脱碘,并与葡萄糖醛酸或硫酸结合而经肾排泄。$t_{1/2}$ 较长,T_3 为 2 天,T_4 为 5 天。

【药理作用】

1. **维持正常生长发育** 甲状腺激素能促进蛋白质的合成及骨骼、中枢神经系统的生长发育,特别是在脑的发育中起决定性作用。若 T_3、T_4 生成不足,可诱发智力低下,身材矮小的呆小病。成年人甲状腺功能不全时则引起黏液性水肿,主要表现为中枢神经兴奋性降低、记忆力减退等。

2. **促进代谢** 甲状腺激素能促进物质氧化,增加氧耗,提高基础代谢率,使产热增多。因此,甲亢患者常有怕热、多汗等症状。

3. **提高交感神经系统的敏感性** 甲状腺激素能促使肾上腺素 β 受体数目增多,提高机体对儿茶酚胺类的敏感性,使心率加快、心肌收缩力增强、心输出量增加以及血压升高等。

【临床应用】

甲状腺激素主要用于甲状腺功能减退的替代治疗。

1. **呆小病(克汀病)** 因甲状腺功能减退始于胎儿或新生儿,若尽早诊治,则发育仍可正常。若治疗过晚,躯体虽可发育正常,但神经系统缺陷不可恢复,智力仍然低下。因此,呆小病应重在预防。治疗越早越好,应从小剂量开始,有效者需终身治疗,并随时调整剂量。

2. **黏液性水肿** 一般采用口服给药,从小剂量开始,逐渐增至足量。但剂量不宜过大,以免增加心脏负担而加重心脏疾病。垂体功能低下者因易发生急性肾上腺皮质功能不全,宜先用糖皮质激素,再用甲状腺激素。黏液性水肿昏迷者须立即大剂量静脉注射 T_3,清醒后改为口服。

3. **单纯性甲状腺肿** 用于补充内源性甲状腺激素的不足,并可抑制 TSH 的过多分泌,以缓解甲状腺组织代偿性增生肥大。常与碘制剂合用。

4. **T_3 抑制试验** 用于摄碘率高患者甲状腺功能的鉴别诊断,以区别单纯性甲状腺肿或甲状腺功能亢进。

5. 抗甲状腺治疗的辅助用药 甲亢患者服用抗甲状腺药时,加服 T_4 可防止因抗甲状腺药过量所致甲状腺功能减退症状的发生和甲状腺的进一步肿大。

【不良反应】

过量可引起甲状腺功能亢进的临床表现,如心悸、多汗、失眠、神经过敏等。老年人和心脏病患者可诱发心绞痛或心肌梗死。一旦出现症状,立即停药,并用 β 受体阻断药对抗。停药 1 周后方可再从小剂量开始应用。

第 2 节 抗甲状腺药

抗甲状腺药是能干扰甲状腺激素的合成与释放,消除或减轻甲状腺功能亢进症状的药物,常用药物有硫脲类、碘和碘化物、放射性碘及 β 受体阻断药等。

一、硫脲类

硫脲类药物可分为两类:①硫氧嘧啶类,常用甲硫氧嘧啶(methylthiouracil)和丙硫氧嘧啶(propylthiouracil);②咪唑类,常用甲巯咪唑(thiamazol,他巴唑)和卡比马唑(carbimazole,甲亢平)。

【药代动力学】

硫氧嘧啶类药物口服后吸收迅速,血浆蛋白结合率约为 75%,体内分布较广,但以甲状腺浓集较多。能通过胎盘,乳汁中浓度也较高。主要在肝内代谢并从肾脏排泄。$t_{1/2}$ 约为 2 h。

甲巯咪唑的体内过程与硫氧嘧啶类药物相似,但不与血浆蛋白结合。$t_{1/2}$ 为 4~14 h,作用维持时间可达 16~24 h。卡比马唑为甲巯咪唑的衍生物,在体内转化为甲巯咪唑才发挥作用,故其起效慢,作用维持时间较长。

【药理作用】

1. 抑制甲状腺激素的合成 硫脲类通过抑制过氧化物酶,阻碍酪氨酸的碘化及缩合,从而抑制甲状腺激素的合成。但对已合成的甲状腺激素无效,须待已合成储存的甲状腺激素消耗后才能见效。一般用药 2~3 周后症状开始减轻,1~2 个月后基础代谢率才恢复正常。

2. 抑制外周组织 T_4 转化为 T_3 丙硫氧嘧啶可抑制外周组织内 T_4 脱碘转化为 T_3 的过程,显效比其他硫脲类快,故更适用于甲状腺危象的辅助治疗。

3. 免疫抑制作用 硫脲类药物有免疫抑制作用,能轻度抑制免疫球蛋白的生成,使血液循环中甲状腺刺激性免疫球蛋白下降,故对病因也有一定的治疗作用,因为一般认为甲亢的发病与自身免疫机制异常有关。

【临床应用】

1. 甲亢的内科治疗 适用于轻症和不宜手术或放射性碘治疗的中、重度患者,亦可作为放射性碘治疗的辅助治疗。

2. 甲状腺手术前准备 甲状腺次全切除手术前,先用硫脲类药物,使甲状腺功能控制到正常或接近正常,以减少麻醉和手术后并发症,防止术后发生甲状腺危象。但用药后因血液中 T_3、T_4 水平显著降低,反馈性增加 TSH 分泌,致使甲状腺腺体和血管增生,甲状腺增大、充血。故在术前2周加服大剂量碘剂,使腺体缩小、坚实变硬,减少充血,以利于减少术中及术后出血。

3. 甲状腺危象的辅助治疗 甲亢患者在手术、外伤、感染、情绪激动等应激诱因作用下,导致大量甲状腺激素突然释放入血,发生高热、虚脱、心力衰竭、肺水肿、水和电解质紊乱等,严重者可致死,称为甲状腺危象。此时应立即给予大剂量碘剂以阻止甲状腺激素释放,同时应用大剂量硫脲类(首选丙硫氧嘧啶)作为辅助治疗,以阻断甲状腺激素的合成。

【不良反应】

1. **过敏反应** 最为常见,表现为瘙痒、皮疹和药热等。一般无需停药也可自行消退。
2. **胃肠道反应** 常见有厌食、呕吐、腹痛及腹泻等,严重者可出现黄疸和中毒性肝炎。
3. **血液系统异常** 为硫脲类药物的严重不良反应。较为多见的是轻度白细胞减少,严重的是粒细胞缺乏症,偶可发生再生障碍性贫血。因此,在治疗期间应定期检查血象,若出现发热、咽痛等症状应立即停药并做相应检查。
4. **甲状腺肿及甲状腺功能减退** 长期用药可使血液中甲状腺激素水平降低,使 TSH 分泌增多而引起腺体增大、充血,诱发甲状腺功能减退。近年来发病率有增高趋势,一般多不严重,及时发现并停药可恢复。

二、碘和碘化物

碘(iodine)和碘化物(iodide)是治疗甲状腺疾病最古老的药物,临床常用复方碘溶液(卢戈液),含碘 5%,碘化钾 10%。

【药理作用与临床应用】

不同剂量的碘化物对甲状腺功能产生不同的作用,临床应用亦不相同。

1. **小剂量碘** 作为合成甲状腺激素的原料,参与甲状腺激素的合成。主要用于防治单纯性甲状腺肿,早期患者疗效较好。
2. **大剂量碘** 具有抗甲状腺作用,主要通过抑制蛋白水解酶,从而抑制甲状腺激素的释放。此外,还可减少甲状腺激素的合成,并拮抗 TSH 促进甲状腺增生的作用,使腺体缩小变韧,血管减少。作用快而强,用药后 1~2 天起效,10~15 天达最大效应。但连续用药约2周后,抑制激素合成的效应消失,甲亢症状又可复发。临床主要用于:①甲状腺危象的治疗,采用静脉给药或口服复方碘溶液,其抗甲状腺作用迅速,并在2周内逐渐停用,需同时配合使用硫脲类药物;②甲亢手术前准备,一般于术前2周给予复方碘溶液,使腺体缩小变韧,血管减少,以利于手术进行,并减少出血。

【不良反应】

1. **变态反应** 可于用药后立即或数小时后发生,主要表现为血管神经性水肿、上呼吸道水肿及严重的喉头水肿。一般停药后可自行消退,必要时可采取抗过敏措施。

2. 慢性碘中毒 表现为口腔及咽喉部烧灼感、唾液分泌增多、金属味等。

3. 诱发甲状腺功能紊乱 长期服用可诱发甲亢;也可诱发甲状腺功能减退或甲状腺肿。碘还可进入乳汁并通过胎盘引起新生儿甲状腺肿,故孕妇及哺乳期妇女应慎用。

三、放射性碘

临床应用的是 ^{131}I,其 $t_{1/2}$ 为 8 天。^{131}I 被甲状腺摄取后,可在甲状腺中产生 β 射线和 γ 射线。其中 β 射线(占 99%)射程仅为 2 mm,其辐射作用只限于甲状腺内,能破坏甲状腺实质,临床用于治疗甲亢。γ 射线(占 1%)穿透力强,可在体外测得,临床用作甲状腺功能检查。

四、β 肾上腺素受体阻断药

β 肾上腺素受体阻断药如普萘洛尔等,可作为治疗甲亢及甲状腺危象的辅助药物。主要通过阻断 β 受体作用,改善甲亢所产生的交感神经系统过度兴奋症状。此外还能抑制外周 T_4 转变为 T_3。作用迅速,且不干扰硫脲类药物对甲状腺的作用。临床常与硫脲类合用治疗甲亢、甲状腺危象及甲状腺手术前准备。

思考题

1. 试述不同剂量的碘剂对甲状腺的作用及其临床应用。
2. 甲状腺功能亢进手术前如何进行药物准备?
3. 甲状腺危象应选用哪些药物治疗?它们的用药原理是什么?

(郑 志)

第33章 降血糖药

 学习目标

1. 掌握胰岛素的药理作用、临床应用和主要不良反应。
2. 熟悉各类口服降血糖药的降血糖作用、临床应用和主要不良反应。
3. 了解胰岛素制剂的分类及其特点。

案例

患者,女性,20岁。4年前诊断为"1型糖尿病",使用门冬胰岛素30 U,早、晚餐前皮下注射治疗。10天前患者未遵循医嘱停用胰岛素;4天前出现腹泻,伴恶心、呕吐,无腹痛、发热;2天前出现腹痛、气短。入院前1天傍晚患者出现烦躁、嗜睡症状,后出现意识障碍。凌晨急诊入院。

检查:血气分析主要结果:pH6.997,$[HCO_3^-]$2.1 mmol/L;血糖:29 mmol/L;尿常规结果:尿酮体(++),葡萄糖(+++)。

诊断:1型糖尿病,糖尿病酮症酸中毒。

问题:1. 患者发生酮症酸中毒的主要原因有哪些?
2. 对该患者的治疗措施有哪些?

糖尿病是一组由遗传和环境因素互相作用引起的,以胰岛素分泌相对或绝对不足以及靶细胞对胰岛素敏感性降低为发病基础的,以糖、脂肪、蛋白质、水和电解质代谢紊乱为特征的慢性疾病。高血糖是糖尿病的主要指标。糖尿病可分为胰岛素依赖型糖尿病(IDDM,1型糖尿病)和非胰岛素依赖型糖尿病(NIDDM,2型糖尿病)。其中,2型糖尿病占患者总数的90%以上。药物治疗糖尿病的目的主要是控制血糖水平、纠正代谢紊乱,消除糖尿病症状,防止和减少并发症。临床常用药物为胰岛素和口服降血糖药。

第1节 胰 岛 素

胰岛素(insulin)是一种由胰岛B细胞合成、分泌的多肽类激素,药用胰岛素品种有以下几类。①动物胰岛素:由猪、牛胰腺提取所得,虽不直接妨碍在人体发挥作用,但具有一定的抗原性,可引起变态反应;②人胰岛素:通过 DNA 重组技术直接合成或将猪胰岛素改造成人胰岛素;③人胰岛素类似物:通过重组 DNA 技术对人胰岛素的氨基酸序列进行修饰获得的,具有与人胰岛素相同的生物活性,如赖脯胰岛素、门冬胰岛素和甘精胰岛素等。

【药代动力学】

口服易被消化酶破坏,故需注射给药。皮下注射吸收快,与血浆蛋白结合率<10%,起效迅速,主要经肝、肾灭活,$t_{1/2}$ 短,但作用可维持数小时。严重肝、肾功能不良者可影响其灭活。

胰岛素剂型除临床常用的注射制剂外,还有一些新剂型,如已在临床使用的胰岛素泵、吸入型胰岛素,以及正在研制中的经鼻和口服胰岛素。临床常用胰岛素注射制剂的分类及其特点见表 6-33-1。

表 6-33-1 胰岛素注射制剂分类及其特点

分类	药物	注射途径	给药时间	起效时间	作用高峰时间(h)	作用维持时间(h)
超短效	赖脯胰岛素 (lispro insulin)	皮下	进餐前 15 min	5~15 min	0.5~1	2~4
	门冬胰岛素 (aspart insulin)	皮下	进餐前 10 min	5~15 min	1~2	3~5
短效	正规胰岛素 (regular insulin)	静脉 皮下	急救 早、午、晚餐前 15~30 min	立刻 30~60min	0.5 2~4	2 6~8
中效	低精蛋白锌胰岛素 (isophane insulin)	皮下	早、晚餐前 30~60min	2~4 h	6~12	14~24
	珠蛋白锌胰岛素 (gloin zinc insulin)	皮下	早、晚餐前 30~60min	2~4 h	6~10	12~18
长效	精蛋白锌胰岛素 (protamine zinc insulin)	皮下	早餐前 30~60 min	3~4 h	14~20	24~36
	甘精胰岛素 (insulin glargine)	皮下	每日傍晚 1 次	1~2 h	2~4	18~24

某些患者需要混合使用短、中效胰岛素,可应用预混胰岛素制剂。目前,临床上常用的预混胰岛素主要有预混 30R(含 30% 人胰岛素和 70% 低精蛋白锌胰岛素混悬液)和预混 50R(含 50% 人胰岛素和 50% 低精蛋白锌胰岛素混悬液)。其作用相当于短效和中效胰岛素的叠加,后者控制餐后高血糖作用相对较强。

【药理作用】

1. 糖代谢 促进葡萄糖的摄取,加速葡萄糖的有氧氧化和无氧酵解,促进糖原的合成和储存;抑制糖原的分解与糖异生。总之,使血糖的利用增加而来源减少,从而降低血糖。

2. **脂肪代谢** 促进脂肪合成并抑制其分解,从而减少游离脂肪酸和酮体的生成,增加脂肪酸的转运,使其利用增加。

3. **蛋白质代谢** 增加氨基酸的转运,促进蛋白质、核酸的合成,抑制蛋白质的分解。并与生长激素有协同作用。

4. **促进 K^+ 转运** 激活 Na^+-K^+-ATP 酶,促进 K^+ 内流,增高细胞内 K^+ 浓度。

【临床应用】

1. **糖尿病** 胰岛素对胰岛素缺乏的各型糖尿病均有效。主要用于:①1 型糖尿病,为治疗该型糖尿病的重要药物;②经饮食控制或口服降糖药治疗,血糖未获良好控制的 2 型糖尿病;③糖尿病伴急性或严重并发症者,如酮症酸中毒、非酮症性高渗性昏迷及乳酸性酸中毒;④合并有严重感染、高热、创伤、手术及妊娠的各型糖尿病;⑤怀孕期间发生妊娠糖尿病且饮食控制无效者;⑥坏死性胰腺炎、全胰腺切除引起的继发性糖尿病。

2. **细胞内缺钾** 与氯化钾、葡萄糖制成极化液,用于防治心肌梗死时的心律失常以及高钾血症的紧急救治。

【不良反应】

1. **低血糖反应** 是最常见、最重要的不良反应。多为胰岛素用量过大,或运动过多,或未按时进食所致。速效制剂可引起饥饿感、出汗、心跳加快、震颤等交感神经兴奋症状,严重者可出现昏迷、惊厥、休克及脑损伤,甚至死亡。中、长效制剂则多出现头痛、精神或情绪改变等中枢神经功能障碍症状。一旦出现上述症状,应立即进食或饮用糖水,严重者应立即静脉注射 50% 葡萄糖。低血糖性昏迷必须与酮症酸中毒性昏迷及高渗性糖尿病性昏迷相鉴别。

2. **变态反应** 常见于使用动物胰岛素者。多为轻微的皮肤反应,少数有血管神经性水肿,偶有过敏性休克。可使用抗组胺药或糖皮质激素对抗,必要时可换用高纯度制剂或人胰岛素。

3. **胰岛素抵抗** 糖尿病患者应用正常或高于正常剂量的胰岛素而仅引起低于正常的生物效应,称为"胰岛素抵抗"。急性抵抗常由于并发感染、创伤、手术等应激状态所致,此时应采取对因治疗,消除诱因,并在短时内增加胰岛素剂量。慢性抵抗产生原因较复杂,主要有:体内生成抗胰岛素受体抗体、体内拮抗胰岛素物质增多、胰岛素受体数目减少或亲和力减小等。此时可换用其他制剂,并适当调整剂量。

4. **局部反应** 皮下注射可见红肿、硬结、皮下脂肪萎缩等,女性多于男性。改用人胰岛素可减轻反应;为减少组织的损伤,注射部位应经常更换。

第 2 节 口服降血糖药

除胰岛素外,可供口服、能促进人体组织对葡萄糖摄取和利用、降低血糖的药物称为口服降血糖药。目前临床常用的口服降血糖药分为如下。①胰岛素促分泌药:包括磺酰脲类和非磺酰脲类；②双胍类；③α-葡萄糖苷酶抑制剂；④胰岛素增敏剂。这些药物具有口服方便的优点，但起效较慢、作用较弱，不能完全替代胰岛素，临床主要用于治疗轻、中度2型糖尿病及与胰岛素联合应用治疗1型糖尿病。

随着糖尿病基础研究的突破，新型降血糖药的研究不断深入，并取得了重要进展。最近相继有一些新型降血糖药上市，为糖尿病患者的治疗提供了更多的用药选择。如具有胰岛素增敏作用的脂肪酸代谢干扰剂依托莫司（etomoxir），对1、2型糖尿病均有疗效。具有促进胰岛素分泌作用的注射用长效胰高血糖素样肽-1受体激动剂依克那肽（exenatide）和口服用二肽基肽酶抑制剂磷酸西他列汀（sitagliptin phosphate），对2型糖尿病有一定的疗效。胰淀粉样多肽类似物醋酸普兰林肽（pramlintide acetate），是继胰岛素后第2个获准用于治疗1型糖尿病的药物。此外，醛糖还原酶抑制剂依帕司他（epalrestat）可用于预防和治疗糖尿病并发的末梢神经病变。

一、胰岛素促分泌药

（一）磺酰脲类

第1代的磺酰脲类药物有甲苯磺丁脲（tolbutamide，D_{860}）、氯磺丙脲（chlorpropamide）。20世纪70年代问世的第2代磺酰脲类药物包括格列本脲（glibenclamide，优降糖）、格列吡嗪（glipizide，瑞易宁）等，其降血糖作用较第1代药物强数十至上百倍，且不良反应少而轻，故临床应用广泛。20世纪90年代中期上市的格列齐特（gliclazide，达美康）、格列美脲（glimepiride）的降血糖活性更为突出，并有胰岛素增敏作用，用量小，发生低血糖反应少，并且具有改变血小板功能的作用，被称为第3代新的磺酰脲类降糖药，尤其适用于一般磺酰脲类不能控制的2型糖尿病。

【药代动力学】

口服吸收迅速而完全，食物与高血糖可抑制其吸收；血浆蛋白结合率均很高。除氯磺丙脲相当部分以原形直接由肾排泄外，其他药物在肝中氧化后经肾脏排泄。甲苯磺丁脲作用弱，维持时间最短；氯磺丙脲 $t_{1/2}$ 最长，排泄慢，每天仅需给药1次；第2、3代药物作用较强，可维持6～15 h，每天只需给药1～2次。

【药理作用】

1. 降血糖作用　对正常人和胰腺功能尚存的糖尿病患者均有降血糖作用，对1型糖尿病和胰腺切除的动物无效。其作用原理：①刺激胰岛B细胞释放胰岛素；②增加靶细胞上胰岛素受体的数目和亲和力，提高靶细胞对胰岛素的敏感性；③减少胰高血糖素的分泌；④抑制肝脏释放葡萄糖进入血液；⑤促进肌肉对葡萄糖的摄取与利用。

2. 抗利尿作用　氯磺丙脲、格列本脲能促进抗利尿激素分泌并增强其作用，减少水的排泄，产生抗利尿作用。

3. 对凝血功能的影响　是第3代磺酰脲类药物的特点，能减弱血小板黏附力，刺激纤溶酶原的合成，降低微血管对血管活性胺类的敏感性。对预防和减轻糖尿病患者微血管并发症有一定的作用。

【临床应用】

1. **糖尿病**　适用于：①胰腺功能尚存的 2 型糖尿病且单用饮食控制无效者；②对胰岛素产生抵抗者，用后可减少胰岛素用量。

2. **尿崩症**　只用氯磺丙脲，可明显减少患者的尿量。

【不良反应】

1. **胃肠道反应**　常见有胃肠不适、恶心、呕吐、腹痛、腹泻等。

2. **变态反应**　可引起皮肤过敏、白细胞减少、胆汁郁积性黄疸及肝损害。对磺胺类药物过敏者不宜应用。

3. **低血糖**　药物过量可发生较严重的持久性低血糖，老年人和肝肾功能减退患者易发生。第 2、3 代药物较少引起低血糖。

4. **中枢神经系统症状**　大剂量氯磺丙脲可引起精神错乱、嗜睡、眩晕和共济失调等。

（二）非磺酰脲类

近年来已研制出几个与磺酰胺类结构不同，具有促胰岛素分泌作用的药物，该类药物的最大特点是可以模拟胰岛素的生理性分泌，因此可有效地控制餐后高血糖。因其对改善餐后高血糖非常有效，又称"餐时血糖调节剂"

瑞格列奈（repaglinide）

瑞格列奈的药理作用与磺酰脲类相似，可刺激胰腺释放胰岛素，其作用快于磺酰脲类，可以与食物同时服用，故餐后降血糖作用较快。其作用机制可能是通过与胰岛 B 细胞膜上的特异性受体结合，阻滞钾通道，细胞膜去极化，开放钙通道，增加 Ca^{2+} 内流，促进胰岛素分泌。

临床主要用于治疗运动锻炼及饮食控制不能有效控制血糖的 2 型糖尿病，适用于胰腺尚有一定分泌胰岛素功能的患者。老年糖尿病患者及糖尿病肾病患者均可应用。对磺酰脲类药物过敏者亦可使用。

常见的不良反应有低血糖、腹泻等，一般较轻微而短暂。偶有皮肤变态反应、轻度和暂时性肝酶指标升高。

那格列奈（nateglinide）

那格列奈对胰岛 B 细胞的作用更迅速，持续时间更短，对葡萄糖浓度更为敏感而易于见效。由于总胰岛素释放减少，使餐后葡萄糖波动减弱，诱发低血糖的危险更小。可单独用于治疗经运动锻炼、饮食控制和二甲双胍不能有效控制血糖的 2 型糖尿病。但不适用于对磺酰脲类药物治疗不理想的糖尿病。

二、双胍类

临床常用的有二甲双胍（metformin，甲福明）和苯乙双胍（phenformin，苯乙福明）。

后者因引起明显的乳酸性酸血症等严重不良反应,许多国家已停止使用。

二甲双胍(metformin)

【药理作用】

糖尿病患者用药后血糖可较明显地降低,对胰腺功能完全丧失的糖尿病仍有效,但对正常人无降血糖作用。其作用机制可能是:①促进周围组织中葡萄糖的无氧酵解;②增加组织对葡萄糖的摄取和利用;③减少肝内糖异生,降低肝糖输出;④抑制或延缓葡萄糖在胃肠道的吸收;⑤增强胰岛素的作用;⑥拮抗胰高血糖素的作用。

此外,二甲双胍还有降低三酰甘油、胆固醇、低密度脂蛋白和极低密度脂蛋白的作用。

【临床应用】

主要用于单纯饮食控制无效的轻、中度2型糖尿病患者,尤其适用于胰岛素抵抗的肥胖者。对磺酰脲类治疗失败者也可使用。目前很多国家和国际组织制定的《糖尿病指南》中推荐二甲双胍为超重和肥胖性2型糖尿病患者控制高血糖的一线药物。

【不良反应】

1. **胃肠道反应**　常见有食欲不振、恶心、呕吐、口苦、金属味、腹泻等。减量或停药后即消失。

2. **酮尿或乳酸性酸中毒**　双胍类药物增强糖的无氧酵解,产生乳酸。二甲双胍虽然作用弱,发生率较低,仍需严格遵循使用方法及注意事项。

三、α-葡萄糖苷酶抑制剂

为一类新型口服降血糖药,目前使用的药物有阿卡波糖(acarbose)和伏格列波糖(voglibose)。其降血糖机制是:在小肠竞争性抑制α-葡萄糖苷酶,使寡糖分解成葡萄糖的速度减慢,造成肠道葡萄糖吸收减缓,从而降低餐后高血糖水平,达到降低血糖的作用。

临床适用于糖尿病餐后高血糖,既可单独使用又可与其他降血糖药物合用治疗2型糖尿病,也可与胰岛素配合用于1型糖尿病。

常见不良反应为腹胀、肠鸣音亢进、排气增多等,偶有腹泻、绞痛和肠梗阻。与其他降血糖药物合用或饮食控制过于严格者,易发生低血糖反应。

四、胰岛素增敏剂

胰岛素抵抗和胰岛B细胞功能受损是引起2型糖尿病的主要病理生理机制,也是目前糖尿病治疗面临的两大难题。胰岛素增敏剂可提高机体细胞对胰岛素的敏感性而直接减轻胰岛素抵抗,对2型糖尿病及其心血管并发症均有明显疗效。临床目前常用的是罗格利酮(rosiglitazone)、吡格列酮(pioglitazone)等噻唑烷二酮类药物。

【药理作用】

1. **降低血糖**　增加骨骼肌、肝脏、脂肪组织细胞对胰岛素的敏感性而降低胰岛素抵抗,可明显降低空腹和餐后的血糖水平。

2. 改善脂肪代谢紊乱　显著降低 2 型糖尿病患者血浆中的三酰甘油和游离脂肪酸的水平,增加总胆固醇和高密度脂蛋白水平。

3. 改善胰腺功能　增加胰腺中胰岛面积、密度和胰岛素的含量,但对胰岛素的正常分泌无影响,可减少胰岛细胞死亡,阻止胰岛 B 细胞的衰退。

4. 防治 2 型糖尿病的血管并发症　抑制血小板聚集、炎症反应和内皮细胞的增生,具有抗动脉粥样硬化作用。还可延缓蛋白尿的发生,使肾小球的病理改变明显减轻。

【临床应用】

主要用于治疗 2 型糖尿病和胰岛素抵抗的糖尿病。

【不良反应】

单独应用时很少引起低血糖。常见的不良反应有嗜睡、肌肉和骨骼痛、头痛、消化道症状等。此外,还可引起水肿和轻度贫血。

思考题

1. 胰岛素的不良反应有哪些? 如何防治?
2. 试述口服降血糖药物的分类与作用原理。
3. 比较磺酰脲类与双胍类药物的降血糖作用特点与临床应用。

（郑　志）

第34章 性激素类药和避孕药

学习目标

1. 熟悉避孕药的药理作用、临床应用和不良反应。
2. 了解雌激素、孕激素、雄激素及同化激素的药理作用、临床应用和不良反应。

案例

患者,女性,42岁。因月经过多于半月前开始服用复方去氧孕烯片(妈富隆),1周前发现左下肢疼痛,行走时加重,因工作繁忙未就诊。之后出现左下肢肿胀,停用妈富隆后未见显著改善,遂来医院就诊。
诊断:左下肢深静脉血栓形成。
问题:为什么服用避孕药会引起静脉血栓?

性激素(sex hormones)为性腺分泌的激素,包括雄激素、雌激素和孕激素,临床应用的是其人工合成品及其衍生物。目前常用的避孕药(contraceptives)为女用避孕药,大多数属于雌激素和孕激素的复合制剂。

第1节 雄激素类药和同化激素类药

一、雄激素类药

天然雄激素睾酮(testosterone,睾丸素)主要由男性睾丸分泌,肾上腺皮质、女性卵巢和胎盘也有少量分泌。临床常用人工合成的睾酮及其衍生物,如丙酸睾酮(testosterone propionate)、十一酸睾酮(testosterone undecanoate)等。

【药理作用】

1. 生殖系统作用 促进男性性器官与副性器官的发育和成熟,促进男性第二性征的形成。大剂量可反馈性抑制腺垂体前叶释放促性腺激素,减少女性雌激素分泌,并有直接抗雌激素作用。对男性则可抑制睾丸雄激素合成和精子生成。

2. **同化作用** 明显促进蛋白质合成(同化作用),抑制蛋白质分解(异化作用),从而使肌肉增长,体重增加。可减少尿素的排泄,同时促进肾小管对钙、磷的再吸收,有助于骨骼生长。

3. **骨髓造血功能** 骨髓造血功能低下时,较大剂量的雄激素可促进肾脏分泌和促红细胞生成素,并能直接刺激骨髓造血功能,使红细胞、粒细胞和血小板数目增加。

4. **免疫增强作用** 增强机体免疫功能和巨噬细胞吞噬功能,具有一定的抗感染能力,并且具有糖皮质激素样抗炎作用。

5. **心血管系统作用** 调节凝血和纤溶过程;影响脂质代谢,降低胆固醇;抑制高胰岛素血症、高血糖和代谢综合征的发生;舒张血管平滑肌细胞,降低血管张力。

【临床应用】

主要用于无睾症(两侧睾丸先天或后天缺损)、类无睾症(睾丸功能不足)、男性性功能低下的替代治疗,也可用于治疗功能性子宫出血、绝经后晚期乳腺癌及卵巢癌,以及再生障碍性贫血或其他贫血。此外,小剂量的雄激素还可用于各种慢性消耗性疾病、放射治疗、肿瘤化学治疗及烧伤等严重损伤机体情况下的治疗。

【不良反应】

女性患者长期使用可引起男性化现象,尤其青春期前的儿童最为明显。男性患者可出现性欲亢进,少数出现女性化如乳房肿大。成年男性大剂量应用可引起精子减少或无精症、前列腺增生或加速前列腺癌生长。肝肾功能不全、高血压和心力衰竭患者慎用;孕妇及前列腺癌患者禁用。

二、同化激素类药

雄激素虽有较强的同化作用,但用于女性或非性腺功能不全的男性,常可出现女性男性化现象等雄激素样作用,故临床应用受到一定限制。同化激素(anabolic hormone)为一类人工合成的同化作用较强、雄激素样作用较弱的睾酮衍生物,常用的有苯丙酸诺龙(nandrolone phenylpropionate)、羟甲烯龙(oxymetholone)、癸酸诺龙(nandrolone decanonate)和司坦唑醇(stanozolol)。

同化激素临床主要用于治疗蛋白质同化或吸收不良、分解亢进或损失过多等,如严重烧伤、手术后恢复期、营养不良、慢性消耗性疾病、老年性骨质疏松及恶性肿瘤晚期等,用药时应同时增加食物中的能量与蛋白质成分。此外,还用于治疗难治性细胞生成障碍性贫血以及严重骨质疏松症的辅助治疗。

长期应用可引起水、钠潴留及女性轻微男性化现象,偶有胆汁郁积性黄疸。肾炎、心力衰竭和肝功能不全者慎用;高血压、孕妇和前列腺癌患者禁用。

第 2 节 雌激素类药和抗雌激素类药

一、雌激素类药

天然雌激素主要是雌二醇(estradiol),临床常用的是人工合成药物己烯雌酚

(diethylstilbestrol)、炔雌醇(ethinyl estradiol)、炔雌醚(quinestrol)等。

【药理作用】

1. 对生殖系统的作用

(1) 生理剂量：对未成年女性可促进女性性器官的发育和成熟，并维持女性第二性征；对成年女性除保持女性第二性征外，与孕激素共同形成月经周期；刺激阴道上皮增生，浅表细胞发生角化，并提高子宫平滑肌对缩宫素的敏感性。

(2) 较大剂量：反馈性抑制促性腺激素的分泌，从而抑制排卵；抑制催乳素对乳腺的刺激作用，减少乳汁分泌；并具有抗雄激素作用。

2. 对代谢的影响　可降低血清胆固醇和低密度脂蛋白，升高高密度脂蛋白；具有轻度水、钠潴留作用，使血压升高；增加骨骼的钙盐沉积，促进骨骺闭合；此外，还具有促进血液凝固作用。

【临床应用】

1. **替代疗法**　常用于治疗卵巢功能不全、双侧卵巢切除术后、萎缩性阴道炎、外阴干结症、围绝经期综合征等。

2. **功能性子宫出血**　雌激素可促进子宫内膜增生，修复出血创面而止血。

3. **乳房胀痛及回乳**　部分妇女停止授乳后，乳汁继续分泌而致乳房胀痛，大剂量雌激素能干扰催乳素对乳腺的刺激作用，使乳汁分泌减少而退乳消痛。

4. **绝经后乳腺癌**　雌激素可缓解绝经后 5 年以上的晚期乳腺癌不宜手术患者的症状，缓解率为 40%。但绝经前乳腺癌患者禁用。

5. **前列腺癌**　大剂量雌激素可抑制垂体分泌促性腺激素，使睾丸萎缩及雄激素分泌减少，同时雌激素又具有抗雄激素作用，可明显改善症状，减轻疼痛。

6. **骨质疏松症**　对绝经后和老年性骨质疏松症有一定疗效。

7. **避孕**　详见本章第 4 节。

8. **其他**　小剂量雌激素对阿尔茨海默症有一定的治疗作用，另外还可用于治疗痤疮。

【不良反应】

1. 常见恶心、呕吐、厌食及头昏等，早晨较多见。宜从小剂量开始，逐渐增加剂量，以减轻症状。

2. 长期大剂量应用可引起子宫内膜过度增生及子宫出血，增加子宫癌的发病率。

3. 妊娠期间应用雌激素可能导致胎儿畸形，故妊娠期不宜使用。

4. 大剂量可引起水、钠潴留而导致水肿；肝功能减退者可致胆汁淤积性黄疸。高血压、肝功能减退及子宫出血倾向患者禁用或慎用。

二、抗雌激素类药

本类药物竞争性阻断雌激素受体，从而抑制或减弱雌激素的作用。目前临床应用的药物有：他莫昔芬(tamoxifen)、雷洛昔芬(raloxifen)和氯米芬(clomifen)等。

他莫昔芬(tamoxifen)具有较强的抗雌激素作用和较弱的雌激素活性。临床作为乳腺癌激素治疗的一线药物,主要用于绝经后妇女晚期乳腺癌、女性转移性乳腺癌的治疗,以及乳腺癌广泛切除后预防复发。此外,也可用于治疗骨质疏松。

氯米芬(clomifen)具有中等强度的抗雌激素作用和较弱的雌激素活性。临床用于治疗无排卵或少排卵的功能性不孕症、黄体功能不足引起的功能性子宫出血、晚期乳腺癌,以及长期应用避孕药后发生的闭经等。

雷洛昔芬(raloxifen)与不同组织的雌激素受体亲和力不同,对乳腺和子宫内膜上的雌激素受体没有作用,但能特异性地拮抗骨组织中的雌激素受体而发挥作用。目前仅被批准用于预防和治疗绝经后妇女的骨质疏松症,降低椎体骨折率。

第3节 孕激素类药和抗孕激素类药

一、孕激素类药

孕激素可分为天然孕激素和人工合成孕激素两类。黄体酮(progesterone,孕酮)属于天然孕激素,是由卵巢的黄体细胞分泌;人工合成孕激素包括甲羟孕酮(medroxyprogesterone acetate,安宫黄体酮)、甲地孕酮(megestrol)和炔诺酮(norethisterone)等。

【药理作用】

1. **生殖系统作用** 在月经周期后期,促使子宫内膜由增生期转为分泌期,有利于受精卵的着床和胚胎发育;与缩宫素竞争受体,降低子宫对缩宫素的敏感性,抑制子宫收缩而起到保胎作用;大剂量可抑制垂体黄体生成素的分泌,从而抑制卵巢排卵过程。

2. **影响代谢** 产生竞争性对抗醛固酮的作用,促进 Na^+、Cl^- 和水的排泄;增加低密度脂蛋白,对高密度脂蛋白几乎没有影响;促进蛋白质分解,增加尿素氮的排泄。

3. **升高体温** 影响下丘脑体温调节中枢,使月经周期的黄体相基础体温轻度升高。

【临床应用】

用于功能性子宫出血、子宫内膜异位症、痛经、先兆流产和习惯性流产等。与雌激素联合序贯用药,可形成人工月经周期。单独或与雌激素联合用于避孕。此外,还可用于治疗子宫内膜癌、前列腺增生和前列腺癌。

【不良反应】

较少见,偶见恶心、呕吐、头晕及乳房胀痛等。大剂量黄体酮可引起胎儿生殖器畸形。大剂量应用炔诺酮类可引起女性胎儿男性化、肝功能障碍等。

二、抗孕激素类药

抗孕激素类药是指能干扰孕酮的合成与代谢,或阻断孕酮作用的药物。包括:①孕酮受体阻断药,如米非司酮(mifepristone)和孕三烯酮(gestrinone);②3β-羟甾醇脱氢酶抑制剂,如曲洛司坦(trilostane)和阿扎斯丁(azastene)。

米非司酮(mifepristone)几乎无孕激素活性,是孕激素受体阻断药,具有抗孕激素和抗皮质激素的活性,同时还具有较弱的雄激素样活性作用。米非司酮可以对抗黄体酮对子宫内膜的作用,具有抗着床作用,此外还具有抗早孕作用。临床主要用于抗早孕、房事后避孕和诱导分娩。

第4节 避 孕 药

避孕药(contraceptives)是指阻碍受孕或防止妊娠的一类药物。避孕药的应用是计划生育的一项重要措施,也是目前一种安全、有效、使用方便的较为理想的避孕方法。现有的避孕药大部分是女用避孕药。根据作用环节不同,可分为:①主要抑制排卵的避孕药,由不同类型的雌激素和孕激素配伍组成;②抗着床避孕药,主要为较大剂量的孕激素;③阻碍受精的避孕药,常用低剂量孕激素、外用杀精子药如壬苯醇醚(nonoxinol)、绝育药如酚碘氯胶;④抗早孕药,主要影响子宫和胎盘的功能,如抗孕激素类药米非司酮和前列腺素类的米索前列醇(misoprostol)等。男用避孕药的研究和使用进展缓慢,目前临床尚无满意的药物。

一、主要抑制排卵的药物

本类药物是目前常用的口服避孕药,由不同类型的雌激素和孕激素配伍组成。

【药理作用】

1. 抑制排卵 外源性雌激素通过负反馈机制抑制下丘脑促性腺激素释放激素的释放,从而减少垂体促卵泡激素的分泌,使卵泡的生长成熟过程受阻;孕激素同样通过负反馈机制抑制垂体黄体生成激素的释放,两者协同作用而抑制排卵。

2. 抗着床 孕激素具有抗雌激素作用,可抑制子宫内膜正常增殖,使子宫内膜变薄、腺体减少,不利于受精卵的着床。

3. 改变宫颈黏液的理化性质 孕激素可抑制宫颈腺体的分泌,使宫颈黏液量减少、黏稠、混浊,不利于精子穿透进入子宫。

4. 其他 影响子宫和输卵管平滑肌的正常活动,使受精卵不能适时被输送至子宫;抑制黄体内类固醇激素的生物合成。

【临床应用】

1. 短效口服避孕药 由炔雌醇与不同孕激素组成,有单相片和三相片两类。

(1) 单相片:于月经第5天开始,每日1片,连服22天,停药后3~7天发生撤退性出血,形成人工月经周期,于月经来潮的第5天再服下一周期的药物。偶有漏服,于24 h内补服1片。第1代药物有复方炔诺酮片(口服避孕片Ⅰ号)、复方甲地孕酮片(口服避孕片Ⅱ号)等。新一代药物(含第3代孕激素)包括炔雌醇环丙孕酮片(达英-35)、复方去氧孕烯片(妈富隆)及曲螺酮炔雌醇片(优思敏)等。

(2) 三相片:近年来研制的具有模拟正常月经周期中内分泌变化的药物,每个服药周期摄入的雌激素、孕激素量降低,使长期用药更为安全。如左炔诺孕酮炔雌醇片的应用方法：于月经第 5 天开始服用第一相片,每日 1 片,共 6 天;第 11 天起服第二相片,每日 1 片,共 5 天;第 16 天起服第三相片,每天 1 片,共 10 天。

2. **长效口服避孕药** 由长效雌激素炔雌醚与孕激素类药物炔诺孕酮或氯地孕酮配伍而成的复方制剂。于月经当天算起,第 5 天服 1 片,最初两次间隔 20 天服 1 片,之后以第 2 次服药日为每月的服药日,每月服 1 片。

3. **长效注射避孕药** 有复方己酸孕酮注射液(避孕针Ⅰ号)、复方甲地孕酮注射液和复方庚酸炔诺酮注射液等。第 1 次在月经周期的第 5 天深部肌内注射 2 支,以后每隔 28 天或于每个月经周期的第 11～12 天注射 1 支。按期给药,不能间断。

【不良反应】

1. **类早孕反应** 少数妇女于用药初期可出现恶心、呕吐、困倦、头晕及食欲减退等,一般坚持用药 2～3 个月后反应可减轻或消失。

2. **子宫不规则出血** 多见于用药后最初的几个周期,可加服炔雌醇。

3. **闭经** 有 1‰～2‰服药妇女发生闭经,有不正常月经史者较易发生。若连续 2 个月出现闭经,应停药。

4. **轻度肝功能损害** 与肝良性腺瘤有一定关系,用药妇女应定期检查肝功能。

5. **凝血功能亢进** 高剂量雌激素复方制剂有增加血栓栓塞性疾病的危险性。

6. **其他** 可能出现面部色素沉积、痤疮,个别患者可出现高血压。

二、抗着床避孕药

本类药物又称探亲避孕药,可使子宫内膜发生各种功能和形态变化而不利于孕卵着床。一般多用大剂量炔诺酮(每次 5 mg)、甲地孕酮(每次 2 mg)或双炔失碳酯。其优点是应用不受月经周期的限制。一般于同居当晚或房事后服用,同居 14 天内,每晚服 1 片,必须连服 14 天。若超过 14 天,应改服其他避孕药。

三、紧急避孕药

本类药物又称事后避孕药,常用的有左炔诺孕酮片(levonorgestrel,毓婷)和米非司酮片(mifepristone,弗乃尔)。

左炔诺孕酮片,应于房事后 72 小时内服用 1 片,间隔 12 小时后再服 1 片。

米非司酮片,只需于房事后 72 小时内服用 1 片,越早服用,避孕效果越好。

由于本类药物剂量偏大,不能代替常规的避孕方法。此外,可使下次月经提前或延后,如月经延后＞1 周应检查是否妊娠。

思考题

1. 雌激素类、孕激素类、雄激素类和同化激素类药各有哪些临床应用?为什么?
2. 试述口服避孕药的组成与作用原理。

（郑　志）

第7篇
化学治疗药物

第35章 化学治疗药物概论

 学习目标

1. 掌握抗菌药物、抗生素、抗菌谱、抗菌活性、耐药性、抗生素后效应的概念。
2. 熟悉抗菌药物的抗菌机制。
3. 了解抗菌药物合理应用的基本原则。

案例

患者,女性,35岁。因不明原因高热半月余入院。

检查:心律齐,主动脉瓣可闻及吹风样杂音、脾脏增大,可见Osler结节。血常规检查:血红蛋白9g/L,血培养提示肠球菌。心超检查可见主动脉瓣关闭不全,并有赘生物。体温最高达38.7℃,给予退热药治疗,效果不佳,体温仍>38℃。

诊断:肠球菌性心内膜炎。经药敏试验后,给予氨苄西林和庆大霉素联合抗感染治疗,体温逐渐下降至38℃以下,用至第10天时体温正常,继续联合抗感染治疗,体温正常1周后出院。

问题:1. 该患者使用退热药为何无效?
   2. 使用氨苄西林和庆大霉素联合治疗是否合理?为什么?

感染性疾病和恶性肿瘤是构成人类疾病谱的重要组成部分。针对所有病原体,包括微生物、寄生虫,甚至肿瘤细胞所致疾病的药物治疗,统称为化学治疗(chemotherapy),简称化疗。化学治疗药物包括抗微生物药、抗寄生虫药和抗恶性肿瘤药。抗微生物药是指用于病原微生物所致感染性疾病的药物,此类药物选择性作用于病原微生物,杀灭或抑制病原体而对人体细胞几乎没有损害,包括抗菌药、抗真菌药和抗病毒药。

抗菌药物(antibacterial)是指对细菌和真菌有杀灭或抑制作用的药物,包括抗生素和人工合成抗菌药。抗生素(antibiotics)是指各种微生物(包括细菌、真菌、放线菌属)产生的,能杀灭或抑制其他微生物的物质,包括天然抗生素和对天然抗生素进行结构改造获得的半合成抗生素。抗菌药物与普通药物主要区别在于作用的靶位不同,前者是作用于寄生在体内的病原体,后者是直接作用于机体的效应器官。因此,使用普通药品时仅涉及药物与机体两者之间的关系,而使用抗菌药物时则涉及抗菌药、机体和病原体三者的关系

(图 7-35-1)。

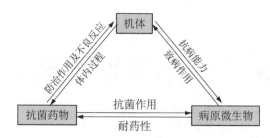

图 7-35-1 机体、抗菌药物与病原体之间的相互关系

首先,病原体与机体之间的关系是致病与抗病的关系。机体是否得病主要取决于两方面因素,当病原体的数量、毒力超过机体的抗病能力时机体就发病,反之,当机体的抗病能力大于病原体的致病力时就不发病。其次,抗菌药物与病原体之间的关系是抗菌作用和耐药的关系。抗菌药能杀灭或抑制病原体,减轻病原体对机体的损害,是辅助机体抗病的重要因素。致病菌在经常与抗菌药的接触中逐渐由敏感变为不敏感,甚至使药物不能发挥作用,这种现象称为耐药性。再次,抗菌药与机体之间的关系是产生不良反应和被代谢及排泄的关系。抗菌药进入机体会对机体产生一定的不利作用,如引发过敏反应、肝功能损害、听力损害等。抗菌药作为外来物进入机体后被代谢最终排出体外,因影响抗菌药的血药浓度而影响治疗效果。充分了解抗菌药、机体和病原体三者的关系,将有助于提高抗菌药物的合理应用。

一、常用术语

1. 抗菌谱(antibacterial spectrum) 是指抗菌药物的抗菌范围。某些抗菌药抗菌谱窄,仅对单一菌种或某属细菌有效,称为窄谱抗菌药,如异烟肼仅对结核分枝杆菌有效。另一些抗菌药抗菌谱广,对多种病原微生物有效,称为广谱抗菌药,如四环素类不仅对革兰阴性和革兰阳性细菌有效,还对衣原体、支原体、立克次体及某些原虫有效。

2. 抗菌活性(antibacterial activity) 是指药物杀灭或抑制致病菌的能力,一般可用体外和体内两种方法来测定。体外测定在培养基中进行。能够抑制培养基内病菌生长的最低浓度称为最低抑菌浓度(minimal inhibitory concentration,MIC),能够杀灭培养基内病菌的最低浓度称为最低杀菌浓度(minimal bactericidal concentration,MBC)。体外测定只涉及药物和病菌间的关系,而体内测定就要考虑药物对机体的影响。如果使用抗菌药的机体能够接受的浓度仅能达到抑制体内致病菌的生长,称为抑菌药(bacteriostatic drugs),如磺胺类、四环素类等;若该浓度能达到杀灭体内致病菌,称为杀菌药(bactericidal drugs),如β内酰胺类、氨基糖苷类等。

3. 化疗指数(chemotherapeutic index,CI) 是评价化疗药物有效性和安全性的指标。常以半数动物致死量(LD_{50})与半数动物有效量(ED_{50})之比来表示:LD_{50}/ED_{50},或者以5%的致死量(LD_5)与95%的有效量(ED_{95})之比来表示:LD_5/ED_{95}。化疗指数越大,表明该药的毒性越小,安全性越大。但应注意化疗指数高者并不一定绝对安全,如青霉素的化疗指数大,对机体几乎无毒性,但可引起过敏性休克这种严重的不良反应。

4. 细菌耐药性(bacterial resistance) 又称抗药性,是指细菌对原先敏感的抗菌药变为不敏感的现象。细菌耐药性可分为固有耐药性和获得耐药性。固有耐药性是指细菌对抗菌药物的天然不敏感,是由细菌染色体基因决定,代代相传,不会改变的。如革兰阴性细菌含有外膜而革兰阳性细菌无外膜,因此链球菌对氨基糖苷类抗生素不敏感。获得耐药性是由于细菌与抗生素接触后,由质粒或染色体介导,通过改变自身的代谢途径,使其不被抗生素杀灭。如金黄色葡萄球菌因产生β内酰胺酶而对β内酰胺类抗生素耐药。细菌的获得性耐药可因不再接触抗生素而消失,也可由质粒将耐药基因转移给染色体而代代相传,成为固有耐药。

5. 抗生素后效应(post-antibiotic effect,PAE) 是指细菌与抗生素短暂接触,当抗生素浓度下降,低于MIC或消失后,细菌生长仍受到持续抑制的效应。具有明显PAE的抗菌药物有氨基糖苷类抗生素、喹诺酮类,又称浓度依赖型抗菌药物(concentration dependent antibacterials),其疗效与最高血药浓度(C_{max})有关,即药物的抗菌活性随着药物浓度的增大而增强。这类抗菌药物治疗关键是在保证日剂量不变的情况下,提高药物的峰浓度。无明显PAE的抗菌药物有β内酰胺类抗生素等,又称时间依赖型抗菌药物(time dependent antibacterials),其疗效与药物浓度在一定范围内持续时间有关。当药物浓度达4~5倍MIC时,抗菌活性达到饱和,即使再增加药物浓度,其抗菌效力也无明显改变。

二、抗菌药物的作用机制

抗菌药物主要是通过干扰病原体的生化代谢过程,影响其结构和功能,使其失去正常生长繁殖能力而达到抑制或杀灭病原体的作用。细菌的基本结构与抗菌药物作用机制如图7-35-2所示。

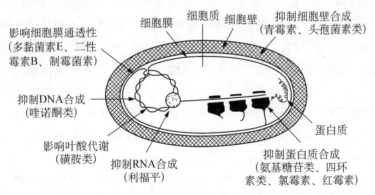

图7-35-2 细菌的基本结构及抗菌药物作用机制示意图

1. 抑制细菌细胞壁的合成 细菌细胞壁位于细胞质膜之外,具有维持细菌形态,保持细菌内高渗压,使其适应多样的环境变化的作用。细胞壁的主要成分为肽聚糖,其合成过程分为胞质内、胞质膜、胞质膜外3个阶段。磷霉素、环丝氨酸主要在细胞质内抑制肽聚糖前体物质的形成;万古霉素、杆菌肽在胞质膜上抑制多糖肽链的形成;β内酰胺类抗生素在胞质膜外,与青霉素结合蛋白(penicillin bingding proteins,PBPs)结合,抑制肽聚糖的交叉连接。由于细胞壁缺损,失去渗透屏障作用,水分由外向内渗透,菌体肿胀、变形、破裂而死亡。

2. 改变细菌细胞膜的通透性 位于细胞壁内侧的细胞膜是脂质和蛋白质分子构成的半透膜,具有渗透屏障及物质交换功能。多黏菌素E能与细胞膜中的磷脂结合,制霉菌素和两性霉素B能选择性地与真菌细胞膜上的麦角固醇结合,形成孔道,使细胞膜通透性增加,细胞内的蛋白质、氨基酸、核苷酸等大量物质外漏,造成细菌死亡。

3. 影响细菌蛋白质的合成 细菌核糖体的沉降系数为70S,可解离为50S和30S亚基,而在哺乳动物细胞的沉降系数为80S,解离后成为60S和40S亚基。不同的抗菌药物能干扰细菌蛋白质合成过程中的不同阶段。①起始阶段:氨基糖苷类抗生素抑制核糖体30S和70S亚基合成始动复合物;②肽链延伸阶段:四环素类抗生素能与核糖体30S亚基结合,使氨基酰tRNA不能与A位结合,阻碍肽链的形成,产生抑菌作用;③终止阶段:氨基糖苷类抗生素阻止终止因子与A位结合,使合成的肽链不能从核糖体释放出来,致使核糖体循环受阻,合成不正常或无功能的肽链,因而具有杀菌作用。

4. 影响细菌核酸的代谢 喹诺酮类抗菌药可抑制DNA回旋酶和拓扑异构酶Ⅳ,从而抑制细菌的DNA复制和mRNA的转录;利福平特异性抑制细菌DNA依赖的RNA聚合酶,阻碍mRNA的合成。

5. 影响细菌叶酸代谢 磺胺类和甲氧苄啶可分别抑制叶酸合成过程中的二氢叶酸合成酶和二氢叶酸还原酶,影响细菌体内的叶酸代谢,使细菌体内核苷酸合成受阻,影响细菌生长繁殖。

三、细菌耐药性产生机制

1. 产生灭活酶 细菌产生的灭活酶大致可分为两类。①水解酶:如β内酰胺酶使β内酰胺类抗生素结构中的β内酰胺环酰胺键断裂而失活,红霉素酯化酶水解大环内酯类抗生素结构中的内酯,而使之失去抗菌活性;②钝化酶:如乙酰化酶将乙酰基转移至氨基糖苷类结构中的游离氨基上而使药物失活,氯霉素乙酰转移酶使氯霉素乙酰化而失去抗菌活性。

2. 改变靶位蛋白 细菌通过不同方式改变靶位蛋白结构,降低与抗菌药的亲和力,使抗菌药不能与其结合而出现耐药,如肺炎链球菌对青霉素的高度耐药。耐甲氧西林金黄色葡萄球菌(MRSA)还能合成敏感菌所没有的青霉素结合蛋白$_{2a}$(PBP$_{2a}$)来取代原来的靶蛋白功能,使抗生素不能与新的靶蛋白结合,产生高度耐药。细菌还可通过增加靶蛋白的数量来维持细菌的正常功能和形态,使细菌继续生长、繁殖,从而对抗菌药物产生耐药,如肠球菌对β内酰胺类抗生素的耐药则是既产生β内酰胺酶又增加青霉素结合蛋白(PBPs)的量,同时降低PBPs与抗生素的亲和力,形成多重耐药机制。

3. 改变细菌外膜通透性 细菌接触抗菌药物后,可以通过改变通道蛋白的性质和数量来降低细菌的膜通透性而产生耐药。正常情况下细菌外膜的通道蛋白(porin)以OmpF

和 OmpC 组成非特异性跨膜通道,让抗生素等药物分子进入菌体,当细菌多次接触抗生素后,突变菌株 OmpF 蛋白合成发生障碍,结果使 β 内酰胺类、喹诺酮类等药物进入菌体大量减少。还有一种跨膜孔蛋白为特异性通道存在于铜绿假单胞菌外膜,由 Opr D 组成,只允许亚胺培南进入,突变后使该药不能进入菌体内,形成特异性耐药。

4. 影响主动流出系统 在细菌的细胞膜上存在一组跨膜蛋白,可以将进入菌体的药物泵出体外,这种泵因需要消耗能量,故称主动流出系统。具备此种功能的细菌有大肠埃希菌、葡萄球菌、铜绿假单胞菌、弯曲杆菌等。细菌的流出系统由 3 个蛋白组成(图 7 - 35 - 3),即转运子(transporter),外膜蛋白(outer membrane protein),附加蛋白(accessory protein)。转运子位于内膜,功能为外排药物,由能量支持,相当于泵的作用。外膜蛋白位于外膜,是通向菌外的通道,菌内的药物经此泵出。附加蛋白位于周浆间隙,功能是将药物由转运子传递给外膜蛋白。细菌对结构不同、性能各异的抗菌药物均可以通过此种方式外排药物,从而形成低水平的非特异性、多重性耐药(multi-drug resistance,MDR)特点。

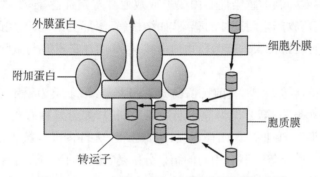

图 7 - 35 - 3 细菌主动流出系统耐药机制示意图

四、抗菌药物临床合理应用原则

1. 抗菌药物治疗性应用的基本原则

(1) 明确用药指征:明确诊断为细菌性感染者可应用抗菌药物,病毒感染不是应用抗菌药物的指征。

(2) 尽早确定病原菌:根据病原种类及细菌药物敏感试验结果选用抗菌药物。危重患者在未获知病原菌及药敏结果前,可根据患者的发病情况、发病场所、原发病灶、基础疾病等推断最可能的病原菌,并结合当地细菌耐药状况,选择适当抗菌药物进行经验性治疗。

(3) 制订抗菌药物治疗方案:根据病原菌、感染部位、感染严重程度和患者的生理、病理情况制订抗菌药物治疗方案,包括抗菌药物的选用品种、剂量、给药次数、给药途径、疗程及联合用药等。

(4) 抗菌药物的更换:一般感染患者用药 72 h(重症感染 48 h)后,可根据临床反应或临床微生物检查结果,决定是否需要更换所用抗菌药物。

(5) 剂量和疗程：剂量过小达不到治疗效果而且容易诱导耐药,剂量过大则容易产生不良反应。一般感染的疗程是待症状、体征及实验室检查明显好转,或恢复正常后再继续用药2～3天。

(6) 尽量避免局部用药以防耐药菌产生：若皮肤、黏膜局部感染较轻,或感染较重但全身用药在局部感染灶难以达到有效浓度时,可考虑局部选用呋喃西林、新霉素、杆菌肽、磺胺嘧啶银、莫匹罗星、磺胺醋酰钠等外用制剂。不可擅自将全身用制剂在局部使用,包括呼吸道吸入给药的抗菌药物。

(7) 特殊患者的用药：肝、肾功能减退患者要避免使用对肝、肾功能有损害的药物,剂量要减少。孕妇及哺乳期妇女不能应用对胎儿发育或新生儿有损害的药物,如四环素类和氨基糖苷类药物。儿童患者也不宜使用四环素类、氨基糖苷类和喹诺酮类药物。

2. 抗菌药物的联合应用

(1) 联合用药的指征：①病原菌尚未查明的严重感染,包括免疫缺陷者的严重感染;②单一抗菌药物不能控制的需氧菌及厌氧菌混合感染,2种或2种以上病原菌感染;③单一抗菌药物不能有效控制的感染性心内膜炎或败血症等重症感染;④需长程治疗,但病原菌易对某些抗菌药物产生耐药性的感染,如结核病、深部真菌病;⑤由于药物协同抗菌作用,联合用药时可将毒性大的抗菌药物剂量减少,如两性霉素B与氟胞嘧啶联合治疗隐球菌脑膜炎时。

(2) 联合用药的可能效果：目前抗菌药分为四大类：第1类为繁殖期杀菌剂（Ⅰ）,如青霉素类、头孢菌素类等；第2类为静止期杀菌剂（Ⅱ）,如氨基糖苷类、多黏菌素B和E等；第3类为快效抑菌剂（Ⅲ）,如四环素类、氯霉素类、大环内酯类抗生素等；第4类为慢效抑菌剂（Ⅳ）,如磺胺类等。联合用药的结果分别是：协同（Ⅰ＋Ⅱ）、拮抗（Ⅰ＋Ⅲ）、相加（Ⅲ＋Ⅳ）、无关或相加（Ⅰ＋Ⅳ）。

Ⅰ类和Ⅱ类合用可产生协同作用,如青霉素＋链霉素（或庆大霉素）的联合,Ⅰ类药物破坏细菌细胞壁的完整性,使Ⅱ类药物易于进入细胞内；Ⅰ类和Ⅲ类药物联合产生拮抗作用,由于Ⅲ类药迅速抑制蛋白质合成而使细菌处于静止状态,使Ⅰ类药物的抗菌活性减弱,如青霉素与红霉素联合；Ⅲ类和Ⅳ类一般可获得相加作用,Ⅳ类与Ⅰ类联合往往产生相加作用,如磺胺嘧啶钠与青霉素联合治疗脑部细菌感染时,能提高药效；Ⅱ类和Ⅲ类抗菌药合用也可产生相加或协同作用。作用机制和方式相同的抗生素（特别是氨基糖苷类之间）不宜合用,以免增加毒性。

3. 抗菌药物的预防性应用 预防用药的目的在于预防一种或两种特定病原菌入侵体内引起的感染,而不是防止任何细菌入侵。常见的预防用药有：①苄星青霉素、普鲁卡因青霉素或红霉素,常用于风湿性心脏病患儿或反复咽部链球菌感染的患者；②口服磺胺嘧啶,预防流行性脑脊髓膜炎；③口服乙胺嘧啶和磺胺多辛,预防2周后要进入疟疾疫区的人群；④青霉素、阿莫西林、头孢唑林可分别用于风湿性心脏病和先天性心脏病患者进行口腔、上呼吸道、尿道及心脏手术前；⑤青霉素或阿莫西林用于战伤、复合外伤、闭塞性脉管炎患者截肢手术后,以防止由产气荚膜梭菌引起的气性坏疽,青霉素过敏者改用克林霉素或甲硝唑；⑥外科预防性用药须根据手术野有否污染或污染可能,决定是否预防性使用抗菌药物。

 思考题

1. 名词解释：抗菌谱、最低抑菌浓度、最低杀菌浓度、抑菌药、杀菌药、化疗指数、细菌耐药性、抗生素后效应。

2. 感染性心内膜炎常由草绿色链球菌或肠球菌感染所致，临床首选青霉素加庆大霉素联合用药，请说明其联合用药的依据。

3. 试述细菌耐药性产生机制。

（林益平）

第36章 抗生素

 学习目标

1. 掌握天然青霉素、半合成青霉素、头孢菌素类的抗菌作用、临床应用、不良反应及防治。
2. 掌握氨基糖苷类、大环内酯类的抗菌作用、临床应用和不良反应。
3. 熟悉四环素、氯霉素、林可霉素及多肽类抗生素的抗菌作用、临床应用和不良反应。
4. 了解其他β内酰胺类抗生素的抗菌作用和临床应用。

案例

患儿，女性，9岁。阵发性咳嗽伴发热7天。X线提示肺纹理增多、增粗，边缘较模糊，分布于两肺内带、心外缘附近。

检查：肺炎支原体IgM(＋)，血清冷凝集素效价达1∶64。

诊断：肺炎支原体肺炎。

问题：该患儿可选用哪些药物进行治疗？首选何药？

抗生素(antibiotics)是各种微生物(包括细菌、真菌、放线菌属)产生的，能杀灭或抑制其他微生物的物质。1940年，Florey和Chain继Fleming(1929年)意外发现青霉菌培养液的抗菌作用后，成功地提炼出青霉素(penicillin)结晶，为细菌感染性疾病的化学治疗开创了抗生素的"黄金时代"。此后，链霉素(1944年)、头孢菌素(1945年)、氯霉素(1947年)、金霉素(1948年)、红霉素(1952年)等许多重要抗生素相继问世，在抗菌治疗中发挥了极大的作用。20世纪60年代，人工半合成抗生素成为研究热点，其中以β内酰胺类通过结构改造获得第2、3、4代头孢菌素(cephalosporins)最为显著。20世纪70年代以后的喹诺酮类与80年代新大环内酯类的出现，使抗菌治疗进入了新的时代。

第1节 β内酰胺类抗生素

β内酰胺类抗生素(β-lactams)系指化学结构中含有β内酰胺环的一大类抗生素，包括青霉素类、头孢菌素类和其他的非典型β内酰胺类抗生素，如头孢霉素类、碳青霉烯类、单环β内酰胺类、氧头孢烯类及β内酰胺酶抑制剂等。

一、抗菌作用机制和耐药机制

(一) 抗菌作用机制

各种β内酰胺类抗生素的作用机制均相似,即通过干扰细菌细胞壁合成而产生抗菌活性。细菌细胞壁的主要成分为肽聚糖,其基本组成单位是含有五肽的N-乙酰胞壁酸(NAC-Mur)和N-乙酰葡糖胺(NAC-GA),各基本单位又由短的肽链交叉联结为网络状多聚体。不同的细菌有不同形式的交叉联结,如葡萄球菌系由5个甘氨酸交联而成(图7-36-1)。

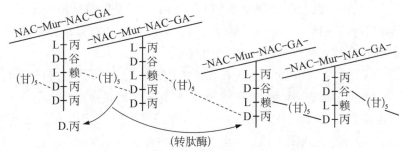

图7-36-1 金黄色葡萄球菌胞壁肽聚糖交叉联接示意图

在肽聚糖的交联合成过程中需要转肽酶和羧肽酶等参与,而位于细菌胞质膜上的青霉素作用靶点——青霉素结合蛋白(PBPs),正是这些参与细胞壁生物合成所必需的酶。青霉素通过作用于PBPs,抑制肽链的交互连接,阻止正常的肽聚糖结构生成,造成细胞壁缺损。细菌失去细胞壁的屏障作用后,水分向高渗的胞质内渗透,导致菌体膨胀、变形、破裂。此外,还发现β内酰胺类抗生素可以触发细菌的内源性自溶机制,启动细胞溶解并导致死亡。由于哺乳动物无细胞壁,不受β内酰胺类抗生素的影响,故对机体的毒性小。

(二) 细菌耐药机制

细菌对β内酰胺类抗生素产生耐药性的机制可概括为:①细菌产生β内酰胺酶,水解、灭活抗生素;②细菌细胞膜外大量的β内酰胺酶与抗生素牢固地结合,牵制抗生素与PBPs结合;③PBPs发生结构改变或合成增加或产生新的PBPs;④细菌的细胞壁或外膜的通透性改变,或在细胞膜上形成药物主动流出系统,促使抗菌药物自菌体内排出;⑤细菌缺少自溶酶。

二、青霉素类

青霉素类(penicillins)的基本结构均由母核6-氨基青霉烷酸(6-APA)和侧链(CO-R)组成(图7-36-2)。母核中β内酰胺环为其抗菌活性必需结构,一旦环被打开,抗菌活性即消失。不同的侧链则影响其抗菌谱、抗菌活性及对青霉素酶的稳定性。

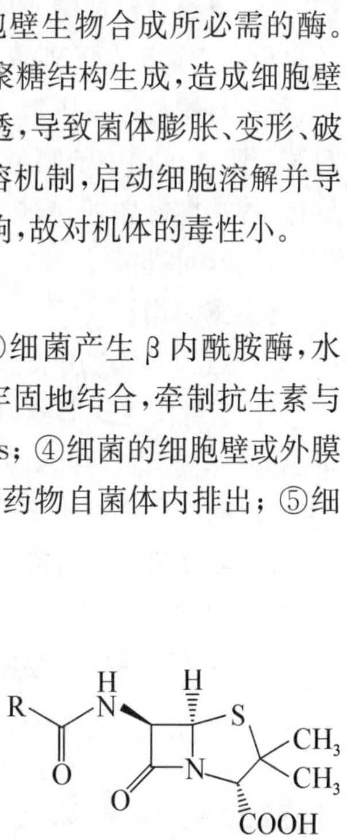

图7-36-2 青霉素类的基本结构

(一) 天然青霉素

青霉素由多种青霉菌的培养液中提得。青霉菌的培养液中主要含有5种青霉素,即F、G、X、K和双氢F。其中青霉素G的性质较稳定,作用较强,产量较高,毒性低,价格低廉,是临床治疗敏感菌所致的各种感染的首选药。

青霉素G(penicillin G, benzylpenicillin, 苄青霉素)

【药代动力学】

青霉素G易被胃酸所破坏,口服吸收差。肌内注射吸收迅速而完全,达峰时间约30 min。吸收后主要分布在细胞外液,脑脊液中含量较低,但在炎症时,透入量增多,可达到有效浓度。几乎全部以原形经尿排泄(约90%由肾小管主动分泌),排泄迅速,$t_{1/2}$为0.5~1 h,有效浓度可维持4~6 h。丙磺舒可与青霉素G竞争自肾小管分泌,从而延缓青霉素G的排泄,提高其血药浓度,并延长作用时间。

为延长青霉素G的作用时间,还可采用难溶制剂普鲁卡因青霉素和苄星青霉素。它们的水悬剂或油悬剂在注射部位缓慢溶解吸收,发挥长久的抗菌活性。前者一次注射40万U,作用可维持24 h,后者一次注射120万U,作用可维持15天。但因血药浓度低,此类制剂只适用于轻症患者或用于预防感染。

【抗菌作用】

青霉素G为细菌繁殖期的杀菌药。对大多数革兰阳性球菌,如溶血性链球菌、肺炎链球菌、草绿色链球菌作用强,但对肠球菌的作用较差,不产青霉素酶的金黄色葡萄球菌及多数表皮葡萄球菌对青霉素G亦敏感。革兰阳性杆菌,如白喉棒状杆菌、炭疽芽孢杆菌、鼠咬热螺旋体及厌氧的产气荚膜梭菌、破伤风梭菌、难辨梭菌等均对青霉素G敏感。对革兰阴性球菌中脑膜炎奈瑟菌、淋病奈瑟菌均有强大的抗菌作用,各种螺旋体如梅毒螺旋体、钩端螺旋体、回归热螺旋体以及放线菌亦对青霉素G高度敏感。对革兰阴性杆菌作用较弱,对真菌、原虫、立克次体、病毒等无效。

【临床应用】

青霉素G广泛用于治疗各种敏感的球菌、革兰阳性杆菌、螺旋体、放线菌等感染。

1. **革兰阳性球菌感染** 青霉素G作为首选药,可用于治疗溶血性链球菌引起的咽炎、扁桃体炎、猩红热、蜂窝织炎、败血症;草绿色链球菌引起的心内膜炎;肺炎链球菌所致的大叶性肺炎、中耳炎等。

2. **革兰阴性球菌感染** 对脑膜炎奈瑟菌引起的流行性脑脊髓膜炎,加大青霉素G剂量,疗效也很好,可与磺胺嘧啶并列为首选药。淋病奈瑟菌普遍对青霉素G耐药。

3. **革兰阳性杆菌感染** 如白喉、破伤风、炭疽、气性坏疽等。在治疗白喉及破伤风时,因青霉素G对细菌所产生的外毒素无作用,故必须合用相应的抗毒素。

4. **其他** 青霉素G作为首选药,可用于梅毒、钩端螺旋体病、回归热、鼠咬热等螺旋体感染以及放线菌病。此外,还可作为预防感染性心内膜炎发生的首选药。

【不良反应】

1. **变态反应** 为青霉素类最常见的不良反应,在各种抗生素中发生率最高,为0.7%~

10%。各种类型的变态反应都可出现,以皮肤过敏(荨麻疹、药疹等)和血清病样反应较多见,多不严重,停药或服用 H_1 受体阻断药可消失。最严重的是过敏性休克,发生率虽然仅为 0.004%～0.04%,但其发生与发展迅猛,常因抢救不及时而死于呼吸困难和循环衰竭,死亡率可达 10%。肾上腺素能迅速解除气管的痉挛与水肿,并有升压和强心作用,为必备的抢救药品。轻者可皮下注射或肌内注射,重者可静脉滴注。必要时可加用糖皮质激素或 H_1 受体阻断药。

为防止过敏性休克的发生,应注意以下几点措施:①严格掌握适应证,避免滥用和局部用药;②仔细询问药物过敏史,对青霉素过敏者禁用;③注射前必须做皮肤过敏试验,阳性反应者禁用;④注射用药液必须临时配制,如放置过久,不但药效会降低,还可提高变态反应的发生率;⑤避免在饥饿时用药,注射后应观察 30 min;⑥用药时应备有肾上腺素等急救药品,随时准备抢救。

2. **赫氏反应**　应用青霉素 G 治疗梅毒、钩端螺旋体或炭疽等感染时,可有症状加剧现象,称为赫氏反应或治疗矛盾。一般发生在开始治疗后 6～8 h,表现为全身不适、寒战、发热、咽痛、肋间痛、心跳加快等,于 12～24 h 后消失。

3. **其他**　肌内注射青霉素钾盐可产生局部疼痛、红肿或硬结;大量静脉注射青霉素钠、钾盐易造成高钠血症和高钾血症;肌内注射区可发生周围神经炎;偶可引起精神病发作。鞘内注射或全身大剂量应用青霉素可引起青霉素脑病。

(二) 半合成青霉素

青霉素 G 虽高效、低毒,但其抗菌谱窄,不耐酸、不耐酶,使临床应用受到一定限制。1959 年以来,人们利用青霉素的结构母核 6-氨基青霉烷酸(6-APA),用化学合成的方法接上不同基团,得到了许多侧链不同的半合成青霉素,可分为耐酸、耐酶、广谱和抗革兰阴性杆菌青霉素等类型,具体作用特点及临床应用见表 7-36-1。

表 7-36-1　常用半合成青霉素类的作用特点及临床应用

分类与常用药物	作用特点	临床应用
1. 耐酸青霉素类 青霉素 V(penicillin V)	① 抗菌谱与青霉素 G 相似,但抗菌活性较弱 ② 耐酸,可口服给药 ③ 不耐 β 内酰胺酶	主要用于革兰阳性球菌引起的轻度感染
2. 耐酶青霉素类 苯唑西林(oxacillin) 氯唑西林(cloxacillin) 双氯西林(dicloxacillin) 氟氯西林(flucloxacillin) 甲氧西林(methicillin)	① 抗菌谱与青霉素 G 相似,但抗菌活性较弱 ② 除甲氧西林对酸不稳定外,其余均耐酸,可口服和注射 ③ 耐酶,对产酶金葡菌具有强大杀菌作用,但近年来出现的耐甲氧西林金黄色葡萄球菌(MRSA)对所有的 β 内酰胺类抗生素耐药	主要用于耐青霉素 G 的金葡菌感染

(续表)

分类与常用药物	作用特点	临床应用
3. 广谱青霉素类 氨苄西林(ampicillin) 阿莫西林(amoxicillin) 酞氨西林(talampicillin) 匹氨西林(pivampicillin) 海他西林(hetacillin) 美坦西林(metampicillin)	①抗菌谱广,对革兰阳性菌作用比青霉素弱,对革兰阴性菌作用较青霉素强,对铜绿假单胞菌无效 ②耐酸,可以口服 ③不耐酶,对产酶金葡菌无效	主要用于敏感菌所致的全身感染及伤寒
4. 抗铜绿假单胞菌青霉素类 羧苄西林(carbenicillin) 磺苄西林(sulbenicillin) 替卡西林(ticarcillin) 呋布西林(furbenicillin,) 哌拉西林(piperacillin)	①抗菌谱广,对革兰阳性和阴性菌均有效,对铜绿假单胞菌作用强大 ②不耐酸,需注射给药 ③不耐酶,对产酶金葡菌无效	主要用于铜绿假单胞菌、奇异变形杆菌、大肠埃希菌及其他肠杆菌引起的感染
5. 抗革兰阴性菌青霉素类 美西林(mecillinam) 匹美西林(pivmecillinam) 替莫西林(temocillin)	①对革兰阴性杆菌的作用较氨苄西林强,对革兰阳性菌作用弱,对铜绿假单胞菌无效 ②匹美西林口服有效,美西林和替莫西林需注射给药	主要用于革兰阴性菌所致的泌尿道、软组织感染等

三、头孢菌素类

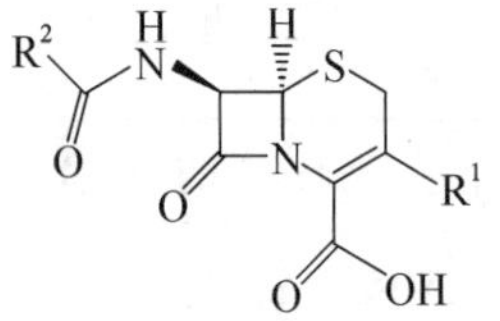

头孢菌素类(cephalosporins)是一类广谱半合成抗生素,其天然产品为头孢菌素 C,但因其毒性大且抗菌作用弱而未被用于临床。将头孢菌素 C 水解得到的母核 7-氨基头孢烷酸(7-ACA),接上不同侧链即制成了一系列的半合成品(图 7-36-3)。头孢菌素类抗生素的活性基团也是 β 内酰胺环,因此作用机制与青霉素类相似,也是与细胞膜上青霉素结合蛋白(PBPs)结合,抑制细菌细胞壁肽聚糖的合成,呈现杀菌作用。头孢菌素类的特点表现为:抗菌谱广、杀菌力强、对 β 内酰胺酶较稳定,以及变态反应较青霉素类少等。

图 7-36-3 头孢菌素类的基本结构

依据头孢菌素的抗菌谱、抗菌活性、对 β 内酰胺酶的稳定性及肾毒性等特点,目前将头孢菌素类分为 5 代。

【主要特征】

1. 第 1 代头孢菌素 ①对革兰阳性菌(包括对青霉素 G 敏感或耐药的金黄色葡萄球菌)的作用强于第 2~4 代;对革兰阴性菌的作用不及第 2 代,更不及第 3 代;对铜绿假单胞菌、耐药肠杆菌和厌氧菌无效;②对金黄色葡萄球菌产生的 β 内酰胺酶的稳定性优于第2代和第3代;对革兰阴性杆菌产生的β内酰胺酶不稳定;③对肾脏有一定的毒性。常用的品种有头孢唑啉(cefazolin,先锋霉素Ⅴ)、头孢氨苄(cefalexin,先锋霉素Ⅳ)、头孢拉定(cefradine、先锋霉素Ⅵ)、头孢羟氨苄(cefadroxil)。除头孢唑啉,其余3种均可口服。

2. **第2代头孢菌素** ①对革兰阳性菌的作用与第1代相似或稍差,但比第3代强;对革兰阴性菌的作用比第1代强;对铜绿假单胞菌无效;对厌氧菌有一定作用;②对各种β内酰胺酶比较稳定;③对肾脏毒性较小。常用的品种有头孢孟多(cefamendole)、头孢呋辛(cefuroxime)等。口服品种有头孢克洛(cefaclor)和头孢呋辛酯。

3. **第3代头孢菌素** ①对革兰阳性菌的作用不及第1、2代;对革兰阴性菌的作用明显超过第1、2代;对肠杆菌科、铜绿假单胞菌及厌氧菌有较强的作用;②对多种β内酰胺酶有较高的稳定性;③对肾脏基本无毒性;④较易通过血-脑屏障,部分品种的 $t_{1/2}$ 长,如头孢曲松的 $t_{1/2}$ 为8h。常用的品种有头孢噻肟(cefotaxime)、头孢哌酮(cefaperazone)、头孢曲松(ceftriaxone)以及头孢他啶(ceftazidine)等。口服品种有头孢克肟(cefixime)。

4. **第4代头孢菌素** ①抗菌谱更广,对革兰阳性菌的作用优于第3代;某些品种抗葡萄球菌的作用增强,或抗铜绿假单胞菌作用更强,对大多数厌氧菌有活性;②对β内酰胺酶高度稳定。已上市的品种有头孢匹罗(cefpirome)、头孢吡肟(cefepime)。

5. **第5代头孢菌素** 对革兰阳性菌强于前4代,尤其是对耐甲氧西林金黄色葡萄球菌(methicillin-resistant Staphylococcus aureus,MRSA)最为有效,对革兰阴性菌与第4代类似,对耐药株有效。目前上市的只有头孢洛林酯(Ceftaroline fosamil)。

【药代动力学】

除部分品种(如头孢氨苄、头孢拉定、头孢克洛等)可口服外,多数头孢菌素需注射给药。吸收后分布较广,能透入各种组织中,且易透过胎盘,在滑囊液、心包积液中均可获得较高的浓度。第3代头孢菌素多能分布至前列腺、眼房水和胆汁中,并能透过血-脑屏障,在脑脊液中达到有效浓度。多数经肾脏排泄,尿中浓度较高;头孢哌酮、头孢曲松则主要经胆汁排出。多数头孢菌素的 $t_{1/2}$ 较短(0.5~2.0h),须每日多次用药。

【临床应用】

第1代头孢菌素主要用于耐药金黄色葡萄球菌感染及其他敏感菌所致的呼吸道、泌尿道及皮肤、软组织等感染,但非首选。头孢唑啉肌内注射血药浓度为头孢菌素类中最高,且抗革兰阴性菌作用在本代中最强,分布广,$t_{1/2}$ 也较长,是本代中应用最广的品种。口服制剂主要用于轻度的上述感染。

第2代头孢菌素用于治疗革兰阴性菌所致的呼吸道、泌尿道、胆道及其他组织器官的感染及菌血症,可作为首选药。对革兰阳性球菌和流感嗜血杆菌也有较强的作用。

第3代头孢菌素主要用于危及生命的耐药革兰阴性杆菌感染,对以革兰阴性杆菌为主、兼有厌氧菌和革兰阳性菌的混合感染且病情危重者,均应及时选用第3代头孢菌素。对铜绿假单胞菌,头孢他啶是目前作用最强的抗生素,头孢哌酮也可选用。对肠杆菌科细菌,头孢曲松的作用和头孢噻肟相仿,头孢哌酮稍差。

第4代头孢菌素主要用于对第3代头孢菌素耐药的细菌感染,临床主要用于严重的呼吸道、尿道感染及皮肤和软组织等感染。

第 5 代头孢菌素主要用于耐甲氧西林葡萄球菌感染(MRSA)、多重耐药肺炎链球菌感染及其他常见的革兰阴性菌严重感染。

【不良反应】

毒性低。较为常见的是变态反应,多为皮疹、荨麻疹等,偶见过敏性休克;有 5%～10%与青霉素类抗生素有交叉过敏现象。静脉给药可发生静脉炎;口服制剂可引起胃肠道反应。第 1 代头孢菌素大剂量使用时可损害近曲小管细胞,出现肾毒性;与氨基糖苷类合用可增强其肾毒性。第 3 代头孢菌素偶见二重感染。此外,大剂量的头孢孟多、头孢哌酮可引起低凝血酶原血症和双硫仑样反应,头孢哌酮还常引起腹泻。

四、其他 β 内酰胺类

(一) 头霉素类

头孢西丁(cefoxitin)为半合成头霉素,抗菌谱和抗菌活性与第 2 代头孢菌素相同,其特点是对厌氧菌有高效,此作用与氧头孢烯类的拉氧头孢相似,比所有第 3 代头孢菌素都强。由于对 β 内酰胺酶高度稳定,故对耐药的金黄色葡萄球菌以及对头孢菌素耐药的菌株也有较强的抗菌活性。主要用于盆腔、腹腔和妇产科的需氧菌和厌氧菌的混合感染。

(二) 氧头孢烯类

拉氧头孢(latamoxef)属广谱抗生素,对革兰阳性、阴性菌及厌氧菌,尤其是对脆弱类杆菌的作用明显强于第 1、2、3 代头孢菌素;对多种 β 内酰胺酶稳定;血药浓度维持时间久。临床主要用于泌尿道、呼吸道、妇科、胆管感染及脑膜炎、败血症。

(三) 碳青霉烯类

亚胺培南(imipenem)对青霉素结合蛋白(PBPs)具有高度亲和力,抗菌谱广,抗菌作用强,对 β 内酰胺酶高度稳定。不耐酸,不能口服,易被体内的去氢肽酶水解失活。临床应用时需与肽酶抑制剂西司他丁合用,两者等量混合的注射剂称为泰能(tienam)。本类抗生素还有帕尼培南(panipenem)、美罗培南(meropenem)等。

碳青霉烯类是治疗医院内严重感染,特别是重症监护病房(ICU)感染的一类可靠的抗菌药物。对腹腔内感染、呼吸道及泌尿道感染、不明原因的发热均具有临床有效性。

(四) 单环 β 内酰胺类

氨曲南(aztreonam)是第 1 个成功应用于临床的单环 β 内酰胺类抗生素,对需氧革兰阴性菌具有强大杀菌作用,并具有耐酶、低毒、与青霉素等无交叉过敏等优点,但对需氧革兰阳性菌与厌氧菌作用弱。临床主要作为氨基糖苷类的替代品,用于治疗大肠埃希菌、沙雷菌属、克雷伯菌和铜绿假单胞菌等所致的下呼吸道、尿路、软组织感染及脑膜炎、败血症。

(五) β 内酰胺酶抑制剂

β 内酰胺酶抑制剂本身没有或只有很弱的抗菌活性,能与 β 内酰胺酶呈不可逆的结合,抑制 β 内酰胺酶,与 β 内酰胺类抗生素合用时可使后者免遭酶的破坏、增强疗效。现常用的有克拉维酸、舒巴坦、三唑巴坦。

1. 克拉维酸(clavulanic acid,棒酸) 是广谱的β内酰胺酶抑制剂。抗菌谱广、毒性小,但抗菌活性低。与多种β内酰胺类抗生素合用以增强抗菌作用。该药口服吸收好,也可注射给药。与阿莫西林合用的口服制剂称奥格门汀(augmentin);与替卡西林合用的注射剂称替门汀(timentin)。

2. 舒巴坦(sulbactam,青霉烷砜) 对金黄色葡萄球菌与革兰阳性杆菌产生的β内酰胺酶有很强的抑制作用,抗菌活性略强于克拉维酸。与其他β内酰胺类抗生素合用,有明显的抗菌协同作用。与氨苄西林的混合物称为舒他西林(unasyn);与头孢哌酮的混合物称为舒巴哌酮(sulperazone)。

3. 三唑巴坦(tazobactam) 是舒巴坦的衍生物,为不可逆竞争性β内酰胺酶抑制剂,对金黄色葡萄球菌产生的青霉素酶和革兰阳性杆菌产生的β内酰胺酶均有较强的抑制作用,抑酶作用强于克拉维酸和舒巴坦,常与哌拉西林合用。

第2节 大环内酯类、林可霉素类及多肽类抗生素

一、大环内酯类抗生素

大环内酯类(macrolides)抗生素因共同具有大内酯环而得名,其代表药为红霉素。此外,较早应用于临床的还有麦迪霉素、螺旋霉素、吉他霉素、交沙霉素。20世纪50年代初,红霉素曾广泛用于呼吸道、皮肤、软组织等感染,疗效肯定,无严重不良反应。但此类抗生素抗菌谱仍相对较窄,且生物利用度低,需大剂量应用,因而造成不良反应多见,在一定程度上限制了其临床应用。近年来,发现红霉素对某些流行日益广泛的病原体(如军团菌、弯曲菌、支原体和衣原体等)和较难控制的病原体(如弓形体、分枝杆菌等)有活性,使得这类抗生素的研制再度受到重视。现已开发出一系列新的衍生物,如罗红霉素、阿奇霉素、地红霉素、罗他霉素及克拉霉素等。

红霉素(erythromycin)

红霉素自红链霉菌培养滤液中获得,味苦、不耐酸,故口服制剂一般使用其肠衣片或酯化产物,如红霉素肠溶片、硬脂酸红霉素、琥乙红霉素、依托红霉素(无味红霉素)等。

【**药代动力学**】

易被胃酸破坏,口服吸收完全,但肠溶型制剂生物利用度较差。体内分布广泛,扁桃体、唾液、乳汁、胸水、腹水、前列腺和精液中均能达到有效的药物浓度,不易通过血-脑屏障。主要在肝脏代谢,经胆汁排泄,胆汁中药物浓度高,为血药浓度的10~40倍,仅少量由尿排出。

【**抗菌作用**】

红霉素为速效抑菌剂,在碱性溶液中抗菌活性强。抗菌谱与青霉素相似且略广。对

革兰阳性菌,如金黄色葡萄球菌、肺炎链球菌、各型链球菌、白喉棒状杆菌、梭状芽孢杆菌等有强大的抗菌作用。对革兰阴性菌,如脑膜炎奈瑟菌、淋病奈瑟菌、流感嗜血杆菌、百日咳杆菌、布氏杆菌及军团菌等都高度敏感。对某些螺旋体、肺炎支原体、非结核分枝杆菌、立克次体、衣原体、弯曲菌、弓形虫等也有抑制作用。红霉素的抗菌机制是与细菌核糖体50S亚基上P位结合,并抑制移位酶,阻止肽链从A位移到P位,使肽链延伸受阻,从而抑制细菌蛋白质合成。因不易通过革兰阴性菌的细胞壁外层,故对革兰阴性菌作用较弱。

细菌对本药易产生耐药性,疗程超过1周时最好与其他抗生素合用。耐药性产生的原因是细菌对红霉素通透性降低;耐药菌株核蛋白体改变;耐药菌株产生酯酶水解红霉素。大部分金黄色葡萄球菌对红霉素可产生耐药性,一般停药后3~6个月可恢复其敏感性。

【临床应用】

红霉素为治疗军团病、弯曲杆菌所致的败血症或肠炎、支原体肺炎、沙眼衣原体所致的婴儿肺炎及结肠炎、白喉带菌者的首选药;可用于耐青霉素的轻、中度葡萄球菌感染或对青霉素过敏患者的葡萄球菌感染,作用不及青霉素,且易产生耐药性,但停药后数月即可恢复其敏感性;可用于其他革兰阳性球菌如肺炎链球菌、溶血性链球菌等感染;可替代青霉素治疗炭疽、气性坏疽、放线菌病、梅毒等。

【不良反应】

口服大剂量可引起恶心、呕吐、腹痛、腹泻等胃肠道反应。依托红霉素久服可引起肝损害,出现血清转氨酶增高、肝大、胆汁郁积性黄疸等。静脉注射可引起血栓性静脉炎,伴有肾功能不全的肝硬化患者静脉滴注时可发生罕见的耳鸣和暂时性耳聋。

罗红霉素(roxithromycin)

罗红霉素抗菌谱、抗菌活性均与红霉素相似,但对胃酸较稳定,口服生物利用度及血药浓度明显高于其他大环内酯类药物,组织渗透性好,在呼吸道、前列腺及其他泌尿生殖道组织中均可达有效浓度。$t_{1/2}$也较长,为8.4~15.5 h。用于敏感病原体所致的呼吸道感染、非淋菌性尿道炎及皮肤软组织感染等。不良反应较红霉素轻,主要为胃肠道反应。

克拉霉素(clarithromycin,甲红霉素)

克拉霉素耐酸性强,口服吸收完全,且不受食影响。首过消除明显,生物利用度仅为55%。组织中药物浓度高,尤其是扁桃体、肺及皮肤。经肝脏代谢,由肾脏排出。$t_{1/2}$为3~7 h。

抗菌谱与红霉素相似,对沙眼衣原体、肺炎支原体和流感嗜血杆菌、厌氧菌的作用较红霉素强,对革兰阳性菌、军团菌、衣原体的抗菌活性为大环内酯类中最强者。此外,对鸟分枝杆菌亦具抑制作用。主要用于呼吸道、泌尿生殖道及皮肤软组织等感染;存在胃酸抑制剂时,克拉霉素也适用于根除幽门螺杆菌,从而减少十二指肠溃疡的复发;亦可单用或与其他抗菌药物联合治疗艾滋病患者并发的鸟分枝杆菌感染。患者对本药耐受性好,不良反应主要为胃肠道反应,少见头痛、耳鸣、皮疹等反应。

阿奇霉素(azithromycin)

阿奇霉素为15元环的半合成大环内酯类。口服吸收快,分布广,扁桃体、肺、前列腺及泌尿生殖系组织中药物浓度远高于血药浓度,细胞内浓度也高。$t_{1/2}$长达2~3天,每日服药一次即可,有明显的抗生素后效应(PAE)。

抗菌谱与红霉素相仿,对金黄色葡萄球菌、肺炎链球菌、各型链球菌的抗菌活性较红霉素略差;对革兰阴性菌如流感嗜血杆菌、淋病奈瑟菌、军团菌和弯曲菌属等的抗菌活性明显增强;对支原体、衣原体、螺旋体等亦有良好作用,对肺炎支原体的作用是此类抗生素中最强的。主要用于治疗呼吸道感染,是治疗支原体肺炎的首选药。亦可用于治疗沙眼衣原体及脲原体所致的泌尿生殖系感染。不良反应发生率较红霉素少,主要为胃肠道反应,偶有肝功能异常、白细胞数减少等。

其他大环内酯类抗生素见表7-36-2。

表7-36-2 其他大环内酯类抗生素

药名	抗菌作用特点	临床应用
乙酰螺旋霉素(acetylspiramycin)	抗菌谱与红霉素相似,但抗菌活性较弱。耐酸,口服易吸收,组织浓度高,维持时间长	主要用于革兰阳性菌所致呼吸道和软组织感染
吉他霉素(kitasamycin)	细菌耐药性产生慢,对多数耐青霉素或耐红霉素的金黄色葡萄球菌仍有效	主要用于耐青霉素、红霉素的革兰阳性菌所致感染
麦迪霉素(midecamycin)	抗菌作用与红霉素相似或稍弱	主要作为红霉素替代品
交沙霉素(josamycin)	对革兰阳性菌、厌氧菌有较好抗菌作用,对部分耐红霉素的金黄色葡萄球菌有效	用于支原体肺炎及敏感菌感染

二、林可霉素类抗生素

林可霉素(lincomycin,洁霉素)和克林霉素(clindamycin,氯林可霉素,氯洁霉素)。

林可霉素自链霉菌变种的发酵液中获得,克林霉素为林可霉素半合成衍生物。两者抗菌谱相同,克林霉素抗菌作用更强,口服吸收好,且毒性低,故临床常用。

【药代动力学】

林可霉素口服吸收差,且易受食物影响;克林霉素口服吸收迅速完全,进食不影响吸收。口服后1~2h达血浓度高峰,约为口服同剂量林可霉素的2倍。吸收后,广泛分布于全身各组织和体液并达到有效治疗水平,骨组织中浓度尤其高,骨髓中药物浓度与血药浓度相等。主要在肝中代谢,经胆汁和粪便排出,胆汁中浓度可达血药浓度的数倍,小部分自肾脏排出。

【抗菌作用】

对革兰阳性需氧菌有显著抗菌活性,包括耐青霉素的金黄色葡萄球菌、各型链球菌、肺炎链球菌和白喉棒状杆菌等均对两药敏感;对各种厌氧菌包括脆弱拟杆菌亦有良好作用；人型支原体、沙眼衣原体对两药敏感；对革兰阴性菌大都无效。克林霉素的抗菌活性较林可霉素强4～8倍，两者间完全交叉耐药。两药抗菌作用机制均为与细菌核糖体的50S亚基结合，抑制移位酶，使肽链延伸受阻，从而抑制蛋白质的合成。红霉素的作用部位与之相近，故不宜与林可霉素或克林霉素合用，以免产生拮抗作用。

【临床应用】

主要用于治疗β内酰胺类抗生素无效或对青霉素过敏患者的葡萄球菌感染，尤其金黄色葡萄球菌所致急、慢性骨髓炎；也可用于治疗各种厌氧菌感染或需氧菌与厌氧菌的混合感染，如腹膜炎、腹腔感染、盆腔感染、吸入性肺炎或肺脓肿等。

【不良反应】

常见轻微的胃肠道反应，以口服后较常见，林可霉素比克林霉素发生率高。最严重的胃肠道反应为潜在的致死性伪膜性肠炎，这与肠道内难辨梭菌大量繁殖并产生外毒素有关，可用甲硝唑或万古霉素治疗。两者偶可引起中性粒细胞减少，血清转氨酶升高、皮疹、静脉炎及神经肌肉阻滞作用等。

三、多肽类抗生素

万古霉素（vancomycin）

万古霉素是自链霉菌的培养液中获得的糖肽类抗生素，国内所用者为去甲万古霉素（norvancomycin），抗菌作用和药理性质与万古霉素相似，其效价略高于万古霉素。

【抗菌作用】

本药为杀菌药，对青霉素和多种抗生素耐药的金黄色葡萄球菌、表皮葡萄球菌及溶血性链球菌、草绿色链球菌、肺炎链球菌及肠球菌属等均具强大抗菌作用；对厌氧的难辨梭菌亦有良好作用；炭疽芽孢杆菌、白喉棒状杆菌、破伤风梭菌等对本药亦敏感；对革兰阴性菌作用弱。抗菌作用机制主要是抑制细菌细胞壁的合成。细菌对其一般不易产生耐药性，且与其他抗生素间无交叉耐药性。

【临床应用】

主要用于治疗耐药金黄色葡萄球菌或对β内酰胺类抗生素过敏的革兰阳性菌所致的严重感染，如葡萄球菌引起的败血症、心内膜炎、骨髓炎、肺部感染等；肠球菌或草绿色链球菌所致的心内膜炎；应用抗生素过程中或胃肠手术后由难辨梭菌引起的伪膜性肠炎。

【不良反应】

毒性较大。最严重的毒性反应是听力损害，早期可出现耳鸣，及早停药尚可恢复，部分患者停药后仍可继续进展至耳聋，大剂量、长疗程、肾功能不良者及老年人尤易发生。静脉滴注偶可发生恶心、寒战、皮疹和药热；静脉滴注过快还可引起"红人综合征"，表现为面、颊、上半身及上肢皮肤潮红，可能是本药引起组胺释放所致，可用糖皮质激素或抗组胺药治疗。

替考拉宁 (teicoplanin)

替考拉宁化学结构与万古霉素相似,亦属糖肽类抗生素。在体内很少代谢,几乎全部经肾排泄。$t_{1/2}$ 为 47 h,故每日给药 1 次即可。

其抗菌谱、抗菌活性均与万古霉素相似,对需氧和厌氧的革兰阳性菌有强大的抗菌作用。对大多数金黄色葡萄球菌的作用优于万古霉素,对耐药金黄色葡萄球菌亦有强的抗菌活性;对革兰阳性厌氧杆菌也具一定作用。与万古霉素相仿,用于耐 β 内酰胺类或对青霉素过敏者的革兰阳性菌所致严重感染。也可作为甲硝唑和万古霉素的替代药,用于治疗难辨梭菌性假膜性肠炎。

不良反应发生率明显低于万古霉素,常见的为注射部位疼痛、皮疹和暂时性肝功能异常。偶见恶心、呕吐、药热等。耳、肾毒性少见,也很少引起"红人综合征"。

多黏菌素类(polymyxins)

多黏菌素类是自多黏杆菌培养液中获得的一组多肽抗生素,含有 A、B、C、D、E 5 种成分,临床仅用多黏菌素 B 和 E,其他成分因毒性大已被淘汰。

【抗菌作用】

多黏菌素类属慢效杀菌剂,对生长繁殖期和静止期均有杀菌作用。抗菌范围窄,仅对革兰阴性杆菌有杀灭作用,尤其对铜绿假单胞菌有强大抗菌作用;对革兰阴性球菌、革兰阳性菌和真菌等均无效。多黏菌素类与细胞膜的磷脂结合,使细胞膜通透性增加,细胞内磷酸盐、核苷酸等成分外漏,导致细菌死亡。细菌对多黏菌素类不易产生耐药性,一旦产生则多黏菌素 B 和 E 完全交叉耐药。

【临床应用】

主要用于对其他抗生素耐药的铜绿假单胞菌及其他革兰阴性杆菌引起的严重感染;与新霉素、杆菌肽等同时口服,可用于肠道感染;局部外用于铜绿假单胞菌等引起的皮肤、创面及五官等感染。

【不良反应】

毒性大,主要表现在肾脏和神经系统。可引起蛋白尿、血尿、管型尿、氮质血症;头面部、舌、口周和手脚部位感觉异常,头晕、步态不稳等,停药后症状即可消失。肌内注射局部疼痛显著,静脉滴注血药浓度过高时,可因神经肌肉阻滞作用而致呼吸抑制。口服可有轻度胃肠道反应。

第3节 氨基糖苷类抗生素

氨基糖苷类(aminoglycosides)因其分子结构中都有一个氨基环醇和一个或多个氨基糖分子,并以配糖键相连成苷而得名。该类抗生素包括:自链霉菌获得的链霉素、新霉素、卡那霉素、巴龙霉素、大观霉素、妥布霉素等;自小单胞菌获得的庆大霉素、西索米星、小诺米星、阿司米星等;人工半合成的地贝卡星、阿米卡星、阿贝卡星、奈替米星、异帕米星、依替米星等。其中庆大霉素、妥布霉素、奈替米星、阿米卡星是公认为较好的品种。

一、氨基糖苷类抗生素的共性

氨基糖苷类抗生素的化学结构基本相似,因此具有很多共同特点。本类药物均呈碱性,其盐易溶于水,性质稳定;此外,在抗菌谱、抗菌作用、体内过程及不良反应等方面也有共性。

【抗菌作用】

本类药物对革兰阴性杆菌,如大肠埃希菌、克雷伯菌属、变形杆菌、肠杆菌属等具有强大的抗菌活性,对布氏杆菌、沙门菌属、痢疾志贺菌、嗜血杆菌也具有抗菌作用;对革兰阴性球菌作用差;对革兰阳性菌作用也较弱,但对金黄色葡萄球菌(包括耐药菌株)则较为敏感;部分品种对铜绿假单胞菌有效;部分品种对结核分枝杆菌有效;对各种厌氧菌无效。

氨基糖苷类为速效杀菌药,对静止期和繁殖期的细菌均有杀菌作用。其抗菌作用机制是影响细菌蛋白质合成的全过程。①起始阶段:与 30S 亚基结合,使其不能形成 30S 始动复合物,也可抑制 70S 始动复合物的形成;②延伸阶段:选择性与 30S 亚基上的靶蛋白(如 P_{10} 蛋白)结合,造成 A 位歪曲,从而使 mRNA 上的密码被错译,导致异常的无功能的蛋白质形成;③终止阶段:阻碍终止因子与 A 位结合,使已合成的肽链不能释放,并阻止 70S 核糖体解离,最终造成菌体内核蛋白体的耗竭。此外,药物还可能通过抑制细菌细胞膜蛋白的合成,使细胞膜结构缺损,导致细胞内成分外漏。由于以上综合作用而导致细菌死亡。

其杀菌特点是:①杀菌速率和杀菌持续时间与浓度呈正相关;②仅对需氧菌有效,对厌氧菌无效;③有较长的 PAE,属于浓度依赖性抗生素;④具有初次接触效应(first exposure effect, FEE),即细菌首次接触氨基糖苷类时,能被迅速杀死;⑤在碱性环境中抗菌作用增强。

【耐药性】

细菌对氨基糖苷类易产生耐药性,产生耐药的主要机制有:①产生修饰或灭活氨基糖苷类的钝化酶,如乙酰化酶;②细菌胞质膜的通透性改变;③靶位结构改变(如 30S 亚基 P_{10} 蛋白变异,使药物不能与其结合)。

【药代动力学】

氨基糖苷类是强极性化合物,水溶性大而脂溶性很小,在胃肠道吸收极少(<1%),故口服仅做肠道消毒,全身感染需注射给药。肌内注射吸收迅速而完全,给药后 30～90 min 血药浓度可达高峰。除链霉素外,本类药物与血浆蛋白很少结合。药物主要分布于细胞外液,组织和细胞内药物含量较低,也不易透过血-脑屏障。但肾皮质中药物浓度可超过血药浓度的 10～50 倍,且皮质内药物 $t_{1/2}$ 长达 112～693 h,蓄积浓度越高,对肾脏毒性越大。此类药物还可进入内耳内、外淋巴液,且药物在内耳外淋巴液中的浓度下降很慢,当肾功能减退时,药物浓度及 $t_{1/2}$ 可明显增加,持续的高浓度易引起耳毒性。体内不被代谢,约 90% 以原形经肾小球滤过排出,故尿药浓度极高,可达血药浓度的 25～100 倍。

【不良反应】

所有氨基糖苷类均能引起可逆或不可逆的前庭、耳蜗及肾脏的毒性(表7-36-3),因此在很大程度上限制了此类药物的临床应用。

表7-36-3 氨基糖苷类的耳、肾毒性比较表

抗生素	耳蜗毒性	前庭毒性	肾毒性
链霉素	+	+++	+
庆大霉素	+	+++	+
妥布霉素	+	+++	+
卡那霉素	+++	+	+++
阿米卡星	+++	0	+
新霉素	+++	+	+++
奈替米星	±	0	±

1. 耳毒性 由于氨基糖苷类药物在内耳蓄积,可使耳蜗柯蒂器毛细胞与前庭感觉细胞发生退行性或永久性改变。临床表现可分为两类:①耳蜗神经损害,表现为耳鸣、进行性听力下降,重者耳聋,多为不可逆性;②前庭神经损害,主要表现为眩晕、恶心、呕吐、眼球震颤和平衡失调等。各种氨基糖苷类均可引起耳毒性,但不同药物对第八对脑神经损害的程度及部位(前庭或内耳)有所不同。

为防止和减少耳毒性的发生,应用本类药物时应经常询问患者是否有耳鸣、眩晕等早期症状,并进行听力监测和根据肾功能情况调整用药剂量。"亚临床耳毒性"发生率为10%～20%,表现为先是高频听力受损,然后波及低频听力,对儿童和老年人要慎用。避免与高效利尿药或其他耳毒性药物合用。

2. 肾毒性 氨基糖苷类在肾皮质组织内高浓度聚集,可损害近曲小管,但不影响肾小球。临床表现为蛋白尿、逐渐加重的血尿、血清肌酐值升高,重者引起急性肾衰竭。肾功能的减退可使氨基糖苷类血浆浓度升高,这又进一步加重肾功能损伤和耳毒性。年老、剂量过高以及合用具有肾毒性药物(如多黏菌素类、头孢噻吩、万古霉素等),可加重其肾毒性。

3. 神经肌肉阻滞作用 氨基糖苷类抗生素可与突触前膜的"钙接合部位"结合,抑制乙酰胆碱的释放,引起神经肌肉接头的传递阻滞,由此发生呼吸肌麻痹而窒息死亡。一般在手术中合用肌松药,或血钙过低,或重症肌无力患者,应用此类抗生素易引起此种毒性反应。静脉推注或静脉滴注速度过快,也有可能发生。一旦发生,应立即静脉注射新斯的明和钙剂。

4. 变态反应 氨基糖苷类抗生素可引起皮疹、药热、嗜酸粒细胞升高等过敏症状,也可发生过敏性休克,尤其是链霉素。其发生率仅次于青霉素,而死亡率高于青霉素,应引起高度警惕。一旦发生,应静脉注射钙剂及肾上腺素。

二、常用的氨基糖苷类药物

链霉素(streptomycin)

链霉素是1944年自链霉菌获得的第1个氨基糖苷类抗生素,也是最早广泛应用于治

疗结核病的有效药物。

【抗菌作用】

链霉素抗菌谱较青霉素广,对结核分枝杆菌有强大的抗菌活性;对革兰阴性杆菌如鼠疫杆菌、布氏杆菌、大肠埃希菌、克雷伯菌属、沙门菌属、志贺菌属、肺炎杆菌等亦有较强抗菌作用;革兰阳性菌中除少数敏感金黄色葡萄球菌外,其他的链球菌均对链霉素耐药。

【临床应用】

链霉素曾广泛用于治疗革兰阴性杆菌及金黄色葡萄球菌等的感染,但因毒性较大,且易产生耐药性,现已少用。目前临床主要用于:①鼠疫和兔热病,可作为首选药;②结核病,作为联合化疗强化阶段的组分之一;③亚急性细菌性心内膜炎,对草绿色链球菌引起者,与青霉素合用为首选;对肠球菌引起者,也需与青霉素合用,但因多数菌株对链霉素耐药,故可改用庆大霉素或妥布霉素;④布氏杆菌病,与四环素合用疗效较好。

【不良反应】

不良反应较青霉素多而重,最常见的是前庭神经功能损害,耳蜗毒性较少见,一旦发生,常呈进行性加重,甚至耳聋。对肾脏的毒性较其他氨基糖苷类抗生素少见且轻。还可引起皮疹、药热、嗜酸性粒细胞增加等变态反应,过敏性休克的发生率虽较青霉素少,但死亡率却很高。偶可因大量注射或与肌松药合用引起神经肌肉阻滞而致呼吸停止。

庆大霉素(gentamicin)

【抗菌作用】

庆大霉素的抗菌谱比链霉素广,对革兰阴性杆菌,如大肠埃希菌、变形杆菌、痢疾志贺菌、肺炎杆菌、沙雷菌属、布氏杆菌、嗜肺军团菌、胎儿弯曲杆菌的杀菌作用强;对铜绿假单胞菌的作用也很强。革兰阳性菌中,金黄色葡萄球菌(包括耐药菌株)对本药敏感,链球菌、肺炎链球菌等均耐药;对肺炎支原体有一定抗菌活性。本药使用广泛,近年来耐药菌株日渐增多。

【临床应用】

临床主要应用于:①严重的革兰阴性杆菌感染,如败血症、腹膜炎、尿路感染、呼吸道感染、胃肠道感染及皮肤软组织感染等,可作为首选药;②铜绿假单胞菌感染,常与羧苄西林合用,但应避免两药在同一输液瓶内同时滴注;③病因未明的革兰阴性杆菌混合感染;④口服用于肠道感染和术前肠道消毒;⑤局部用于皮肤、黏膜表面感染和眼、耳、鼻部感染。

【不良反应】

最严重的不良反应是可逆性的肾毒性,临床表现以蛋白尿、管型尿、血尿等为多见,少数可渐加重至肾衰竭。庆大霉素耳毒性发生率较链霉素低,以前庭功能损害为主,对耳蜗损害较小。此外,还有变态反应和神经肌肉阻滞作用。

妥布霉素(tobramycin)

妥布霉素抗菌作用与庆大霉素相似,对绝大多数肠杆菌科细菌及葡萄球菌具有良好的抗菌活性。所不同的主要是抗铜绿假单胞菌的作用较庆大霉素强2~4倍,并且对庆大霉素耐药的某些菌株仍有效。对肺炎杆菌、肠杆菌属及变形杆菌的作用强于庆大霉素,对沙雷菌属、沙门菌属作用弱于庆大霉素。常与羧苄西林、氨曲南或头孢他啶等合用,治疗铜绿假单胞菌引起的各种感染。不良反应与庆大霉素相似但较轻。

卡那霉素(kanamycin)

卡那霉素对多种革兰阴性杆菌有一定的抗菌作用。由于卡那霉素毒性及耐药性较多见,已不作为细菌性感染的首选药,目前也很少用于结核病的治疗。但可口服用于肠道感染及术前肠道消毒,而且因其可减少肠道细菌产生氨,对肝性脑病也有一定的防治作用。

阿米卡星(amikacin,丁胺卡那霉素)

阿米卡星是卡那霉素的半合成衍生物,其抗菌谱是氨基糖苷类抗生素中最广的,对革兰阴性杆菌和金黄色葡萄球菌均有较强抗菌作用。最突出的优点是对许多肠道革兰阴性菌及铜绿假单胞菌所产生的能灭活氨基糖苷类的多种钝化酶稳定。故主要用于对其他氨基糖苷类耐药的菌株所引起的感染。本药另一优点是它与β内酰胺类抗生素合用可获协同作用,故当粒细胞缺乏或其他免疫缺陷患者合并严重革兰阴性杆菌感染时,可与哌拉西林或头孢噻吩合用,能获得满意的疗效。

三、其他氨基糖苷类抗生素

其他氨基糖苷类抗生素,见表7-35-4。

表7-35-4 其他氨基糖苷类抗生素

药名	抗菌作用	临床应用	不良反应
西索米星(sisomicin)	抗菌谱与庆大霉素相似,对铜绿假单胞菌的作用略高于庆大霉素而不及妥布霉素	与庆大霉素相似,但无显著优点,现已少用	毒性约为庆大霉素的2倍
奈替米星(netilmicin)	酶稳定性高,对庆大霉素耐药菌株的作用不及阿米卡星,对金黄色葡萄球菌的作用优于庆大霉素和妥布霉素	与庆大霉素相似	耳、肾毒性是氨基糖苷中最低的
小诺米星(micronomicin)	抗菌谱与庆大霉素相似,与其他氨基糖苷类抗生素交叉耐药性较少	与庆大霉素相似,对肠道感染疗效明显优于庆大霉素	耳、肾毒性低于庆大霉素
新霉素(neomycin)	抗菌谱与卡那霉素相似。对革兰阴性菌、铜绿假单胞菌、金黄色葡萄球菌有抗菌活性	口服用于肠道感染、术前肠道消毒、肝昏迷前期用以降低血氨	肌内注射毒性大,易引起永久性耳聋和肾损害;口服毒性较小
大观霉素(spectinomycin)	淋病奈瑟菌对其高度敏感(包括青霉素耐药菌株)	唯一的适应证为青霉素、四环素耐药的无并发症的淋病	极少,偶见皮疹、头痛、恶心等

第4节 四环素类及氯霉素类抗生素

四环素类和氯霉素类抗生素的抗菌谱很广,不仅对革兰阳性菌和阴性菌有抗菌作用,并对衣原体、肺炎支原体、立克次体及某些原虫等也有抑制作用,故常称为广谱抗菌药。

一、四环素类

四环素类(tetracyclines)的化学结构中均具有菲烷的基本骨架,是酸、碱两性物质,在酸性溶液中稳定,在碱性溶液中易破坏,临床一般用其盐酸盐。金霉素、土霉素、四环素和地美环素属于天然四环素类,多西环素、米诺环素、美他环素属于半合成四环素类。目前,半合成类由于抗菌谱广、抗菌活性较强、耐药菌株较少,且对部分耐四环素的菌株有效,已逐步取代天然四环素类。

(一) 天然四环素类

四环素(tetracycline)

四环素自黑白链霉菌培养液中获得,其盐酸盐极其稳定,易溶于水,水溶液亦甚稳定。

【药代动力学】

口服易吸收,但不完全,且吸收量有一定限度,每次剂量>0.5 g,血药浓度即不再明显增加。此外,四环素类可与2价和3价阳离子,如 Ca^{2+}、Mg^{2+}、Fe^{2+}、Al^{3+} 络合而使吸收减少,因此需避免与铁制剂、含镁和铝的抗酸药同服。体内分布广,主要集中在肝、肾、脾、皮肤,以及牙齿和骨骼等钙化组织;不易透过血-脑屏障,但能透过胎盘屏障并集中到胎儿骨骼和牙齿。主要以原形经肾脏排出,故肾功能状态可明显影响排泄。还可通过胆汁排泄,排入肠腔重吸收形成肝肠循环,胆汁中药物浓度为血药浓度的10~20倍。

【抗菌作用】

四环素为广谱速效抑菌剂,除对多种临床常见革兰阳性菌和阴性菌有抗菌作用外,对某些厌氧菌、放线菌也有效;此外,对立克次体、衣原体、支原体、螺旋体及放线菌等也有明显的抗菌活性,且能间接抑制阿米巴原虫。

四环素进入细菌细胞后,与核糖体30S亚基特异性结合,抑制肽链的延长,干扰细菌蛋白质的正常合成,从而起到抗菌作用。此外,四环素也能造成细菌细胞膜通透性增加,使细胞内核苷酸和其他重要物质外漏,抑制细菌 DNA 的复制。

【耐药性】

因长期广泛应用四环素,临床常见细菌已对其产生了严重耐药,尤以葡萄球菌为甚,肠杆菌科细菌如肠杆菌属、沙门菌属、志贺菌属等亦大多耐药。耐药性的产生可能与耐药菌株的细胞膜对四环素的摄入量减少或泵出量增加有关。

【临床应用】

由于四环素类耐药性严重,不良反应较多,致使其临床应用受到较大限制。对立克次体感染如斑疹伤寒及恙虫病、肺炎支原体感染、衣原体所致的鹦鹉热及性病性淋巴肉芽肿、回归热、霍乱等疗效较好,可作为首选药。但对革兰阳性及革兰阴性菌引起的感染,现仅作为次选。

【不良反应】

1. **胃肠道反应**　为最常见的不良反应。口服后可直接刺激胃黏膜,引起恶心、呕吐、腹胀、上腹不适等症状,饭后服用或与食物同服可减轻。

2. **二重感染**　正常人的口腔、鼻咽、消化道等处均有多种微生物寄生,由于菌群间相互拮抗而维持相对平衡的共生状态。若长期使用广谱抗生素,可抑制敏感菌,而耐药菌伺机大量繁殖,从而造成新的感染,即二重感染又称菌群交替症。为四环素严重的不良反应。四环素抗菌谱广,无论口服或注射均易引起二重感染,多发生在用药后 20 天内,发生率为 2%~3%,并以儿童、老年人、体质衰弱者多见。常见的有白色念珠菌引起的鹅口疮、肠炎、阴道炎,难辨梭菌引起的假膜性肠炎,以及其他耐药菌引起的肺部、尿路感染,甚至败血症,严重时危及生命。

3. **对牙齿和骨骼发育的影响**　主要是对胎儿和婴幼儿的影响。四环素易与胚胎及幼儿的骨骼和牙齿中的钙结合,使牙齿黄染、釉质发育不全。妊娠 5 个月以上的孕妇服用,可损及胎儿的乳牙;出生后 4~6 个月婴儿直至 7 岁幼儿服用,则可影响恒牙。同时,四环素亦可抑制骨质生成和婴幼儿的骨骼生长,造成暂时性生长障碍。

4. **其他**　长期大剂量口服或静脉给药,可造成严重的肝损害。也能加剧原有的肾功能不全,影响氨基酸代谢,加重氮质血症或尿毒症,大多数严重病例发生于孕妇,故孕妇尤其伴有肾功能不全者应禁用四环素。此外,还可引起皮疹、多形红斑、固定红斑等变态反应。

土霉素(terramycin)

土霉素抗菌谱与四环素相同,抗菌活性比四环素差,但对阿米巴原虫的作用较强。常用于治疗肠道感染性疾病,特别对阿米巴痢疾疗效强于四环素。

(二) 半合成四环素类

多西环素(doxycycline,强力霉素)

【药代动力学】

多西环素口服吸收快而完全,吸收率可达 90%~95%,且不受食物影响。在体内分布广,脑脊液中的浓度也较高。大部分药物经胆汁排出,有明显肝肠循环,$t_{1/2}$ 长达 20 h,可维持有效血药浓度 >24 h,故每日只需服药 1 次。药物小部分经肾脏排泄,大部分以无活性的结合物或螯合物随大便排出,对肠道菌群影响较小,肾功能不全时也可使用。

【抗菌作用】

抗菌谱与四环素相似,但抗菌活性比四环素强 2~10 倍,且对土霉素、四环素耐药的金黄色葡萄球菌及脆弱类杆菌有效;耐药菌株较少。

【临床应用】

适应证与四环素大致相同,可用于呼吸道感染如老年慢性气管炎、肺炎、麻疹肺炎,泌尿道及胆管感染;亦是治疗肾功能不全者肾外敏感菌感染的最安全的一种四环素类药物。

【不良反应】

常见胃肠道反应,如恶心、呕吐、腹泻、上腹部不适等;皮疹与二重感染少见。

米诺环素(minocycline)

米诺环素为长效、高效的半合成四环素类抗生素。

【药代动力学】

口服吸收迅速、完全,吸收率近 100%。吸收不受牛奶等食物影响,但仍可与抗酸药及含 2 价和 3 价阳离子的药物形成络合物而降低其口服吸收率。脂溶性高,组织渗透好,肝、胆、肺、扁桃体、泪、唾液及痰液等均可达有效浓度,脑脊液中浓度较其他四环素类高。主要经肝脏代谢,经尿与粪便排泄量为四环素类中最低者,故肝、肾功能损害时应用本品无影响。$t_{1/2}$ 为 16~18 h,药物在体内长时间存留于脂肪组织,给药后 10 天尿中仍可测出。

【抗菌作用】

米诺环素抗菌活性是四环素类中最强者,抗菌谱与四环素相似。四环素、青霉素耐药的金黄色葡萄球菌、链球菌、脑膜炎奈瑟菌、流感嗜血杆菌及大肠埃希菌对米诺环素仍敏感;对肺炎支原体、衣原体、立克次体等也有较好的抑制作用。

【临床应用】

与多西环素基本相同,主要用于泌尿道、胃肠道、呼吸道感染及脓皮病、骨髓炎、眼、耳、鼻、喉部感染等。因米诺环素极易穿透皮肤,特别适合痤疮的治疗。

【不良反应】

与其他四环素类不同,米诺环素可引起可逆性前庭功能改变,表现为头昏、眩晕、耳鸣、共济失调等,给药后可很快出现,女性多于男性,停药后 24~48 h 后可恢复。长期服用本药可出现皮肤色素沉着,停药数月后可消退。

二、氯霉素类

氯霉素(chloramphenicol)

氯霉素是 1947 年自委内瑞拉链霉菌中获得,因分子中有非游离的氯而得名。由于其结构简单,1948 年即用化学方法合成,成为第一个完全人工合成的抗生素。

【药代动力学】

口服吸收迅速而完全,30 min 即可达峰值,有效血浓度可维持 6~8 h。脂溶性高,故广泛分布于全身各组织和体液,可透过血-脑屏障,脑脊液中浓度可达血药浓度的60%,脑膜有炎症时则更高。能透过胎盘,也能分泌至乳汁,对眼组织的通透性好。约90%氯霉素在肝脏与葡萄糖醛酸结合而灭活,经肾小管分泌排出。5%~10%的原形药由肾小球滤过自尿排出,可在尿中达到有效的治疗浓度。

【抗菌作用】

氯霉素为广谱的抑菌剂,对革兰阴性菌作用较强,特别是对伤寒沙门菌、流感嗜血杆菌、百日咳杆菌、痢疾志贺菌、脑膜炎奈瑟菌极为敏感;对梅毒螺旋体、钩端螺旋体、立克次体、支原体、衣原体也有抗菌活性;对部分厌氧菌有效;但对分枝杆菌属、原虫无作用,对革兰阳性菌作用不及青霉素和四环素。氯霉素通过与细菌核糖体50S亚基可逆性结合,抑制肽酰基转移酶,阻止肽链的延长,使菌体蛋白质合成受阻。各种细菌都能对氯霉素产生耐药性。

【临床应用】

氯霉素对各种细菌性脑膜炎有效,特别适用于耐氨苄西林的B型流感嗜血杆菌、肺炎链球菌及脑膜炎奈瑟菌所致的脑膜炎。氯霉素和青霉素联合应用还是治疗脑脓肿的首选方案,尤其对需氧、厌氧菌混合感染引起的耳源性脑脓肿疗效较好。全身用药可治疗伤寒及沙门菌属感染、立克次体感染;滴眼用于细菌性眼部感染;单用或与其他抗菌药物联合用于各种厌氧菌感染。

【不良反应】

1. **抑制骨髓造血功能** 为最严重的毒性反应,可分为以下两类。

(1) 可逆性血细胞减少:较常见,发生率及严重性与剂量和疗程有关,主要表现为贫血、白细胞和血小板减少。一旦发现应立即停药,可在停药后1~3周恢复。产生原因是氯霉素抑制骨髓造血细胞内线粒体中的70S核蛋白体,使线粒体蛋白合成减少所致。为防止此不良反应的发生,应避免滥用,并勤查血象。

(2) 不可逆性再生障碍性贫血:表现为外周全血细胞减少和骨髓再生不良或障碍,虽然发生率仅为1/30 000,但死亡率极高。这种反应与剂量大小、疗程长短无关。其原因未明,可能是一种特异质反应,也可能与遗传有关。

2. **灰婴综合征** 早产儿和新生儿应用大剂量氯霉素时,由于肝脏中葡萄糖醛酸转移酶活力不足,肾脏排出未经结合代谢的氯霉素的能力也较差,导致蓄积中毒,出现全身循环衰竭、腹胀、呕吐、苍白、发绀等症状,称为灰婴综合征。40%的患儿可在症状出现的2天内死亡。在较大儿童和成人血清水平过高时(剂量过大或肝功能不全时)亦可发生此综合征。

3. **其他** 少数患者可出现胃肠道反应和二重感染;偶可见皮疹、药热等变态反应。

甲砜霉素(thiamphenicol)

甲砜霉素口服和肌内注射吸收均较好,血药浓度比氯霉素高而持久,血浆蛋白结合较少,广泛分布于各组织与体液中。主要以原形经胆汁和肾脏排泄。其抗菌谱、抗菌活性和氯霉素相似,体外抗菌活性较氯霉素略差,但体内比氯霉素强。主要用于敏感菌所致呼吸道感染,尿路感染,肝、胆系统感染及非淋菌性尿道炎等。此外,甲砜霉素还具有较强的免疫抑制作用,是氯霉素的6倍,主要抑制免疫蛋白合成和抑制抗体生成,现已考虑基于其免疫抑制作用的临床应用。不良反应主要为血液系统的可逆性红细胞生成抑制,较氯霉素多见而严重,但未见有致死性再生障碍性贫血及灰婴综合征的报道。

 思考题

1. 试述青霉素的抗菌作用、临床应用、不良反应及其防治措施。
2. 广谱青霉素可分哪几类?各类有何特点?各举一例说明。
3. 比较5代头孢菌素的抗菌作用特点,并各举一例。
4. 试述氨基糖苷类抗生素的共同特点。

(林益平)

第37章 人工合成抗菌药

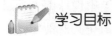 学习目标

1. 掌握喹诺酮类及磺胺类药物的抗菌作用、临床应用、不良反应及防治。
2. 熟悉硝基呋喃类和硝基咪唑类药物的抗菌作用、临床应用和不良反应。

案例

患者,男性,69岁。咳嗽、气急伴发热5天,咳黄色浓痰、不能平卧。肺部闻及湿性啰音。既往史:慢性支气管炎史。青霉素过敏史(+)。

检查:X线提示两肺野散在斑片状阴影。

诊断:社区获得性肺炎。

问题:该患者可选用哪些药物进行治疗?首选何药?

第1节 喹诺酮类药物

喹诺酮类(quinolones)药物系一类含有4-喹诺酮母核的人工合成的新型抗菌药物,对细菌DNA螺旋酶(DNA gyrase)具有选择性抑制作用。该类药物具有广谱、高效、低毒、口服吸收好、组织浓度高及与其他常用抗菌药无交叉耐药性等优点,目前已成为临床治疗各种感染性疾病的重要药物。

一、各代喹诺酮类抗菌特点

按开发的时间和抗菌特点,可将喹诺酮类药物分为4代。

第1代(20世纪60年代):以萘啶酸为代表,仅对革兰阴性菌有中等抗菌活性、口服吸收差、易产生耐药性、不良反应多,仅用于敏感菌所致的尿路感染,现已基本不用。

第2代(20世纪70年代):以吡哌酸为代表,抗菌活性较萘啶酸强,较高浓度时对铜绿假单胞菌、金黄色葡萄球菌也有效。口服少量吸收,血药浓度低,但尿和胆汁中药物浓

度高,可用于敏感菌引起的尿路及肠道感染。不良反应比萘啶酸少见。因作用不强,现已少用。

第3代(20世纪80年代):以诺氟沙星的问世为标志。在4-喹诺酮母核上进行结构改造,开发出的一系列含一个或多个氟的喹诺酮类新化合物,通称为氟喹诺酮类(fluoroquinolones)。本类药物除诺氟沙星外,还有氧氟沙星、左氧氟沙星、环丙沙星、洛美沙星、司帕沙星等,对革兰阴性菌的综合临床疗效已超过青霉素族,达到了第1代、第2代头孢菌素的疗效。

第4代(20世纪90年代):司帕沙星、左氧氟沙星、帕格沙星、莫西沙星、加替沙星、加雷沙星等新氟喹诺酮类,不仅抗菌活性大大提高,而且抗菌谱扩大到革兰阳性球菌、衣原体、支原体、军团菌及结核分枝杆菌,且具有较高的安全性和较长的 $t_{1/2}$,其中莫西沙星、加替沙星的综合临床疗效已达到或超过了第3代头孢菌素。

二、喹诺酮类药物的共性

【抗菌作用】

喹诺酮类药物为杀菌剂,抗菌谱广,对革兰阴性菌如大肠埃希菌、痢疾志贺菌、伤寒沙门菌、变形杆菌、流感嗜血杆菌、淋病奈瑟菌等均具有很强的杀菌作用;对革兰阳性菌如金黄色葡萄球菌、链球菌等也有效,其中一些品种如环丙沙星、托氟沙星、氧氟沙星对铜绿假单胞菌也有效。某些药物如左氧氟沙星、司帕沙星、莫西沙星等对革兰阳性球菌(包括耐药菌)、厌氧菌、支原体、衣原体、军团菌及结核分枝杆菌也具有较强的抗菌活性。

喹诺酮类药物的抗菌作用机制主要是抑制细菌DNA螺旋酶和拓扑异构酶Ⅳ,阻碍DNA复制而使细菌死亡。细菌的DNA为裸露状态,本类药物容易进入菌体直接与DNA接触;而人体细胞的DNA呈包被状态,不易与药物接触。此外,哺乳动物细胞内虽具有与细菌DNA螺旋酶相似的拓扑异构酶Ⅱ,但一般治疗量的喹诺酮类药物对此酶影响很小,故本类药物对人体毒性很小。

随着喹诺酮类药物在临床的广泛应用,耐药菌株已出现,并不断增加。其耐药机制有:①靶位改变,由于基因突变,使药物与酶的亲和力下降;②细菌细胞膜通透性下降,或主动泵蛋白表达增加而将药物泵出菌体,使药物在菌体内的蓄积减少。

【药代动力学】

多数氟喹诺酮类药物口服吸收好,血药浓度相对较高。血浆蛋白结合率低,体内分布广,能进入骨、关节、前列腺、肺等组织,并达到有效的抗菌浓度。多数以原形经肾脏排出,少量经粪便排出。$t_{1/2}$相对较长,多数>3~7 h。

【临床应用】

主要用于治疗:①泌尿生殖系统感染,如单纯性和复杂性尿路感染、前列腺炎、淋病奈瑟菌性尿道炎或宫颈炎等;②肠道感染,如细菌性肠炎、菌痢、伤寒、副伤寒等;③呼吸道感染,如革兰阴性杆菌所致的支气管炎和肺炎、军团菌病、分枝杆菌感染等;④其他,如骨和关节感染、皮肤和软组织感染、外科感染及耳鼻喉科感染等。

【不良反应】

氟喹诺酮类药物的不良反应发生率平均仅为5%,能被大多数患者所耐受。

1. **胃肠道反应**　为最常见的不良反应,表现为恶心、呕吐、食欲下降、腹痛、腹泻等,常与剂量有关。

2. **中枢神经系统反应**　主要表现为头痛、眩晕、焦虑、失眠等,有时可致抽搐等精神症状,甚至诱发癫痫,故癫痫患者禁用。

3. **影响软骨发育**　本类药物对幼年动物软骨组织有损害,故孕妇和青春期前儿童不宜使用。

4. **变态反应**　皮疹、瘙痒、红斑等,偶见光变态反应和过敏性休克。用药期间应避免暴露在阳光下。

5. **肝、肾损害**　大剂量或长期用药可损害肝脏。在碱性尿液中易析出结晶而损伤肾脏。

三、喹诺酮类常用的药物

诺氟沙星(norfloxacin,氟哌酸)

诺氟沙星是第1个氟喹诺酮类药,口服后部分吸收,血药浓度低,粪便排出量可达给药量的53%,肾脏和前列腺中药物浓度分别为血药浓度的6.6和7.7倍,在胆汁中浓度也明显高于血药浓度。

本药对多数革兰阴性杆菌的抗菌作用与氧氟沙星相似,但弱于环丙沙星;对革兰阳性菌以及厌氧菌中的脆弱类杆菌抗菌活性则明显弱于氧氟沙星与环丙沙星;对衣原体、支原体、军团菌及结核分枝杆菌等无作用。临床主要用于敏感菌所致的肠道、泌尿生殖系统感染,效果良好;也可用于呼吸道、皮肤、软组织感染及眼睛感染等,但疗效一般。

氧氟沙星(ofloxacin)

氧氟沙星药代动力学特性显著优于诺氟沙星,口服吸收快且完全,生物利用度可达90%以上,体内分布广泛,在前列腺、肺、骨、耳鼻喉及痰液中均能达到有效抗菌浓度,胆汁中药物浓度为血药浓度的7倍,尿中排出量居各种氟喹诺酮类之首,可高达70%~90%。

本药为广谱、高效抗菌药。对革兰阳性球菌如葡萄球菌、肠球菌等的抗菌活性为诺氟沙星的2~4倍;对大多数革兰阴性菌如大肠埃希菌、肺炎杆菌、变形杆菌、伤寒沙门菌、流感嗜血杆菌、铜绿假单胞菌等有高效;对厌氧菌也有很高的抗菌活性;对耐甲氧西林的金黄色葡萄球菌、耐氨苄西林的淋病奈瑟菌、耐庆大霉素的铜绿假单胞菌、多重耐药伤寒沙门菌等均有抑制作用。对衣原体、支原体、结核分枝杆菌等也有一定活性。可用于敏感菌所致的呼吸道、胆管、肠道、尿路感染及皮肤软组织感染,也可用于耳鼻喉科、眼科等感染。本药尚可作为治疗结核病的二线药。

左氧氟沙星(levofloxacin)为氧氟沙星的左旋光异构体,抗菌活性较氧氟沙星强,不良反应发生率远低于氧氟沙星,是目前上市氟喹诺酮类中最低的。

环丙沙星(ciprofloxacin)

环丙沙星为临床常用氟喹诺酮类中体外抗菌作用最强者。口服吸收快但不完全,生物利用度仅为 49%~70%,血药浓度低,静脉注射可弥补此不足。

本药对革兰阴性菌作用强,对大肠埃希菌、痢疾志贺菌、变形杆菌、流感嗜血杆菌、军团菌、弯曲菌、铜绿假单胞菌、产酶淋病奈瑟菌及耐药金黄色葡萄球菌等均显著优于其他同类药及头孢菌素、氨基糖苷类等抗生素。一些对氨基糖苷类、第 3 代头孢菌素耐药的革兰阳性或阴性菌对本药仍然敏感;结核分枝杆菌也对本药敏感。主要用于治疗敏感菌所致的泌尿生殖道、胃肠道、呼吸道、胆管、皮肤软组织感染、骨髓炎、化脓性关节炎及败血症等严重感染。

司帕沙星(sparfloxacin)

司帕沙星为新开发的长效品种,$t_{1/2}$ 为 17.6 h,每日服药一次即可。其具有良好的组织穿透力,可迅速进入多种组织和体液,脑脊液中的浓度约为血液浓度的 35%。

本药对革兰阳性菌、阴性菌及厌氧菌均显示出广谱、高效的抗菌作用,尤其对革兰阳性菌的作用优于环丙沙星与氧氟沙星等;对青霉素、头孢菌素耐药的肺炎链球菌仍有效;对革兰阴性菌、支原体、衣原体、厌氧菌、结核分枝杆菌等也显示出极强的抗菌活性。主要用于敏感菌所致的呼吸道、消化道、泌尿生殖道、外科、妇科、皮肤科、耳鼻喉科及眼科等感染的治疗,有效率高达 80%~100%,是现有喹诺酮类抗菌药物中有效率较高的品种之一。

莫西沙星(moxifloxacin)

莫西沙星为第 4 代喹诺酮类抗菌药,优化的分子结构增强了其对革兰阳性菌的抗菌活性。体外研究显示,莫西沙星对革兰阳性菌、革兰阴性菌、厌氧菌、抗酸菌和非典型微生物,如支原体、衣原体和军团菌有广谱抗菌活性。主要治疗其他药物无效的上呼吸道和下呼吸道感染,如急性鼻窦炎、慢性支气管炎急性发作、社区获得性肺炎,以及皮肤和软组织感染。也可用于耐药结核分枝杆菌的感染。

其他喹诺酮类抗菌药物见表 7-37-1。

表 7-37-1 其他喹诺酮类抗菌药物

药名	特点	临床应用
伊诺沙星(enoxacin)	口服吸收好,血药及组织浓度比诺氟沙星高,体内抗菌作用略强于诺氟沙星	仅用于治疗淋病、泌尿道、呼吸道等感染
洛美沙星(lomefloxacin)	口服生物利用度高达 90%~98%,体内抗菌活性强于诺氟沙星,与氧氟沙星相似。光敏反应较多见	用于敏感菌所致的各种感染
氟罗沙星(fleroxacin)	口服生物利用度高,同剂量血浓度比环丙沙星高 2~3 倍,体内分布广,作用维持时间长	主要用于敏感菌所致的各种感染

(续表)

药名	特点	临床应用
加替沙星（gatifloxacin）	口服吸收良好,且不受饮食因素影响,对革兰阳性菌、厌氧菌、结核分枝杆菌、衣原体和支原体的抗菌活性与莫西沙星相似。有低血糖和心脏毒性	主要用于敏感菌所致的各种感染

第2节 磺胺类药物和甲氧苄啶

一、磺胺类药物

磺胺类药物(sulfonamides)是20世纪30年代人工合成的最早用于防治全身性细菌性感染的一类药物。虽然大部分临床应用已被各种高效、低毒的抗生素及氟喹诺酮类药物所取代,但由于磺胺类药物对流脑、鼠疫、泌尿道感染等疾病具有疗效显著、使用方便、性质稳定、价格低廉,尤其是20世纪70年代发现与甲氧苄啶合用,可使其疗效明显增强,抗菌范围扩大,故在对轻、中度感染及特殊的尿路感染及寄生虫病的治疗上磺胺类药物仍占有一定地位。

【分类】
依据磺胺类药物肠道内吸收的难易及应用不同,可分为3类。

1. **肠道易吸收类** 口服易吸收,按$t_{1/2}$长短又可分为短效、中效、长效3类(表7-37-2),长效类磺胺药因血浓度低,抗菌作用弱,易出现变态反应,已极少应用。

2. **肠道难吸收类** 口服吸收少,如柳氮磺吡啶(sulfasalazine,SASP)。

3. **外用类** 如磺胺米隆(mafenide sulfamylon,SML)、磺胺嘧啶银(sulfadiazine silver,SD-Ag)、磺胺醋酰钠(sulfacetamide sodium,SA-Na)。

表7-37-2 常用肠道易吸收类磺胺类药物的分类及药代动力学特性

分类	药名	英文缩写	$t_{1/2}$(h)	蛋白结合率(%)	脑脊液浓度（血药浓度%）	尿中乙酰化率(%)	尿排泄率(%)
短效（$t_{1/2}<10$ h）	磺胺异噁唑	SIZ	5~8	85~90	30~50	30	95
中效（$t_{1/2}=10~24$ h）	磺胺嘧啶	SD	17	20~25	50~80	15~40	57
	磺胺甲噁唑	SMZ	10~12	65	30~50	58	50~60
长效（$t_{1/2}>24$ h）	磺胺对甲氧嘧啶	SMD	30	80	30	32	57
	磺胺多辛	SDM	150	95	—	60	30

【药代动力学】
1. **肠道易吸收类** 药物吸收后,分布于全身组织和体液,以肝、肾浓度较高,部分与

血浆蛋白结合,结合率低者如 SD 易通过血-脑屏障。药物主要经肝乙酰化代谢而灭活,乙酰化物在尿中溶解度较小,尤其在酸性尿中易析出结晶而损害肾脏。

2. 肠道难吸收类 药物主要经粪便排出,SPSA 在肠内释出磺胺吡啶和 5-氨基水杨酸,前者有抗菌作用,后者有抗炎作用,可用于免疫性疾病治疗。

【抗菌作用】

磺胺类药物是广谱抑菌剂,对多种革兰阳性菌和阴性菌有抑制作用。其中较敏感的有溶血性链球菌、肺炎链球菌、脑膜炎奈瑟菌、淋病奈瑟菌、鼠疫杆菌和流感嗜血杆菌;其次是大肠埃希菌、变形杆菌、痢疾志贺菌、肺炎杆菌和葡萄球菌等。对其他病原微生物如沙眼衣原体、放线菌、疟原虫等也有抑制作用,对病毒、支原体、螺旋体、立克次体无效。此外,SMZ 对伤寒沙门菌,SML 和 SD-Ag 对铜绿假单胞菌有抑制作用。

磺胺类药物通过干扰细菌的叶酸代谢而抑制细菌的生长(图 7-37-1)。许多细菌不能利用环境中叶酸,必须依赖自身二氢叶酸合成酶催化二氢蝶啶和对氨苯甲酸(PABA)合成二氢叶酸,再经二氢叶酸还原酶转变为四氢叶酸,进一步形成活化型四氢叶酸,后者作为一碳单位传递体参与核酸合成。磺胺类药物与 PABA 化学结构相似,能与 PABA 竞争二氢叶酸合成酶,使二氢叶酸合成受阻,进而抑制了细菌核酸的合成,产生抑菌作用。人体可直接利用食物中的叶酸,故不受磺胺类药物的影响。脓液和坏死组织中含有大量 PABA,能减弱磺胺类药物的抑菌作用。局麻药普鲁卡因在体内水解生成 PABA,也可降低磺胺类药物的疗效。

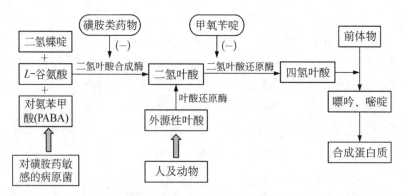

图 7-37-1 磺胺类药物和甲氧苄啶抗菌作用机制示意图

【耐药性】

细菌对磺胺类药物易产生耐药性。用药不规则、剂量不足时更易产生。其原因可能是:①细菌二氢叶酸合成酶结构发生改变,与酶的亲和力降低;②细菌改变代谢途径,直接利用环境中叶酸;③菌体内天然底物 PABA 增多。各种磺胺类药物间有交叉耐药性,与甲氧苄啶合用可延缓耐药性的产生。

【临床应用】

1. 全身感染 如泌尿系统感染、流行性脑脊髓膜炎、呼吸系统感染等。泌尿系统感染宜选用尿药浓度较高的 SIZ、SMZ,或 SMZ 和 TMP 的复方制剂;流行性脑脊髓膜炎应首选 SD；其他可选用 SMZ 的复方制剂或配合其他药物治疗。

2. **肠道感染**　SMZ 和 TMP 的复方制剂用于治疗细菌性痢疾，SASP 用于治疗溃疡性结肠炎。

3. **局部感染**　SML 和 SD‑Ag 外用于皮肤、黏膜铜绿假单胞菌、大肠埃希菌等感染；SML 不受脓液和坏死组织影响，可用于烧伤及化脓创面，但缺点是抗菌作用弱、刺激性较强，可引起局部烧灼痛。SD‑Ag 对铜绿假单胞菌作用强，刺激性小，具有收敛作用，可用于烧伤创面感染。磺胺醋酰钠（SA‑Na）呈中性，用于眼部感染如沙眼、结膜炎和角膜炎等。

【不良反应】

1. **泌尿系统损害**　引起结晶尿、血尿、管型尿，以 SD 较常见，SMZ 大量久用也可发生。大量久服上述药物时，宜加服等量的碳酸氢钠碱化尿液，以增加磺胺类药物及其乙酰化物的溶解度，同时应多饮水以降低尿中药物浓度。

2. **变态反应**　多引起皮疹、药热，偶可见剥脱性皮炎、多型性红斑。磺胺类药物间有交叉变态反应，用药前需询问过敏史。

3. **造血系统反应**　偶见粒细胞减少、再生障碍性贫血及血小板减少症，对葡萄糖‑6‑磷酸脱氢酶缺乏者可致溶血性贫血，必要时应检查血常规。

4. **其他**　轻微的胃肠道反应、诱发新生儿核黄疸、肝损害。

二、甲氧苄啶

甲氧苄啶（trimethoprim, TMP）

【药代动力学】

TMP 的药代动力学特性与 SMZ 相似，但口服吸收较 SMZ 快而完全，约 2 h 达血药峰浓度。可迅速分布至全身组织和体液，在肝、肾、脾、肺、支气管分泌物、唾液、前列腺液中浓度均超过血药浓度。脑膜炎症时，脑脊液药物浓度为血药浓度的 50%～100%，可达到有效的抗菌浓度。TMP 主要以原形经肾脏排泄，$t_{1/2}$ 为 11 h。

【抗菌作用】

TMP 的抗菌谱与 SMZ 相似，但前者的抗菌活性要比后者强 20～100 倍。大多数革兰阳性菌和阴性菌对 TMP 均甚敏感，但单用易产生耐药性。TMP 抗菌作用机制是抑制细菌的二氢叶酸还原酶，阻碍四氢叶酸的合成。当与磺胺类药合用，可双重阻断叶酸的合成，增强后者的抗菌活性数倍至数十倍，出现杀菌效果，从而减少耐药菌株的产生，对磺胺药已耐药的菌株也有效。

【临床应用】

TMP 常与 SMZ、SD 组成复合制剂，用于呼吸系统、泌尿生殖道、胃肠道及皮肤软组织感染，败血症，脑膜炎，疟疾，以及卡氏肺囊虫感染、奴卡菌感染等。

【不良反应】

TMP 毒性较小，可引起变态反应（如皮疹、瘙痒）、胃肠道反应（如恶心、呕吐、腹泻等),一般均较轻。但长期大量应用时,可致叶酸缺乏症,表现为巨幼红细胞性贫血、白细胞减少及血小板减少。及时停药可恢复,必要时可注射亚叶酸钙(甲酰四氢叶酸钙)。

第3节 硝基呋喃类和硝基咪唑类药物

一、硝基呋喃类

硝基呋喃类抗菌谱广,对革兰阳性和阴性菌均有杀菌作用,在酸性环境中,抗菌作用增强。不易引起耐药性,与其他抗菌药物无交叉耐药性。本类药物毒性较大,临床常用的有呋喃妥因与呋喃唑酮。

呋喃妥因(nitrofurantoin)

呋喃妥因口服吸收迅速,50%在组织内破坏,其余以原形经肾脏排出,$t_{1/2}$为 0.5~1.0 h,故血药浓度低,达不到治疗有效浓度,不适于治疗全身性感染。但尿药浓度高,尤其在酸性尿中抗菌作用增强,故主要用于治疗敏感菌如肠球菌、大肠埃希菌、葡萄球菌引起的尿路感染。常见不良反应为胃肠道反应,偶见有皮疹、药热等变态反应。剂量过大、肾功不全或用药期间饮酒者,可引起严重的周围神经炎。

呋喃唑酮(furazolidone,痢特灵)

呋喃唑酮口服吸收少(仅约5%),肠内药物浓度高。主要用于治疗细菌性肠炎、痢疾和旅行腹泻等肠道感染,对幽门螺杆菌所致胃窦炎疗效也较好。不良反应与呋喃妥因相似,但轻而少见。

二、硝基咪唑类

硝基咪唑类为一类具有5-硝基咪唑结构的人工合成抗菌药,目前国内常用的有甲硝唑(metronidazole)与替硝唑(tinidazole)。此类药物最先是作为治疗滴虫病的首选药,也用于治疗阿米巴和鞭毛虫的感染。随后,发现该类药物对所有厌氧球菌、革兰阴性厌氧杆菌、革兰阳性厌氧芽孢杆菌有作用,但对革兰阳性无芽孢厌氧杆菌耐药。替硝唑的抗菌活性比甲硝唑要强2倍,两药均为目前治疗口腔及全身厌氧菌感染或术后预防感染的常用药物。

思考题

1. 简述氟喹诺酮类抗生素的抗菌作用特点。
2. 试述磺胺类药物与甲氧苄啶合用的意义与机制。
3. 磺胺类药物的不良反应有哪些?如何防治其泌尿系统损害?

(林益平)

第38章 抗结核病药和抗麻风病药

学习目标

1. 掌握异烟肼和利福平的抗结核作用特点、临床应用及主要不良反应。
2. 熟悉乙胺丁醇、吡嗪酰胺、链霉素和对氨基水杨酸的抗结核作用特点、临床应用及主要不良反应。
3. 了解其他抗结核病药和抗麻风病药的作用特点及临床应用。

案例

患者,女性,34岁。因发热、胸痛、咳嗽、血痰1周入院。近3个月来有低热,以午后为甚,夜间盗汗,咳嗽,明显厌食,消瘦,曾在当地医院诊断为"感冒",给予抗炎、抗病毒治疗,疗效欠佳。1周来体温增高明显,咳嗽加剧,痰中带血。

检查:体温38℃,脉搏88次/分钟,呼吸28次/分钟,血压105/75 mmHg。发育正常,营养稍差,消瘦。X线检查提示双肺纹理增粗,右肺间有片状阴影。痰结核涂片(+),PPD试验(+)。

诊断:肺结核。

问题:1. 该患者抗病毒治疗为何疗效欠佳?
2. 该患者可选用哪些药物治疗?应用原则是什么?

第1节 抗结核病药

结核病是由结核分枝杆菌引起的慢性传染病。抗结核病药能抑制或杀灭结核分枝杆菌,其合理应用是控制疾病发展、复发及防止结核分枝杆菌产生耐药性的关键。根据临床疗效和作用特点,可将抗结核病药分为两类:①一线抗结核病药,包括异烟肼、利福平、乙胺丁醇、链霉素和吡嗪酰胺,其特点是疗效高、不良反应较少、患者较易接受,可以治愈大多数的结核病患者;②二线抗结核病药,包括对氨基水杨酸、丙硫异烟胺、乙硫异烟胺、阿米卡星、卡那霉素、氨硫脲、卷曲霉素、环丝氨酸等,其毒性较大,疗效较差,主要用于对一线抗结核病药产生耐药性时的替换治疗药。近几年来又开发出一些疗效较好、不良反应相对较少的新一代抗结核病药,如利福喷汀、利福定、氧氟沙星、司帕沙星等。

一、一线抗结核病药

异烟肼(isoniazid, INH,雷米封)

异烟肼具有高效、低毒、口服方便、用量小、价廉等优点,是目前治疗各型结核病的首选药。

【药代动力学】

口服吸收迅速而完全,生物利用度为90%,1~2 h血药浓度达高峰。广泛分布于全身的组织和体液中,易透过血-脑屏障,脑膜炎时脑脊液中的浓度与血药浓度相近。穿透力强,可渗入骨组织、关节腔、胸水、腹水、肾组织、淋巴结以及纤维化或干酪样病灶中,也易渗入细胞内。大部分在肝内经乙酰转移酶代谢为无活性的乙酰化异烟肼和异烟酸,代谢物及少量原形药由肾脏排泄。肝乙酰化的速度有明显的种族差异,有快代谢型和慢代谢型之分,前者$t_{1/2}$为1.1 h左右,尿中乙酰化异烟肼较多;后者$t_{1/2}$为3 h左右,血药浓度较高,显效较快,尿中游离异烟肼较多。我国人群中,快代谢型约占50%,慢代谢型约占26%,中间型约占24%,欧美国家则相反。故临床用药时应根据患者的代谢类型确定给药方案。

【抗菌作用】

异烟肼对结核分枝杆菌具有高度选择性。抗菌活性强,对生长旺盛的结核分枝杆菌有强大的杀灭作用,对静止期的结核分枝杆菌有抑制作用,作用强度与渗入到病灶部位的药物浓度呈正相关。穿透力强,可渗入吞噬细胞内及纤维化或干酪样病灶内产生杀菌作用,是全效杀菌药。其抗菌机制可能是抑制分枝菌酸的合成,使结核分枝杆菌细胞壁合成受阻而死亡。分枝菌酸为分枝杆菌细胞壁所特有的重要成分,因此异烟肼对其他细菌无作用。也可能是抑制结核分枝杆菌DNA的合成或与敏感菌的酶结合,引起代谢紊乱而杀菌。

单用异烟肼易产生耐药性,但停用一段时间后可恢复敏感性。与其他抗结核病药之间无交叉耐药性,联合用药可增强疗效并延缓耐药性的产生。

【临床应用】

本药为治疗各型结核病的首选药。除早期轻症肺结核或预防应用可单用外,均须与其他一线抗结核病药合用。对粟粒性结核和结核性脑膜炎应加大剂量,延长疗程,必要时注射给药。

【不良反应】

不良反应发生率和严重程度均与剂量相关,治疗量时不良反应少而轻。

1. 神经系统毒性 常见周围神经炎,表现为手脚麻木、肌肉震颤、步态不稳等。多见于剂量大、维生素B_6缺乏者及慢乙酰化型者。可能因异烟肼的结构与维生素B_6相似,能竞争同一酶系或增加维生素 B_6 的排泄,导致维生素 B_6 缺乏并妨碍维生素 B_6 的利用所致。大剂量可引起中枢神经系统毒性,表现为头痛、头晕、兴奋、失眠,甚至惊厥。严重时可致中毒性脑病或中毒性精神病,可能是维生素 B_6 缺乏,导致中枢抑制性递质 γ-氨基丁酸生成减少所致。嗜酒、癫痫、精神病患者慎用。因此用药期间应注意及时补充维生素 B_6。

2. 肝毒性 可损伤肝细胞,使转氨酶升高,少数患者可出现黄疸,严重时可出现肝小叶坏死,甚至死亡。可能与异烟肼在肝脏的代谢产物乙酰化异烟肼能与肝细胞结合,导致肝细胞坏死有关。年龄>35 岁及快乙酰化型者多见。用药期间应定期检查肝功能,肝病患者慎用。与利福平合用时,肝功能异常的发生率明显增高。

3. 其他 可见皮疹、药热等过敏反应,粒细胞减少、血小板减少、溶血性贫血等血液系统反应,口干、上消化道不适等胃肠道反应。

利福平(rifampicin, RFP, 甲哌利福霉素)

利福平是利福霉素的半合成广谱抗生素,为橘红色结晶粉末。具有高效、低毒、口服方便等优点,为目前临床广泛应用的一线抗结核病药。

【药代动力学】

口服吸收快而完全,生物利用度为 90%～95%,2～4 h 血药浓度达峰值。食物和对氨基水杨酸(PAS)可以减少其吸收,故应空腹服用。与对氨基水杨酸合用时,应该间隔 8～12 h。广泛分布于全身各组织,穿透力强,能进入细胞、胸腹水、结核空洞、痰液及胎儿体内,脑脊液中浓度低,脑膜炎时可达有效浓度。主要在肝内代谢为去乙酰基利福平,其抗菌作用为利福平的 1/8～1/10。本药为肝药酶诱导剂,可加快自身及其他药物的代谢。主要经胆汁排泄,形成肝肠循环,延长抗菌作用时间,有效血浓度可维持 8～12 h。因利福平及其代谢产物均呈橘红色,故尿、粪、唾液、泪液、痰和汗等均呈橘红色。

【抗菌作用】

抗菌谱广且抗菌作用强。对结核分枝杆菌、麻风分枝杆菌、多种革兰阳性球菌(特别是耐药金葡菌)、革兰阴性球菌(如脑膜炎奈瑟菌)有强大杀灭作用,对革兰阴性杆菌(如大肠埃希菌、变形杆菌、流感嗜血杆菌)也有抑制作用,高浓度时对某些病毒和沙眼衣原体也有抑制作用。对繁殖期结核分枝杆菌杀菌作用最强,对静止期的结核分枝杆菌作用较弱,疗效与异烟肼相当。对细胞内的结核分枝杆菌也有杀菌作用,是全效杀菌药。其抗菌作用机制是特异性抑制细菌 DNA 依赖性的 RNA 多聚酶,阻碍 mRNA 合成。对人和动物细胞内 RNA 多聚酶无影响。结核分枝杆菌对利福平极易产生耐药性,故不宜单用,需与其他抗结核病药合用,既可增强疗效,又可延缓耐药性的产生。利福平与其他抗菌药无交叉耐药性。

【临床应用】

1. 结核病 主要与其他抗结核病药合用,治疗各型结核病及重症患者,包括初治和复治,是联合用药中的主要药物。与异烟肼合用治疗初发患者可降低结核性脑膜炎的病死率和后遗症的发生,与乙胺丁醇及吡嗪酰胺合用对复治患者可产生良好的治疗效果。

2. **麻风病** 可与氨苯砜等抗麻风病药联合治疗麻风病。

3. **其他** 用于耐药金黄色葡萄球菌及其他敏感菌所致的感染。因利福平在胆汁中浓度较高,可用于重症胆管感染,亦可用于脑膜炎奈瑟菌及流感嗜血杆菌引起的脑膜炎。外用治疗沙眼、急性结膜炎及敏感菌所致的眼部感染。

【不良反应】

不良反应发生率较低且轻微。

1. **胃肠道反应** 常见恶心、呕吐、腹痛、腹泻,一般不严重。

2. **肝毒性** 长期大剂量应用可出现黄疸、肝肿大、肝功能减退等症状,严重时可致死亡。慢性肝病患者、嗜酒者、老年人或与异烟肼合用,发生率明显增加。用药期间应定期检查肝功能,严重肝病、胆道阻塞患者禁用。

3. **"流感综合征"** 大剂量间歇给药时可诱发发热、寒战、头痛、肌肉酸痛等类似感冒的症状,发生频率与剂量、间隔时间有明显关系,现已不使用这种给药方法。

4. **过敏反应** 少数患者出现皮疹、药热,偶见白细胞、血小板减少。

5. **其他** 动物实验表明有致畸作用,故妊娠早期禁用。

乙胺丁醇(ethambutol)

【药代动力学】

乙胺丁醇口服吸收良好,2~4 h 血药浓度达高峰。分布广泛,脑脊液中药物浓度较低,脑膜炎时可达有效浓度。大部分以原形经肾脏排泄,肾功能不全时可发生蓄积,少部分在肝内转化为醛及二羧酸衍生物经肾脏排泄,对肾脏有一定毒性,故肾功不良者应慎用。

【抗菌作用与临床应用】

对繁殖期结核分枝杆菌有较强的抑制作用,对异烟肼或链霉素耐药的结核分枝杆菌仍有效,对其他细菌无效。其抗菌作用机制为与 2 价金属离子如 Mg^{2+} 络合,阻止菌体内亚精胺与 Mg^{2+} 络合,干扰细菌 RNA 的合成。单用可产生耐药性,但较缓慢,与其他抗结核病药无交叉耐药性。主要与利福平、异烟肼等合用治疗各型结核病,特别是经链霉素和异烟肼治疗无效的患者。

【不良反应】

治疗量不良反应较少。连续大剂量使用可引起严重的毒性反应为球后视神经炎,表现为弱视、视野缩小、红绿色盲等,如及时停药并给予大剂量维生素 B_6 治疗,有望恢复,应定期做眼科检查。偶见胃肠道反应、过敏反应、肝损害、高尿酸血症等;痛风患者慎用。

吡嗪酰胺(pyrazinamide,PZA)

【药代动力学】

吡嗪酰胺口服易吸收,2 h 血药浓度达高峰。其分布广,细胞内和脑脊液中药物浓度较高,脑脊液中药物浓度与血药浓度相近。大部分在肝内水解为吡嗪酸,并羟化成 5-羟吡嗪酸,少部分以原形经肾排泄。

【抗菌作用与临床应用】

对结核分枝杆菌有较强的抑制和杀灭作用,弱于异烟肼、利福平、链霉素,在酸性环境抗菌作用增强。单用易产生耐药性,与其他抗结核病药无交叉耐药性。主要用于对其他抗结核病药产生耐药或不能耐受的复治患者,作为短程化疗中三联或四联给药方案的基本药物之一。

【不良反应】

大剂量、长疗程时发生率较高的严重不良反应是肝损害,表现为转氨酶升高、黄疸,甚至肝坏死而引起死亡。应定期检查肝功能,肝功不良者慎用。尚可抑制尿酸排泄,引起高尿酸血症而诱发痛风,故痛风患者和孕妇禁用。

链霉素(streptomycin)

链霉素是第1个有效的抗结核病药。口服无效,需注射给药。抗结核分枝杆菌作用弱于异烟肼和利福平。穿透力弱,不易渗入细胞内,故主要对细胞外结核分枝杆菌有效,对巨噬细胞内结核分枝杆菌无效;不易渗入纤维化、干酪样及厚壁空洞病灶,故对这些病灶中的结核分枝杆菌不易发挥抗菌作用;不易透过血-脑屏障,故对结核性脑膜炎疗效差。单用易产生耐药性,且长期应用耳毒性发生率高,只能与其他抗结核病药联合应用。

二、二线抗结核病药

对氨基水杨酸(para-aminosalicylic acid,PAS)

对氨基水杨酸为人工合成的二线抗结核病药。其钠盐的水溶液不稳定,遇光可分解变色,故应用时须新鲜配制,并在避光条件下使用。

【药代动力学】

口服吸收迅速而完全,2 h左右血药浓度达高峰。分布广,但不易进入细胞内和脑脊液。主要经肝转化为乙酰化物,经肾脏排泄。

【抗菌作用与临床应用】

仅对细胞外的结核分枝杆菌有抑制作用,弱于一线抗结核病药,对其他细菌无效。其抗菌作用机制为抑制二氢叶酸合成酶,干扰二氢叶酸的合成。耐药性产生缓慢。主要作为其他抗结核病药的辅助用药治疗结核病。

【不良反应】

不良反应发生率较高。常见胃肠道反应及过敏反应。其乙酰化代谢物可使转氨酶升高而致肝损害,经肾脏排泄时可析出结晶而致肾损害。

丙硫异烟胺(protionamide)

丙硫异烟胺为异烟酸的衍生物,仅对结核分枝杆菌有抑制作用,抗菌活性弱于异烟肼、链霉素,对其他抗结核病药耐药的菌株仍有效。穿透力强,可渗入纤维化及干酪样病灶中,脑脊液中可达有效浓度。单用易产生耐药性,主要与其他抗结核病药合用,用于一线抗结核病药无效者。不良反应以胃肠道反应多见,也可致周围性神经炎、肝损害,应定期检查肝功能。

三、新一代抗结核病药

利福定(rifandin)和利福喷汀(rifapentine)

利福定和利福喷汀均为半合成利福霉素类抗生素。抗菌谱和抗菌机制与利福平相似,抗菌活性比利福平强。利福定的治疗剂量为利福平的1/2～1/3,利福喷汀剂量与利福平相同,均为空腹服用。利福喷汀的 $t_{1/2}$ 长达 26 h,每周只需给药 1～2 次。单用均易产生耐药性,与利福平有交叉耐药现象。与其他抗结核病药,如异烟肼、乙胺丁醇、链霉素等合用治疗结核病,也可用于治疗麻风病、敏感菌所致感染、沙眼、病毒性角膜炎等。利福喷汀尚有一定的抗艾滋病能力。利福定的稳定性差,易失效,且复发率较高,现已少用。利福喷汀临床应用的时间不长,对其疗效和不良反应的认识尚需更多的病例观察与评价。

氟喹诺酮类药物

氟喹诺酮类药物抗菌谱广,抗菌作用强,部分品种对结核分枝杆菌有较好的抗菌活性,对多重耐药菌株有效,与其他抗结核病药无交叉耐药性。此外,还具有口服吸收良好、体内分布广、不良反应少、安全性高、价格相对低廉等优点,已成为治疗耐药结核分枝杆菌感染的主要药物之一。

氧氟沙星(ofloxacin)是第 1 个用于治疗结核病的氟喹诺酮类药物,可与其他抗结核病药合用,作为耐多药慢性肺结核复治的常规药物。左氧氟沙星(levofloxacin)抗结核分枝杆菌活性为氧氟沙星的 2 倍,已逐步成为治疗耐多药结核病的主要药物。司帕沙星(sparfloxacin)抗结核分枝杆菌活性比氧氟沙星强 4 倍,$t_{1/2}$ 较长,为 18～21 h,可每日给药 1 次,用于耐多药结核病的治疗。其严重不良反应为光敏反应。

四、抗结核病药的应用原则

1. **早期用药** 是指患者一旦确诊为结核病后立即给药治疗。早期病灶内结核分枝杆菌生长繁殖旺盛,对药物敏感。早期结核多为浸润性,病灶内血液供应丰富,药物易于渗入,达到较高浓度;而晚期常有纤维化、干酪化及厚壁空洞形成,药物不易渗入。早期患者机体抵抗力强,吞噬细胞功能活跃。

2. **联合用药** 是指根据患者病情和抗结核病药物的特点,联合应用两种或两种以上的药物以增强疗效、降低毒性、延缓耐药性的产生,并可交叉杀灭对其他药物耐药的菌株。一般在异烟肼基础上加用其他药物,采用二联、三联或四联的治疗方案。

3. **适量用药** 是指用药剂量要适当。剂量不足,组织内药物达不到有效浓度,疗效差,且易诱发细菌产生耐药性,使治疗失败;剂量过大,则易产生严重不良反应,使治疗难以继续。

4. **坚持全程规律用药** 按规定的方案,在规定的疗程内,坚持有规律的用药是抗结核化疗成功的关键。化疗一旦开始,就必须严格按规定的抗结核治疗方案,包括药物种类、剂量、给药方法、给药途径等,有规律地用药,直至完成所规定的疗程,以免引起病变的迁延和复发。

第2节 抗麻风病药

麻风病是由麻风分枝杆菌引起的慢性传染病。抗麻风病药能抑制或杀灭麻风分枝杆菌。目前最重要的抗麻风病药是砜类药物,最常用的是氨苯砜,还有苯丙砜、醋氨苯砜,此外有利福平、氯法齐明、麻风宁等。大环内酯类药物如罗红霉素、克拉霉素也具有抗麻风分枝杆菌作用,且不良反应轻,患者易接受。药物单用易产生耐药性,宜采用联合用药。

氨苯砜(dapsone,DDS)

氨苯砜属砜类化合物,是目前治疗麻风病最重要的药物。临床上应用的所有砜类药物都是氨苯砜的衍生物,如苯丙砜(solasulfone)、醋氨苯砜(acedapsone),均需在体内转化为氨苯砜或乙酰氨苯砜而显效。

【药代动力学】

口服吸收缓慢但完全,给药4~8 h血药浓度达高峰。广泛分布于全身组织和体液,肝和肾中浓度最高,其次为皮肤和肌肉,且病变皮肤中的药物浓度远高于正常皮肤。$t_{1/2}$为10~50 h,平均为28 h,停药后有效组织浓度可维持2~3周。主要经肝乙酰化代谢,大部分以代谢物经肾脏排泄,部分经胆汁排泄形成肝肠循环,宜采用周期性间歇给药方案,以免蓄积中毒。

【抗菌作用与临床应用】

抗菌谱和作用机制与磺胺类药物相似。对麻风分枝杆菌有较强的抑制作用,为治疗麻风病的首选药物。由于麻风病患者皮肤和神经损害的恢复及瘤型患者细菌的消失需较长时间,且本药单用易产生耐药性,故宜长期用药和联合用药。

【不良反应】

较常见的不良反应是溶血和发绀,葡萄糖-6-磷酸脱氢酶(G-6-PD)缺乏者尤易发生,其次为高铁血红蛋白症。尚有胃肠道反应、头痛、精神异常、过敏反应等。剂量过大还可引起肝损害和剥脱性皮炎。治疗早期或剂量增加过快,患者可发生麻风症状加剧的反应,称为"砜综合征",表现为发热、不适、剥脱性皮炎、黄疸伴肝坏死、淋巴结大、贫血等。严重贫血、G-6-PD缺乏、肝肾功能不良、过敏及精神病患者禁用。

利福平(rifampicin)

利福平对麻风分枝杆菌,包括对氨苯砜耐药菌株有快速的杀菌作用,单用易产生耐药性,是治疗麻风病联合疗法中的必要组成药物。

氯法齐明（clofazimine，氯苯吩嗪）

氯法齐明对麻风分枝杆菌有抑制作用，对耐砜类药物菌株有效。常与氨苯砜或利福平合用治疗各型麻风病，或作为麻风反应的治疗药物。主要不良反应是使皮肤及角膜呈红棕色，也使尿、痰、汗液呈红色。

麻风宁（mercaptophenylimidazole）

麻风宁为新型抗麻风病药，疗效较砜类好。其优点是疗程短、毒性小、不易蓄积，患者易于接受。也可产生耐药性。适用于治疗各型麻风病及对砜类药物过敏者。不良反应为局限性皮肤瘙痒和诱发砜综合征。

思考题

1. 抗结核病药分为哪几类？各有哪些代表药？
2. 比较异烟肼和利福平的抗菌作用、临床应用及主要不良反应有什么异同。
3. 简述抗结核病药的应用原则。

（曹　红）

第39章 抗病毒药和抗真菌药

 学习目标

1. 熟悉利巴韦林、核苷反转录酶抑制剂和阿昔洛韦的药理作用、临床应用及主要不良反应。
2. 熟悉两性霉素 B、唑类抗真菌药、特比萘芬和氟胞嘧啶的药理作用、临床应用及主要不良反应。
3. 了解其他抗病毒药和抗真菌药的药理作用特点及临床应用。

> **案例**
>
> 患者,男性,28 岁。感冒发热后口唇有灼痒紧张感,随即出现红斑,在红斑及正常皮肤上出现簇集性小水疱群,疱液清澈透明,后变混浊,擦破后出现糜烂、渗液、结痂。
> 诊断:单纯疱疹。
> 问题:该患者可选用哪些药物治疗?首选何药?

第1节 抗病毒药

病毒包括 DNA 和 RNA 病毒,其增殖过程可分为吸附、穿入与脱壳、生物合成与装配、成熟与释放 4 个阶段。凡能阻止病毒增殖过程中任一环节的药物,均可起到抗病毒作用。由于病毒严格的细胞内寄生特性及复制时依赖于宿主细胞的许多功能,且在不断的复制中发生错误而导致变异,使理想的抗病毒药物的发展相对缓慢。

一、广谱抗病毒药

利巴韦林(ribavirin,三氮唑核苷,病毒唑)

利巴韦林是人工合成的鸟苷类衍生物,为广谱抗病毒药,对多种 DNA 和 RNA 病毒都有抑制作用,包括甲型和丙型肝炎病毒、甲型和乙型流感病毒、腺病毒、疱疹病毒和呼吸道合胞病毒等。由磷酸转移酶磷酸化而被激活,通过抑制肌苷单磷酸脱氢酶,阻止肌苷酸转变为鸟苷酸,进而抑制病毒 DNA 和 RNA 的合成;也通过抑制病毒 RNA 聚合酶而抑制 mRNA 的合成;还特异性抑制流感病毒蛋白质的合成。临床对甲型和乙型流感、甲型和丙型肝炎、呼吸道合胞病毒性肺炎和支气管炎、腺病毒肺炎、疱疹、麻疹、结膜炎及流行性出血热等有一定的防治作用。

极少数患者有口渴、软便或稀便、白细胞减少,停药后可恢复正常。长期大剂量可致贫血、血浆胆红素升高、心脏损害等。动物实验有较强的致畸作用,孕妇禁用。

干扰素(interferon, IFN)

干扰素是机体细胞在病毒感染或受其他刺激后,产生的一类具有多种生物活性的糖蛋白,有抗病毒、免疫调节和抗肿瘤作用。α-干扰素是国际公认的有效治疗慢性肝炎的抗病毒药。

干扰素为广谱抗病毒药,在病毒感染的各阶段都可发挥作用,在防止再感染和持续性感染中也有一定作用。通过激活宿主细胞的某些酶,进而降解病毒的 mRNA、tRNA,抑制蛋白质合成。临床用于治疗多种病毒感染性疾病,如慢性病毒性肝炎、流感、病毒性心肌炎、病毒性角膜炎、乙型脑炎、流行性腮腺炎、巨细胞病毒性感染等;也广泛用于治疗多种肿瘤,如白血病、淋巴瘤、乳腺癌、食管癌、成骨肉瘤、黑色素瘤等。

常见的不良反应有一过性发热、疲乏、食欲下降、头晕、肢端麻木等症状,称为"流感综合征",一般不影响治疗,多次用药后症状减轻或消失。大剂量有轻度骨髓抑制、肝功能障碍等,但反应为一过性,停药后即可消退。

二、抗 RNA 病毒药

(一) 抗艾滋病病毒药

艾滋病(acquired immunodeficiency syndrome,AIDS,获得性免疫缺陷综合征)是由人类免疫缺陷病毒(human immunodeficiency virus,HIV,艾滋病病毒)引起的恶性传染病。HIV 属反转录病毒,主要有 HIV-1 和 HIV-2 两型。HIV 一旦进入 CD_4^+ 细胞,其 RNA 即被作为模板,在反转录酶(即 RNA 依赖性 DNA 多聚酶)催化下生成互补双螺旋 DNA,此病毒 DNA 进入宿主细胞核,在 HIV 整合酶的催化下掺入宿主基因组,被转录和翻译成大分子非功能蛋白,再经 HIV 蛋白酶裂解成小分子功能蛋白。目前抗 HIV 药主要通过抑制反转录酶或 HIV 蛋白酶发挥作用,包括核苷反转录酶抑制剂(nucleoside reverse transcriptase inhibitors,NRTIs)、非核苷反转录酶抑制剂(non-nucleoside reverse transcriptase inhibitors,NNRTIs)和蛋白酶抑制剂(protease inhibitors,PIs)3 类,推荐联合用药。

1. 核苷反转录酶抑制剂 是第 1 类临床用于治疗 HIV 阳性患者的药物,包括嘧啶衍生物和嘌呤衍生物。嘧啶衍生物包括齐多夫定、扎西他滨、司坦夫定和拉米夫定等,嘌呤衍生物包括去羟肌苷和阿巴卡韦,其中齐多夫定和司坦夫定在活化细胞内抗 HIV 作用较强,拉米夫定、扎西他滨和去羟肌苷在静止细胞内抗 HIV 作用较强,因此联合用药可起协同作用。其作用机制是被宿主细胞胸苷酸激酶磷酸化为活性核苷三磷酸,以假底物形式竞争性抑制反转录酶,阻碍病毒 DNA 的合成,并被插入正在合成的病毒 DNA 中,导致 DNA 链合成终止。也有抑制宿主细胞 DNA 多聚酶而表现细胞毒作用。

齐多夫定(zidovudine, AZT,叠氮胸苷)

齐多夫定为脱氧胸苷衍生物,是第 1 个上市的抗 HIV 药。口服吸收迅速,生物利用度为 52%~75%。血浆蛋白结合率约为 35%,可分布到大多数组织和体液,脑脊液中浓度可达血药浓度的 60%~65%。在肝中与葡萄糖醛酸结合,主要经肾脏排泄,$t_{1/2}$ 约为 1 h。

本药有较强的抗 HIV-1 和抗 HIV-2 活性,对 HIV 感染有效,可降低 HIV 感染患者的发病率,减轻或缓解相关症状,延长存活期,是治疗 AIDS 的首选药。常与拉米夫定或去羟肌苷合用,但不能与司坦夫定合用,因两者互相拮抗。也可显著减少 HIV 从感染孕妇到胎儿的子宫转移发生率,用于 HIV 阳性妊娠妇女及其新生儿。

主要不良反应是骨髓抑制,发生率与用药剂量和疗程有关,多发生在连续用药 6~8 周;还有一定的骨骼肌和心肌毒性,表现为肌痛、肌无力、心电图异常,停药可恢复;可改变味觉,引起唇、舌肿胀和口腔溃疡;也可引起胃肠道反应、头痛;剂量过大可出现焦虑、精神错乱和震颤。用药期间应定期检查血象和心电图。

扎西他滨(zalcitabine, DDC)

扎西他滨为脱氧胞苷衍生物。可有效治疗 HIV 感染,单用时疗效不及齐多夫定,但对齐多夫定耐药的病毒对其仍敏感。与多种其他抗 HIV 感染药物有协同作用,常被推荐与齐多夫定和一种蛋白酶抑制剂合用。适用于 AIDS 和 AIDS 相关综合征,也可与齐多夫定合用治疗临床恶化状态的 HIV 感染患者。

主要不良反应是剂量依赖性周围神经炎,发生率为 10%~20%,停药后能逐渐恢复,应避免与其他能引起神经炎的药物合用,如司坦夫定、去羟肌苷、氨基糖苷类和异烟肼等。也可引起胰腺炎,但发生率低于去羟肌苷。

司坦夫定(stavudine, d4T)

司坦夫定为脱氧胸苷衍生物。对 HIV-1 和 HIV-2 均有抗病毒活性,常用于不能耐受齐多夫定或齐多夫定治疗无效者。不能与齐多夫定合用,因两者相互拮抗,与拉米夫定或去羟肌苷合用可产生协同效应。主要不良反应是周围神经炎,也可引起胰腺炎、关节痛和血清转氨酶升高。

去羟肌苷(didanosine, ddI)

去羟肌苷为脱氧胸苷衍生物,可作为严重 HIV 感染的首选药物,特别适合于不能耐受齐多夫定或齐多夫定治疗无效者。与齐多夫定和一种 PIs 或 NNRTs 合用疗效最好。不良反应发生率较高,包括周围神经炎、胰腺炎、腹泻、肝炎、心肌炎、消化道反应和中枢神经系统反应。

拉米夫定(lamivudine, 3TC)

拉米夫定为胞嘧啶衍生物，抗 HIV 作用及机制与齐多夫定相同，且与其他核苷反转录酶抑制剂有协同作用，通常与司坦夫定或齐多夫定合用治疗 AIDS。还可抑制乙型肝炎病毒 DNA 多聚酶，是目前治疗乙肝最有效的药物之一。常见不良反应为头痛、失眠、疲劳和胃肠反应等。

2. 非核苷反转录酶抑制剂 为人工合成品，包括地拉韦定(delavirdine)、奈韦拉平(nevirapine)和依法韦仑(efavirenz)。NNRTIs 的共同特点包括：①仅对 HIV-1 有效，对 HIV-2 无效。②不需要磷酸化激活，可直接结合于病毒反转录酶，使其构象改变而失活。由于作用机制不同，故与 NRTIs 和 PIs 合用有协同抗病毒作用。③单用可迅速产生耐药性，且本类药物间有交叉耐药性，故从不单独应用于 HIV 感染。④可有效预防 HIV 从感染孕妇到胎儿的子宫转移发生率，也可治疗分娩 3 天内的新生儿 HIV 感染。⑤均口服给药，且有较好的生物利用度。本药经肝脏代谢，对肝药酶有抑制作用，易引起药物相互作用；主要经肾脏排泄。⑥最常见不良反应为皮疹，还可引起药热、恶心、腹泻、头痛、疲劳、嗜睡等，并需要监测肝功能。

3. 蛋白酶抑制剂 包括利托那韦(ritonavir)、奈非那韦(nelfinavir)、沙奎那韦(saquinavir)、英地那韦(indinavir)和安普那韦(amprenavir)。PIs 的共同特点包括：①通过抑制 HIV 蛋白酶，使成熟的感染性病毒不能生成而抑制病毒复制，对人细胞蛋白酶的亲和力很弱；②本类药物由于干扰病毒复制的晚期，与 NRTIs 和 NNRTIs 合用可产生协同作用；③单用易产生耐药性，但比 NNRTIs 慢；④口服生物利用度较低，主要经肝脏代谢，易引起明显而复杂的药物相互作用；⑤不良反应有身体脂肪重新分布、胰岛素抵抗、高脂血症、恶心、呕吐、腹泻和感觉异常等。

(二) 其他抗 RNA 病毒药

金刚烷胺(amantadine)

金刚烷胺口服易吸收，生物利用度为 75%，体内分布广，不被代谢，90% 以原形经肾脏排泄，$t_{1/2}$ 约为 24 h。本药能特异性地抑制甲型流感病毒，作用于病毒复制早期，干扰病毒吸附、穿入宿主细胞，抑制病毒脱壳及核酸的释放。主要用于甲型流感的防治，还用于治疗帕金森病。不良反应有轻微胃肠道反应，如食欲下降、恶心，以及中枢神经症状，如神经过敏、注意力不集中、头昏。大剂量可引起严重的神经毒性，出现精神错乱、幻觉、癫痫发作，甚至昏迷和心律失常。动物实验表明有胎毒作用和致畸作用，故孕妇和哺乳期妇女禁用。

三、抗 DNA 病毒药

阿昔洛韦(acyclovir, 无环鸟苷)

阿昔洛韦是人工合成的嘌呤核苷类衍生物，为高效抗 DNA 病毒药。

【药代动力学】

口服吸收较差，生物利用度仅为15%~20%。血浆蛋白结合率低，体内分布广泛，在脑脊液、水疱液、生殖道分泌物和组织中均可达到有效浓度。部分经肝脏代谢，主要以原形经肾脏排泄，$t_{1/2}$为2~4 h。局部应用时可在疱疹损伤区达到较高浓度。

【药理作用】

本药是目前最有效的抗Ⅰ型和Ⅱ型单纯疱疹病毒药物之一，对水痘带状疱疹病毒和EB病毒等疱疹病毒有效，对乙型肝炎病毒也有一定的抑制作用。在被感染细胞内经病毒胸苷激酶和细胞激酶催化，转化为三磷酸无环鸟苷，对病毒DNA多聚酶呈强大抑制作用，对正常细胞几乎无影响。单纯疱疹病毒和带状疱疹病毒易产生耐药性。

【临床应用】

本药为治疗单纯疱疹病毒感染的首选药。局部应用治疗疱疹性角膜炎、单纯疱疹和带状疱疹，口服或静脉滴注给药可治疗单纯疱疹脑炎、生殖器疱疹、免疫缺陷患者单纯疱疹感染等，还可与免疫调节剂合用治疗乙肝。

【不良反应】

不良反应较少。最常见胃肠道反应、头痛和斑疹，静滴可引起静脉炎，偶见可逆性肾功能紊乱如血尿素氮和肌酐水平升高，以及神经毒性如震颤和谵妄等。静脉滴注时外漏可引起溃疡，不可肌内注射或皮下注射，也不可快速静脉推注。

伐昔洛韦（valacyclovir）

伐昔洛韦为阿昔洛韦二异戊酰胺酯，口服后迅速吸收并几乎完全水解释出阿昔洛韦，所达血药浓度为口服阿昔洛韦的5倍，可减少服药次数。偶见恶心、腹泻、头痛。

更昔洛韦（ganciclovir）

更昔洛韦口服生物利用度低，约为5%，多采用静脉滴注给药。本药对单纯疱疹病毒和水痘带状疱疹病毒的抑制作用与阿昔洛韦相似，对巨细胞病毒抑制作用较强，约为阿昔洛韦的100倍。主要不良反应是骨髓抑制，且发生率较高，仅用于AIDS、器官移植、恶性肿瘤时严重巨细胞病毒感染引起的肺炎、肠炎、视网膜炎等。

阿糖腺苷（vidarabine，ara-A）

阿糖腺苷是人工合成的腺嘌呤核苷类抗DNA病毒药，在细胞内转化为具有活性的三磷酸阿糖腺苷，抑制病毒DNA多聚酶而干扰DNA的合成。具有强大的抗单纯疱疹病毒、水痘带状疱疹病毒、巨细胞病毒的活性，也能抑制乙肝病毒。局部应用可治疗单纯疱疹病毒引起的急性角膜结膜炎、表皮结膜炎和反复性上皮结膜炎，静脉滴注可治疗单纯疱疹病毒性脑炎、新生儿疱疹、免疫功能低下患者合并水痘和带状疱疹、慢性乙肝等。不良反应较严重，主要为神经毒性，也常见胃肠道反应，剂量过大可致骨髓抑制。有致畸及致突变作用，孕妇禁用。因疗效低、毒性大，现已少用。

碘苷（idoxuridine，疱疹净）

碘苷是碘化胸腺嘧啶类抗 DNA 病毒药。在体内磷酸化后，竞争性抑制胸苷酸合成酶，使 DNA 合成受阻，故能抑制 DNA 病毒如疱疹病毒和牛痘病毒，对 RNA 病毒无效。全身应用毒性大，临床仅限于局部用药，治疗疱疹病毒和牛痘病毒引起的眼部或皮肤感染，对急性上皮型疱疹性角膜炎疗效最好，对慢性溃疡性实质层疱疹性角膜炎疗效很差，对疱疹性角膜虹膜炎无效。长期应用可出现角膜浑浊或染色小点，不易消失，局部有瘙痒、疼痛、水肿，甚至睫毛脱落。

屈氟尿苷（trifluridine）

屈氟尿苷为卤代嘧啶类核苷，在细胞内转化为具有活性的三磷酸屈氟尿苷，抑制病毒 DNA 多聚酶而抑制 DNA 合成，主要抑制 I 型和 II 型单纯疱疹病毒、牛痘病毒和某些腺病毒。局部应用治疗眼部感染，是疱疹性角膜结膜炎和上皮结膜炎应用最广泛的核苷类衍生物，通常对碘苷和阿糖腺苷治疗无效者仍有效。滴眼可引起浅表眼部刺激、眼睑水肿和出血。

磷甲酸（foscarnet）

磷甲酸为焦磷酸衍生物。通过与病毒 DNA 多聚酶焦磷酸盐解离部位结合，阻止核苷前体连接到 DNA，从而抑制病毒生长。可有效对抗巨细胞病毒、水痘带状疱疹病毒、单纯疱疹病毒。可用于治疗 AIDS 患者的巨细胞病毒性视网膜炎和耐阿昔洛韦的单纯疱疹病毒感染，也可与更昔洛韦合用，治疗对两者单独应用出现耐药的患者。此外，本药非竞争性抑制 HIV 反转录酶，可用于治疗 AIDS 和 HIV 感染患者并发的鼻炎、肺炎、结膜炎、巨细胞病毒性视网膜炎，与齐多夫定合用可抑制 HIV 复制。本药可引起多系统的不良反应，包括肾损伤、急性肾衰竭、低血钙、心律失常、心力衰竭、癫痫和胰腺炎等。

第 2 节 抗 真 菌 药

真菌感染一般分为浅部真菌感染和深部真菌感染。前者常由各种癣菌引起，主要侵犯皮肤、毛发、指（趾）甲等部位，发病率高，但危害性小。后者常由白色念珠菌和新型隐球菌引起，主要侵犯内脏器官和深部组织，发病率虽低，但危害性大甚至危及生命。抗真菌药能抑制或杀灭真菌，根据化学结构的不同分为抗生素类、唑类、丙烯胺类和嘧啶类。

一、抗生素类

抗生素类抗真菌药包括多烯类和非多烯类，前者以两性霉素 B 和制霉菌素为代表，后者以灰黄霉素为代表。其中，两性霉素 B 抗真菌活性最强，是治疗深部真菌感染的首选药，制霉菌素和灰黄霉素仅限于治疗浅部真菌感染。

两性霉素 B(amphotericin B,庐山霉素)

两性霉素 B 由链霉菌的培养液中提取获得。

【药代动力学】

口服生物利用度低,仅 5%。肌内注射难以吸收且刺激性大,故发挥全身作用须静脉滴注给药。90%~95%与血浆蛋白结合,不易透过血-脑屏障。消除缓慢,$t_{1/2}$ 约为 24 h。

【抗菌作用】

对多种深部真菌如新型隐球菌、白色念珠菌、皮炎芽生菌、荚膜组织胞浆菌、粗球孢子菌等有强大的抑菌作用,高浓度时有杀菌作用。其作用机制是选择性地与真菌细胞膜的麦角固醇结合而形成微孔,增加膜的通透性,引起细胞内重要物质外漏,导致真菌生长停止,甚至死亡。由于细菌细胞膜不含固醇类,故对细菌无效。真菌很少对本药产生耐药性。

【临床应用】

本药是目前治疗深部真菌感染的首选药。主要静脉滴注用于治疗全身性深部真菌感染,如真菌性心内膜炎、肺炎、脑膜炎、尿路感染等。治疗真菌性脑膜炎时,还需加用小剂量鞘内注射。口服仅用于肠道真菌感染。局部应用治疗皮肤、指甲及黏膜等浅部真菌感染。

【不良反应】

毒性较大,限制其广泛应用。注射时可出现的不良反应如下。①寒战、高热:初次静脉滴注即可出现,并伴有头痛、恶心、呕吐,有时可致血压下降,为最常见的急性毒性反应,事先给予解热镇痛药、H_1 受体阻断药或糖皮质激素可减轻不良反应;②心血管系统反应:静脉滴注速度过快、浓度过高或剂量过大时可致心动过速、心室纤颤或心脏骤停;③中枢神经系统反应:鞘内注射可引起严重头痛、惊厥、颈项强直、下肢疼痛等,严重者可致下肢瘫痪。缓慢出现的不良反应如下。①肾损害:几乎所有用药者在疗程中均可出现不同程度的肾损害,表现为氮质血症、低血钾、低血镁,故应避免与肾毒性较大的药物如氨基糖苷类合用;②其他可见肝损害、血栓性静脉炎、贫血等。长期应用应定期做心电图、血尿常规、肝肾功能、血钾检查。

制霉菌素(nystatin,制霉素)

制霉菌素抗菌作用和作用机制与两性霉素 B 相似,对念珠菌抗菌活性较强,且不易产生耐药性。口服吸收很少,仅适用于肠道白色念珠菌感染,对全身真菌感染无效;注射给药毒性大,不作注射用。主要局部用药治疗口腔、皮肤、阴道念珠菌感染和阴道滴虫病。较大剂量口服可致恶心、呕吐、腹泻等。局部用药刺激性小,阴道用药偶见白带增多。

灰黄霉素(griseofulvin)

灰黄霉素由灰黄青霉菌的培养液中提取获得。

【抗菌作用】

能抑制或杀灭各种皮肤癣菌,如表皮癣菌属、小孢子菌属、毛癣菌属等,对生长繁殖旺盛的真菌有杀灭作用,对静止状态的真菌只有抑制作用。对深部真菌和细菌无效。其作用机制是抑制真菌的有丝分裂和 DNA 合成。口服药物能深入皮肤角质层并与角蛋白结合,阻止癣菌的继续深入。

【临床应用】

主要用于治疗各种癣病。对头癣疗效最好,体股癣、手足癣疗效较好,指(趾)甲癣疗效较差。因静止状态的真菌仅被抑制,病变痊愈有赖于角质的新生和受感染角质层的脱落,故治疗常需数周至数月。由于不易透过皮肤角质层,故外用无效。

【不良反应】

不良反应多见。常见消化道反应、中枢神经系统反应、过敏反应、血液系统反应。动物实验有致癌和致畸作用,孕妇禁用。

二、唑类

唑类为人工合成抗真菌药,分为咪唑类和三唑类。咪唑类包括酮康唑、咪康唑、益康唑、克霉唑、联苯苄唑等,可作为治疗浅部真菌感染的首选药;三唑类包括氟康唑、伊曲康唑、伏立康唑等,可作为治疗深部真菌感染的首选药。

唑类为广谱抗真菌药,对浅部真菌和深部真菌均有效。其抗菌机制是选择性抑制真菌 $14-\alpha$-脱甲基酶系统中细胞色素 P_{450} 的功能,使 $14-\alpha$-脱甲基酶系失活,导致麦角固醇合成受阻和麦角固醇合成的前体累积,使真菌细胞膜缺损,通透性增加,进而抑制真菌生长或使真菌死亡。真菌对唑类很少产生耐药性。共同不良反应有轻微胃肠不适、肝功能异常等。与咪唑类相比,三唑类对真菌细胞色素 P_{450} 选择性高,对人体细胞色素 P_{450} 亲和力低,因此毒性较小,且抗菌活性更高。

酮康唑(ketoconazole)

酮康唑是第 1 个口服广谱抗真菌药。口服易吸收,但生物利用度个体差异较大,酸性环境有利于吸收,故与抗酸药或抑制胃酸分泌药同服可减少其吸收。口服可有效治疗多种浅部真菌病和深部真菌感染。不良反应较多,常见胃肠道反应,以及皮疹、头晕、嗜睡、畏光等。偶见严重肝毒性,用药期间应监测肝功能,有肝病史者禁用。孕妇禁用。现本药主要供外用,很少内服。

咪康唑(miconazole)

咪康唑口服生物利用度低,为 25%~30%,用于轻度食管真菌感染;静脉给药不良反应较多,作为两性霉素 B 无效或不能耐受时的替代药,用于深部真菌感染;鞘内注射治疗真菌性脑膜炎;局部应用治疗皮肤、黏膜等浅表真菌感染,因皮肤黏膜不易吸收,无明显不良反应。

克霉唑(clotrimazole)

克霉唑对皮肤癣菌作用与灰黄霉素相似,对深部真菌作用不及两性霉素 B。口服吸收少且毒性大,目前仅局部用于治疗浅部真菌感染。

联苯苄唑(bifonazole)

联苯苄唑的抗菌活性明显强于其他咪唑类抗真菌药,在真皮内活性可持续 48 h,10～30 min 在细胞质中达有效浓度,且持续 100～120 h,用于治疗皮肤癣菌感染。

氟康唑(fluconazole)

氟康唑抗菌活性强,体内抗菌活性比酮康唑强 5～20 倍。口服吸收迅速而完全,体内分布广,可通过血-脑屏障,主要以原形经肾脏排泄。主要用于念珠菌和隐球菌感染,尤其适用于各种真菌引起的脑膜炎,是治疗 AIDS 患者隐球菌性脑膜炎的首选药;也可用于治疗皮肤癣、甲癣等浅部真菌感染;还可预防器官移植、白血病或 AIDS 等易感人群真菌感染。不良反应较轻,常见恶心、呕吐、腹痛、腹泻、头痛、头晕、皮疹等。肝毒性低于酮康唑。可能导致胎儿缺陷,孕妇禁用。

伊曲康唑(itraconazole)

伊曲康唑抗真菌谱广,体内外抗菌活性比酮康唑强 5～100 倍。可有效治疗深部及浅部真菌感染,是治疗罕见真菌如组织胞浆菌、芽生菌感染的首选药。

不良反应较轻,主要为胃肠道反应、头痛、头晕、低血钾、高血压、水肿、皮肤瘙痒等,肝毒性明显低于酮康唑,有一定的心脏毒性。肝炎患者、心和肾功能不全者、孕妇禁用。

三、丙烯胺类

丙烯胺类包括萘替芬和特比萘芬。抗菌机制是抑制真菌鲨烯环氧化酶,从而阻断麦角固醇的合成。临床主要用于浅部真菌感染。

特比萘芬(terbinafine)

特比萘芬属第 2 代烯丙胺类广谱抗真菌药。口服易吸收,主要分布于脂肪、皮肤、毛发、汗腺等部位。对皮肤真菌有杀灭作用,对白色念珠菌呈抑菌作用。临床主要用于治疗浅部真菌引起的皮肤、指甲感染,口服、外用均可。

不良反应少而轻,主要为胃肠道反应,其次为皮肤瘙痒、皮疹等。

四、嘧啶类

氟胞嘧啶(flucytosine,5-氟胞嘧啶)

氟胞嘧啶是人工合成的抗真菌药。对隐球菌、念珠菌和拟酵母菌有较高抗菌活性,对着色霉菌、少数曲霉菌有一定抗菌活性,对其他真菌的抗菌活性均较差。主要用于治疗隐球菌、念珠菌和着色霉菌感染,疗效不如两性霉素 B,且易产生耐药性,常与两性霉素 B 合用。

不良反应较少,可见胃肠道反应、过敏反应、骨髓抑制,还可引起肝、肾损伤。用药期间应注意检查血象和肝肾功能。动物实验表明本药有致畸作用,孕妇禁用。

 思考题

1. 抗 HIV 药有哪几类?各包括哪些药物?
2. 利巴韦林、金刚烷胺、阿昔洛韦、阿糖腺苷和碘苷主要用于哪些病毒感染性疾病?
3. 抗真菌药分为哪几类?常用药物有哪些?其主要临床应用是什么?

(曹　红)

第40章 抗寄生虫药

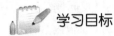学习目标

1. 掌握甲硝唑的药理作用、临床应用及主要不良反应。
2. 熟悉氯喹、伯氨喹、乙胺嘧啶的抗疟作用、临床应用及主要不良反应。
3. 了解其他抗疟药、抗阿米巴病药、抗血吸虫病药、抗丝虫病药和抗肠蠕虫病药的作用特点及临床应用。

> **案例**
>
> 患儿,男性,5岁。因阵发性脐周疼痛来院就诊。
> 检查:腹平软,肚周部轻压痛,无反跳痛及肌紧张,全腹未及明显肿块。腹部B超和立位腹部X线平片未见明显异常。粪便涂片可见蛔虫卵。
> 诊断:蛔虫病。
> 问题:该患儿可选用哪些药物进行治疗? 首选何药?

第1节 抗 疟 药

疟疾是由疟原虫引起的、由雌性按蚊传播的寄生虫性传染病。引起疟疾的疟原虫有4种,即间日疟原虫、三日疟原虫、恶性疟原虫和卵形疟原虫,分别引起间日疟、三日疟、恶性疟和卵形疟,前两者合称良性疟,恶性疟病情较严重,甚至危及生命,卵形疟较罕见。

抗疟药作用于疟原虫生活史的不同环节,用于治疗或预防疟疾。

疟原虫的生活史可分为人体内无性生殖阶段和雌性按蚊体内有性生殖阶段。

1. 人体内无性生殖阶段

(1) 原发性红细胞外期(原发性红外期):受感染的雌性按蚊叮咬人时,子孢子随唾液进入人体血液,随即侵入肝细胞进行裂体增殖,经10~14天形成大量裂殖子。此期不发生症状,为疟疾的潜伏期。乙胺嘧啶可杀灭此期疟原虫,起病因性预防作用。

(2) 红细胞内期(红内期):红外期形成的裂殖子破坏肝细胞进入血液,侵入红细胞,经滋养体发育成裂殖体,破坏红细胞,大量裂殖子及其代谢产物被释放入血,加之红细胞破坏后产生的大量变性蛋白质,刺激机体,引起寒战、高热等症状,即疟疾发作。红细胞释放的裂殖子可再侵入其他红细胞进行裂体增殖,引起周期性临床症状反复发作。不同种类的疟原虫完成无性生殖周期的时间不同,其中间日疟约 48 h,三日疟约 72 h,恶性疟为 36～48 h。氯喹、奎宁、青蒿素等能杀灭此期疟原虫,可控制临床症状的发作。

(3) 继发性红细胞外期(继发性红外期):间日疟原虫在红细胞内无性生殖的同时,在肝细胞内仍有疟原虫生长发育,是间日疟复发的根源。伯氨喹对此期疟原虫有较强的杀灭作用,可防止间日疟复发。恶性疟和三日疟无继发性红外期,故不存在复发问题。

2. 雌性按蚊体内有性生殖阶段 红内期疟原虫裂体增殖数个周期后,细胞内裂殖子部分发育成为雌、雄配子体。雌性按蚊在吸食疟原虫感染患者的血液时,雌、雄配子体即随血液进入蚊体,两者结合成合子,进一步发育产生子孢子,移行至唾液腺内,成为疟疾流行传播的根源。伯氨喹能杀灭配子体,乙胺嘧啶能抑制雌、雄配子体在蚊体内的发育,故可控制疟疾的传播。

一、主要用于控制症状的抗疟药

此类药物为主要杀灭红内期疟原虫的药物。

氯喹(chloroquine)

氯喹是人工合成的 4-氨基喹啉类衍生物。

【药代动力学】

口服吸收迅速而完全。血浆蛋白结合率为 55%,广泛分布于全身组织,在肝、脾、肾、肺等组织的浓度达血浆浓度的 200～700 倍,红细胞内的浓度为血浆浓度的 10～20 倍,受感染红细胞内的浓度又比正常红细胞高 25 倍,在脑组织及脊髓的浓度为血浆浓度的 10～30 倍。因分布容积非常大,在治疗急性发作时必须给予负荷量才能达到有效杀灭裂殖体的血药浓度。50% 的药物在肝脏代谢,原形及其代谢产物主要从尿排出。$t_{1/2}$ 为数天至数周。

【药理作用与临床应用】

1. 抗疟作用 对间日疟原虫、三日疟原虫和敏感的恶性疟原虫的红内期裂殖体有杀灭作用,能迅速有效地控制疟疾的临床发作,是控制疟疾症状的首选药。其特点是起效快、疗效高、作用持久。通常用药后 24～48 h 内临床症状消退,48～72 h 血液中疟原虫消失。氯喹也能预防性抑制疟疾症状发作;对间日疟和三日疟的配子体有效,有助于防止疟疾传播,但对恶性疟的配子体无效;对红外期疟原虫无效,不能用于病因性预防,也不能根治间日疟。

氯喹易产生耐药性,可能与疟原虫排出药物增加及代谢加速有关。

2. 抗肠外阿米巴病作用 能杀灭阿米巴滋养体。由于在肝中浓度高,可用于治疗阿米巴肝脓肿。

3. **免疫抑制作用** 大剂量氯喹能抑制免疫反应,偶用于类风湿关节炎、系统性红斑狼疮等自身免疫性疾病。

【不良反应】

治疗疟疾时不良反应较少,常见头痛、头晕、耳鸣、烦躁、胃肠道反应、皮肤瘙痒、皮疹等,停药后可消失。长期大剂量应用,可引起角膜浸润及视网膜变性,应定期进行眼科检查。葡萄糖-6-磷酸脱氢酶(G-6-OD)缺乏者易产生溶血、精神症状。大剂量或快速静脉给药,可致低血压、心功能受抑、心电图异常、心脏骤停等,剂量>5 g可致死。本药有致畸作用,孕妇禁用。

奎宁(quinine)

奎宁是从金鸡纳树皮中提取的一种生物碱,是应用最早的抗疟药,曾是治疗疟疾的主要药物。自氯喹等药物应用后,奎宁已不作为首选药,但由于氯喹的耐药性问题日趋严重,奎宁又重新受到重视。

【药理作用与临床应用】

对各种疟原虫的红内期裂殖体有杀灭作用,能控制临床症状,但疗效不及氯喹且毒性较大。主要用于耐氯喹或耐多种药物的恶性疟,尤其是严重的脑型疟。对间日疟和三日疟的配子体有效,但对恶性疟的配子体无效;对红外期疟原虫无明显作用。

【不良反应】

1. **金鸡纳反应** 奎宁以及从金鸡纳树皮中提取的其他生物碱,治疗剂量时可引起一系列反应,称为金鸡纳反应,表现为耳鸣、头痛、恶心、呕吐、腹痛、腹泻、视力和听力减退等,甚至发生暂时性耳聋,停药一般能恢复。

2. **心血管反应** 用药过量或静脉滴注过快可致严重低血压和致死性心律失常,故应缓慢滴注,并密切观察患者心功能和血压的变化。

3. **特异质反应** 少数恶性疟患者尤其是缺乏葡萄糖-6-磷酸脱氢酶者,应用很小剂量即可引起严重的急性溶血,表现为寒战、高热、血红蛋白尿(黑尿)和急性肾衰竭,甚至死亡。

4. **其他** 可引起皮疹、哮喘、血管神经性水肿等过敏反应。能刺激胰岛B细胞,引起高胰岛素血症和低血糖。对妊娠子宫有兴奋作用,孕妇禁用,妇女月经期慎用。

甲氟喹(mefloquine)

甲氟喹是奎宁经结构改造获得的衍生物,作用与氯喹相似,与奎宁和氯喹之间无交叉耐药性。起效较慢,$t_{1/2}$较长(约30天)。主要用于耐氯喹或耐多种药物的恶性疟,与长效磺胺和乙胺嘧啶合用可增强疗效、延缓耐药性的产生。也可用于症状的抑制性预防,每2周用药1次。

常见不良反应有恶心、呕吐、腹痛、腹泻,呈剂量相关性。半数患者可出现神经精神症状,如眩晕、头痛、共济失调、视力或听力障碍、忧虑、失眠、幻觉,偶见精神病,与血药浓度无关,有神经精神病史者禁用。动物实验可致畸并影响发育,故孕妇、幼儿禁用。

咯萘啶(malaridine)

咯萘啶可杀灭红内期疟原虫,对耐氯喹的恶性疟也有效,可用于治疗各种类型的疟疾。治疗剂量时不良反应少而轻微,可见食欲减退、恶心、头痛、头晕、皮疹、精神兴奋等。

青蒿素(artemisinine)

青蒿素是我国学者从黄花蒿及其变种大头黄花蒿中提取的一种倍半萜内酯过氧化物,为高效、速效、低毒的抗疟药。

【药理作用与临床应用】

能迅速、有效地杀灭红内期疟原虫,较其他抗疟药起效快,48 h 内疟原虫从血液中消失。用于治疗间日疟和恶性疟。与氯喹只有低度交叉耐药性,对耐氯喹虫株仍有良好疗效。可透过血-脑屏障,对凶险的脑型疟疾有良好的抢救效果。可诱发耐药性,但比氯喹慢。

本药治疗疟疾的最大缺点是复发率高,口服给药时近期复发率高达 30% 以上,与伯氨喹合用,可使复发率降至 10%。

【不良反应】

不良反应较少,少数患者出现轻度恶心、呕吐、腹泻等,个别患者出现一过性转氨酶升高。动物实验表明有胚胎毒性,孕妇慎用。青蒿素与其他抗疟药之间存在药物相互作用,与奎宁合用抗疟作用相加,与甲氟喹合用表现为协同作用,与氯喹或乙胺嘧啶合用则表现为拮抗作用。

蒿甲醚(artemether)和青蒿琥酯(artesunate)

蒿甲醚是青蒿素的脂溶性衍生物,青蒿琥酯是青蒿素的水溶性衍生物。两者均能杀灭红内期裂殖体,抗疟作用强于青蒿素,复发率低于青蒿素,与伯氨喹合用可进一步降低复发率。主要用于恶性疟(包括耐氯喹者)及各种危重疟疾的抢救。不良反应较轻,过量应用可出现外周网织红细胞一过性降低。动物实验表明有胚胎毒性,妊娠早期妇女慎用。

双氢青蒿素(dihydroarteanniun)

双氢青蒿素为上述 3 种青蒿素及其衍生物的有效代谢产物,治疗有效率为 100%,复发率约为 2%,可用于各类疟疾,尤其适用于耐氯喹的恶性疟和凶险型脑型疟的救治。本药不良反应少,少数患者可有网织红细胞一过性降低。孕妇慎用。

二、主要用于控制复发和传播的抗疟药

伯氨喹(primaquine)

伯氨喹是人工合成的 8-氨基喹啉类衍生物。

【药理作用与临床应用】

对间日疟的继发性红外期裂殖体和各种疟原虫的配子体有较强的杀灭作用,是控制间日疟复发和各型疟疾传播的首选药。与氯喹等红内期抗疟药合用,能根治良性疟,减少耐药性的产生。对红内期裂殖体无效。疟原虫对本药很少产生耐药性。

【不良反应】

治疗量不良反应较少,可引起头晕、恶心、呕吐、腹痛、发绀、药热等,停药后可恢复。大剂量时上述症状加重,多数患者可致高铁血红蛋白血症。少数特异质患者在小剂量时也可发生急性溶血性贫血和高铁血红蛋白血症,因患者先天红细胞缺乏葡萄糖-6-磷酸脱氢酶所致,有蚕豆病史及其家族史者禁用。

三、主要用于病因性预防的抗疟药

乙胺嘧啶(pyrimethamine)

【药理作用与临床应用】

乙胺嘧啶对各种疟原虫的原发性红外期裂殖体有较强的杀灭作用,是病因性预防的首选药。作用持久,服药一次,预防作用可维持1周以上。对红内期疟原虫仅能抑制未成熟的裂殖体,对已发育成熟的裂殖体无效,故用于控制症状时起效较慢,常需在用药后第2个无性增殖期才能发挥作用。不能直接杀灭配子体,但含药血液随配子体被按蚊吸入后,能阻止疟原虫在蚊体内的发育,起阻断传播的作用,服药一次,该作用可维持数周。

【不良反应】

治疗量时毒性小。长期大剂量应用可抑制人体二氢叶酸还原酶,引起巨幼红细胞性贫血、粒细胞减少症,及时停药或给予亚叶酸钙可恢复。过量可致急性中毒,表现为恶心、呕吐、发热、发绀、惊厥,甚至死亡。严重肝、肾功能损伤者禁用。动物实验有致畸作用,孕妇禁用。

第2节 抗阿米巴病药和抗滴虫病药

一、抗阿米巴病药

阿米巴病是由溶组织内阿米巴原虫感染所引起。溶组织内阿米巴原虫的生活史包括包囊和滋养体两个时期,前者为传播因子,后者为致病因子。包囊经口进入小肠下段,脱囊形成小滋养体,寄居在回盲部,与肠道细菌共生。一部分移向结肠,形成新的包囊,此时被感染者无症状,称为排包囊者。当机体免疫力低下或肠壁受损时,小滋养体可侵入肠壁形成大滋养体,破坏肠壁黏膜和黏膜下组织,引起阿米巴痢疾,称为肠内阿米巴病。大滋养体还可随血流至肝、肺、脑等组织,引起阿米巴脓肿和炎症,称为肠外阿米巴病。

（一）抗肠内、肠外阿米巴病药

甲硝唑（metronidazole，灭滴灵）

甲硝唑为人工合成的 5-硝基咪唑类化合物。

【药代动力学】

口服吸收迅速而完全，生物利用度达 95% 以上，1~3 h 血药浓度达高峰。血浆蛋白结合率为 20%，分布广，渗入全身组织和体液，可透过胎盘和血-脑屏障，脑脊液中可达有效浓度。主要经肝脏代谢、肾脏排泄，也可经乳汁排泄，$t_{1/2}$ 为 8~10 h。

【药理作用】

1. **抗阿米巴作用** 对肠内及肠外大、小滋养体均有强大杀灭作用，是治疗急性和慢性阿米巴痢疾和肠外阿米巴病的首选药。但因在肠腔内浓度较低，故对肠腔内阿米巴小滋养体和包囊无明显作用，因此单用甲硝唑治疗阿米巴痢疾时复发率高，需与其他抗肠内阿米巴病药合用。

2. **抗滴虫作用** 对阴道滴虫有强大的直接杀灭作用，是治疗阴道滴虫病的首选药。口服后可进入阴道分泌物、精液和尿液中，故对女性和男性泌尿生殖道滴虫感染均有效。治疗量对阴道内的正常菌群无影响。

3. **抗贾第鞭毛虫作用** 为目前治疗贾第鞭毛虫感染最有效的药物。

4. **抗厌氧菌作用** 对革兰阳性和革兰阴性厌氧杆菌及球菌都有较强的抗菌作用，对脆弱类杆菌感染尤为敏感。常用于治疗厌氧菌引起的产后盆腔炎、败血症、骨髓炎、口腔感染等，也可与抗菌药合用防治妇科手术、胃肠手术的厌氧菌感染，较少引起耐药性。

【不良反应】

常见不良反应有恶心、呕吐、口干、口腔金属味等，偶有腹痛、腹泻，一般不影响治疗。少数患者出现荨麻疹、红斑、瘙痒、白细胞减少等。极少数患者有头痛、眩晕、惊厥、肢体麻木、感觉异常、共济失调等神经系统症状，一旦出现，应立即停药。急性神经系统疾病患者禁用，肝、肾疾病患者酌情减量。长期大剂量应用有致畸和致突变作用，孕妇禁用。能干扰乙醛代谢，出现双硫仑反应，故服药期间和停药 1 周内应禁酒和含乙醇的饮料。

替硝唑（tinidazle）

替硝唑也为咪唑类化合物。作用与甲硝唑相似，但作用强度比甲硝唑强，维持时间长，毒性较低。临床应用与甲硝唑相同。

（二）抗肠内阿米巴病药

二氯尼特（diloxanide）

二氯尼特为二氯乙酰胺类衍生物，通常用其糠酸酯，是目前最有效的杀包囊药。口服主要靠其未被吸收部分杀灭阿米巴原虫的囊前期和小滋养体，对于无症状或症状轻微的排包囊者有良好疗效,对慢性阿米巴痢疾也有效。对急性阿米巴痢疾疗效差,但在甲硝唑控制症状后再用本药可直接杀灭小滋养体从而肃清肠腔内的包囊,有效地防止复发。对肠外阿米巴病无效。不良反应轻微,偶有恶心、呕吐、皮疹等。大剂量可致流产,但无致畸作用。

卤化喹啉类

卤化喹啉类为 8-羟基喹啉的衍生物,包括喹碘仿(chiniofon)、氯碘羟喹啉(clioquinol)、双碘喹啉(diiodohydroxyquinoline)。

本类药物口服吸收少,肠腔内浓度较高,能直接杀灭肠腔内小滋养体,用于治疗慢性阿米巴痢疾和无症状排包囊者,与甲硝唑、依米丁合用治疗急性阿米巴痢疾。对肠外阿米巴病无效。治疗量时毒性低,大剂量可致腹泻、恶心、呕吐、甲状腺轻度肿大,个别产生碘过敏反应。对碘过敏者、甲状腺肿大及严重肝、肾功能不良者禁用。

巴龙霉素(paromomycin)

巴龙霉素属氨基糖苷类抗生素,口服吸收少,肠腔内浓度较高,能直接杀灭肠腔内阿米巴滋养体,还能通过抑制共生菌的代谢而间接抑制肠腔阿米巴滋养体的生长繁殖。临床用于治疗急性阿米巴痢疾,慢性者无效。不良反应轻,仅有胃肠不适和腹泻。

(三) 抗肠外阿米巴病药

依米丁(emetine,吐根碱)和去氢依米丁(dehydro emetine)

依米丁为茜草科吐根属植物中提取的异喹啉类生物碱,去氢依米丁为依米丁的衍生物,药理作用相似,毒性略低。

【药理作用与临床应用】

对溶组织内阿米巴滋养体有直接杀灭作用,治疗急性阿米巴痢疾和阿米巴肝脓肿,能迅速控制症状。因毒性大,仅限于甲硝唑治疗无效或禁用者。对肠腔内阿米巴滋养体无效,不适用于症状轻微的慢性阿米巴痢疾和无症状的包囊携带者。

【不良反应】

选择性低,毒性大,治疗应在医生严密监护下进行。

1. **心脏毒性**　表现为心前区疼痛、心动过速、低血压、心律失常,甚至心力衰竭。
2. **神经肌肉接头阻断作用**　表现为疼痛、震颤、肌无力等。
3. **局部刺激**　注射部位可出现肌痛、硬结或坏死。
4. **胃肠道反应**　常见恶心、呕吐、腹痛、腹泻等。

氯喹(chloroquine)

氯喹为抗疟药,也能杀灭阿米巴滋养体。口服吸收迅速而完全,肝中药物浓度比血药浓度高数百倍,而肠壁浓度较低,对肠内阿米巴病无效,用于治疗甲硝唑无效或禁忌的阿米巴肝炎或肝脓肿，须合用抗肠内阿米巴病药，防止复发。

二、抗滴虫病药

抗滴虫病药主要治疗阴道毛滴虫引起的阴道炎、尿道炎、前列腺炎。甲硝唑是治疗滴虫病最有效的药物，为首选药。如遇耐甲硝唑滴虫株感染时，可改用乙酰胂胺局部应用。

乙酰胂胺（acetarsol）

乙酰胂胺为5价胂剂，其复方制剂称滴维净。将其片剂置于阴道穹窿部，有直接杀灭滴虫作用。此药有轻度局部刺激作用，使阴道分泌物增多。

第3节 抗血吸虫病药和抗丝虫病药

一、抗血吸虫病药

寄生于人体的血吸虫有日本血吸虫、埃及血吸虫、曼氏血吸虫、间插血吸虫、湄公血吸虫、马来血吸虫等，在我国流行的血吸虫病主要是日本血吸虫感染所致，疫区主要分布于长江流域和长江以南13个省、直辖市、自治区。长期以来，酒石酸锑钾是最早用于治疗血吸虫病的特效药之一，但因其毒性大、疗程长、必须静脉注射等缺点，现已被20世纪70年代推出的疗效高、剂量小、毒性低、疗程短、可口服的抗血吸虫病药吡喹酮完全取代。

吡喹酮（praziquantel）

吡喹酮为人工合成的吡嗪异喹啉衍生物，是广谱抗吸虫药和驱绦虫药。

【药代动力学】

口服吸收迅速而完全，0.5～1 h血药浓度达高峰，门静脉中的浓度较周围静脉高10倍以上，可透过血-脑屏障。主要经肝脏代谢、肾脏排泄，消除快，$t_{1/2}$为1～1.5 h。

【药理作用与临床应用】

对血吸虫的成虫有迅速而强大的杀灭作用，对幼虫作用弱。对其他吸虫如华支睾吸虫、肺吸虫及姜片虫也有显著杀灭作用；对多种绦虫亦有作用。

1. **治疗各型血吸虫病** 对血吸虫的成虫有迅速而强大的杀灭作用，对幼虫作用弱。对多种血吸虫如日本血吸虫、埃及血吸虫、曼氏血吸虫的单一感染或混合感染均有良好疗效，为治疗各型血吸虫病的首选药，适用于慢性、急性、晚期及有合并症的血吸虫病患者。

2. **治疗其他吸虫病** 对其他吸虫如华支睾吸虫、姜片虫及肺吸虫有显著杀灭作用，可用于治疗肝脏华支睾吸虫病、肠吸虫病及肺吸虫病。

3. **治疗绦虫病** 对人和家畜体内牛肉绦虫、猪肉绦虫、裂头绦虫及短膜壳绦虫均有驱杀作用，是治疗各种绦虫病的首选药。

4. 治疗囊虫病 对脑囊虫病、皮下与肌肉囊虫病的疗效不低于阿苯达唑，且杀虫作用迅速。治疗脑囊虫病时，可因虫体死亡后的炎症反应引起脑水肿、颅内压升高，宜同时使用脱水药和糖皮质激素，以防意外。

【不良反应】

不良反应少且短暂。口服后可出现恶心、腹部不适、腹痛、腹泻等胃肠道反应，以及头痛、眩晕、乏力、肌肉震颤等神经系统症状，服药期间避免驾车和高空作业。偶见发热、瘙痒、荨麻疹、关节痛、肌痛等过敏反应。严重心、肝、肾病患者及有精神病史者慎用，孕妇禁用。

二、抗丝虫病药

丝虫病为丝虫寄生于人体淋巴系统所引起。丝虫的发育分为两个阶段，即幼虫在蚊体内和成虫在人体内的发育。成虫产出的微丝蚴，通过蚊的吸血传播。我国流行的丝虫病为班氏丝虫和马来丝虫感染所引起。常用的抗丝虫病药有乙胺嗪和呋喃嘧酮等。

乙胺嗪（diethylcarbamazine）

乙胺嗪的枸橼酸盐称海群生。

【药代动力学】

口服吸收迅速，1~2 h血药浓度达峰值。分布于全身各组织，幼虫的微丝蚴和成虫体内的药物浓度与人体组织内的浓度相似。大部分在体内氧化失活，主要经肾脏排泄。$t_{1/2}$为8 h。酸化尿液可促进其排泄，碱化尿液则减慢其排泄。肾功能不全或碱化尿液时减少用量。

【药理作用与临床应用】

对班氏丝虫和马来丝虫的成虫和微丝蚴均有杀灭作用，对淋巴系统中的成虫也有杀灭作用，但需较大剂量和较长疗程，是治疗丝虫病的首选药。

【不良反应】

不良反应轻微而短暂，常见厌食、恶心、呕吐、头痛、乏力等。但成虫和微丝蚴死亡后释放出大量异体蛋白引起的过敏反应较为明显，表现为皮疹、淋巴结大、血管神经性水肿、畏寒、发热、皮疹、哮喘、肌肉关节酸痛，以及心率加快、胃肠功能紊乱等，应用地塞米松可缓解症状。

呋喃嘧酮（furapyrimidone）

呋喃嘧酮为硝基呋喃的衍生物。抗丝虫病作用及不良反应与乙胺嗪相似，但呕吐发生率较高。服药期间忌酒，孕妇禁用。

第4节 抗肠蠕虫病药

肠道寄生的蠕虫分为三大类，即线虫类（如蛔虫、蛲虫、钩虫、鞭虫等）、吸虫类（如布氏姜片吸虫、异形吸虫等)和绦虫类(如猪肉绦虫、牛肉绦虫等),在我国肠蠕虫病以线虫类感染最为普遍。抗肠蠕虫病药是驱除或杀灭肠道蠕虫的药物。近年来,高效、低毒、广谱抗肠蠕虫病药不断问世,使多数肠蠕虫病得到有效治疗和控制。

甲苯达唑(mebendazole,甲苯咪唑)

甲苯达唑为苯并咪唑类衍生物。

【药理作用与临床应用】

口服吸收少,在肠道中形成高浓度,直接作用于虫体。为高效、广谱驱肠蠕虫药,对多种线虫的成虫、幼虫和虫卵均有杀灭作用。对蛔虫、钩虫、蛲虫、鞭虫、绦虫和粪类圆线虫等的成虫均有杀灭作用,用于治疗其单独感染或混合感染。还对蛔虫卵、钩虫卵、鞭虫卵及幼虫有杀灭和抑制发育作用,可控制传播。

本药能选择性地与虫体微管蛋白结合而抑制微管聚集,进而抑制分泌颗粒转运和其他细胞器运动;直接抑制虫体对葡萄糖的摄取,导致糖原耗竭;抑制虫体延胡索酸还原酶系,使ATP的生成减少。通过以上作用干扰虫体生长繁殖而导致虫体死亡。

【不良反应】

由于口服吸收少,首关消除明显,故无明显不良反应。少数患者可出现短暂的胃肠道反应,大剂量偶见转氨酶升高、粒细胞减少、血尿、脱发、剥脱性皮炎等。肝、肾功能不全者禁用。动物实验证明本药有胚胎毒性和致畸作用,孕妇禁用。

阿苯达唑(albendazole,肠虫清)

阿苯达唑为甲苯达唑的同类药,是广谱、高效、低毒的驱肠蠕虫药。

【药理作用与临床应用】

对肠道寄生虫,如线虫类的蛔虫、蛲虫、钩虫、鞭虫、粪类圆线虫及绦虫类的猪肉绦虫、牛肉绦虫、短膜壳绦虫等的成虫、幼虫及虫卵均有杀灭作用,其作用机制及临床应用均与甲苯达唑相似,对多种线虫混合感染的疗效优于甲苯达唑。由于其口服吸收迅速,且吸收率远高于甲苯达唑,故对肠道外虫体也有效,可用于治疗棘球蚴病(包虫病)、囊虫病、旋毛虫病、华支睾吸虫病及肺吸虫病等,疗效良好。

【不良反应】

短期治疗肠蠕虫病不良反应较少而轻,常见有头痛、头晕、恶心、呕吐、腹痛、腹泻、口干、乏力等,可自行消失。治疗囊虫病和包虫病时,所用剂量较大、疗程较长,但多能耐受。主要不良反应系由猪囊尾蚴解体后释出异体蛋白所致,表现为头痛、发热、皮疹、肌肉酸痛等,治疗脑型囊虫病时则可引起癫痫发作、视力障碍、颅内压升高,甚至脑水肿和脑疝。治疗旋毛虫病时,也可出现发热、肌痛、水肿加重等反应。动物实验证明有胚胎毒性和致畸作用,孕妇禁用。

哌嗪(piperazine)

哌嗪为常用驱蛔虫药,临床常用其枸橼酸盐称为驱蛔灵。对蛔虫和蛲虫均有较强的驱除作用，其抗虫作用机制主要是通过改变虫体肌细胞膜对离子的通透性，引起膜超极化，阻断神经-肌肉接头处神经冲动的传递，导致虫体弛缓性麻痹，不能附着在肠壁，随粪便排出体外。主要用于驱除肠道蛔虫，治疗蛔虫所致的不完全性肠梗阻和早期胆道蛔虫病。治疗蛲虫病因疗程长而应用受限。因不良反应小，尤其适合儿童使用。

不良反应轻，大剂量可引起恶心、呕吐、腹泻、荨麻疹等，严重者可见嗜睡、眩晕、眼球震颤、共济失调、肌肉痉挛、癫痫发作、脑电图异常等神经系统反应。肝肾功能不全、神经系统疾病、癫痫史者、孕妇禁用。

左旋咪唑（levamizole）

左旋咪唑为咪唑的左旋异构体。对多种线虫有杀灭作用，其中对蛔虫作用最强，比哌嗪强，且起效快。对钩虫、蛲虫也有明显作用。其作用机制是选择性地抑制虫体肌肉中琥珀酸脱氢酶的活性，阻止延胡索酸还原为琥珀酸，减少能量生成而使虫体麻痹；还能使虫体神经肌肉去极化，导致肌肉持续性收缩而产生痉挛性麻痹，失去附着能力而排出体外。临床用于治疗蛔虫、钩虫、蛲虫感染，对丝虫病和囊虫病也有一定疗效。另外，本药还有免疫增强作用，用于免疫功能低下者及肿瘤辅助治疗。

治疗剂量可见恶心、呕吐、腹痛、头晕等，多数可自行恢复。大剂量反复用药时，个别患者可出现粒细胞减少、剥脱性皮炎、肝功能减退等。妊娠早期、肝肾功能不全者禁用。

噻嘧啶（pyrantel）

噻嘧啶为人工合成的四氢嘧啶衍生物，是广谱驱肠蠕虫药，对蛔虫、蛲虫、钩虫、绦虫等均有抑制作用。其作用机制是通过抑制虫体 AChE，使神经肌肉接头处 ACh 堆积，神经肌肉兴奋性增高，肌张力增强，导致虫体痉挛性麻痹而排出体外。临床用于治疗蛔虫、蛲虫、钩虫单独感染或混合感染。与哌嗪有拮抗作用，不宜合用。

由于口服很少吸收，不良反应轻而短暂。主要有胃肠道反应，也可见头痛、头晕、皮疹、转氨酶升高等，肝功能不全慎用。孕妇及婴幼儿禁用。

恩波吡维铵（pyrvinium embonate，扑蛲灵）

恩波吡维铵为青铵染料，口服不吸收，肠道药物浓度高。具有明显的杀蛲虫作用，对鞭虫、钩虫作用弱，对蛔虫无效。其作用机制为选择性干扰虫体呼吸酶系统，抑制需氧代谢，同时抑制虫体运糖酶系统，阻止对外源性葡萄糖的吸收，使能量生成减少，导致虫体死亡。本药不良反应少，易为患者耐受。可见恶心、呕吐、腹痛、腹泻，偶见肌肉痉挛、荨麻疹。可将大便染成红色，应事先告知患者。

氯硝柳胺（niclosamide，灭绦灵）

氯硝柳胺为水杨酰胺类衍生物。口服不易吸收，肠道药物浓度较高。对多种绦虫成虫有杀灭作用，可用于治疗牛肉绦虫、猪肉绦虫、鱼绦虫、阔节裂头绦虫、短膜壳绦虫感染。其作用机制是抑制虫体线粒体氧化磷酸化过程，使 ATP 生成减少，也能抑制葡萄糖的摄取，从而杀死绦虫头节和近端节片，但不能杀死节片中的虫卵。死亡节片易被肠腔内蛋白水解酶消化分解，释出的虫卵逆流入胃，有引起囊虫病的危险。还能杀灭钉螺及血吸虫尾蚴、毛蚴，可防止血吸虫传播。不良反应少，仅有轻微头晕、胸闷、腹部不适或腹痛、发热、瘙痒等。

 思考题

1. 抗疟药分为哪几类？各类药物的抗疟作用特点与临床应用有何不同？
2. 试述甲硝唑的药理作用、临床应用、不良反应及用药注意事项。
3. 简述吡喹酮的药理作用和临床应用。
4. 如何选择合适药物治疗肠蠕虫病？

（曹　红）

第41章 抗恶性肿瘤药

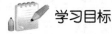 **学习目标**

1. 熟悉抗恶性肿瘤药的分类及共同的不良反应。
2. 熟悉常用抗恶性肿瘤药的药理作用、临床应用及主要不良反应。
3. 了解其他抗恶性肿瘤药的药理作用、临床应用及主要不良反应。

案例

患者,女性,50岁。因乳腺癌入院治疗。化疗期间出现尿频、尿急、尿痛等症状。
检查:镜下血尿和蛋白尿。
诊断:出血性膀胱炎。
问题:该患者可能使用的化疗药是什么?该如何预防出血性膀胱炎?

恶性肿瘤是一类严重威胁人类健康的常见病和多发病,目前主要采用手术治疗、放射治疗(放疗)、化学治疗(化疗)、免疫治疗和基因治疗等相结合的综合治疗。抗恶性肿瘤药是一类对肿瘤细胞有杀灭作用或干扰其生长和代谢作用的药物,在肿瘤治疗中占有重要地位,化疗已经从姑息性治疗向根治性治疗迈进,部分恶性肿瘤有可能通过化疗得到治愈,但是对占恶性肿瘤>90%实体瘤的治疗仍未能达到满意疗效。

近20年来,分子生物学的发展极大地促进了对抗恶性肿瘤药作用机制和耐药机制的研究,提供了一系列肿瘤化疗的新靶点,抗恶性肿瘤药正从传统的细胞毒类药物向针对机制的多环节作用的新型抗恶性肿瘤药物发展,包括生物反应调节剂、肿瘤细胞诱导分化剂、肿瘤细胞凋亡诱导剂、酪氨酸激酶抑制剂、抗肿瘤侵袭及转移药、新生血管生成抑制剂、肿瘤耐药性逆转剂及肿瘤基因治疗药物等。

第1节 抗恶性肿瘤药的分类和毒性反应

一、抗恶性肿瘤药的分类

(一) 按药物的化学结构和来源分类

1. **烷化剂** 氮芥类、乙烯亚胺类、亚硝脲类、甲烷磺酸酯类等。
2. **抗代谢药** 叶酸、嘧啶、嘌呤类似物等。
3. **抗肿瘤抗生素** 蒽环类抗生素、丝裂霉素、博来霉素类、放线菌素类等。
4. **抗肿瘤植物药** 长春碱类、喜树碱类、紫杉醇类、三尖杉生物碱类、鬼臼毒素衍生物等。
5. **激素** 肾上腺皮质激素、雌激素、雄激素等及其拮抗药。
6. **杂类** 铂类配合物、酶等。

(二) 按药物作用的周期或时相特异性分类

正常细胞和肿瘤细胞都是以分裂方式进行增殖的。细胞从一次分裂结束到下次细胞分裂完成所需要的时间称为细胞增殖周期,历经 4 个时相,即 DNA 合成前期(G_1 期)、DNA 合成期(S 期)、DNA 合成后期(G_2 期)和有丝分裂期(M 期)。肿瘤细胞群按其分裂能力分为增殖细胞群、静止细胞群和无增殖力细胞群 3 类(图 7-41-1)。增殖细胞群不断按指数分裂,代谢活跃,增殖迅速,是肿瘤组织不断增大的根源。肿瘤增殖细胞群与肿瘤全部细胞群之比称为生长比率(growth fraction,GF)。增长迅速的肿瘤 GF 值较大(接近 1),对药物敏感,疗效较好,如急性白血病等;增长缓慢的肿瘤,GF 值较小(0.01~0.5),对药物敏感性低,疗效较差,如多数实体瘤。同一种肿瘤早期的 GF 值较大,药物的疗效也较好。静止细胞群(G_0 期)暂不增殖,当增殖细胞群被杀灭后,G_0 期细胞可进入增殖周期补充,对药物不敏感,为肿瘤复发的根源。无增殖力细胞群在肿瘤组织中很少,不能进行分裂,通过老化而死亡,无治疗意义(图 7-41-1)。

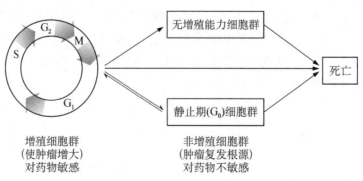

图 7-41-1 细胞增殖周期示意图

根据药物作用的周期或时相特异性,将药物分为两大类。

1. 周期非特异性药物(cell cycle non-specific agents,CCNSA)　对增殖周期中各期细胞均有杀灭作用的药物,对一部分 G_0 期细胞也有杀灭作用,如烷化剂、抗肿瘤抗生素及铂类配合物等。此类药物对肿瘤细胞的作用往往较强,能迅速杀死肿瘤细胞;量效曲线接近直线,在机体能耐受的毒性限度内,其杀伤能力随剂量的增加而成倍增加。

2. 周期特异性药物(cell cycle specific agents,CCSA)　仅对增殖周期中某一期细胞作用较强的药物。如抗代谢药、拓扑异构酶抑制药等主要作用于S期,属于S期特异性药物;长春碱类、紫杉碱类等主要作用于M期,属于M期特异性药物;博来霉素等主要作用于 G_2 期,属于 G_2 期特异性药物。此类药物对肿瘤细胞的作用往往较弱,需要一定时间才能发挥其杀伤作用;量效曲线是渐进线,即在小剂量时类似于直线,达到一定剂量时则效应不再增加。

(三) 按药物作用机制分类

1. 干扰核酸生物合成的药物　药物分别在不同环节阻止 DNA 的合成,属抗代谢药。

2. 直接破坏 DNA 结构并影响其功能的药物　药物分别破坏 DNA 结构或抑制拓扑异构酶活性,影响 DNA 复制和修复功能。

3. 干扰转录过程和阻止 RNA 合成的药物　药物可嵌入 DNA 碱基对之间,干扰转录过程,从而阻止 mRNA 的合成,属于 DNA 嵌入剂。

4. 抑制蛋白质合成与功能的药物　药物可抑制微管蛋白聚合功能、干扰核蛋白体功能或影响氨基酸供应。

5. 调节机体激素平衡的药物　药物通过调节机体激素平衡而抑制某些激素依赖性肿瘤。

上述分类方法各有利弊,故常采用综合分类。

二、抗恶性肿瘤药的毒性反应

目前临床使用的细胞毒抗恶性肿瘤药治疗指数较小,选择性较差,在杀伤肿瘤细胞的同时,对某些正常组织细胞也有一定程度的损害。毒性反应成为化疗时限制使用剂量的关键因素,同时也影响了患者的生存质量。抗恶性肿瘤药的毒性反应可分为近期毒性和远期毒性两种。近期毒性又分为共有的毒性反应和特有的毒性反应,前者出现较早,大多发生于增殖较快的组织,如骨髓、消化道、毛囊等,引起骨髓抑制、胃肠道反应、脱发等;后者发生较晚,常发生于长期大剂量用药后,可累及心、肾、肝、肺等重要器官。远期毒性主要见于长期生存的患者,包括第二原发恶性肿瘤、不育、致畸。

1. 骨髓抑制　大多数抗恶性肿瘤药有此毒性,最常见的是白细胞、血小板下降,可导致感染和出血。长春新碱骨髓毒性小,博来霉素、门冬酰胺酶及甾体激素无骨髓抑制作用。抗恶性肿瘤药骨髓抑制的程度、出现快慢及持续时间有所不同,对于迟发性骨髓造血功能损害的药物,使用时应特别注意。

2. 胃肠道反应　食欲减退、恶心、呕吐是抗恶性肿瘤药最常见的不良反应,是药物直接刺激延髓催吐化学感受区的结果。此外,抗恶性肿瘤药对消化道黏膜的直接损伤,可引起口腔炎、口腔溃疡、咽炎、胃炎、胃肠溃疡,导致出血、腹痛、腹泻等。

3. **脱发**　大多数抗恶性肿瘤药都损伤毛囊上皮细胞,特别是环磷酰胺、氟尿嘧啶、长春新碱、紫杉醇、甲氨蝶呤、多柔比星、博来霉素、丝裂霉素等。脱发常出现于给药后1~2周,1~2个月后最明显,停药后毛发可再生。

4. **免疫抑制**　大多数抗恶性肿瘤药对机体的免疫功能都有不同程度的抑制,主要是因为参与免疫反应的细胞增殖、分化较快,易受抗肿瘤药的攻击所致,是化疗患者易于感染的原因之一。

5. **肾损害及膀胱毒性**　顺铂及大剂量甲氨蝶呤可直接损伤肾小管上皮细胞,表现为急性或慢性血尿素氮升高、血清肌酐或肌酐酸升高。环磷酰胺可引起急性出血性膀胱炎,尤其在大剂量静脉注射时易出现。

6. **肺损害**　巴龙霉素、甲氨蝶呤和亚硝基脲类可引起肺纤维化,表现为干咳、呼吸困难,严重者可致死。

7. **心肌损害**　多柔比星、柔红霉素及丝裂霉素可引起心肌损害,表现为心肌炎、心肌缺血、心电图改变或充血性心力衰竭等,与累积剂量、患者年龄及心脏疾病有关。

8. **肝损害**　肝是抗恶性肿瘤药代谢的重要器官,环磷酰胺、长春新碱、氟尿嘧啶、阿糖胞苷、甲氨蝶呤、多柔比星等可致肝损害,表现为血清转氨酶升高、肝炎等。

9. **神经毒性及耳毒性**　长春新碱、紫杉醇及顺铂有周围神经毒性,可引起手足麻木、腱反射消失及末梢神经感觉障碍;长春新碱有自主神经毒性,可引起便秘、体位性低血压、肠梗阻等;甲氨蝶呤鞘内注射可引起头痛及延迟性脑膜炎。顺铂有耳毒性,可致耳聋。

10. **致突变、致畸、致癌**　多数抗恶性肿瘤药可损伤DNA,干扰DNA复制,导致基因突变。突变发生于胚胎生长细胞可致畸,以抗代谢药最强;发生于一般组织细胞可致癌,以烷化剂最显著。

第2节　常用的抗恶性肿瘤药

一、干扰核酸生物合成的药物

又称抗代谢药,其化学结构与核酸代谢的必需物质如叶酸、嘧啶、嘌呤等相似,可通过特异性干扰核酸的合成,阻止细胞的分裂增殖。主要作用于S期,为细胞周期特异性药物。

(一) 二氢叶酸还原酶抑制药

> 甲氨蝶呤(methotrexate, MTX)

【药代动力学】

甲氨蝶呤一般剂量口服吸收良好,但大剂量时口服吸收不全且有明显的个体差异,可采用肌内注射或静脉注射给药。50%与血浆蛋白结合,分布于肠道上皮、肝、肾、皮肤、腹水及胸膜渗出物等。不易透过血-脑屏障，可采用鞘内注射给药杀灭中枢神经系统内的肿瘤细胞。主要以原形通过肾小球滤过和肾小管分泌，经尿排出，排泄速度与尿液 pH 有关，碱化尿液可促进其排泄。

【药理作用与临床应用】

化学结构与叶酸相似，对二氢叶酸还原酶具有强大而持久的抑制作用，阻断二氢叶酸还原为四氢叶酸，使脱氧胸苷酸(dTMP)合成受阻，而影响 DNA 的合成。还能抑制嘌呤核苷酸的合成，从而干扰 RNA 和蛋白质的合成。

主要用于治疗儿童急性白血病，尤其对儿童急性淋巴细胞白血病疗效显著。对绒毛膜上皮癌、恶性葡萄胎、头颈部肿瘤、骨肉瘤、乳腺癌、睾丸癌、膀胱癌等均有效。鞘内注射可用于中枢神经系统白血病的预防和缓解症状。

【不良反应】

骨髓抑制最突出；胃肠道反应常见于用药早期。长期大剂量可致肝、肾损害，故应注意监测肝功能，多饮水并碱化尿液。儿童可出现肺毒性，表现咳嗽、呼吸困难、发热及发绀，停药可逆转。鞘内注射可致中枢神经系统毒性，表现为亚急性脑脊膜激惹征、颈项强直、头痛和发热等，极少数患者出现癫痫、脑病和截瘫。妊娠早期应用可致畸胎、死胎，孕妇禁用。

(二) 胸苷酸合成酶抑制药

氟尿嘧啶(fluorouracil, 氟尿嘧啶, 5-FU)

【药代动力学】

氟尿嘧啶口服吸收不规则、不完全，多采用静脉给药。分布于全身体液，能较好地穿透各种组织，肝和肿瘤组织中浓度较高，能进入中枢神经系统。主要经肝代谢灭活，经肺和肾脏排泄。$t_{1/2}$ 为 10～20 min。

【药理作用与临床应用】

本身无抗肿瘤活性，需在细胞内转变为 5-氟尿嘧啶脱氧核苷酸(5F-dUMP)，抑制脱氧胸苷酸合成酶，阻止脱氧尿苷酸(dUMP)甲基化转变为脱氧胸苷酸(dTMP)，从而影响 DNA 的合成。此外，本药在体内可转化为 5-氟尿嘧啶核苷，以伪代谢物形式掺入 RNA 中，干扰 RNA 和蛋白质的合成。故除可杀灭 S 期细胞外，对其他各期细胞也有作用。对消化系统癌、乳腺癌疗效较好，对卵巢癌、宫颈癌、绒毛膜上皮细胞癌、膀胱癌、头颈部肿瘤等也有效。

【不良反应】

对骨髓和消化道的毒性较大，出现血性腹泻应立即停药。少数患者可有神经系统毒性，如小脑变性、共济失调、发声困难等，也有患者出现皮疹、色素沉着等。偶见肝、肾损害。

(三) 嘌呤核苷酸互变抑制药

巯嘌呤(mercaptopurine, 6-巯嘌呤, 6-MP)

巯嘌呤在体内转变为硫代肌苷酸，抑制肌苷酸转化为腺苷酸(AMP)和鸟苷酸

(GMP),干扰嘌呤代谢,阻碍 DNA 的合成。对 S 期细胞作用最显著,对 G_1 期有延缓作用。此外,6-MP 还有较强的免疫抑制作用。因起效慢,主要用于急性淋巴细胞性白血病的维持治疗,大剂量对绒毛膜上皮细胞癌也有较好疗效。此外,也可用于自身免疫性疾病。主要毒性反应为骨髓抑制和胃肠道反应,少数可见肝损害。

(四) 核苷酸还原酶抑制药

羟基脲(hydroxycarbamide,HU)

羟基脲能抑制核苷酸还原酶,阻止胞苷酸转变为脱氧胞苷酸,从而抑制 DNA 的合成。对 S 期细胞有选择性杀伤作用。用药后可使肿瘤细胞集中于 G_1 期,故常作为同步化药物,以提高肿瘤细胞对化疗或放疗的敏感性。对慢性粒细胞白血病及其急性病变有显著疗效,对黑色素瘤有暂时缓解作用。主要毒性反应为骨髓抑制,有轻度胃肠道反应。肾功能不良者慎用。可致畸,孕妇禁用。

(五) DNA 多聚酶抑制药

阿糖胞苷(cytarabine,Ara-C)

阿糖胞苷在体内经脱氧胞苷激酶催化生成二磷酸或三磷酸胞苷(Ara-CDP 或 Ara-CTP),抑制 DNA 多聚酶而干扰 DNA 的合成;也可掺入 DNA 中干扰其复制;还可抑制核苷酸还原酶,阻止胞苷酸转变为脱氧胞苷酸。主要作用于 S 期细胞,对 G_1 期有延缓作用。此外,Ara-C 还有强大的免疫抑制作用。临床用于治疗成人急性粒细胞白血病或单核细胞白血病。口服吸收少,且易在肠黏膜胞苷脱氨酶的作用下生成无细胞毒性的阿糖胞苷(Ara-U),故不作口服。

不良反应主要为严重的骨髓抑制和胃肠道反应,静脉注射可致静脉炎,少数患者可见肝功能异常,大剂量或鞘内注射可引起癫痫或精神状态改变。

二、直接破坏 DNA 结构并影响其功能的药物

(一) 烷化剂

烷化剂具有一个或两个活泼的烷化基团,分别称为单功能基团或双功能基团烷化剂,能与细胞 DNA、RNA 或蛋白质分子中的氨基、羟基、巯基、羧基和磷酸基等亲核基团发生烷化反应。常可形成 DNA 链的交叉联结、或引起碱基配对错码、或引起脱嘌呤而使 DNA 链断裂、或使鸟嘌呤的咪唑环不稳定易于开环,从而造成 DNA 结构和功能的损害,重者可致细胞死亡。双功能基团烷化剂比单功能基团烷化剂的抗癌作用更强。烷化剂属于周期非特异性药物,有致突变和致癌作用,长期应用可引起第二种恶性肿瘤细胞如急性白血病的发生;另一种长期毒性反应为不育。目前常用的烷化剂包括氮芥类、乙烯亚胺类、亚硝脲类、甲烷磺酸酯类。

1. 氮芥类

氮芥(chlormethine,nitrogen mustard,HN_2)

氮芥是最早用于治疗恶性肿瘤的药物,目前主要用于霍奇金病和非霍奇金淋巴瘤。

由于具有速效、高效的特点,尤其适用于纵隔压迫症状明显的恶性淋巴瘤患者。因选择性低,毒性反应大,对骨髓抑制持久,现已少用。

环磷酰胺(cyclophosphamide,CTX)

【药理作用与临床应用】

环磷酰胺本身无抗肿瘤活性,经肝转化为中间产物醛磷酰胺,再在肿瘤细胞内分解出磷酰胺氮芥而发挥作用。本药还有免疫抑制作用。抗瘤谱广,抑瘤作用强,选择性较高而毒性较低,为目前临床广泛应用的烷化剂。对恶性淋巴瘤疗效显著,对多发性骨髓瘤、急性淋巴细胞性白血病、神经母细胞瘤、肺癌、乳腺癌、卵巢癌、睾丸肿瘤等均有一定疗效。

【不良反应】

最常见骨髓抑制,脱发的发生率较高,胃肠反应较轻。大剂量可引起特有的出血性膀胱炎,可能与大量代谢物丙烯醛经泌尿道排泄有关,多饮水可缓解症状,同时应用美司钠(巯乙磺酸钠)可预防发生。

2. 乙烯亚胺类

塞替派(thiotepa,TSPA)

塞替派抗瘤谱较广,选择性较高,主要用于乳腺癌、卵巢癌、肝癌、恶性黑色素瘤、膀胱癌等。局部刺激性小,可作静脉注射、肌内注射、动脉内注射、腔内注射、膀胱内灌注。主要不良反应为骨髓抑制、胃肠道反应。

3. 甲烷磺酸酯类

白消安(busulfan,马利兰)

白消安在体内解离后起烷化作用。小剂量即可明显抑制粒细胞生成,对慢性粒细胞白血病疗效显著,对慢性粒细胞白血病急性病变及急性白血病无效。主要不良反应为骨髓抑制,久用可致闭经、睾丸萎缩、肺纤维化等严重反应。

4. 亚硝脲类

本类药物包括卡莫司汀(carmustine,氯乙亚硝脲,BCNU)、洛莫司汀(clomustine,环己亚硝脲,CCNU)、司莫司汀(semustine,甲环亚硝脲,MeCCNU)。具有高度脂溶性,易透过血-脑屏障,主要用于原发脑瘤和恶性肿瘤脑转移,对恶性淋巴瘤、骨髓瘤等有一定疗效。主要不良反应为延迟性骨髓抑制、胃肠道反应、肝肾毒性。

(二) 铂类配合物

顺铂(cisplatin,顺氯氨铂,DDP)

顺铂为第1代铂类配合物,是2价铂与2个氯原子和2个氨基结合成的金属配合物。口服无效,常静脉给药。在血浆中无活性,进入细胞内将所含氯解离后,2价铂与DNA的碱基形成交叉联结,从而破坏DNA的结构和功能,属于周期非特异性药物。具有抗瘤谱广、对乏氧肿瘤细胞有效的特点。对非精原细胞性睾丸瘤最有效，对卵巢癌、膀胱癌、乳腺癌、前列腺癌、头颈部鳞状细胞癌、肺癌等有较好疗效。为目前联合化疗中最常用的药物之一。主要不良反应有严重的恶心、呕吐等胃肠道反应，贫血等骨髓抑制现象，周围神经炎、耳毒性等神经毒性。大剂量或连续应用时，由于损伤肾小管可致严重而持久的肾毒性，应注意多饮水或输液强迫利尿，肾功能不全者慎用。

卡铂（carboplatin，碳铂，CBP）

卡铂为第2代铂类配合物。作用机制与顺铂相似，有交叉耐药性，但抗瘤活性较强，毒性较低。主要用于小细胞肺癌、头颈部鳞癌、卵巢癌、睾丸癌等，也可用于非小细胞肺癌、膀胱癌、子宫颈癌、胸膜间皮瘤、黑色素瘤、子宫内膜癌等。主要不良反应为骨髓抑制，肾毒性和胃肠道反应轻微且少见，耳毒性、周围神经炎及脱发均罕见。

奥沙利铂（oxaliplatin，草酸铂，OXA）

奥沙利铂为第3代铂类配合物。抗瘤谱广，抗瘤活性高，与顺铂无交叉耐药性。对大肠癌、卵巢癌有较好疗效，对胃癌、非霍奇金淋巴瘤、非小细胞肺癌、头颈部肿瘤有一定疗效。骨髓抑制和胃肠道反应轻微，无肾毒性和脱发，无严重听力损害。突出的不良反应为剂量相关性、蓄积性和可逆性的外周神经毒性，表现为感觉迟钝、感觉异常，遇冷加重。

（三）抗生素

丝裂霉素（mitomycin C，自力霉素，MMC）

【药理作用与临床应用】

丝裂霉素的化学结构中有乙撑亚胺基和氨甲酰酯基，具有烷化作用，能与DNA形成交叉联结，也能使DNA断裂。属周期非特异性药物。抗瘤谱广，用于胃癌、肠癌、肝癌、胰腺癌、肺癌、乳腺癌、慢性淋巴细胞性白血病、恶性淋巴瘤等，为目前治疗消化道癌的常用药物之一。

【不良反应】

最严重的毒性反应是明显而持久的骨髓抑制，其次是胃肠道反应，也可引起肝功能障碍、肾毒性、间质性肺炎。偶见心脏毒性，可于停药后2~4周突发心力衰竭而猝死，心脏病患者应注意。局部刺激性大，注射时外漏可引起严重的组织损伤。

博来霉素（bleomycin，BLM）

博来霉素为含多组分糖肽的复合抗生素，平阳霉素（pingyangmycin，争光霉素，PYM）为单一组分。BLM能与铜或铁离子络合，使氧分子转化为氧自由基，引起DNA单链或双链断裂，阻止DNA复制。主要用于鳞状上皮癌，如头颈部肿瘤、口腔癌、食管癌、阴茎癌、宫颈癌、肺鳞癌等，与长春新碱、顺铂合用治疗睾丸癌疗效好。也可用于恶性淋巴瘤的联合治疗。最严重的不良反应为肺毒性，可引起间质性肺炎或肺纤维化，还有胃肠道反应、发热、脱发、皮肤反应,很少或不发生骨髓抑制。

(四) 拓扑异构酶抑制剂

1. 拓扑异构酶 I 抑制剂　喜树碱(camptothecine,CPT)和羟喜树碱(hydroxycamptothecine,10-OH-CPT,HCPT)

喜树碱是从我国特有的珙桐科落叶植物喜树中提取的生物碱,羟喜树碱为喜树碱的羟基衍生物。两药均能特异性地抑制拓扑异构酶 I (TOPO I),使 DNA 合成中断。属周期非特异性药物,对 S 期作用强于 G_1 和 G_2 期,对 G_0 期无作用。喜树碱用于胃癌、肠癌、绒毛膜上皮细胞癌、急性和慢性粒细胞性白血病等,羟喜树碱用于原发性肝癌、食管癌、胃癌、肺癌、头颈部癌、膀胱癌和白血病等。喜树碱不良反应较大,主要有泌尿道刺激症状(如尿急、尿频、血尿)、胃肠道反应、骨髓抑制、脱发等;羟喜树碱不良反应较轻,泌尿道刺激症状明显轻于喜树碱。

2. 拓扑异构酶 II 抑制剂　依托泊苷(etoposide,鬼臼乙叉苷,VP-16)和替尼泊苷(teniposide,鬼臼噻吩苷,VM-26)

依托泊苷和替尼泊苷为小檗科植物西藏鬼臼的有效成分鬼臼毒素的半合成衍生物。鬼臼毒素能与微管蛋白结合,抑制微管聚合,使有丝分裂停止于中期。依托泊苷和替尼泊苷则主要抑制拓扑异构酶 II,使 DNA 双链或单链断裂。属周期非特异性药物,主要作用于 S 期和 G_2 期。临床用于小细胞肺癌、睾丸癌、急性白血病、恶性淋巴瘤、神经母细胞瘤等。不良反应有骨髓抑制、胃肠道反应,注射过快可致低血压。

三、干扰转录过程和阻止 RNA 合成的药物

放线菌素 D(dactinomycin,更生霉素,DACT)

【药理作用与临床应用】

放线菌素 D 为多肽类抗生素。能嵌入 DNA 双螺旋链的碱基对之间,与 DNA 形成复合体,抑制 RNA 多聚酶的功能,阻止 RNA 特别是 mRNA 的合成。属周期非特异性药物,但对 G_1 期作用较强,且可阻止 G_1 向 S 期的转变。抗瘤谱较窄,对恶性葡萄胎、绒毛膜上皮细胞癌、霍奇金病、恶性淋巴瘤、肾母细胞瘤、横纹肌肉瘤、神经母细胞瘤等的疗效较好。

【不良反应】

常见胃肠道反应,骨髓抑制较明显,少数患者有脱发、皮炎等。有局部刺激作用,注射时药物外渗可引起蜂窝织炎和疼痛。

多柔比星(doxorubicin,阿霉素,ADM)

【药理作用与临床应用】

多柔比星为蒽环类抗生素。可直接非特异性嵌入 DNA 碱基对之间,与 DNA 紧密结合,抑制 DNA 复制和 RNA 合成。属周期非特异性药物,S 期细胞更为敏感。具广谱抗

肿瘤活性，疗效高，主要用于对常用抗恶性肿瘤药耐药的急性淋巴细胞白血病或粒细胞白血病、恶性淋巴肉瘤、乳腺癌、卵巢癌、小细胞肺癌、胃癌、肝癌、膀胱癌等。

【不良反应】

最严重的毒性反应为不可逆的心脏毒性，可引起心肌退行性病变和心肌间质水肿，与用药总剂量相关，需监测心功能。其发生可能与生成自由基有关，辅酶Q10、维生素C和维生素E可清除自由基，故可降低心脏毒性，右雷佐生（dexrazoxane）作为化学保护剂可预防心脏毒性的发生。此外，骨髓抑制、胃肠道反应、脱发、皮肤色素沉着均较常见。

柔红霉素（daunorubicin，柔毛霉素，红比霉素，正定霉素，DNR）

柔红霉素为蒽环类抗生素，抗恶性肿瘤作用和机制与多柔比星相同。主要用于对常用抗恶性肿瘤药耐药的急性淋巴细胞白血病或粒细胞白血病，缓解期短，需与其他药物合用。不良反应与多柔比星相似，但骨髓抑制和心脏毒性较严重。

四、抑制蛋白质合成与功能的药物

（一）微管蛋白抑制药

长春碱类

长春碱（vinbastine，长春花碱，VLB）和长春新碱（vincristine，VCR）为从夹竹桃科植物长春花中提取的生物碱，长春地辛（vindesine，VDS）和长春瑞滨（vinorelbine，NVB）均为长春碱的衍生物。

【药理作用与临床应用】

与微管蛋白结合，抑制其聚合，干扰微管的装配及纺锤丝的形成，使细胞有丝分裂停止于中期。属周期特异性药物，主要作用于M期。还可干扰蛋白质合成和RNA多聚酶，对G_1期细胞也有作用。VLB主要用于治疗急性白血病、恶性淋巴瘤、绒毛膜上皮细胞癌，对睾丸肿瘤、肺癌、乳腺癌、卵巢癌等也有效。VCR主要用于治疗急性和慢性白血病，尤其对儿童急性淋巴细胞白血病疗效好、起效快，常与泼尼松合用做诱导缓解药，对恶性淋巴瘤、小细胞肺癌、乳腺癌等有效。VDS主要用于治疗肺癌、恶性淋巴瘤、乳腺癌、食管癌、黑色素瘤、白血病等。NVB主要用于治疗肺癌、乳腺癌、卵巢癌、淋巴瘤等。

【不良反应】

VLB主要的不良反应是骨髓抑制；VCR主要的不良反应是神经系统毒性，最初的症状为肢端麻木、四肢疼痛、腱反射消失，长期应用可出现足下垂、共济失调，大剂量使用还可出现自主神经功能障碍，如顽固性便秘、麻痹性肠梗阻；两种药物共有的不良反应有胃肠道反应、脱发、注射局部刺激等。VDS的毒性介于VLB和VCR之间。NVB的骨髓抑制较明显，神经系统毒性的发生率远低于VCR和VDS，胃肠道反应、脱发也较少。

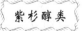

紫杉醇（paclitaxel，PTX）是从短叶紫杉或我国红豆杉的树皮中提取的有效成分，多

西他赛(docetaxel,紫杉特尔,taxotere,TXT,多西紫杉醇)是植物 Taxus baccata 针叶中提取的巴卡丁(baccatin)的半合成衍生物。由于紫杉醇类作用机制独特、对耐药细胞有效,近年来受到广泛重视和应用。

【药理作用与临床应用】

能促进微管聚合并抑制其解聚,从而阻止纺锤体形成,抑制肿瘤细胞的有丝分裂,主要作用于 G_2 期和 M 期。对卵巢癌和乳腺癌有独特疗效,对肺癌、食管癌、大肠癌、黑色素瘤、头颈部癌、淋巴瘤、脑瘤等有一定疗效。

【不良反应】

多西他赛不良反应相对较少。

1. **过敏反应**　紫杉醇不溶于水,其注射剂的助溶剂聚氧乙基蓖麻油可诱导组胺释放而引起急性超敏反应。主要表现为低血压、支气管痉挛性呼吸困难、荨麻疹,可用糖皮质激素、H_1 受体阻断药、H_2 受体阻断药预防。

2. **骨髓抑制**　为主要毒性反应,表现为中性粒细胞减少,可用粒细胞集落刺激因子预防。

3. **心脏毒性**　可出现无症状的心动过缓,无需停药。也可出现严重的传导阻滞、心肌缺血和梗死。

4. **周围神经毒性**　表现为肢端麻木、感觉异常、麻痹。

5. **其他**　可出现脱发、胃肠道反应。

(二) 干扰核蛋白体功能的药物

三尖杉生物碱类

三尖杉酯碱(harringtonine,HRT)和高三尖杉酯碱(homoharringtonine,HHRT)是从三尖杉属植物中提取的生物碱。可抑制真核细胞蛋白质合成的起始阶段,使核蛋白体分解,释出新生肽链。对急性粒细胞白血病疗效较好,也可用于急性单核细胞白血病、恶性淋巴瘤等。不良反应包括骨髓抑制、胃肠道反应、脱发等,少数患者出现心脏毒性。

(三) 影响氨基酸供应的药物

门冬酰胺酶(asparaginase,左旋门冬酰胺酶)

某些肿瘤细胞自身不能合成生长所必需的门冬酰胺,必须依赖从人体血液中摄取。门冬酰胺酶能催化门冬酰胺水解,使肿瘤细胞缺乏门冬酰胺供应,生长受到抑制。正常细胞自身能合成门冬酰胺,故受影响较小。对急性淋巴细胞白血病疗效最好,对急性粒细胞白血病、急性单核细胞白血病有一定疗效,对恶性淋巴瘤有较好疗效。主要不良反应为过敏反应,须作皮试。还有胃肠道反应、骨髓抑制、脱发、低蛋白血症、出血等。有致畸作用,孕妇禁用。

五、调节体内激素平衡的药物

某些激素依赖性组织的癌变,如乳腺癌、前列腺癌、甲状腺癌、宫颈癌、卵巢癌、睾丸癌等与相应的激素失调有关,因此应用某些激素或激素拮抗药调整其失衡状态,可抑制肿瘤生长,且无骨髓抑制等不良反应。但激素作用广泛,使用不当会对机体产生不良影响。

雌激素类(estrogens)

临床常用于恶性肿瘤治疗的雌激素是己烯雌酚(diethylstilbestrol)。可通过抑制下丘脑和腺垂体,减少腺垂体促间质细胞刺激激素的分泌,从而使睾丸间质细胞和肾上腺皮质分泌雄激素减少,也可直接对抗雄激素促进前列腺癌组织生长发育的作用,故对前列腺癌有效。雌激素还用于治疗绝经期乳腺癌。绝经前的乳腺癌禁用。

雄激素类(androgens)

临床常用于恶性肿瘤治疗的雄激素有甲睾酮(methyltestosterone)、丙睾酮(testosterone propionate)、氟羟甲酮(fluoxymesterone)。可抑制腺垂体分泌促卵泡激素,使卵巢分泌雌激素较少,并可直接对抗雌激素的作用。对晚期乳腺癌,尤其是骨转移者疗效较佳。雄激素还能促进蛋白质合成,可使晚期患者一般症状改善。

孕激素类(progestins)

甲羟孕酮酯(medroxyprogesterone acetate)为合成的黄体酮衍生物,主要用于肾癌、乳腺癌、子宫内膜癌,并增强患者的食欲。

他莫昔芬(tamoxifen,三苯氧胺,TAM)

他莫昔芬为人工合成的抗雌激素药物,是雌激素受体的部分激动剂,具有雌激素样作用,也有抗雌激素的作用。临床主要用于乳腺癌,对雌激素受体阳性患者疗效较好。

糖皮质激素类(glucocorticoids)

临床常用于恶性肿瘤治疗的糖皮质激素类药物为泼尼松(prednisone)、泼尼松龙(prednisolone)、地塞米松(dexamethasone)等。能抑制淋巴组织,使淋巴细胞溶解。对急性淋巴细胞白血病及恶性淋巴瘤的疗效较好,作用快但不持久,且易产生耐药性。对慢性淋巴细胞白血病,除减少淋巴细胞数目外,还可缓解伴发的自身免疫性溶血性贫血和血小板减少症。常与其他抗恶性肿瘤药合用,治疗霍奇金及非霍奇金淋巴瘤。对其他恶性肿瘤无效,且可能因抑制机体免疫功能而促进肿瘤的扩散或并发感染,仅在癌瘤引起发热不退、毒血症状明显时,可少量短期应用以改善症状,应合用有效的抗肿瘤药和抗菌药。

思考题

1. 抗恶性肿瘤药按作用机制不同分为哪几类?简述各类代表药物的药理作用、临床应用和主要不良反应。

2. 抗恶性肿瘤药按其作用的肿瘤细胞增殖周期不同分为哪几类？每类各包括哪些药物？

3. 简述抗恶性肿瘤药的共同不良反应。

（曹 红）

第42章 消毒防腐药

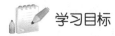 学习目标

1. 熟悉消毒防腐药的概念、分类和代表药。
2. 熟悉乙醇、甲酚皂溶液、碘伏、氯石灰、过氧化氢、高锰酸钾、苯扎溴铵等的药理作用和临床应用。
3. 了解常用消毒防腐药的作用机制。

案例

患者,女性,79岁。糖尿病病史,血糖28.3 mmol/L。因不慎摔伤,致胯关节粉碎性骨折,卧床不起,形成压疮。检查:疮面为13 cm×20 cm大小,溃烂处深达筋膜。

诊断:深度压疮(4度,深溃疡期)。

处理:首先应该使用过氧化氢冲洗创面,然后使用消毒剪刀等对创面进行清创,将碘伏涂于创面,每天2次。然后外敷褥疮清等药物治疗,每天3次。

问题:1. 说明过氧化氢和碘伏的作用。
2. 深度压疮还可应用哪些药物治疗?

第1节 概 述

消毒药(disinfectants)是指作用强大,能迅速杀灭环境中病原微生物的药物。理想的消毒药应能杀灭所有的细菌、芽孢、霉菌、滴虫及病原微生物,而不伤害人体组织。但现有消毒药的抗菌谱都有一定限制,且对人体有较强的损害作用,一般用于无生命物体的消毒,如手术器械和环境消毒。防腐药(antiseptics)是指能抑制微生物生长繁殖的药物。其对细菌的作用较缓慢,对人体组织细胞的伤害也较小,因此适用于皮肤、黏膜及伤口的防腐,有些可用于食品和药剂的防腐。消毒药与防腐药之间并无严格的界限,消毒药在低浓度时仅能产生抑菌作用,而高浓度的防腐药也能杀灭病原微生物,故统称为消毒防腐药。

与一般化疗药不同,消毒防腐药对病原微生物和机体组织细胞没有明显的选择性,在杀灭或抑制病原体的浓度下,往往能损害人体,故不作全身用药。只可将一些刺激性较弱的药物外用,称为外用消毒药。对组织有剧烈作用的消毒药,则主要用于器械、用具、环境及排泄物的消毒,称为环境消毒药。

消毒防腐药可按作用机制的不同进行分类:①使微生物原浆蛋白质凝固或变性,如酚类、醛类及醇类等;②干扰或破坏微生物的重要酶系,与微生物巯基酶结合或氧化某些酶系,使其活性降低或失活,破坏细菌的正常代谢,如重金属盐类、氧化剂及含卤消毒药等;③改变细菌胞浆膜的通透性,导致细胞的内容物大量流失,使菌体破裂溶解,如清洁剂苯扎氯铵(新洁尔灭)及有机溶剂乙醚等。

第2节 常用药物

一、醇类

醇类能使菌体蛋白质凝固和脱水而呈现抗菌作用,并且其溶脂特性使其易渗入菌体有助于抗菌作用的发挥。能杀灭繁殖型病原菌,对芽孢、真菌无效,对多数病毒效果较差。常用的有乙醇(ethanolum)、苯氧乙醇(phenoxyethanolum)等。

乙醇(alcohol,酒精)

乙醇是一种效果可靠、性质稳定、应用广泛的消毒药。对消毒物品影响小,又是较好的溶剂,与戊二醛、碘伏、氯己定等消毒药合用有协同作用。

【药理作用】

本药可使蛋白质凝固变性、干扰细胞膜代谢、破坏酶等,具有抑菌或杀菌作用。70%~75%乙醇能渗透细菌细胞内,杀菌作用最强。更高浓度的乙醇,可使细菌蛋白凝固,不利于乙醇向细菌内部穿透,反而减弱其消毒作用;而乙醇浓度太低,虽易渗透细菌细胞内,但达不到杀菌目的。乙醇对葡萄球菌、链球菌、铜绿假单胞菌和各种肠道杆菌的繁殖体,结核分枝杆菌,呼吸道和肠道病毒(包括肝炎病毒),以及皮肤癣菌、曲菌和酵母等病原体均有杀灭作用。但对芽孢无效。

【临床应用】

75%乙醇适用于术前洗手、手术区及注射部位、医疗器械及小型物品等消毒;50%乙醇用于防褥疮;30%~50%乙醇擦浴用于高热患者的物理降温。

【不良反应】

对皮肤和黏膜伤口有强烈刺激性,可引起剧痛;少数人可发生变态反应,引起皮疹、心悸、头痛等症状。

二、酚类

酚类能使蛋白质变性、凝固,也能损害细胞膜,使胞质物质漏失和菌体溶解而呈现抗菌作用。酚类在适当浓度下能杀灭繁殖型细菌,但对病毒、结核分枝杆菌和芽孢的作用不强。其抗菌活性不易受环境中有机物的影响,具有较强的穿透力,可用于器械、排泄物的消毒。对皮肤与黏膜有刺激及局麻作用。常用的有苯酚(phenolum)、甲酚皂溶液(saponated cresol solution)、克辽林(creolinum)、松馏油(picispini)、鱼石脂(ichthyolum)等。

苯酚(carbolic,石炭酸)

苯酚为一种原浆毒,易吸收,有毒性,仅供外用。可使细菌细胞的原生质蛋白凝固或变性,能杀灭革兰阴性和阳性细菌及部分真菌,对芽孢和病毒无效。3%～5%溶液用于器械、排泄物及室内消毒,1%溶液或2%软膏用于皮肤杀菌和止痒。

对皮肤、黏膜有刺激性,>5%浓度有强腐蚀性。不宜用于破损皮肤及婴幼儿。

甲酚皂溶液(saponated cresol solution,来苏儿)

甲酚皂溶液为含50%甲酚(cresol)的肥皂液,属低效消毒药。只能杀灭细菌菌体,不能杀灭芽孢和肝炎病毒。一般2%溶液用于手消毒;3%～5%溶液用于物品的浸泡消毒及器械消毒;5%～10%溶液用于排泄物的消毒。临用时加水配制。

三、醛类

醛类的特点是易挥发,又称挥发性烷化剂。可发生烷基化反应,使菌体蛋白变性,酶和核酸功能发生改变,对芽孢、真菌、结核分枝杆菌、病毒均有杀灭作用。主要药物有甲醛溶液(formaldehyde)、戊二醛(glutaral)等。

甲醛(formaldehyde,蚁醛)

【药理作用与临床应用】

40%的甲醛溶液又称福尔马林(formalin),能杀灭各类微生物,包括细菌芽孢。作用机制是直接作用于蛋白质的氨基、巯基、羟基和羧基,生成次甲酸衍生物,破坏蛋白质和酶而导致微生物死亡。可用于室内物品和空气消毒;还可用来保存尸体和固定生物标本。

【不良反应】

挥发性较强,其气体对黏膜和呼吸道有强烈刺激性,可引起流泪、咳嗽、气管炎。液体可使皮肤角质化。

戊二醛(glutaral)

戊二醛有2个活泼醛基,能与蛋白质的巯基、羟基、羧基和氨基发生烷基化反应,杀灭细菌繁殖体及芽孢、真菌、病毒等多种微生物。具有广谱、强效、速效、低毒等特点。以pH7.5～8.5的水溶液效力最强,是甲醛的10～20倍。常用2%的浓度,可用于医疗器械的灭菌和消毒、各种物体表面、密闭空间的消毒。消毒效果受有机物影响小,对金属基本无腐蚀性。对皮肤、黏膜有刺激作用与致敏作用,但较甲醛轻。

四、酸类

酸类通过解离后的 H^+ 或整个分子使菌体蛋白变性、凝固而呈现杀菌作用，其杀菌力随温度升高而增强。酸类包括无机酸（原浆毒）和有机酸两类。常用的无机酸有盐酸（acidum hydrochloricum）、硼酸（acidum boricum）等，具有强烈的刺激和腐蚀作用，其中 2 mol/L 硫酸用于消毒排泄物，2％盐酸添加 15％食盐并加温可用于皮张（污染炭疽芽孢杆菌）消毒。常用的有机酸有乳酸（acidum lacticum）、水杨酸（acidum salicylicum）、十一烯酸（acidum undecylenicum）等。

乳酸（acidum lacticum）

乳酸蒸气具有高度的杀菌与杀病毒作用，可用于病房、手术室、实验室等场所的熏蒸消毒。一般可按每 100 m^3 12 ml 加等量水计算，于紧闭门窗情况下，加热熏蒸 20～30 min。

五、卤素类

卤素对菌体细胞原浆或其他某些物质具有高度亲和力，易渗入细胞与原浆蛋白的氨基或其他活性基团相结合（卤化），或氧化其活性基团，从而使有机物分解或丧失功能，呈现杀菌作用。抗菌谱广，作用强大，对细菌、芽孢和病毒等均有效。

（一）含碘消毒药

碘是一种用途广泛的广谱消毒剂，对细菌菌体及芽孢、结核分枝杆菌、真菌和病毒等都有快速杀灭作用。临床上常用碘伏（iodophor）和游离碘消毒剂（碘酊和碘水溶液）。

碘伏（iodophor）

【药理作用与临床应用】

碘伏是碘与表面活性剂的不定型络合物，属强效消毒剂。由于表面活性剂起到碘的载体和助溶作用，使碘伏溶液逐渐释放碘，延长了碘的杀菌作用时间。碘有很强的渗透性，能沉淀蛋白质而引起微生物死亡，在酸性环境中碘伏更稳定，作用更强。碘伏对结核分枝杆菌、细菌芽孢和真菌孢子作用较弱，需较长时间，一般不用作芽孢消毒。在 200 pmol/L 浓度下作用 30 min，可使乙肝病毒表面抗原灭活。温度升高（20～40℃）可增强其杀菌作用。2％的碘伏用于手术前外科刷手及注射部位皮肤的消毒，0.5％的碘伏用于口腔炎漱口和阴道炎冲洗治疗。

【不良反应】

用于皮肤消毒时，引起变态反应的频率和严重性比其他碘溶液少得多，但仍需注意。应避光、密闭保存。

碘酊（iodine tincture，碘酒）

碘酊为碘的乙醇溶液，深褐色。兽医常用 5％的碘酊，系由碘 50 g、碘化钾 20 g、75％

乙醇加至 1 000 ml 制成。碘甘油：由碘 50 g、碘化钾 100 g、甘油 200 g、蒸馏水加至 1 000 ml 制成。为收敛性消毒药，刺激性较小，作用时间长，多用于治疗口炎、溃疡等。刺激性强，不宜用于破损皮肤、会阴、眼及口腔黏膜的消毒。

（二）含氯消毒药

氯石灰（chlorinated lime，漂白粉）

氯石灰是目前应用最广泛的含氯消毒剂。其主要成分为次氯酸钙、氧化钙和氢氧化钙，有效氯不少于 25%。

【药理作用与临床应用】

氯石灰杀菌谱广，对细菌繁殖体、病毒、真菌、孢子、细菌芽孢都有杀灭作用，作用快而短。氯石灰溶于水形成次氯酸，作用于细菌细胞壁，并入侵细胞内与菌体蛋白质及酶发生氧化作用，从而杀灭微生物。一般情况下，100 mg/L（指有效氯）溶液作用 10 min，可杀死细菌繁殖体；500 mg/L 溶液作用 30 min，可杀死乙型肝炎病毒；1 000 mg/L 溶液 30～60 min，可杀死细菌芽孢。本药可用于饮水消毒（0.03%～0.15%）；用具消毒（0.5%）；粪、痰的消毒（10%～20%乳状液或干粉）；喷洒浴室、厕所（1%～3%）。使用本药应临用时新鲜配制。

【不良反应】

次氯酸盐释放出的氯，可引起流泪、咳嗽，并刺激皮肤、黏膜，重者可产生氯急性中毒。对金属及天然纤维纺织品等有腐蚀作用，对被消毒物品的颜色有漂白作用。禁用于金属制品及有色织物。不与酸、铵盐、硫及有机物合用。

六、氧化剂

氧化剂是一类含不稳定的结合态氧的化合物，遇有机物或酶即放出初生氧，氧化菌体内活性基团而呈杀菌作用，同时对细胞或组织也有损伤和腐蚀作用。细菌对氧化剂的敏感性有很大差异，革兰阳性菌、某些螺旋体较敏感，厌氧菌更敏感。常用的氧化剂有过氧化氢（hydrogen peroxide）、高锰酸钾（potassium permanganate）、过氧乙酸（peracetic acid）等。

过氧化氢（hydrogen peroxide，双氧水）

【药理作用】

过氧化氢为强氧化剂，分解后形成氧化能力很强的羟自由基，有抑菌与杀菌作用。可破坏微生物的通透性屏障，也可破坏微生物的蛋白质、酶、氨基酸和核酸，导致其死亡。但杀菌力不强，作用短暂，穿透力弱。

【临床应用】

本药 3% 溶液主要用于清洗创伤、烧伤、溃疡、脓窦等；0.1%～0.5% 溶液用于口腔含漱、阴道冲洗等；还可用于丙烯树脂制成的外科埋植物、不耐热的塑料制品、餐具、饮水、食品等的消毒与灭菌。

过氧化氢对金属、织物有腐蚀作用,对有色织物有褪色和漂白作用。遇光易变质,遇碱易水解,久贮失效。

高锰酸钾(potassium permanganate)

高锰酸钾为强氧化消毒剂,水溶液呈紫红色,在空气中不稳定,宜现配现用。遇有机物释放出新生态氧,氧化微生物体内的活性基团而杀灭微生物,低浓度杀灭细菌繁殖体、病毒,提高浓度和延长接触时间可杀灭细菌芽胞。一般用于皮肤(0.1%)、黏膜(0.01%~0.02%)及污染表面(0.1%~0.2%)的消毒,也可用于蔬菜和水果的消毒。0.02%用于冲洗阴道和坐浴。高浓度对皮肤、黏膜有刺激作用。

过氧乙酸(peracetic acid,过醋酸)

过氧乙酸为强氧化剂,无色透明液体,弱酸性,易挥发,有很强的刺激性醋酸味。性质不稳定,其稀释液分解较快,须临用前配制,15~25℃保存不宜超过2天。

【药理作用与临床应用】

本药对细菌菌体和芽胞、真菌、病毒等都有高效的杀灭作用。杀菌机制尚未阐明,其酸和氧的双重作用,尤其是强大的氧化作用,可破坏微生物通透性屏障结构,甚至溶解微生物。可用于耐腐蚀物品及空气的消毒(20%过氧乙酸 $1\sim3$ g/m^3);皮肤和手的消毒(0.2%溶液);蔬菜水果浸泡消毒(0.2%溶液)。

【不良反应】

较高浓度的过氧乙酸溶液对皮肤、黏膜有较强烈的刺激性,甚至引起烧伤;对物品有一定的腐蚀性。个别人洗手消毒时可发生暂时性脱皮。

七、表面活性剂

表面活性剂又称清洗剂或洗涤剂。这是一类带有亲水基与疏水基的化合物,可降低水的表面张力,促进液体的渗透,使物体表面的油脂乳化,乳化后的油垢易除去,故能去垢。这类药物能吸附于细菌细胞的表面,引起细胞壁损伤,灭活细胞内氧化酶等酶活性,发挥杀菌消毒作用。因其表面活性部分不同,可分为阴离子表面活性剂(如肥皂、合成洗涤剂)和阳离子表面活性剂。常用的阳离子表面活性剂有苯扎溴铵(benzalkonium bromide)、氯己定(chlorhexidine)等。

苯扎溴铵(benzalkonium bromide,新洁尔灭)

【药理作用与临床应用】

苯扎溴铵为阳离子表面活性杀菌剂,可改变细菌胞浆膜的通透性,也可使细菌蛋白质变性。对革兰阳性菌杀菌作用强,高浓度也杀灭革兰阴性菌,但不能杀灭细菌芽胞、分枝杆菌及肝炎病毒,对真菌效果甚微。作用迅速,能穿透组织,还具有除污、溶解角质和乳化作用。遇血、棉花、纤维和其他有机物,作用显著降低。可用于术前洗手消毒

(0.05%~0.1%);皮肤、黏膜消毒(0.1%);浸泡器械(0.1%加0.5%亚硝酸钠防锈)。

【不良反应】

不良反应小,偶见过敏。忌与碱性物质合用,以免被中和失效。

氯己定(chlorhexidine,洗必泰)

【药理作用】

氯己定能吸附于细菌表面而破坏细胞膜,使胞质组分外漏而杀菌。对革兰阳性细菌的杀灭作用强于革兰阴性菌,对结核分枝杆菌和细菌芽孢仅有抑菌作用,不能杀灭乙型肝炎病毒。有机物能减弱其活性。

【临床应用】

用于手术前洗手消毒(0.1%)、手术野及皮肤消毒[0.5%洗必泰醇(70%)溶液]、黏膜消毒(0.1%)、创面消毒(0.05%)、口腔感染及物体表面的消毒(0.1%)等。消毒器械时应加0.5%亚硝酸钠防锈。禁与肥皂、其他阴离子表面活性剂、碘化钾、碳酸氢盐等配伍。

【不良反应】

对皮肤无明显刺激作用,偶见变态反应。长期含漱浓溶液可出现牙齿和舌变黑,味觉失调。不能用于中耳及脑外科手术,以免引起应激性中枢性聋哑。不宜用于深部腔道和黏膜。

八、其他药物

甲紫(methylrosanilinium chloride,龙胆紫)

甲紫为紫色染料,对革兰阳性细菌有较强的杀灭作用。无刺激性。1%~2%甲紫溶液可用于皮肤、黏膜创面感染、溃疡面及脓肿排出脓汁后的消毒。伤口已感染化脓时,不宜使用,因其有收敛作用,在伤口表面可形成一层痂膜,使脓液难以排出而向深部扩散,加重感染。

环氧乙烷(ethylene oxide)

环氧乙烷是一种非常活泼的气体消毒剂。沸点低(10℃),能自然挥发,无遗留物和刺激性,穿透力很强,不易损坏消毒物品,常温下即可灭菌,效果可靠。能与蛋白质、DNA和RNA发生非特异性烷化作用,也能与氨基、羟基、巯基等发生反应,形成羟乙基化合物,使微生物代谢障碍而杀灭之。用于器械、物品的消毒(300~700 mg/m³)。对人体有一定毒性,偶致变态反应。易燃,使用时应严格遵守消毒操作规程。

思考题

1. 何谓消毒防腐药?消毒防腐药与一般化疗药物有什么不同?
2. 常用消毒药有哪几类?举例说明其适应证。

(徐秋琴)

实验项目

实验 16　链霉素的毒性反应及钙剂的对抗作用

【实验目的】
1. 观察链霉素的毒性反应及钙剂的对抗作用。

【实验动物】
小鼠,体重 20～25 g,雌、雄兼用。

【实验药品】
1％氯化钙溶液、生理盐水、4％硫酸链霉素溶液。

【器材】
电子秤、大烧杯、注射器(1 ml)。

【实验方法】
取大小相近的小鼠 2 只,称重编号,观察正常活动情况、呼吸及肌紧张度后,甲鼠腹腔注射生理盐水溶液 0.1 ml/10 g,乙鼠腹腔注射 1％氯化钙溶液 0.1 ml/10 g。6～7 min 后,两鼠分别腹腔注射 4％硫酸链霉素溶液 0.13 ml/10 g,观察两鼠反应有何变化。将实验结果记录于下表中。

鼠号	体重(g)	药物	用链霉素后的反应
甲		生理盐水	
乙		1％氯化钙溶液	

【注意事项】
1. 链霉素给药后出现毒性反应较慢,一般用药 10 min 后才会出现中毒症状,并逐渐加重。

思考题

链霉素的不良反应有哪些？钙剂可防治链霉素的哪些毒性反应？

(胡　珏　林益平)

图书在版编目(CIP)数据

药理学/俞月萍,杨素荣主编. —3 版. —上海:复旦大学出版社,2015.5(2024.1 重印)
ISBN 978-7-309-10592-6

Ⅰ.药… Ⅱ.①俞…②杨… Ⅲ.药理学-高等教育-教材 Ⅳ.R96

中国版本图书馆 CIP 数据核字(2014)第 086963 号

药理学(第三版)
俞月萍　杨素荣　主编
责任编辑/王晓萍

复旦大学出版社有限公司出版发行
上海市国权路 579 号　邮编:200433
网址: fupnet@fudanpress.com　　http://www.fudanpress.com
门市零售:86-21-65102580　　团体订购:86-21-65104505
出版部电话:86-21-65642845
大丰市科星印刷有限责任公司

开本 787 毫米×1092 毫米　1/16　印张 24.75　字数 529 千字
2024 年 1 月第 3 版第 6 次印刷

ISBN 978-7-309-10592-6/R·1382
定价:58.00 元

如有印装质量问题,请向复旦大学出版社有限公司出版部调换。
版权所有　　侵权必究